微创上颌窦提升技术

——上颌后牙区口腔种植创新疗法

主编

[韩] 许永九

上海科学普及出版社

图书在版编目（CIP）数据

微创上颌窦提升技术：上颌后牙区口腔种植创新疗法 /（韩）许永九主编. -- 上海：上海科学普及出版社，2021

ISBN 978-7-5427-8109-3

Ⅰ. ①微… Ⅱ. ①许… Ⅲ. ①上颌窦－种植牙 Ⅳ. ①R782.12

中国版本图书馆CIP数据核字（2021）第237781号

责任编辑　陈爱梅

微创上颌窦提升技术
——上颌后牙区口腔种植创新疗法

[韩] 许永九　主编

上海科学普及出版社出版发行

（上海中山北路832号　邮政编码200070）

http://www.pspsh.com

各地新华书店经销　上海新岛印刷有限公司印制
开本889×1194 1/16　印张18.375　字数350 000
2021年12月第1版　2021年12月第1次印刷

ISBN 978-7-5427-8109-3　定价：860.00元
本书如有缺页、错装或坏损等严重质量问题请向
出版社联系调换

荐言一

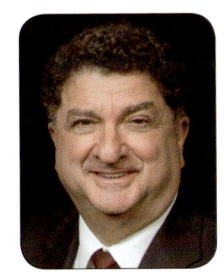

我很少看到将知识点与清晰精确的临床操作技术如此精妙融合的教科书。许永九医生的付出着实令人赞叹。本书着眼于微创上颌窦手术，介绍了上颌后牙区各种手术方法。书中以实际病例来演示不同的切口设计，并展示了他专门设计的用于提升上颌窦膜的各式铰刀，他将这一手术过程变得更简便、更安全。

此外，本书中的许多章节罗列了各种临床病例，推荐了相应的每种手术方法，并配有清晰易懂的模式图，让读者能够跟随书中的操作步骤学习。本书还推荐了一些车针，它们使手术过程更安全、高效，这对于初学者和有经验的医生来说十分重要。除此之外，书中还提到了一些并发症，并提出了相应的解决方案。部分章节还提到了如何处理窦膜穿孔和上牙槽后动脉出血，这些对读者来说都非常重要。

这是一本精彩绝伦的教科书，构成了牙科和医学领域微创手术中重要的一环。祝贺许教授和其他对本书作出贡献的医生。

Dennis Tarnow DDS

哥伦比亚大学口腔医学院

种植教育 临床教授、主任

荐 言 二

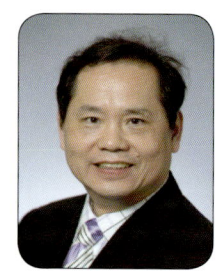

在上颌后牙区出现骨吸收的情况下，需要增加垂直骨高度继而植入种植体，上颌窦提升是一种安全、可预期的手术方法。然而，若要将这一高级的手术方法纳入日常临床工作，对于很多执业医生来说仍然是一个挑战。许永九医生在2008年研发的上颌窦提升术上颌窦内提升工具盒和上颌窦外提升上颌窦提升术工具盒，使种植医生们更容易进行上颌窦提升术。许医生撰写本书的目的就是要与大家分享他的发明，帮助临床医生们能够在日常工作中实践这些手术方法。许医生多年来上颌窦提升术的经验已被证实是非常易懂的方法。

本书提出了许多上颌窦提升术成功的要素，它包含了上颌后牙区的解剖结构、CMI固位的类型、上颌窦提升CMI分类、SCA和SLA技术及上颌窦提升术的并发症处理等内容。书中也提到了研发SCA和SLA技术背后的理念。此外，还罗列了在临床上应用这些工具盒的适应症和注意事项。无论是想要将这些技术应用到日常工作中去的医生，还是那些刚刚开始学习如何进行上颌窦提升术的医生，本书都将非常适用。

本书第一章介绍了上颌窦的解剖结构，包括施耐德氏膜、骨球、血供、上颌窦分隔、病理、牙槽嵴缺损以及相关治疗方式，也介绍了上颌窦提升术的发展史，为临床医生进行相关手术提供了所需的基本知识。第二章介绍了一种新的种植体固位概念。种植体固位的区域分为"CMI"3个区域：种植体冠部（C），中部（M）以及（根尖）部（I），记录的方式包含了固位区的骨密度、固定位点、缺损区域和ITV值等。第三章讨论了许教授提出的上颌窦CMI固位的创新分类法，这也奠定了SCA和SLA的基础。第四和第五章着重介绍了SCA技术相关的实例。在充分理解预防窦膜穿孔的关键因素（例如：上颌窦提升的最大值、窦膜厚度、窦膜的被动剥离、压力阈值）后，临床医生能很容易地理解这项技术的操作。第六和第七章提出了SLA的概念，并在病例中演示了SLA的分步操作。最后，第八章从循证医学角度分析了SCA、SLA以及CMI固位的疗效。

本书集合了多位专家多年的经验和详尽的病例资料，介绍了上颌窦提升术的概念和方法，并验证了这一技术可达到的预期效果，且疗效长期稳定。我由衷地祝贺并欣赏许教授以及本书的所有作者，本书可指导临床医生们，帮助他们掌握这些技术。我们在进行上颌窦提升术时，一直致力于改善对病

荐 言 二

患的护理水平，提高手术的安全性，让患者受益，通过学习书中的这些技术和原则即可实现。

Homely Wang, DDS, MSD, PhD

密歇根大学口腔学院牙周科、牙周病学研究生教育负责人

密西根大学教授

美国牙周病学专委会院士、前任主任委员、主席

骨结合学会理事

译者荐言

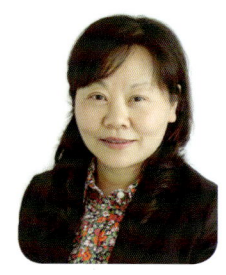

上颌窦提升术是解决上颌后牙区种植垂直骨量不足的重要治疗手段之一，虽然我国已经开展此类手术，但是真正能系统、完整地掌握各种上颌窦提升术式并能施行微创上颌窦技术的医师还为数不多。归根结底，是因为患者上颌后牙区问题千变万化，个体差异极大，医者们如果缺乏系统的理论体系，难以根据每个患者的实际情况实施恰当的治疗，无法真正驾驭这类高难度的精细手术，从而错失大量极好的临床病例，使患者难以得到理想的治疗效果。

许永九教授及其团队总结他们多年的丰富临床经验，并结合其在上颌窦提升技术方面独到的创造力撰写成了本著作，开创了新一代的微创上颌窦提升技术。本书章节环环相扣，内容层层递进，从上颌窦的解剖结构出发，提出了上颌窦CMI分类。术者们可以简单明确地通过对应CMI分类选择合适的手术治疗方案。同时，书中从独特的创新手术器械选择、规范细致的治疗步骤以及手术治疗注意要点等方面，图文并茂地详细展示了整个微创上颌窦提升手术的技术图。书中还提供了大量精彩的临床病例和详实的文献证据，可供读者们从临床实践中汲取精华、学以致用。

我相信本书的读者们，不但能从中获取上颌窦提升及种植技巧方面的系统知识，更会被许永九教授团队的创新精神和科学严谨的品格所感染。"千里之行，始于足下"，衷心期望本书的核心思想能给各位医生的临床工作提供一些思考和启发，成为你们行医路上的良伴。

最后，衷心感谢许永九教授对我们极大地信任，让我们有机会领略并翻译他的著作。译者团队中的成员都是牙周种植专科医师，都具有丰富的临床经验，基础理论扎实，能较好地准确把握专业术语的翻译。数月来我们利用业余时间不辞辛劳、日以继夜辛勤地工作，对文中内容逐字逐句地反复斟酌思考以求信达，终于完成了本书的中文翻译。但仍不免有疏漏不当之处，望各位读者能海涵且不吝赐教。

束蓉

2018年2月 于上海

序 言

上颌后牙区,由于骨质较差、骨量不足,且邻近上颌窦,在此区域植入种植体通常需要进行侧壁开窗式或经牙槽嵴顶冲压式上颌窦提升和植骨。然而,开窗技术通常需要翻瓣,创口较大,从而使手术变得复杂、危险。同样,Summers上颌窦骨挤压技术会产生广泛的上颌窦下壁皮质骨骨折,创伤大,因此初期稳定性较差。由于这些原因,目前临床医生们仍然将上颌窦提升术视为一种大的挑战。

从21世纪初开始,我便开始寻求一种创伤更小、更安全的上颌窦提升术,以实现可预见性的上颌后牙区的种植治疗。2007年,我研发了经牙槽嵴顶上颌窦提升术。这项技术避免了钻入上颌窦底壁时窦膜的穿孔,使种植体得到理想的初期稳定性。在接下来的几年中,又研发了经外侧壁上颌窦提升术,它在上颌窦侧壁形成一个较小的圆孔,替代了传统的大开窗,并通过这个小孔有效地提升窦膜。在过去的10年中,SCA和SLA技术已广泛应用,并被证实更简便,预期性更好,其微创手段弥补了传统方法的局限性。

本书就这些可预期的窦膜提升技术进行了详细的描述,为临床医生提供了指导:如何在上颌后牙区牙槽骨质与量都不理想的情况下得到足够的初期稳定性。此外,书中还提到了一种新的种植体记录方式,在这串简单的字符中包含了骨密度、植入扭矩、种植体获取固位的区域等。本书展示了大量SCA和SLA技术,以及种植体固位方式相关的临床病例,同时也包括了长期疗效的数据。这些数据提示如果在上颌后牙区能获取理想的初期稳定性,不仅即刻种植或一段式种植能达到可预期的效果,甚至可以早期或即刻负载。

希望这本书能够提高上颌窦相关区域种植治疗的科学性和规范性,使更多临床医生能够成功地在上颌后牙区植入种植体。

2007年1月

许永九, DDS, MSD, PhD

目录

- 荐言一
- 荐言二
- 译者荐言
- 序言
- 编辑与作者

第一章 | 了解上颌后牙区的解剖学结构 / 朴正哲　林贤昌

- 简介 / 2
- 上颌后牙区的解剖 / 3
- 传统上颌窦提升技术 / 14

第二章 | CMI固位：种植体固位的类型 / 许永九　李成福

- 传统骨密度分类 / 24
- 许氏（Heo's）骨密度分类 / 26
- CMI固位 / 27
- CMI固位的记录方式 / 32

第三章 | 许氏（Heo's）上颌窦CMI分类 / 许永九

- 许氏（Heo's）上颌窦CMI固位分类 / 39
- 上颌窦I类CMI固位 / 40
- 上颌窦II类CMI固位 / 44
- 上颌窦III和IV类CM/C固位 / 51

目 录

| 第四章 | SCA技术：创新上颌窦内提升术 / 许永九

- 获得上颌底壁皮质骨固位的新方法 / 56
- SCA工具盒简介 / 57
- SCA技术的逐步操作流程 / 68
- 最小化窦底黏膜撕裂可能的关键因素 / 72

| 第五章 | SCA技术临床病例

- SCA病例1：上颌第一和第二磨牙区III类CMI/CM固位8年随访病例 / 金锺晔 / 76
- SCA病例2：上颌第一磨牙区III类CMI固位的种植体支持式个性化钛基台单牙修复 / 李成福 / 80
- SCA病例3：左上颌第一磨牙拔牙窝采用SCA技术行III类M固位延期即刻种植 / 金钟华 / 84
- SCA病例4：上颌后牙多牙I、II和III类CMI固位种植 / 许永九 / 87
- SCA病例5：采用SCA技术在严重凹陷型上颌窦底行10mm上颌窦提升 / 许永九 / 93
- SCA病例6：使用微创窦膜剥离器(micro-elevator)行7mm经牙槽嵴顶上颌窦提升的6年治疗疗效 / 金锺晔 / 99
- SCA病例7：在剩余骨高度有限的位置采用经牙槽嵴顶上颌窦提升术行即刻种植 / 朴正哲 / 104
- SCA病例8：经牙槽嵴顶上颌窦提升同期即刻种植7年长期疗效 / 金重敏 /108
- SCA病例9：III类M固位种植同期经牙槽嵴顶上颌窦提升术并使用钛网行GBR / 金南允 / 113
- SCA病例10：在少量剩余骨高度位点使用微创窦膜剥离器行经牙槽嵴顶上颌窦提升术同期植入种植体的6年疗效 / 许永九 / 120
- SCA病例11：采用SCA和SLA技术行经牙槽嵴顶和经外侧壁行上颌窦提升术 / 许永九 / 125

| 目录 |

| 第六章 | SLA技术：创新上颌窦外提升术 / 许永九

- 传统的侧壁开窗技术 / 136
- SLA技术 / 138
- LS铰刀 / 139
- C铰刀 / 144
- SLA工具盒中的窦膜剥离器 / 150
- SLA技术同期植入种植体的基本流程 / 152
- SLA技术的优势 / 154
- LS铰刀vs. C铰刀 / 157
- 上颌窦综合工具盒 / 159
- 上颌窦手术的并发症及处理 / 162
- 上颌窦炎的处理 / 164

| 第七章 | SLA技术临床病例

- SLA病例1：翻半月瓣、LS铰刀外侧壁开窗术后8年随访 / 金南允 / 172
- SLA病例2：垂直小切口、LS铰刀外侧壁开窗术后8年随访 / 许永九 / 177
- SLA病例3：使用SCA&SLA技术于上颌后牙区行CMI种植手术 / 李成福 / 182
- SLA病例4：SCA和SLA技术用于上颌窦III类CM固位和IV类CM/C固位 / 金锤晔 / 189
- SLA病例5：SLA技术联合垂直小切口的即刻种植 / 金钟华 / 197
- SLA病例6：翻全厚瓣、C铰刀开窗后同期植入种植体的5年随访 / 金重敏 / 203
- SLA病例7：使用SLA技术行上颌窦IV类CM/C固位并即刻种植 / 金钟华 / 207
- SLA病例8：上颌窦提升植骨后行切除性牙槽嵴骨修整术 / 许永九 / 211

目录

- SLA病例9：使用SLA技术和钛网行垂直向牙槽骨增量 / 朴正哲 / 218
- SLA病例10：复杂上颌窦分隔区域的窦膜提升和严重骨缺损区域的垂直向骨增量 / 金南允 / 224

第八章 | 上颌后牙区SCA/SLA技术、CMI固位和负载方案的科学证据

- 上颌后牙区SCA和SLA技术、上颌窦CMI固位和负载方案的8年回顾性研究 / 232
- 夹板式种植体支持的上颌后牙区两个单位的局部义齿早期负载：两种不同种植系统的随机对照临床试验随访13个月的结果 / 249
- 后牙区局部缺齿种植治疗早期负载的回顾性研究 / 254
- 经牙槽嵴上颌窦提升术中窦膜厚度对于膜穿孔的影响 / 256
- 采用铰刀钻孔行上颌窦提升术时窦膜穿孔的发生率及其相关因素：双中心病例系列 / 263
- 经外侧壁上颌窦提升术的微创新技术：一例病例报告 / 269
- 使用特殊铰刀及微创窦膜剥离器行上颌窦提升植骨的技术 / 272
- 不同种植体窝制备方法的种植体稳定性差异：体外实验 / 275
- 比较不同手术技术在嵴顶薄层皮质骨和低密度骨中增强初期稳定性的作用 / 278

编辑与作者

|编辑/作者|

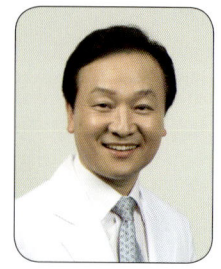

许永九

- GAO种植研究/培训机构主席
- 美国波士顿大学戈德曼口腔医学院，修复学博士后，硕士以及专科医生
- 韩国Catholic大学口腔科学研究院，博士
- 韩国檀国大学修复科，客座教授
- 美国波士顿大学戈德曼口腔医学院，种植中心，前客座助理教授

|作者|

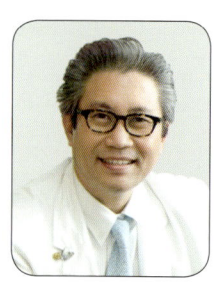

李成福

- 国际口腔种植协会 (ITI) 专家组成员
- IADR种植研究会候任主席
- 韩国庆熙大学口腔学院生物材料与修复科，教授兼主任
- 韩国庆熙大学种植和口腔美学中心，主任
- 韩国庆熙大学口腔学院江东医院院长

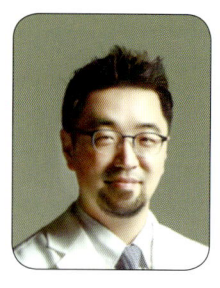

朴正贤

- 韩国檀国大学口腔学院牙周科，副教授
- 国际口腔种植协会 (ITI) 专家组成员
- 韩国延世大学口腔学院牙周科，临床研究助理教授
- 英国伊斯特曼牙科研究所，ITI访问学者
- 韩国延世大学口腔医院，牙周科教育培训

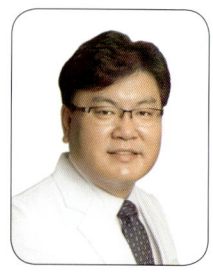

金南允

- GAO种植研究/培训机构主任导师
- 韩国檀国大学口腔科学研究院，牙周科，硕士以及博士
- 韩国檀国大学口腔科学研究院，牙周科，专科医生
- 韩国口腔颌面种植学会，科研事务主任

编辑与作者

|作者|

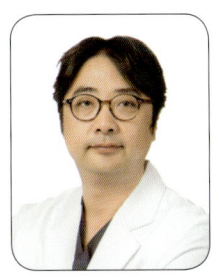

金锺晔

- GAO种植研究/培训机构主任导师
- 美国波士顿大学戈德曼口腔医学院，修复科博士后，专科医生
- 美国波士顿大学，修复与种植博士后，临床教职员工
- 韩国檀国大学，口腔科学研究院，口腔颌面外科，硕士及博士

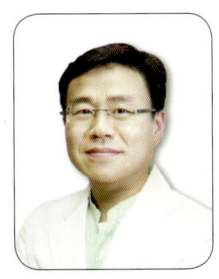

金钟华

- GAO种植研究/培训机构主任导师
- 韩国口腔美学学会，副主席
- 国际牙科医师学会（ICD）院士
- 美国密歇根大学，口腔学院，口腔医学博士
- 美国明尼苏达大学修复科，硕士

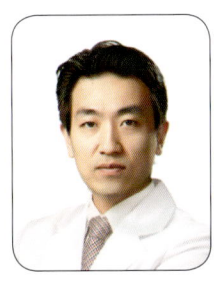

金重敏

- GAO种植研究/培训机构主任导师
- 韩国口腔颌面种植学会，科研事务主任
- 韩国高丽大学医学院，口腔科，硕士以及博士
- 韩国首尔市牙医协会，理事

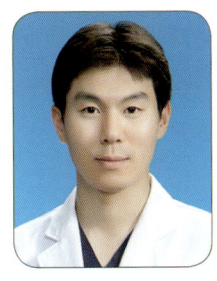

林贤昌

- 韩国庆熙大学牙学院，牙周科，临床助理教授
- 韩国延世大学牙学院，牙周科，临床研究助理教授
- 韩国延世大学口腔医院，牙周科，专科医生

| 第 一 章 |

了解上颌后牙区的解剖学结构

朴正哲　林贤昌

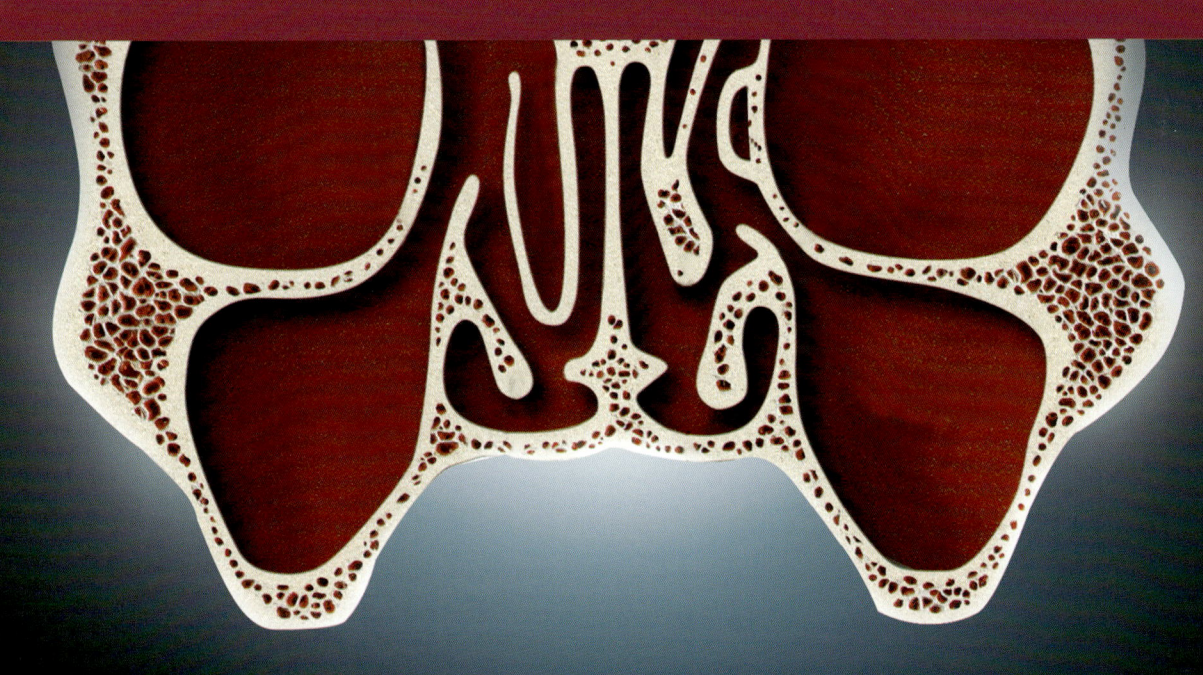

简介

口腔种植已经作为恢复口腔功能和重建口腔美学的常规方法并已取得卓越的成果。目前种植体的15年成功率已经可以达到95%[1]，这得益于种植手术术式进步以及种植体的宏观、微观设计发展，使得口腔种植治疗成为可靠的治疗方式。口腔种植技术虽已发展至此，但在骨条件不理想，特别是骨吸收严重的上颌后牙区进行手术仍是一种挑战。很多医生对进行严重骨吸收区域的种植手术缺乏自信，或者在手术后选择推迟修复体负重的时间以保证治疗效果[2, 3]。因而在种植手术前，即使是经验丰富的临床医生也会非常重视进行包括垂直向及水平向骨高度的剩余骨量评估。根据骨缺损的严重程度，有些更复杂的手术，例如引导骨再生术（GBR）需要同上颌窦提升术同期进行。

在本章中，我们将着重讨论上颌后牙区的解剖结构，并对解剖异常进行归纳分类。手术技术和方法可以通过医生们借以大量的修复上颌无牙区的病例进行总结和优化，我们也能借以通过临床经验而知悉不同手术方式的适应症。然而我们必须深谙于心——牙医是治疗和治疾的医生，而不是简单的"牙匠"。如果仅单纯通过改善手术技术而忽略生物学和解剖学基础便进行手术，则有可能发生严重的生物学和机械性并发症及潜在风险。此外，细致的诊断和治疗计划制定也是建立在全面的解剖学基础上的。毋庸置疑，对解剖学的理解也是保证上颌后牙区种植术预后的重要前提。因此作者建议必须熟练掌握上颌后牙区的解剖学结构，包括上颌窦解剖、剩余牙槽嵴状态、牙槽骨质量、牙槽骨颊舌向、冠根向缺损等。

上颌后牙区的解剖

上颌窦位于上颌骨内，是一个较大的腔隙。上颌窦是鼻旁窦中最大的一个窦腔，容积约15ml，平均大小为34mm×33mm×23mm。上颌窦呈四角锥体状，四个面分别位于上、下、前和后方。锥体的顶点指向颧突，底面位于鼻腔侧壁的内侧。上颌窦的内壁有窦口，位于窦腔上部，能不断将窦腔内黏液排空并导向位于后方的半月孔（图1.1）。

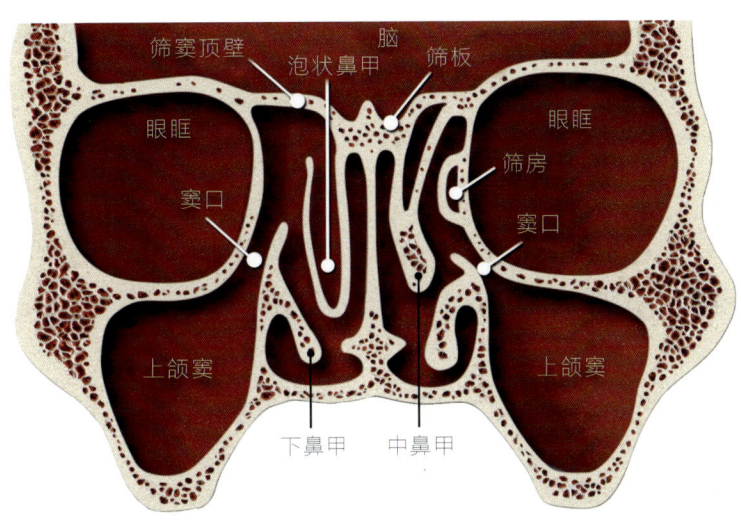

图1.1. 上颌窦解剖模式图。注意上颌窦开口连通鼻腔的位置。

上颌窦内壁衬有施耐德氏膜，膜上有复杂血管襻组成的血管网。上颌窦膜由假复层纤毛柱状上皮和其下方的结缔组织构成。通过纤毛的不断摆动，将上颌窦内的代谢产物、细菌及污染物排到窦口处。纤毛的运动方向是单向朝向窦口处的，因此我们即使通过手术方法在上颌窦内其他区域创造一个类似窦口的结构也无法达到引流的目的[4]（图1.2）。

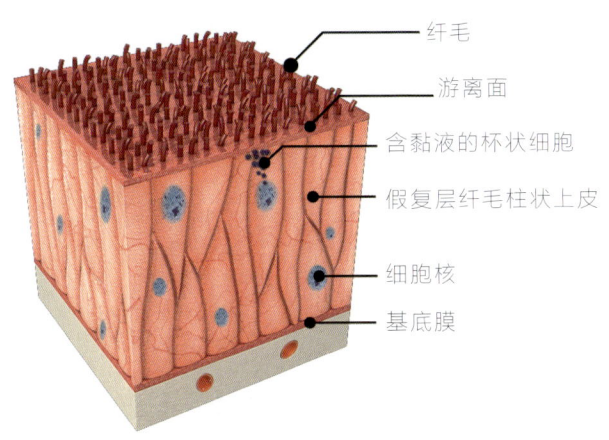

图1.2. 施耐德氏膜的组织学示意图。可见结缔组织上方为假复层纤毛柱状上皮。

施耐德氏膜的特征

施耐德氏膜的平均厚度为0.3~0.8mm，它与骨膜通过弹性纤维附着，平均黏附力为0.05N/mm²，因此在分离上颌窦黏膜时无需使用过大的力。此外，虽然施耐德氏膜具有延展性，可延展至原有大小的124.7%，但弹性相对较低，施力过大也可能造成医源性穿孔。有体外研究显示穿孔时施耐德氏膜的张力为7.3N/mm² [5]。然而，在视野受限的术区内使用手持器械操作时，临床医生很难精确控制施力大小，因此在剥离窦膜时务必谨慎操作。

研究[6,7]发现，施耐德氏膜的厚度可能与造成穿孔的风险有关。Lin等学者（2015）在研究窦膜厚度对穿孔风险影响的研究中发现窦膜过厚（≥2mm）或过薄（<1mm）都更容易发生穿孔。也有学者建议通过牙周生物型预判施耐德氏膜的厚度：薄生物型，扇形牙龈边缘位置较高，呈明显的扇形曲线，角化龈薄而窄，牙龈易退缩；厚生物型，平台形牙龈的边缘平坦，角化龈厚而宽，易形成牙周袋。最近有研究阐述了牙龈厚度是预测上颌窦膜厚度的可靠参数[8]，其结果显示施耐德氏膜的平均厚度为0.97±0.36mm，厚生物型上颌窦膜厚度为1.26±0.14mm，薄生物型上颌窦膜厚度为0.61±0.15mm，窦膜厚度与牙周生物型间差异具有统计学意义，但仍需进一步研究。

上颌窦周围的血供

上颌窦的血供由上颌动脉的三条分支提供：腭大动脉，眶下动脉和上牙槽后动脉（图1.3）。通常上牙槽后动脉（PSAA）和眶下动脉（IOA）在上颌窦侧壁内部（骨内吻合）或外部（骨外吻合）形成吻合[9,10]。了解上颌窦的动脉分布对于预防手术过程中动脉骨内吻合支意外破裂有重要意义。骨内吻合支又称为牙槽窦动脉或骨内动脉。AAA的走行首次于1934年发表于文献中，提到AAA通常位于上颌窦提升术的开窗处，对手术形成解剖学障碍[11]（图1.4）。

骨内动脉有两种形式：完全骨内型和部分骨内型。其中部分骨内型的动脉可同时接触上颌窦骨壁和施耐德氏膜。因此，预判AAA的走行至关重要。推荐在涉及上颌窦的手术前拍摄CBCT来确认AAA的位置。

吻合支的走行通常形成一个向下凹的拱形。动脉最低处临近上颌第一磨牙区[12-14]。AAA的平均直径为1.5mm（<1mm:55.3%，1~2mm:40.4%，2~3mm:4.3%）。在尸体解剖通常可以找到骨内吻合支，但对样本进行CT检查时，只有50%~65%的病例能发现动脉骨内吻合，提示目前口腔影像学技术较难发现类似的小型动脉。作者认为，如果动脉细小到在CT影像中无法发现，则不会造成术中大量出血。幸运的是，口腔种植大多应用在老年患者中。随着年龄的增长，上颌窦侧壁变薄，因而侧壁中的吻合支也会相应变细，从而降低血管破裂的风险。在一项针对CBCT的研究中发现，上颌窦侧壁厚者，其内的动脉直径也更粗[12]。

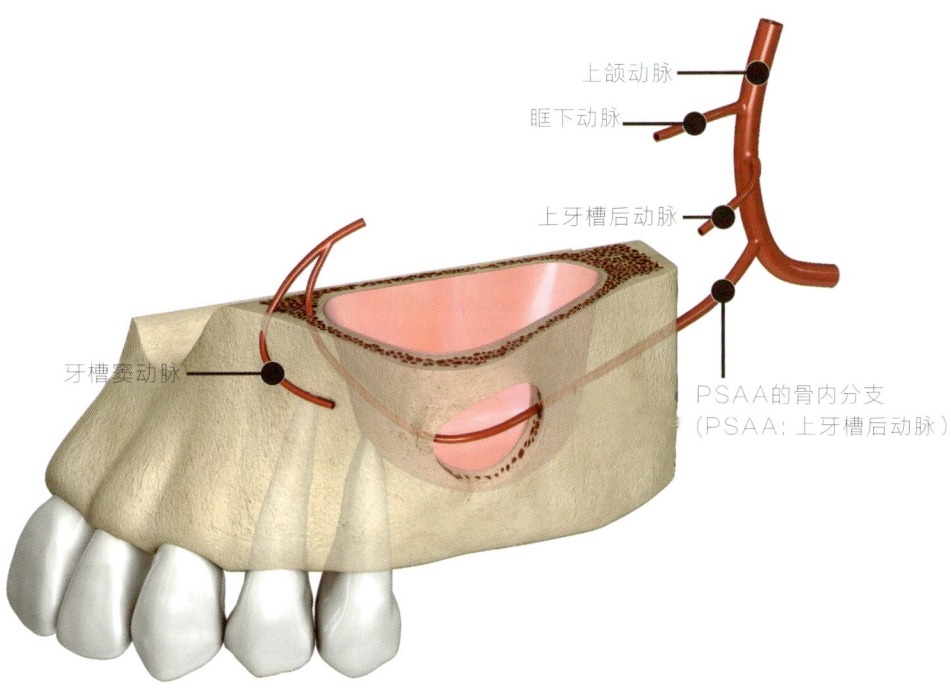

图1.3. 上颌窦动脉分布。

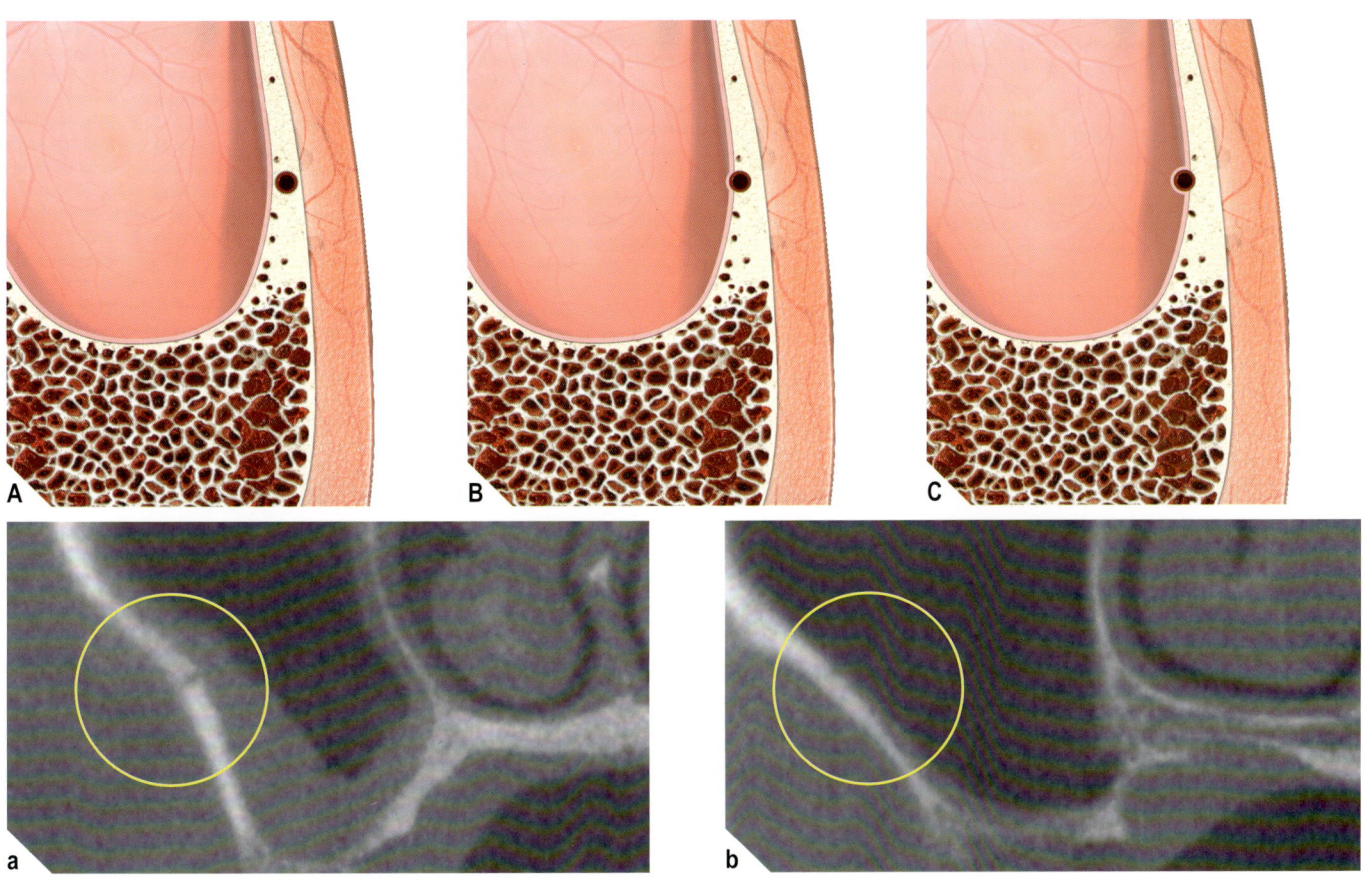

图1.4. 骨内动脉的分型。1型（A）：完全内嵌于颊侧窦壁的骨皮质内(a)；2型（B）：局部嵌在施耐德氏膜和上颌窦侧壁间，通常可在CT上看到一个小的凹陷(b)；3型（C）：在上颌窦侧壁的骨膜下[15]。当骨内吻合支嵌在上颌窦侧壁时，它会成为侧壁开窗术的障碍。

有研究测量了骨内和骨外吻合支与牙槽嵴的垂直关系[9]。骨内和骨外吻合支分别距离牙槽嵴顶平均19mm和23mm（图1.5）。然而样本间牙槽嵴吸收量差异较大。当拔除涉及牙周炎患牙时，因牙周炎对牙槽骨的破坏和骨吸收，牙槽骨高度降低，牙槽嵴顶至吻合支的距离随即减少。因而通过影像学手段确定吻合支的确切位置显得极为重要。

当观察到动脉确实存在时，临床医生应做好术中动脉意外破裂及大量出血的准备。有关规避术中并发症的细节问题我们将在第三章"经牙槽嵴顶入路法"中详细描述。

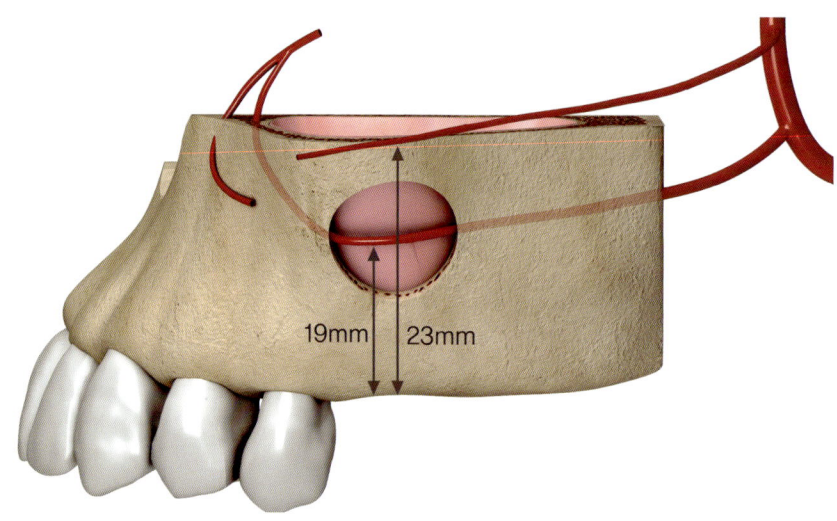

图1.5. 骨内和骨外吻合支的垂直向位置[9]。

上颌窦间隔

上颌窦内的间隔主要从两个方面影响上颌窦提升手术：技术方面及骨再生方面。间隔的存在可能会迫使临床医生根据间隔的位置改变开窗的位置进而增加手术的难度；同时，上颌窦间隔也可以成为植骨后骨改建过程中额外的成骨来源。

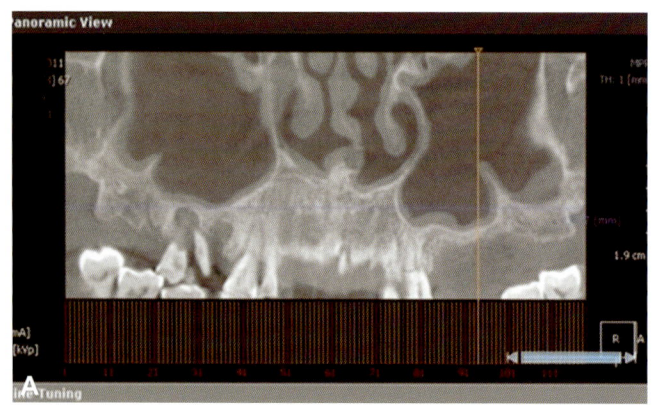
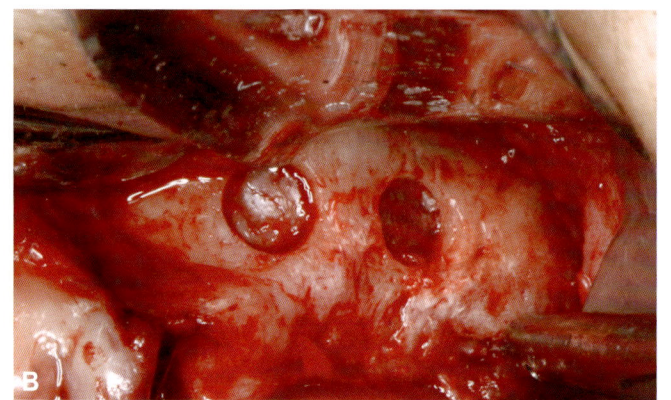

图1.6. A、B：上颌窦存在间隔，须开两个窗。

上颌窦间隔的发生率从10%~58%不等[16-18]。它们通常位于第一和第二磨牙区域（54%），其次是前磨牙区（24.4%）及磨牙后区（21.0%）[18]。通常，间隔将上颌窦腔部分分开。颊腭向的间隔较多见（87.6%），在这种情况下上颌窦外提升手术可能需要在上颌窦壁开两个骨窗（图1.6）。间隔也可能是其他方向的，例如近远中（11.1%）和水平向（1.3%）。若间隔呈近远中向则进行上颌窦提升术时需要采用不同的手术方式进入窦腔（图1.7）。

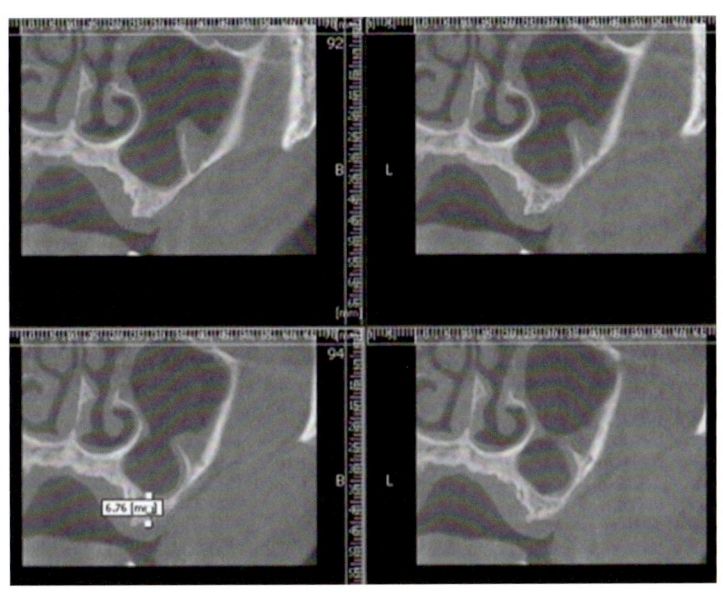

图1.7. 近远中向的间隔，让侧壁开窗几乎变得不可能。在这个病例中，须选择经牙槽嵴上颌窦提升术。在术前，通过CBCT分析确认解剖结构非常重要。

病理学

临床医生必须全面了解可能影响上颌窦提升及骨增量预后的主要病变。

首先应询问患者是否有涉及鼻和上颌窦的任何临床症状。须询问患者是否现在或曾经患有上颌窦炎。如果患者有上颌窦炎病史，则临床医生应仔细进行术前检查。在上颌窦提升术前应控制急、慢性上颌窦炎。

上文提到过施耐德氏膜的纤毛可将代谢副产物和细菌污染物推向窦口处。因此，窦口处或邻近结构（鼻道窦口）的病理改变，特别是伴感染的上颌窦病变可能对上颌窦提升术的预后产生负面影响。简言之，窦口阻塞犹如"交通阻塞"般使黏液引流中断。目前得益于CBCT的广泛临床应用，临床医生应在术前利用CBCT确认黏膜状态改变和窦口（或鼻道窦口复合体）处的情况[19]。

在一项针对上颌窦病变患病率的研究中，受试患者虽未表现上颌窦相关临床症状却大部分检出有不同程度的上颌窦病变[20]。主要病变表现为黏膜增厚（66%），潴留囊肿（10.1%）或窦内阻射

（7.8%）（图1.8、图1.9、表1.1）。这些异常变化对上颌窦提升术的影响不明显，但临床医生须在术前对上颌窦状况的信息有客观了解。

Janner等学者发现拟行上颌后牙区种植的患者中有较高比例（55%）存在上颌窦病变[21]。Carmeli等研究了黏膜增厚与窦口功能的关系。他们将上颌窦黏膜增厚分为0~5mm、5~10mm、10~15mm和15~20mm四类，并根据黏膜形态分为正常、圆形、不规则、环形和完全堵塞。研究显示，当黏膜增厚超过5mm合并不规则或环形形态时，则上颌窦窦口经常会发生堵塞[22]。当引流不畅的上颌窦发生穿孔时，植骨材料颗粒可发生嵌顿，容易导致术后感染。

上颌窦息肉通常不会对提升术造成风险也不常会发展成无症状囊肿，通常不需要摘除[23]。然而在一些病例中，息肉与上颌窦窦口堵塞存在显著相关性[24]。因此上颌窦窦口的通畅性须在术前仔细确认（图1.10）。

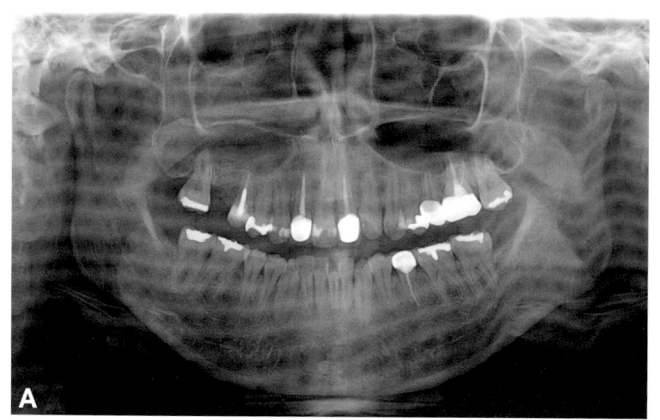 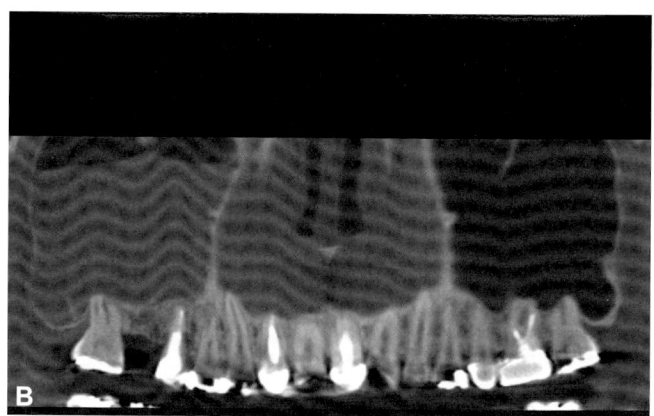

图1.8． A、B：25岁女性患者，有种植体失败史，右侧上颌窦内呈现阻射影像。患者无症状。耳鼻喉科医生建议行功能性内镜手术。

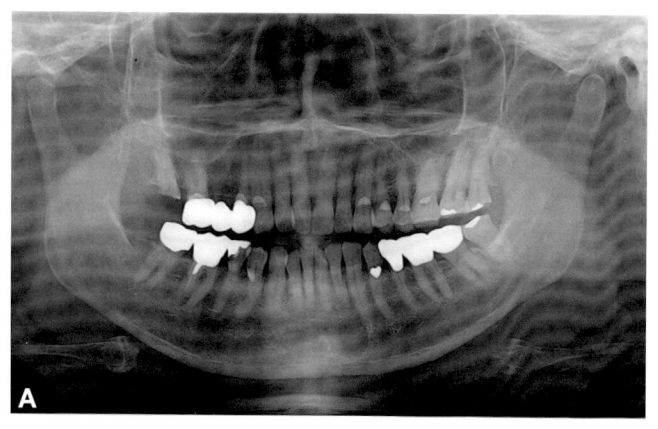 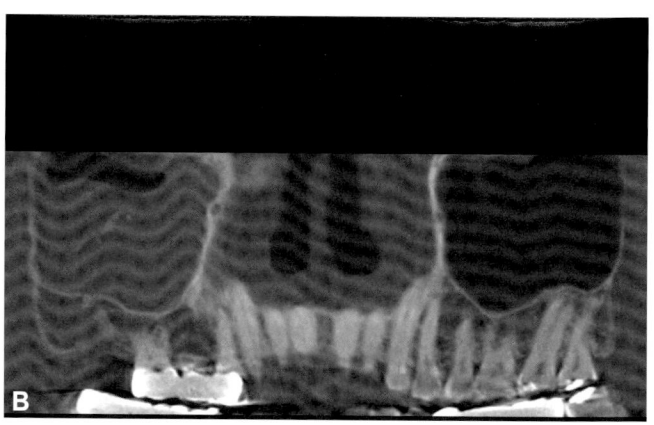

图1.9． A、B：65岁女性患者，右侧上颌窦无症状，但有阻射影像。在老年女性患者中，有上颌窦内局部阻射性影像则强烈提示真菌性上颌窦炎的可能性。

表1.1. 703名患者的1406个上颌窦图像中发生上颌窦异常的频率分布（$n=1268$）[20]。

异常的类型	右侧	左侧	总和
炎症			
黏膜增厚	422 (33.2%)	416 (32.8%)	838 (66.0%)
潴留囊肿	49 (3.8%)	81 (6.3%)	130 (10.1%)
阻射	54 (4.2%)	46 (3.6%)	100 (7.8%)
上颌窦息肉	49 (3.8%)	24 (1.8%)	73 (5.6%)
结石	24 (1.8%)	19 (1.4%)	43 (3.2%)
医源性			
口腔上颌窦交通	18 (1.4%)	11 (0.8%)	29 (2.2%)
创伤性			
骨折	10 (0.7%)	10 (0.7%)	20 (1.4%)
瘤样病变			
恶性肿瘤	7 (0.5%)	7 (0.5%)	14 (1.0%)
牙源性病变			
炎症性囊肿	2 (0.2%)	3 (0.2%)	5 (0.4%)
牙源性囊肿	2 (0.2%)	2 (0.2%)	4 (0.3%)
良性牙源性肿瘤	3 (0.2%)	1 (0.1%)	4 (0.3%)
先天性			
发育不全	–	3 (0.2%)	3 (0.2%)
骨相关病变			
纤维性发育不良	2 (0.2%)	1 (0.1%)	3 (0.2%)
骨化纤维瘤	1 (0.1%)	1 (0.1%)	2 (0.2%)

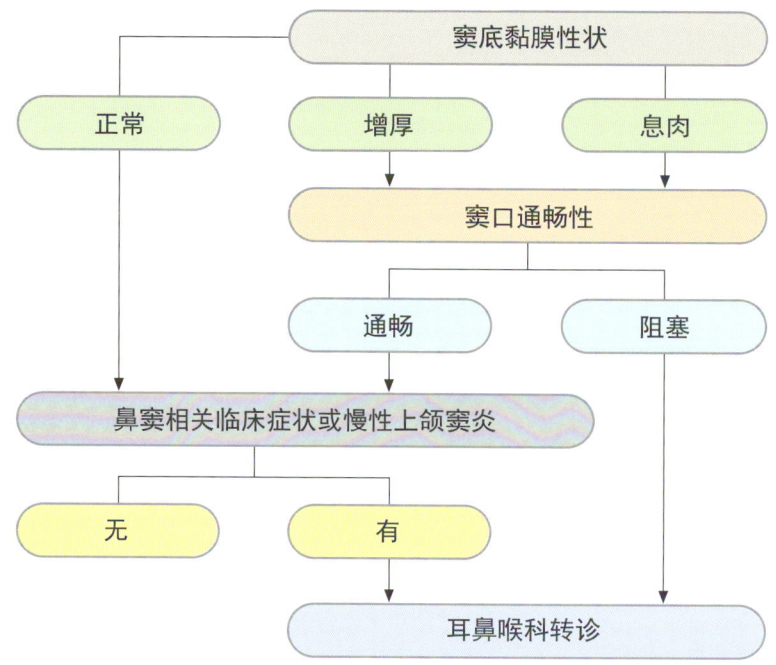

图1.10. Shanbhag等人在COIR 2014中提出的上颌窦提升术前基于CBCT检查结果的耳鼻喉科转诊准则。

临床注意事项总结

全面评估上颌后牙区的解剖学结构很重要,在评估后才能制定出恰当的治疗计划。上颌后牙区解剖学结构有如下几个难点:

A. 膨大的上颌窦
B. 上颌牙槽骨密度低
C. 垂直或水平牙槽骨缺损
D. 上牙槽后动脉(PSAA)和眶下动脉(IOA)的吻合支沿着上颌窦侧壁走行[9,13]
E. 存在窦膜增厚或良性潴留囊肿/黏液囊肿

治疗计划

从1976年Tatum的报道后[25],上颌窦提升的治疗方案得到很大改进。但是大多数治疗计划却是受2003年Fugazzotto的理念所影响(图1.11)[26]。Fugazzotto首次将病例按照是否须行颊腭向骨增量分为两类。当病例需要水平骨增量时,根据剩余垂直骨量是否达到4mm又分为两类。当垂直剩余骨量大于4mm时,可采用经外侧壁开窗上颌窦提升术,同期植入种植体的手术方法;当剩余骨量不足4mm时,可在上颌窦提升术及水平向骨增量术后6~8个月延期植入种植体。

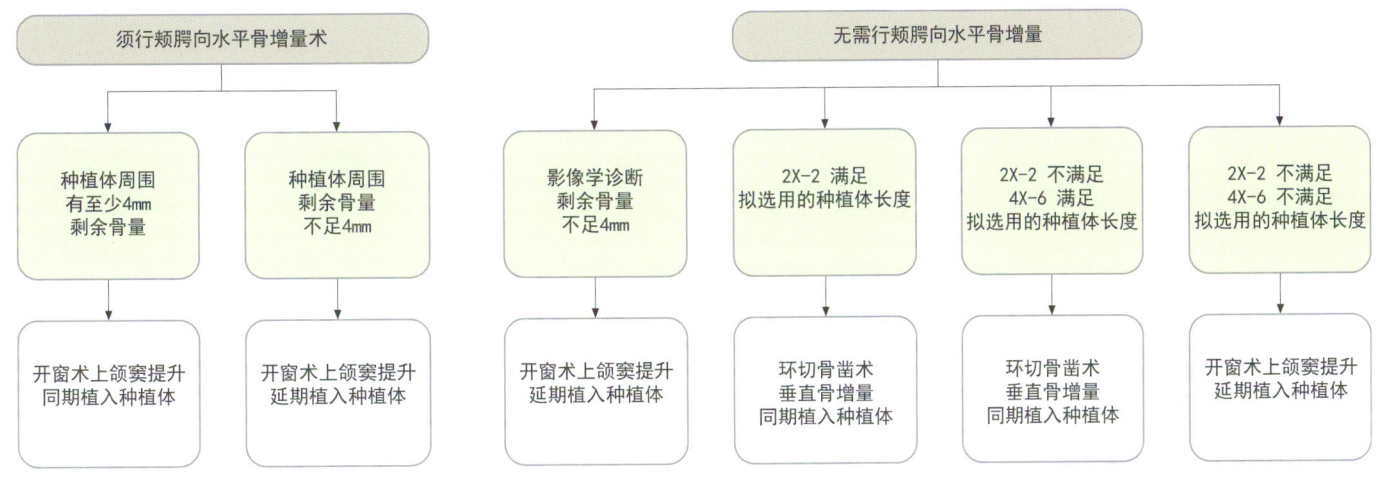

图1.11. Fugazzotto 2003年提出的决策树。

当病例不需要进行牙槽嵴水平增量且剩余垂直骨量不足4mm时，建议行侧壁开窗上颌窦提升并延期植入种植体。当剩余骨量大于4mm，且2x－2满足拟选用的种植体长度时，可直接采用环钻骨凿垂直骨增量术，同期植入种植体（x=上颌窦底至牙槽嵴顶高度）。当2x－2不足以种植但4x－6可满足种植长度时，建议考虑选择环钻骨凿垂直骨增量术，同期植入种植体。

Jensen还提出了另一个仅着眼于剩余牙槽骨的垂直高度而分类的治疗指南[27]（图1.12）。

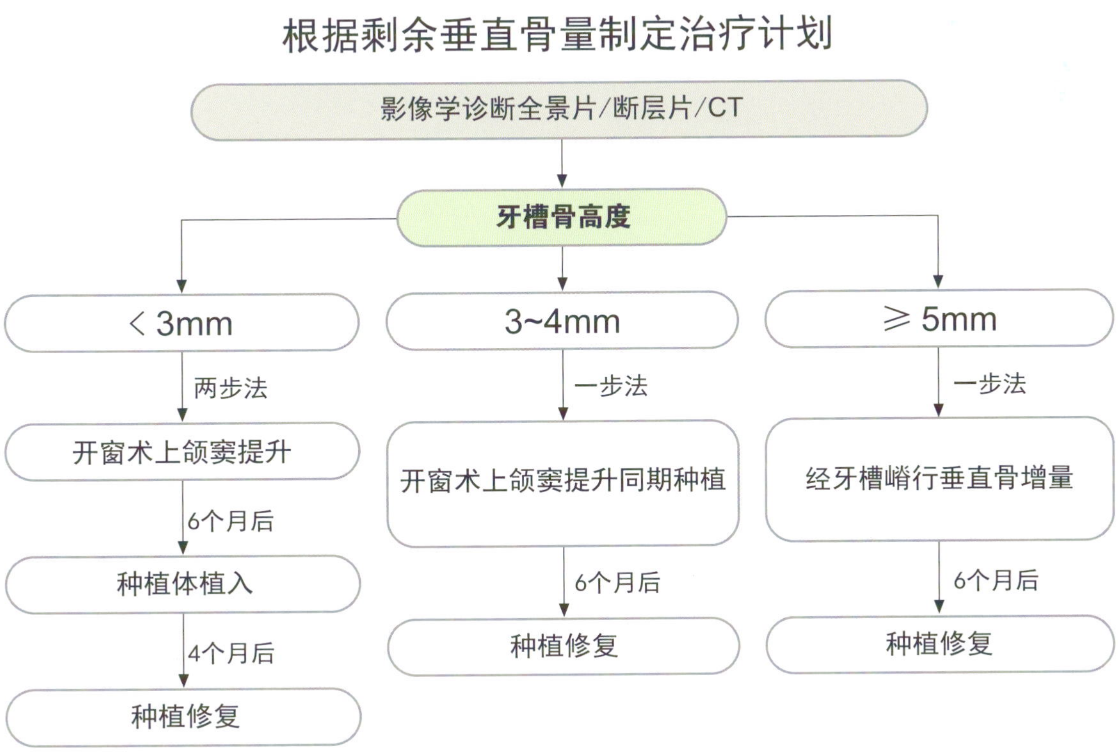

图1.12. Jensen于2006年提出的治疗计划指南。

很多其他研究也进行了无牙区的分类，并提出相应的结合垂直骨增量的治疗计划以纠正剩余骨量不足的情况。其中一个分类方法由Simion提出，见图1.13－图1.16[28]。

近些年Chiapasco等学者提出一种上颌后牙区分类方法见表1.2[30]。所有这些治疗指南均已被经验丰富的临床医生验证，读者可参考这些指南。

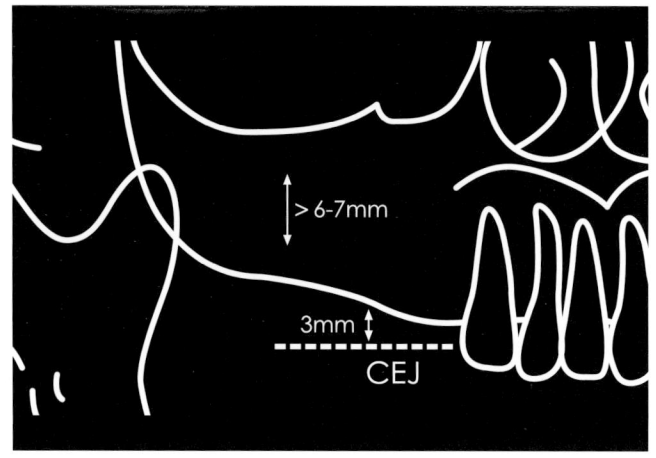

图1.13. Simion A类。骨嵴顶距离邻牙釉牙骨质界(CEJ)3mm。牙槽骨高度至少6~7mm。这类病例较简单，不需要骨再生治疗。

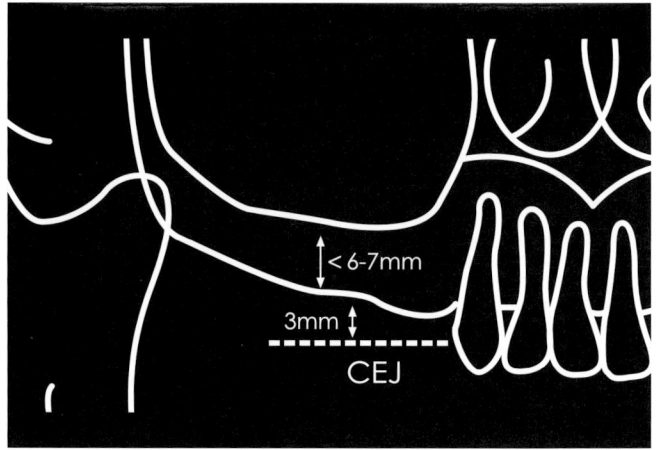

图1.14. Simon B类。骨嵴顶距离邻牙釉牙骨质界(CEJ)3mm。牙槽骨高度少于6~7mm（上颌窦气化增加）。虽然上颌窦扩张了，但牙槽嵴高度仍在正常范围内。常规上颌窦提升术能够为种植体植入提供良好的条件。

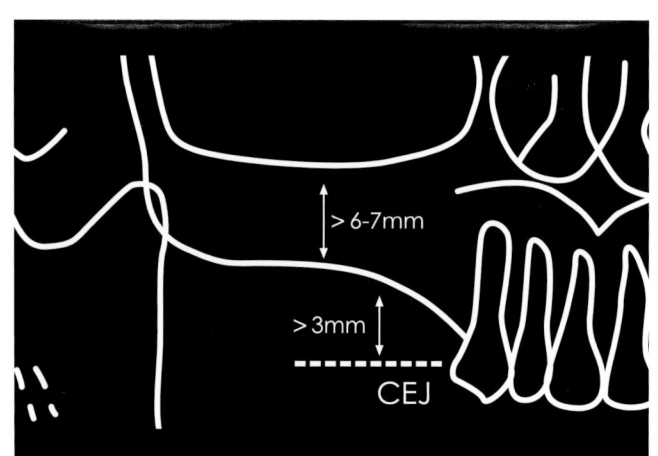

图1.15. Simon C类。骨嵴顶距离邻牙釉牙骨质界(CEJ)3mm以上。牙槽骨高度至少6~7mm。C类和D类都有牙槽骨垂直性吸收。无论采用什么类型的材料和生物膜，通常可以获得4mm的高度。然而，由于预计牙槽嵴以后还可能发生大量吸收，建议使用无机牛骨[29]。

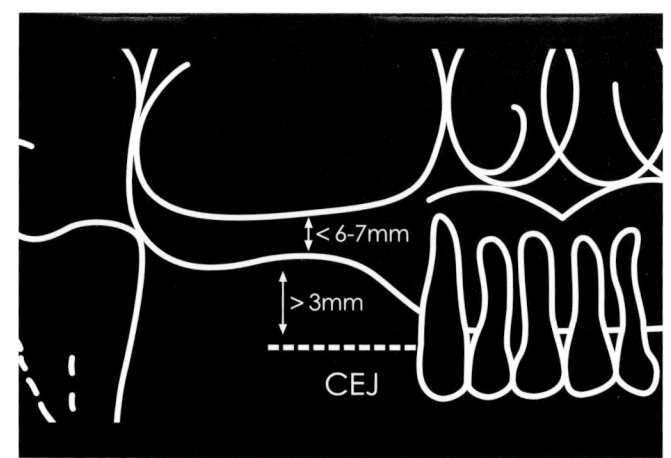

图1.16. Simon D类。骨嵴顶距离邻牙CEJ3mm以上。牙槽骨高度少于6~7mm（上颌窦气化增加）。单独进行上颌窦底壁提升或垂直骨增量无法处理这种情况。不幸的是，并没有一种特定的治疗指南来指导这一类型的严重骨缺损。

表1.2. 根据骨吸收分类采用的各种手术方法, Chiapasco等, 2009

	缺损类型	手术方法
A类	(a)剩余牙槽嵴高度在4~8mm之间； (b)剩余牙槽骨宽度≥5mm（无明显水平向骨吸收，保持较好的水平向颌间关系）； (c)无明显垂直向骨吸收，保持较好的垂直向颌间关系	上颌窦提升术+自体骨颗粒移植后即刻种植
B类	(a)剩余牙槽嵴高度在4~8mm间； (b)剩余牙槽嵴宽度<5mm（存在水平向骨吸收和不良水平向颌间关系）； (c)无明显垂直向骨吸收，保持良好垂直向颌间关系	上颌窦提升术+颊侧骨块移植
C类	(a)剩余牙槽嵴高度<4mm； (b)剩余牙槽嵴宽度≥5mm（无明显水平向骨吸收，保持较好的水平向颌间关系）； (c)无明显垂直向骨吸收，保持良好垂直向颌间关系	上颌窦提升术+自体骨颗粒移植后延期植入种植体
D类	(a)剩余牙槽嵴高度<4mm； (b)剩余牙槽嵴宽度<5mm（存在水平向骨吸收和不良水平向颌间关系）； (c)无明显垂直向骨吸收，保持良好垂直向颌间关系	上颌窦提升术+颊侧骨块移植
E类	与A类特点相同，但垂直向牙冠高度增加	上颌窦提升术+垂直向骨块移植
F类	与B类特点相同，但垂直向牙冠高度增加	上颌窦提升术+颊侧及垂直向骨块移植
G类	与C类特点相同，但垂直向牙冠高度增加	上颌窦提升术+垂直向骨块移植
H类	与D类特点相同，但垂直向牙冠高度增加	上颌窦提升术+颊侧及垂直向骨块移植
I类	严重的三维方向的上颌无牙区骨萎缩，垂直向种植牙冠高度增加，水平向吸收，由于上颌骨后缩导致矢状方向颌间产生差异	Le Fort I型截骨术使上颌骨向前向下定位，其间用髂骨移植连接

传统上颌窦提升技术

第一例上颌窦植骨术的报道并非以口腔种植为目的。部分无牙颌患者存在后牙区咬合高度不足而无法获得足够的满足可摘义齿的修复空间。在上颌窦内行植骨术后，可减少原本下移的上颌后牙区以获取足够的颌间距离以满足活动义齿修复。1976年，Tatum[25]在阿拉巴马种植研究小组年会活动中首次发表介绍以种植为目的的上颌窦提升术。此后Boyne[31]在1980年提出了用Molt刮匙进行上颌窦侧壁开窗术（活门技术）。他的方法主要利用取髂骨进行自体骨移植并植入"片状"种植体。Summers于1994年将Tatum提出的窝洞成形器进行改良成骨凿，并提出"骨挤压技术"[32]。

Tatum	1976年，Tatum在美国阿拉巴马举行的种植年会上提出了上颌窦提升技术。 1986年，他介绍了一些专门的工具，包括窝洞成形器，TS刮匙和TS分离器，并发表了第一篇有关经外侧壁法和经牙槽嵴法的报道[25]。
Boyne	1980年，美国罗马琳达大学的Boyne报道了经侧壁开窗技术(活门技术)[31]。
Summers	1994年，Summers发明了"骨凿"，改良了Tatum的窝洞成形器，提出了骨挤压技术[32]。

骨结核学会于1996年发表的上颌窦共识会议报告中认为上颌窦提升是一种安全的治疗方式[33]。这次共识会议结论指出："本会议一致同意上颌窦提升植骨术是一种有效的方法。同时，上颌窦提升植骨术是上颌后牙区种植修复的辅助手段。"

上颌窦骨增量的技术方法可分为两种。一种是"经牙槽嵴顶法"，通过牙槽嵴备洞，将上颌窦窦底黏膜从备洞处向上提升，并将植骨材料通过孔洞推入上颌窦黏膜与窦底骨壁之间来填塞间隙。在提升窦底黏膜时可以使用液压，球帽或间接挤压植骨材料的方法进行提升。

另一种方式是"经外侧壁开窗法"，此方法通过在上颌窦外侧壁开窗后进行黏膜剥离及植骨材料充填。两种方法的选择可以基于循证医学的建议或是个人经验。至今，许多学者提出了各种指南，其中Fugazzotto的指南是目前最流行的手术方法[26]。

经外侧壁上颌窦提升术

在展望未来之前总是有必要先回顾一下历史。1893年，美国外科医生Caldwell和法国喉科医生Luc通过在上颌窦外侧壁开口来进行上颌窦黏膜提升。1975年，Tatum重申了这一项技术，并提出一种在种植手术前通过在上颌窦黏膜（施耐德氏膜）下植骨以增加牙槽骨高度的新方法[25]。1980年，

Boyne和James利用Caldwell-Luc提出的方法进行上颌窦侧壁活门制备，并在上颌窦黏膜和上颌窦底间植入自体骨[31]。1987年，Smiler和Holmes展示了5个成功的上颌窦提升病例，所有病例都通过上颌窦外侧壁开窗法并植入多孔羟基磷灰石[34]。1994年的阿拉巴马种植会议上，经外侧壁上颌窦提升术被Boyne所肯定。

自从1976年Tatum首次报道了经外侧壁进行上颌窦提升后，这一技术在各方面被不断改进并融入了其他不同技术以及生物材料。最初的认知中，自体骨被认为是最佳的植骨材料，然而在临床中发现，自体骨会发生难以预计的骨吸收和大概率的术后感染。此后又尝试了多种材料的混合，例如羟基磷灰石和β-磷酸三钙、异种骨移植、同种异体骨移植等。同时，包括rhBMP-2在内的生长因子和间充质干细胞也通过与无机牛骨的混合而进行应用[35, 36]。Lundgren等学者甚至提出单纯提升施耐德氏膜而无须应用任何植骨材料即可刺激和引导骨再生[37]。得益于材料学和手术技术的飞速发展以及对骨再生课题的深入理解，上颌窦提升术及术区的种植体植入术的成功率都大大增加。在Tetsch等学者在2010年发表的《经外侧壁上颌窦提升术和经牙槽嵴顶上颌窦提升术的长期疗效》一文中，研究者们随访了983名患者长达176个月，涉及2190枚种植体，Kaplan-Meier生存分析得出种植体存活率为97.1%[38]。目前，许多临床医生认为上颌窦提升术是骨再生治疗中预期性最好的技术。

上颌窦开窗时常用球形碳化车针或超声骨刀。球形车针（图1.17）进行开窗通常直接而快速，但是车针的转速以及粗糙程度常会导致施耐德氏膜穿孔。金刚砂车针可以显著减少穿孔的可能，但仍然有一定的风险。

许多临床医生建议使用超声骨刀（图1.18）进行开窗。超声骨刀可以减少软组织的损伤，保护施耐德氏膜和牙槽窦动脉。这一技术的唯一缺点是切割效率不高。

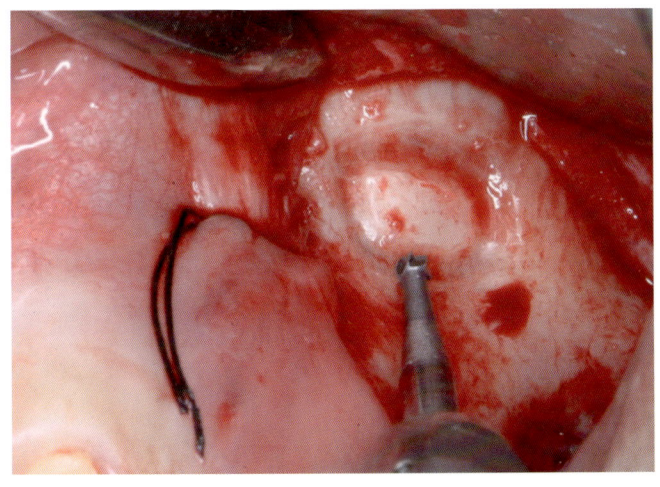

图1.17. 用球形车针进行传统经外侧壁开窗。该方法须应用到球形碳化车针，在外侧壁操作的时候易损伤到窦膜，因此技术敏感性高。

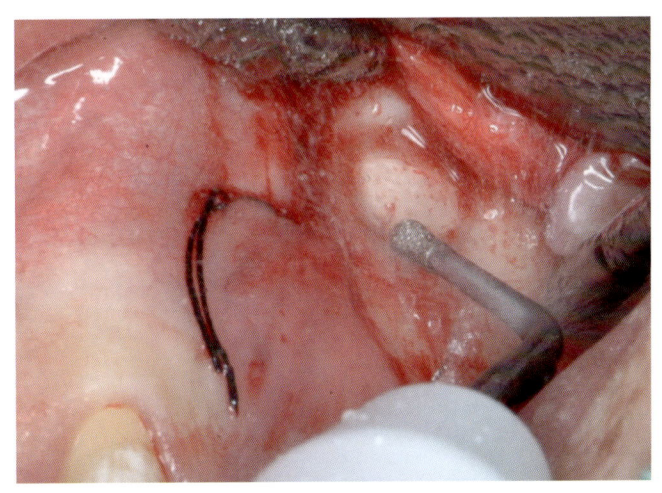

图1.18. 用超声骨刀进行开窗。在切骨的过程中能安全防止窦膜穿孔。然而，开窗过程相对较慢。

经牙槽嵴顶上颌窦提升术

在上颌后牙区进行手术方案选择时须基于以下两点：剩余骨垂直高度和骨密度。不同指南间会有差异，但通常来说如果剩余骨高度大于5mm则推荐使用经牙槽嵴顶上颌窦提升术。此外，如果骨密度较低（D3或D4），也可以考虑采用经牙槽嵴顶上颌窦提升，因为提升过程中的骨挤压法可以使骨质挤压密实，增加种植体的初期稳定性。

在一项有关骨挤压技术的多中心临床研究中，9位临床医生利用骨凿进行经牙槽嵴顶上颌窦提升术，其中牙槽嵴高度最小为3mm。在病例中，牙槽嵴高度为4mm或更小时，种植体存活率为85.7%。当牙槽嵴剩余高度大于4mm时，种植体存活率为96%[39]。然而，有其他学者报道过剩余骨高度较小时却取得种植体高存活率的现象。这一差异可能提示骨挤压法的技术敏感性较高导致预后差异。

Summers骨挤压法上颌窦提升术

在Summers提出用骨凿经牙槽嵴进行上颌窦提升后，这一方法已经得到广泛应用。手术中会利用一系列有锥度并带有凹面尖端的骨凿，按顺序凿入牙槽嵴（图1.19）。骨凿尖端的上颌窦底骨板通过敲击使其脱位，同时避免损伤施耐德氏膜。Summers骨挤压技术已经成为最常用的上颌窦提升方法之一[32]（图1.20）。

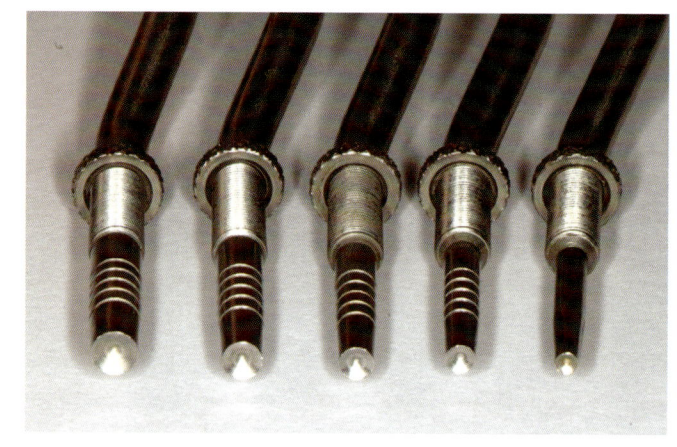

图1.19. 骨凿是一系列锥形的器械，尖端有凹面。

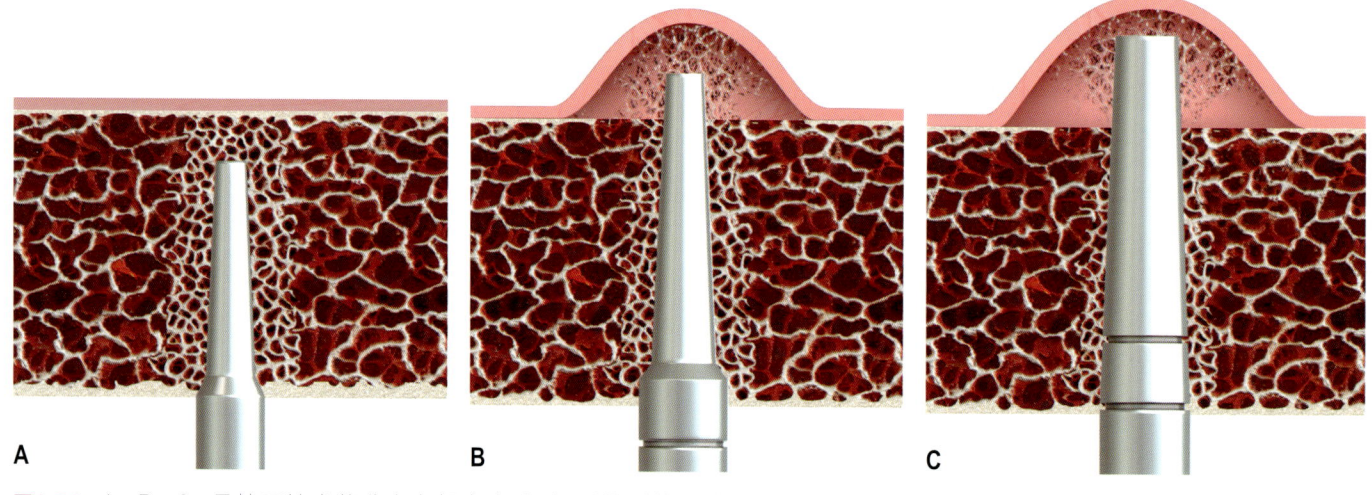

图1.20. A、B、C：骨挤压技术能分离上颌窦底壁，提升施耐德氏膜。

通过这一技术可以在使用不同直径骨凿敲击的过程中侧向挤压松质骨从而增加骨密度（图1.21A、B）。同时也可利用连续挤压扩张的方法使过窄的牙槽嵴在水平向增宽。

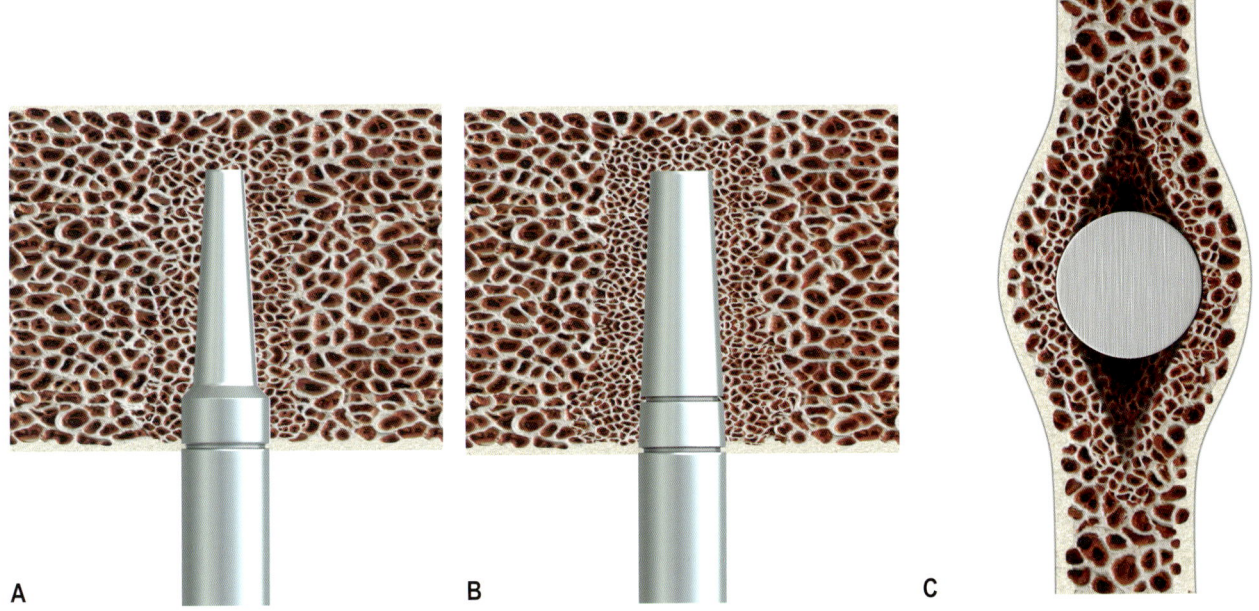

图1.21. A、B：应用骨挤压技术时，骨凿能将周围的松质骨压实。C：示意骨凿通过侧向骨挤压可增宽过窄的牙槽嵴。

图1.22显示，如果骨凿正对上颌窦内侧或外侧骨壁，则窦底黏膜将难以提升，因为骨凿的切缘无法突破坚硬的皮质骨，进而影响提升效果。因此如果在临床中进行一系列敲击尝试后，骨凿尖端仍没有成功将骨片从上颌窦底分离则可能由于骨凿的方向正对上颌窦侧壁，而非由于窦底骨质太厚。在这种情况下，只能让患者徒增痛苦。这种现象也经常会出现在窦内出现间隔的情况。

如果上颌窦间隔可以得以利用并使种植体取得最大初期稳定性，则此处将是种植体植入的最佳区域，哪怕术区只能使用短种植体（图1.23）。

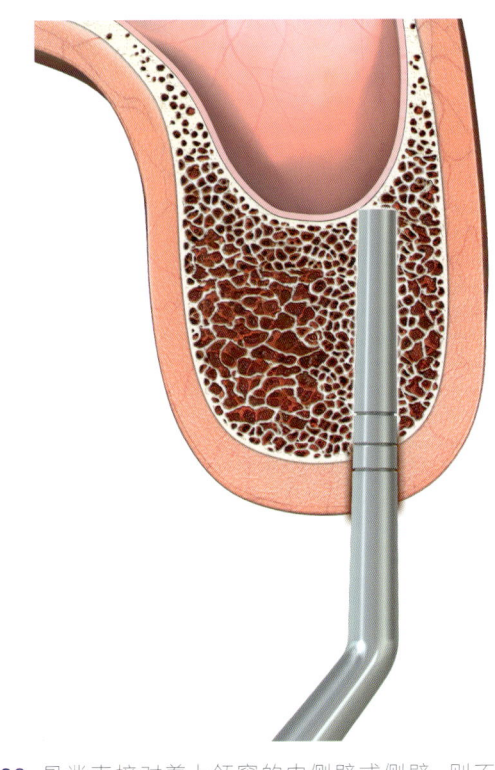

图1.22. 骨凿直接对着上颌窦的内侧壁或侧壁，则不能凿入。在较强的敲击下骨凿还是不能穿透上颌窦底壁皮质骨时，应考虑骨凿已遇到上颌窦斜行皮质骨壁。

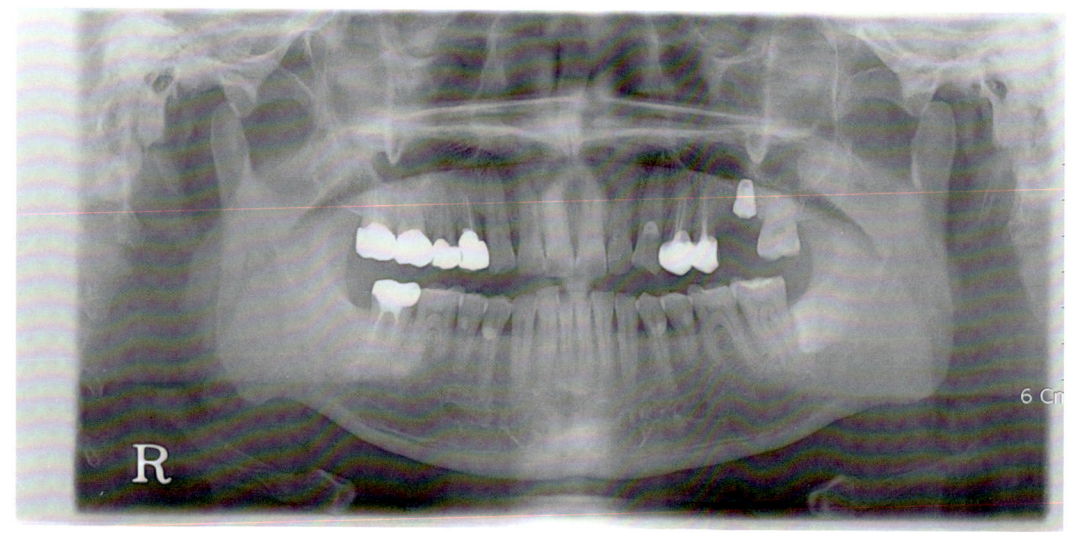

图1.23. 间隔处有较好的骨密度，有时可用于植入更长一些的种植体以获取更好的初期稳定性。

然而骨挤压技术不能应用于上颌窦间隔区域，因为间隔通常是由厚而致密的皮质骨构成，过多过猛的敲击会让骨凿穿入间隔，几乎不可能利用骨凿来凿断间隔（图1.24）。

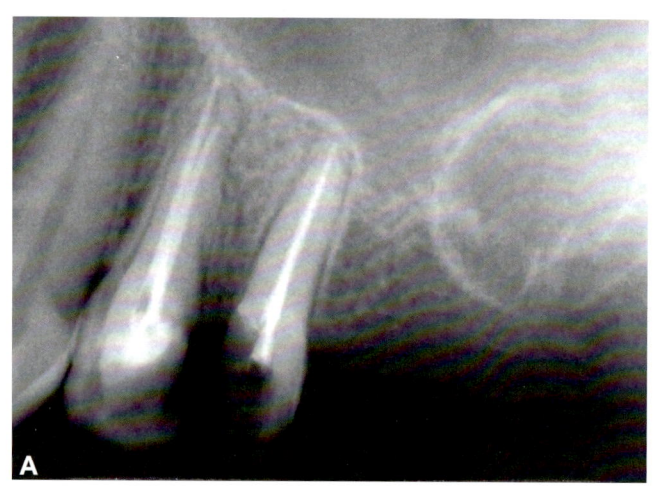
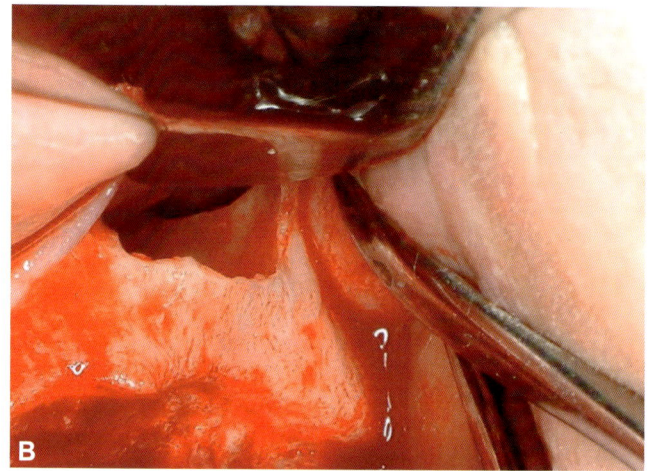

图1.24. A、B：利用间隔的一个好病例。因为皮质骨密度较高，骨凿不能轻易穿过这一区域。本病例采用了经外侧壁上颌窦提升而非骨挤压技术，这样能在提升窦膜后利用间隔的理想位置植入种植体获得良好的初期稳定性。

骨挤压法上颌窦提升骨增量技术(BAOSFE)

骨挤压法上颌窦提升骨增量技术相比传统的经侧壁上颌窦提升术更保守，创伤更小[43]。在上颌窦底的无牙区少量去骨并进入窦底进行提升。通过这种技术将上颌窦底黏膜提升后形成"帐篷"效应，为植骨材料提供空间。BAOSFE或Summers骨挤压技术都可以通过使窦底皮质骨移位而进入上颌窦并压实侧方牙槽骨（图1.25）进而增加周围骨密度。将植骨材料植入"帐篷"空间内，在敲击过程中起缓冲作用并提升窦底黏膜。最终植入种植体。

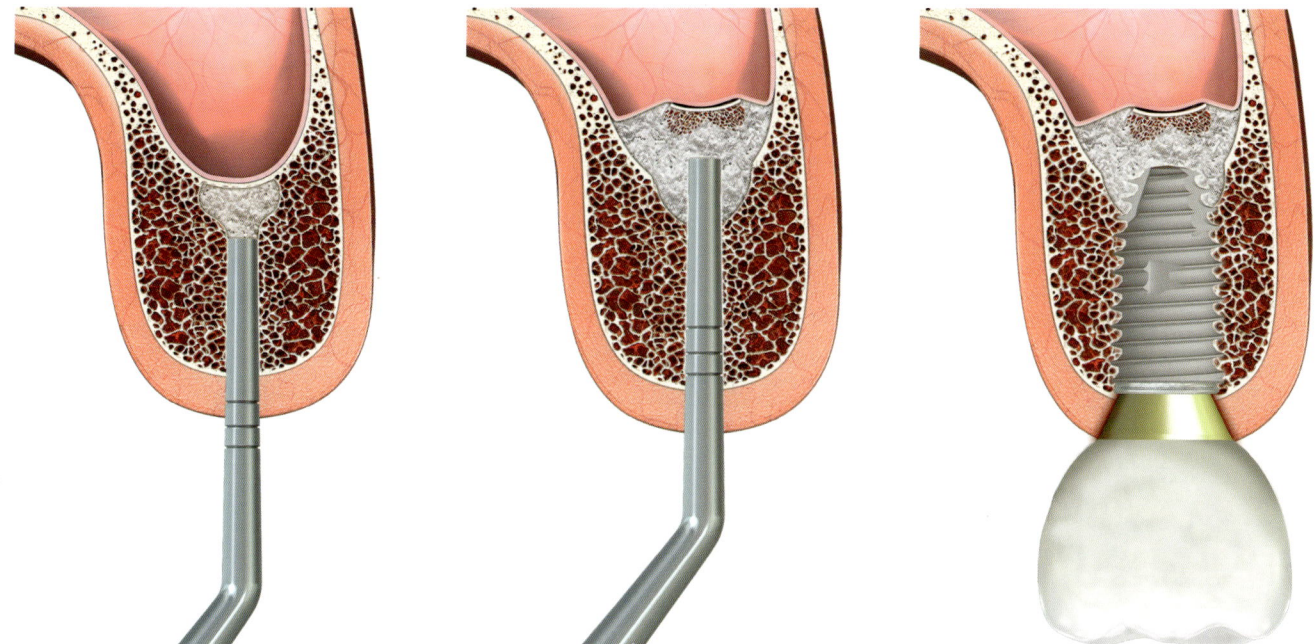

图1.25. 按顺序放入骨凿后进行植骨。将力量施加在上颌窦底壁上，使上颌窦底壁及施耐德氏膜被动提升以便于之后的种植体植入。这一技术被称为骨挤压法上颌窦提升骨增量技术。这一技术通常会导致上颌窦底壁皮质骨广泛的骨折，由于种植体无法与皮质骨紧密结合，因此初期稳定性较差。

然而我们必须要注意的是，植骨材料是无法在直视条件下填入提升空间。因此，这一技术的主要缺点在于窦底黏膜在术中有穿孔的不确定性，并且最终提升效果难以预期。在一项内镜研究中显示，在保证上颌窦不穿孔的情况下，窦底最多可以提升至5mm[44]。

目前这项技术并没有得以广泛应用原因在于术中有可能造成上颌窦底皮质骨的大范围骨折。窦底皮质骨在取得种植体稳定性中至关重要。其意义将在后文介绍CMI固位概念时再次强调。如果种植体丧失上颌窦底皮质骨的固位则难以达到足够的初期稳定性。面对这种情况，在种植体植入后保证术区足够的愈合时间，我们也可以成功满足骨结合，但是也因此导致无法进行早期的种植修复体负重，这对患者而言造成不便。

Summers骨挤压技术的局限性

1. 骨凿敲击：在术中直接敲击骨凿，造成患者不适，同时也可能造成耳石移位引发良性阵发性体位眩晕[45, 46]。
2. 种植体单皮质骨固位。
3. 初期稳定性不足：当上颌窦底发生大面积骨折时，很难靠单层皮质骨获得充足的稳定性。
4. 愈合时间长：由于初期稳定性不足而需采用埋入式种植，很难采用一段式种植。
5. 当上颌窦提升涉及侧壁或内壁时，局限于Summers骨凿无法提升骨壁而无法使用该技术。

非敲击式经牙槽嵴顶上颌窦提升技术

为了克服骨挤压技术的局限性，出现各种新型工具，包括：超声骨刀、上颌窦提升钻、SCA系统等等。

相关详情推荐阅读Seon-Jong Kim撰写的教科书《多种上颌窦内提升技术图谱》（明文出版社，2011年，首尔，韩国）。

下列问题有助于正确选择经牙槽嵴上颌窦提升术的工具。

1.我们能够有效穿透上颌窦底皮质骨而不损伤窦底黏膜吗？我们能控制好力度吗？

2.我们能够改良开口大小以匹配种植体直径吗？

3.我们能在上颌窦间隔内或倾斜的上颌窦壁上备洞吗？

4.手术流程足够快吗？预后足够好吗？

5.手术器械的使用足够简单吗？是否需要其他辅助设备？

6.手术器械是否易于清洁和消毒？

7.是否可以补偿影像学诊断中产生的误差？

这些问题将贯穿全书。但在介绍新的上颌窦提升技术和植骨技术前，需要先了解种植体固位的类型。我们将在下一章进行讨论。

参考文献

[1]. Buser D, Janner SF, Wittneben JG, Brägger U, Ramseier CA, Salvi GE. 10-year survival and success rates of 511 titanium implants with a sandblasted and acid-etched surface: a retrospective study in 303 partially edentulous patients. Clin Implant Dent Relat Res, 2012. 14(6): p. 839-51.

[2]. Adell R, Lekholm U, Rockler B, Brånemark P-I, A 15-year study of osseointegrated implants in the treatment of the edentulous jaw. Int J Oral Surg, 1981. 10(6): p. 387-416.

[3]. Nevins M, Langer B, The successful application of osseointegrated implants to the posterior jaw: a long-term retrospective study. Int J Oral Maxillofac Implants, 1993. 8(4): p. 428-32.

[4]. Smiler DG, Johnson PW, Lozada JL, Misch C, Rosenlicht JL, Tatum OH Jr, Wagner JR.., , Sinus lift grafts and endosseous implants. Treatment of the atrophic posterior maxilla. Dent Clin North Am, 1992. 36(1): p. 151-86; discussion 187-8.

[5]. Pommer B, Unger E, Sütö D, Hack N, Watzek G, Mechanical properties of the Schneiderian membrane in vitro. Clin Oral Implants Res, 2009. 20(6): p. 633- 7.

[6]. Lin YH, Yang YC, Wen SC, Wang HL, The influence of sinus membrane thickness upon membrane perforation during lateral window sinus augmentation. Clin Oral Implants Res, 2015.

[7]. Wen SC, Lin YH, Yang YC, Wang HL, The influence of sinus membrane thickness upon membrane perforation during transcrestal sinus lift procedure. Clin Oral Implants Res, 2015. 26(10): p. 1158-64.

[8]. Aimetti M, Massei G, Morra M, Cardesi E, Romano F, Correlation between gingival phenotype and Schneiderian membrane thickness. Int J Oral Maxillofac Implants, 2008. 23(6): p. 1128-32.

[9]. Solar P, Geyerhofer U, Traxler H, Windisch A, Ulm C, Watzek G., Blood supply to the maxillary sinus relevant to sinus floor elevation procedures. Clin Oral Implants Res, 1999. 10(1): p. 34-44.

[10]. Elian N, Wallace S, Cho SC, Jalbout ZN, Froum S, Distribution of the maxillary artery as it relates to sinus floor augmentation. Int J Oral Maxillofac Implants, 2005. 20(5): p. 784-7.

[11]. Strong C, The Innervation and Vascular Supply of the Antrum: (Section of Laryngology). Proc R Soc Med, 1934. 27(6): p. 745-51.

[12]. Kang SJ, Shin SI, Herr Y, Kwon YH, Kim GT, Chung JH, Anatomical structures in the maxillary sinus related to lateral sinus elevation: a cone beam computed tomographic analysis. Clin Oral Implants Res, 2013. 24 Suppl A100: p. 75-81.

[13]. Traxler H, Windisch A, Geyerhofer U, Surd R, Solar P, Firbas W, Arterial blood supply of the maxillary sinus. Clin Anat, 1999. 12(6): p. 417-21.

[14]. Mardinger O, Abba M, Hirshberg A, Schwartz-Arad D, Prevalence, diameter and course of the maxillary intraosseous vascular canal with relation to sinus augmentation procedure: a radiographic study. Int J Oral Maxillofac Surg, 2007. 36(8): p. 735-8.

[15]. Rosano G, Taschieri S, Gaudy JF, Weinstein T, Del Fabbro M. Maxillary sinus vascular anatomy and its relation to sinus lift surgery. Clin Oral Implants Res, 2011. 22(7): p. 711-5.

[16]. Yang HM, Bae HE, Won SY, Hu KS, Song WC, Paik DJ, Kim HJ, The buccofacial wall of maxillary sinus: an anatomical consideration for sinus augmentation. Clin Implant Dent Relat Res, 2009. 11 Suppl 1: p. e2-6.

[17]. Maestre-Ferrin L, Galán-Gil S, Rubio-Serrano M, Peñarrocha- Diago M, Peñarrocha-Oltra D, Maxillary sinus septa: a systematic review. Med Oral Patol Oral Cir Bucal, 2010. 15(2): p. e383-6.

[18]. Pommer B, Dvorak G, Jesch P, Palmer RM, Watzek G, Gahleitner A, Effect of maxillary sinus floor augmentation on sinus membrane thickness in computed tomography. J Periodontol, 2012. 83(5): p. 551-6.

[19]. Harris D, Horner K, Gröndahl K, Jacobs R, Helmrot E, Benic GI, Bornstein MM, Dawood A, Quirynen M., E.A.O. guidelines for the use of diagnostic imaging in implant dentistry 2011. A consensus workshop organized by the European Association for Osseointegration at the Medical University of Warsaw. Clin Oral Implants Res, 2012. 23(11): p. 1243-53.

[20]. Rege IC, Sousa TO, Leles CR, Mendonça EF, Occurrence of maxillary sinus abnormalities detected by cone beam CT in asymptomatic patients. BMC Oral Health, 2012. 12: p. 30.

[21]. Janner SF, Caversaccio MD, Dubach P, Sendi P, Buser D, Bornstein MM, Characteristics and dimensions of the Schneiderian membrane: a radiographic analysis using cone beam computed tomography in patients referred for dental implant surgery in the posterior maxilla. Clin Oral Implants Res, 2011. 22(12): p. 1446-53.

[22]. Carmeli G, Artzi Z, Kozlovsky A, Segev Y, Landsberg R, Antral computerized tomography pre-operative evaluation: relationship between mucosal thickening and maxillary sinus function. Clin Oral Implants Res, 2011. 22(1): p. 78-82.

[23]. Mantovani M, Maxillary sinus surgery and alternatives in treatment, ed. T. Tiziano. 2009: Quintessence Publishing Company, Incorporated.

[24]. Shanbhag S, Karnik P, Shirke P, Shanbhag V, Cone-beam computed tomographic analysis of sinus membrane thickness, ostium patency, and residual ridge heights in the posterior maxilla: implications for sinus floor elevation. Clin Oral Implants Res, 2014. 25(6): p. 755-60.

[25]. Tatum H Jr, Maxillary and sinus implant reconstructions. Dent Clin North Am, 1986. 30(2): p. 207-29.

[26]. Fugazzotto PA, Augmentation of the posterior maxilla: a proposed hierarchy of treatment selection. J Periodontol, 2003. 74(11): p. 1682-91.

[27]. Jensen OT, The sinus bone graft: Jensen OT (ed) with 33 contributors. Chicago, IL, Quintessence, 1999, 234 pages, illustrated (Book Review) Journal of Oral and Maxillofacial Surgery, 1999, Vol.57(6), pp.753-753

[28]. Simion M, Fontana F, Rasperini G, Maiorana C, Long- term evaluation of osseointegrated implants placed in sites augmented with sinus floor elevation associated with vertical ridge augmentation: a retrospective study of 38 consecutive implants with 1- to 7-year follow-up. Int J Periodontics Restorative Dent, 2004. 24(3): p. 208-21.

[29]. Zitzmann NU, Schärer P, Marinello CP, Schüpbach P, Berglundh T, Alveolar ridge augmentation with Bio-Oss: a histologic study in humans. Int J Periodontics Restorative Dent, 2001. 21(3): p. 288-95.

[30]. Chiapasco M, Zaniboni M, Rimondini L, Dental implants placed in grafted maxillary sinuses: a retrospective analysis of clinical outcome according to the initial clinical situation and a proposal of defect classification. Clin Oral Implants Res, 2008. 19(4): p. 416-28.

[31]. Boyne PJ, James RA, Grafting of the maxillary sinus floor with autogenous marrow and bone. J Oral Surg, 1980. 38(8): p. 613-6.

[32]. Summers R B, A new concept in maxillary implant surgery: the osteotome technique. Compendium, 1994. 15(2): p. 152, 154-6, 158 passim; quiz 162.

[33]. Jensen OT, Shulman L B, Block MS, Iacono VJ, Report of the Sinus Consensus Conference of 1996. Int J Oral Maxillofac Implants, 1998. 13 Suppl: p. 11- 45.

[34]. Smiler DG, Holmes RE, Sinus lift procedure using porous hydroxyapatite: a preliminary clinical report. J Oral Implantol, 1987. 13(2): p. 239-53.

[35]. Triplett RG, Nevins M, Marx RE, Spagnoli D B, Oates TW, Moy PK, Boyne PJ, Pivotal, randomized, parallel evaluation of recombinant human bone morphogenetic protein-2/absorbable collagen sponge and autogenous bone graft for maxillary sinus floor augmentation. J Oral Maxillofac Surg, 2009. 67(9): p. 1947-60.

[36]. Voss P, Sauerbier S, Wiedmann-Al-Ahmad M, Zizelmann C, Stricker A, Schmelzeisen R, Gutwald R, Bone regeneration in sinus lifts: comparing tissue-engineered bone and iliac bone. Br J Oral Maxillofac Surg, 2010. 48(2): p. 121-6.

[37]. Lundgren S, Andersson S, Gualini F, Sennerby L, Bone reformation with sinus membrane elevation: a new surgical technique for maxillary sinus floor augmentation. Clin Implant Dent Relat Res, 2004. 6(3): p. 165- 73.

[38]. Tetsch J, Tetsch P, Lysek DA, Long-term results after lateral and osteotome technique sinus floor elevation: a retrospective analysis of 2190 implants over a time period of 15 years. Clin Oral Implants Res, 2010. 21(5): p. 497-503.

[39]. Rosen PS, Summers R, Mellado JR, Salkin LM, Shanaman RH, Marks MH, Fugazzotto PA, The bone-added osteotome sinus floor elevation technique: multicenter retrospective report of consecutively treated patients. Int J Oral Maxillofac Implants, 1999. 14(6): p. 853-8.

[40]. Nedir R, Nurdin N, Khoury P, Perneger T, Hage ME, Bernard JP, Bischof M, Osteotome sinus floor elevation with and without grafting material in the severely atrophic maxilla. A 1-year prospective randomized controlled study. Clin Oral Implants Res, 2013. 24(11): p. 1257-64.

[41]. Fugazzotto PA, Immediate implant placement following a modified trephine/osteotome approach: success rates of 116 implants to 4 years in function. Int J Oral Maxillofac Implants, 2002. 17(1): p. 113-20.

[42]. Fugazzotto PA, De PS, Sinus floor augmentation at the time of maxillary molar extraction: success and failure rates of 137 implants in function for up to 3 years. J Periodontol, 2002. 73(1): p. 39-44.

[43]. Summers R B, The osteotome technique: Part 3--Less invasive methods of elevating the sinus floor. Compendium, 1994. 15(6): p. 698, 700, 702-4 passim; quiz 710.

[44]. Berengo M, Sivolella S, Majzoub Z, Cordioli G, Endoscopic evaluation of the bone-added osteotome sinus floor elevation procedure. Int J Oral Maxillofac Surg, 2004. 33(2): p. 189-94.

[45]. Pérez Garrigues H, Mateos Fernández M, Peñarrocha M, [Benign paroxysmal positional vertigo secondary to surgical maneuvers on superior maxilla]. Acta Otorrinolaringol Esp, 2001. 52(4): p. 343-6.

[46]. Peñarrocha M, Pérez H, Garciá A, Guarinos J, Benign paroxysmal positional vertigo as a complication of osteotome expansion of the maxillary alveolar ridge. J Oral Maxillofac Surg, 2001. 59(1): p. 106-7.

| 第二章 |

CMI固位

种植体固位的类型

许永九　李成福

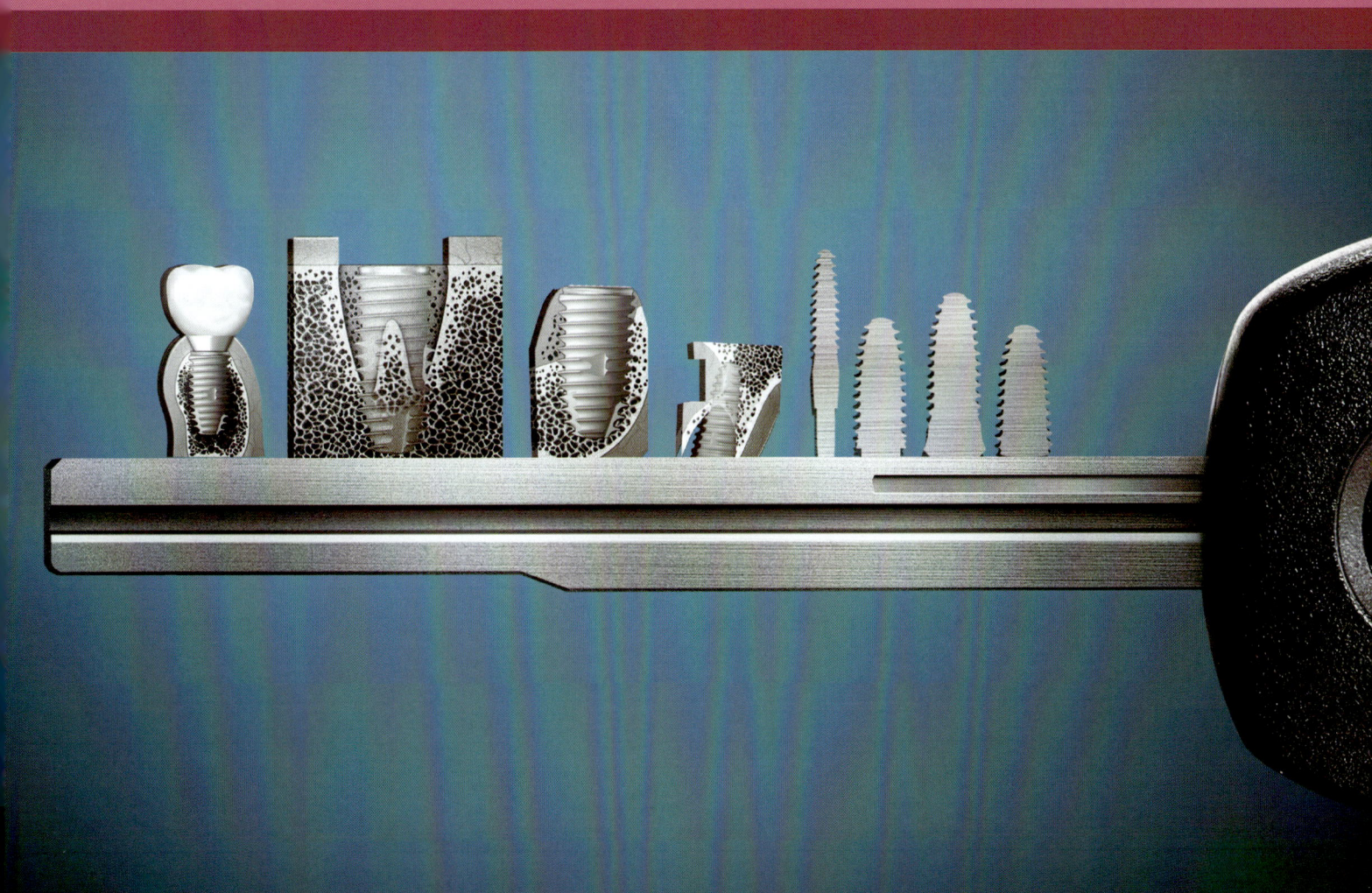

在种植手术过程中，术者经常会遇到不同的情况。种植窝洞预备时，术区骨组织可能足够厚，但可能非常疏松，也有可能出现骨密度随着预备深度的变化而变化。在某些情况下，例如在新鲜拔牙窝内进行种植手术时，种植体的固位仅来自种植体的根尖部分。在这种条件下，种植体的冠部和中部与骨组织之间将存在间隙，无法提供固位，但仅靠根尖区的固位仍可使固位力达到40Ncm。

术者应该如何对不同的临床情况进行分类呢？对于术者而言，我们不仅需要分析种植区骨密度，还要对种植体植入后的固位区域进行准确判断。本章将基于对骨密度，固位区域和骨缺损区域等因素的分类，详细介绍一种新的种植体固位系统。

传统骨密度分类

Lekholm和Zarb[1]（图2.1、表2.1）以及Misch[2]（图2.2、表2.2）分别提出过骨密度分类方法。两种分类方法均根据牙槽骨的密度，解剖形态及特征进行分类。例如D2类骨嵴顶为较厚的致密多孔皮质骨，内部为粗大的骨小梁结构，常见于下颌前牙区，下颌后牙区和上颌前牙区。

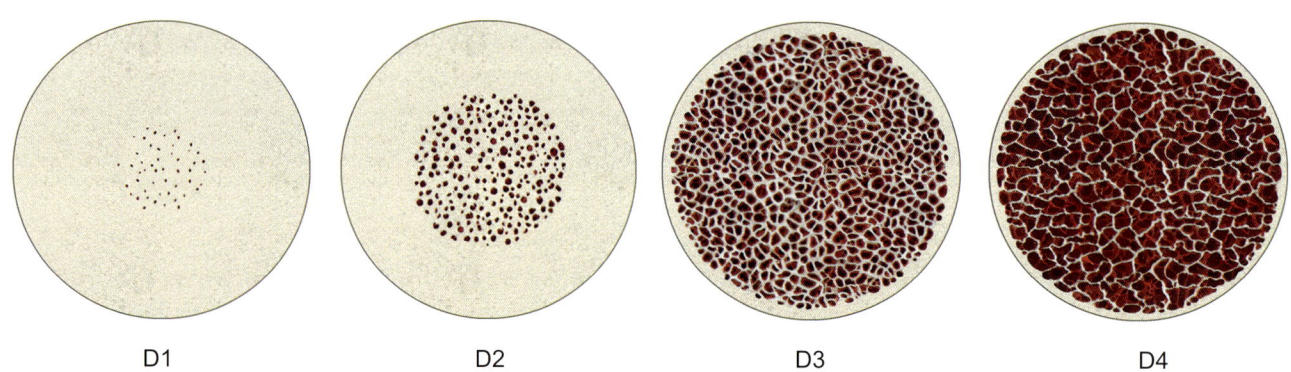

图2.1. Branemark,Lekholm和Zarb提出的骨密度分类。如图所示，不同骨结构的密度有差异性。

表2.1. Branemark, Lekholm和Zarb（1985）基于CT评估而提出的骨密度分类

骨分类		密度
D1	> 1250 HU	致密的皮质骨
D2	850~1250 HU	嵴顶为较厚的、致密的多孔皮质骨，内部为粗大的骨小梁结构
D3	350~850 HU	嵴顶为较薄的多孔皮质骨，内部为细小的骨小梁结构
D4	150~350 HU	细小的骨小梁结构
D5	< 150 HU	未成熟的非矿化骨组织

表2.2. Misch（1897）提出的骨密度分类

骨密度	描述	类比物	典型的解剖位置
D1	致密的皮质骨	橡树或枫木	下颌前牙区
D2	多孔皮质骨，粗大的骨小梁	白松或云杉	下颌前牙区 下颌后牙区 上颌前牙区
D3	多孔皮质骨（较薄），细小的骨小梁	轻质木材	上颌前牙区 上颌后牙区 下颌后牙区
D4	细小的骨小梁	泡沫塑料	上颌后牙区

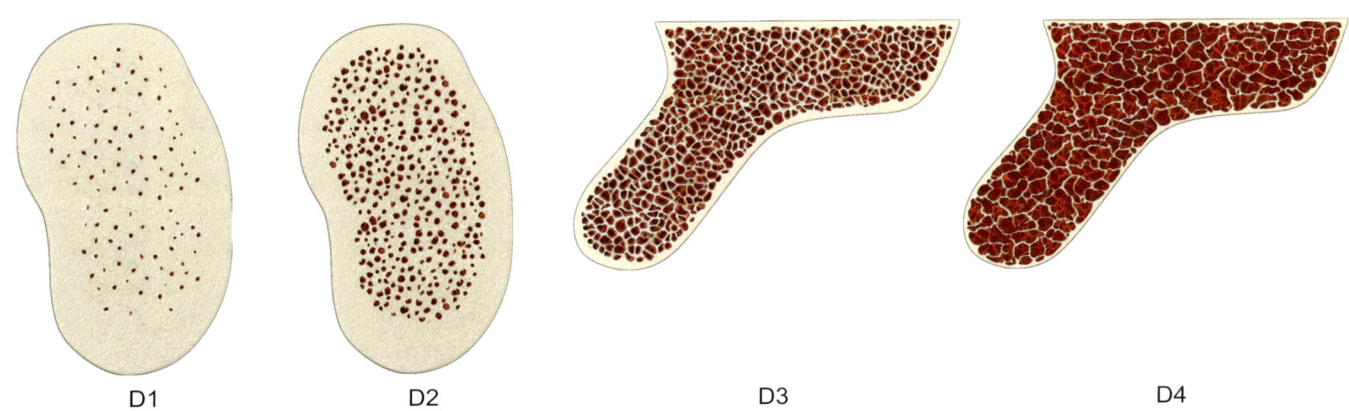

图2.2. Misch提出的骨密度分类。该分类下的骨组织密度也是不均一的。

然而确定不同区域的骨密度在某些复杂的临床情况下并非易事，例如拔牙窝或植骨术后的区域。有时会遇到嵴顶处是松质骨而内部却由致密的板状骨构成，这种情况可见于拔牙术后2个月的术区。偶尔也会遇到外层由厚而致密的皮质骨构成而内部是中空的骨条件。针对不同的临床情况，如何对骨密度进行准确描述和分类呢？目前尚无任何一种分类系统可以对特殊骨密度情况以及骨密度随深度的变化性进行准确分类。

许氏(Heo's)骨密度分类

本章中将介绍一种新的骨密度分类法——许氏(Heo's)骨密度分类。许氏骨密度分类由D1、D2、D3、D4和D5表示，但有别于传统的分类系统，Heo's分类是将种植体分段，针对垂直于种植体表面的不同区段的骨组织结构进行评估分类。并针对骨组织对种植体不同区段的固位进行骨密度的细分。

D1类定义为由最硬的均质骨构成的骨结构，这是术者在种植过程可能遇到的最致密的骨类型。而D4类骨是由最疏松的骨组织构成。D2和D3是介于D1和D4之间的均质骨。D5类骨被定义为极其松软的松质骨，其内部伴有较大的空腔。

根据许氏分类法如何描述种植区不同深度的骨密度变化呢？植入牙槽骨的种植体表面可以细分为三段：嵴顶（冠）部、中部和根部。当我们假设种植体周围的骨质从嵴顶部到根部分别为D1，D4和D4类骨时，该病例在许氏分类系统中便可表述为D144（图2.4A）。同样，如果嵴顶部骨密度为D1、中部为D2、根尖部为D2、则该病例的骨密度可记录为D122（图2.4B）。

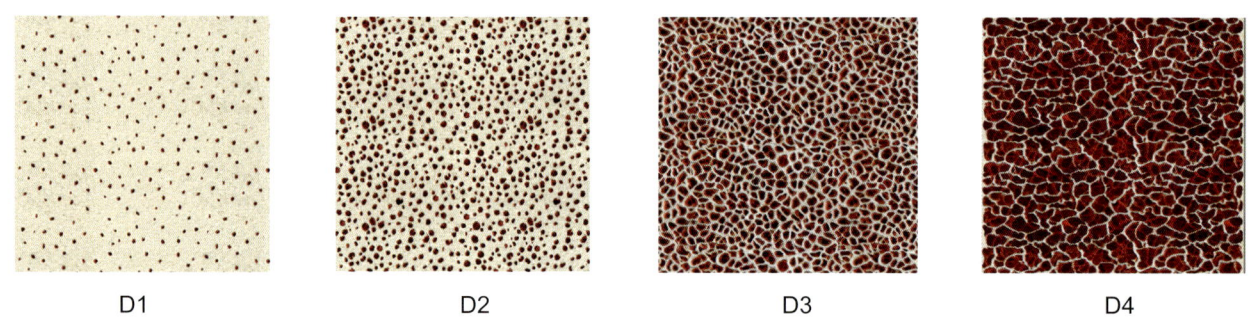

图2.3. 许氏(Heo's)骨密度分类。该分类是对均质骨密度的表述，因此，可认为种植体周围某一区域的骨密度是单一骨密度。

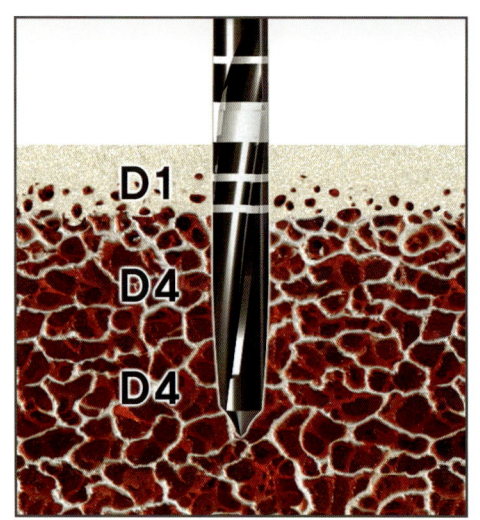

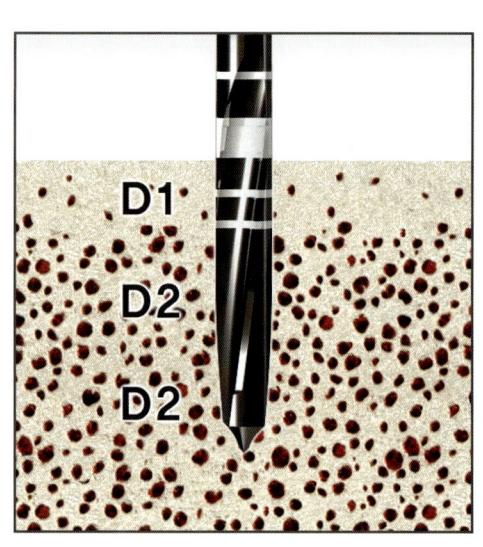

图2.4. Heo's骨密度记录方法。术者在骨内预备时记录3个不同深度处的骨密度。骨密度根据术者的经验确定。例如，图A应表述为D144，图B应表述为D122。

不同于传统的分类方法,许氏骨密度分类法可以描述垂直于种植体长轴的三段不同区域的骨密度。术中,每一段的骨密度可由术者根据预备种植窝洞时对骨的切割阻力来确定。明确种植体不同区段的周围骨密度具有重要意义,术者可借此明确种植体的主要固位区域。该分类系统将在后续进一步讨论。

CMI固位

本节将介绍CMI固位的概念,并解释如何利用CMI固位在骨密度或剩余骨量有差异的病例中取得理想种植体固位。CMI固位是针对松软上颌后牙区骨条件以及对同时存在较松骨质和较硬骨质的其他区域进行手术方案制定的基础。

CMI固位概念的发展

"CMI固位"是由本书作者许永九医生于2008年提出的。这一理论的提出和发展目的在于解决在不同骨高度和骨质量条件下取得最佳的初期稳定性的问题。

在多数病例中,骨密度在牙槽骨的不同部位不尽相同。例如,下颌后牙区的牙槽骨由嵴顶和颊舌侧的致密皮质骨及内部的松质骨构成。因此在种植体植入过程中需要考虑的重要因素包括种植体的整体稳定性,种植体的固位区域和种植体周围骨密度。为种植体提供主要稳定性的区域也对种植体的负载时机至关重要。

CMI固位概念的提出,旨在为种植体每一区段取得理想固位,降低失败率,最终实现种植术的一期治疗—即刻种植和早期或即刻负载。

什么是CMI固位?其中"C固位"是指由种植体冠1/3周围骨组织提供固位;"M固位"指由种植体中1/3提供固位;"I固位"指种植体固位于种植体根尖1/3(图2.5)。

字母"I"源自"上颌窦底皮质骨(Inferior

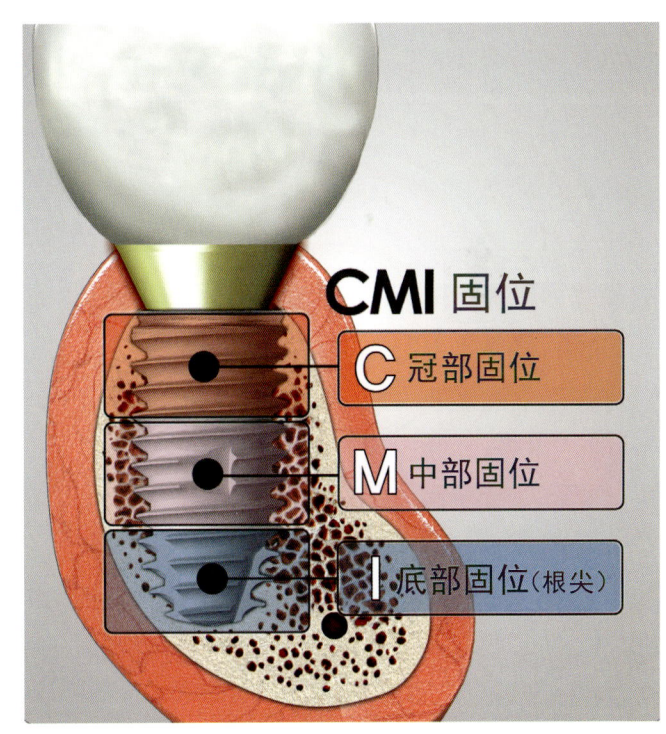

图2.5. CMI固位可细分为三段固位区域。
(1) C固位:冠部固位——通过种植体冠部1/3周围的骨组织获得固位。
(2) M固位:中部固位——通过种植体中部1/3周围的骨组织获得固位。
(3) I固位:底部(根尖)固位——通过种植体根尖部1/3周围的骨组织获得固位。

Cortical Wall of the Sinus）"的首字母，原因在于作者最初着重强调上颌窦底皮质骨在上颌后牙区种植中提供理想固位的重要性（图2.6）。此概念后逐渐从这一特定区域广泛应用到口腔内的其他区域。

借助这一理念，临床医生可以更加准确地评价剩余骨组织获得理想种植体初期稳定性，提高种植成功率，同时实现更早的种植体负载。

CMI固位的分类

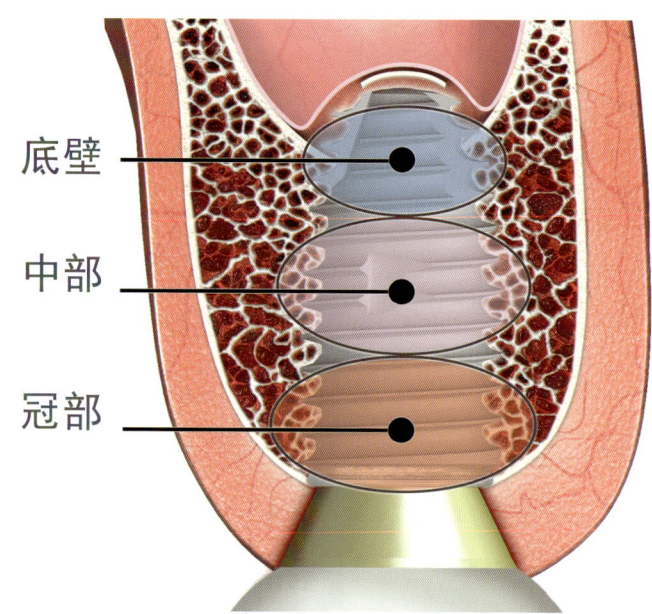

图2.6. 上颌后牙区的CMI固位。上颌窦底壁被认为是上颌后牙区种植体获得理想固位的关键区域。

种植体植入后，其周围剩余骨组织依据不同的骨质和骨量可为种植体提供不同的固位类型。种植体可能获得的固位方式包括：CMI固位、CM固位、C固位、MI固位以及I固位。下面将依次描述每一种固位类型。

CMI固位

种植体沿长轴划分为三部分：冠部、中部和根尖部，简称为CMI区域。如果三个区域均与剩余骨组织接触，则这种固位情况被称为CMI固位。术者应在条件允许的情况下尽可能使种植体取得CMI固位。不过，由于种植体的固位情况取决于其周围CMI每一区域的骨质量，因此CMI固位的总体强度会随每一段固位情况而有所差异（图2.7A-H）。

在下颌区，根据不同骨质条件，共存在四种CMI固位形式。当周围骨组织均为D1类皮质骨时，种植体CMI所有区域均固位于D1类骨（图2.7A）。当牙槽嵴顶处骨质为D1类，其他部位为D3类松质骨时，则种植体C区域固位于D1类骨而MI区域固位于D3类骨内（图2.7B）。若种植体周围骨组织均为D4类骨时，则种植体所有CMI区域固位于D4类骨中（图2.7C）。

在某些特殊情况下，种植体冠部和根尖部固位于D1类骨，而中部固位于D4类松质骨（图2.7D）。由于沿种植体长轴骨组织密度的变化以及临床情况的多样性，并非所有的下颌CMI固位情况都是相同的。因此在所有临床病例中都使用传统的种植窝洞预备方案，最终种植体的植入扭矩可能过高或过低。

在上颌后牙区，所有的CMI固位类型都可能发生并且固位的质量多种多样，如图2.7E-H所示。

尽管上颌后牙区的剩余骨量充足，但由于此区域多由松质骨构成，骨密度很低，因此种植体的固位主要来自于嵴顶的皮质骨（图2.7E）。即使在骨量充足的上颌后牙区，若嵴顶皮质骨厚度不足，则会显著降低种植体的整体固位效果（图2.7F）。种植体根尖部可通过进入上颌窦底皮质骨获得固位，从而补偿较弱的CM区固位（图2.7G、H）。种植体的负载时机需要根据CMI固位分析后谨慎决定。

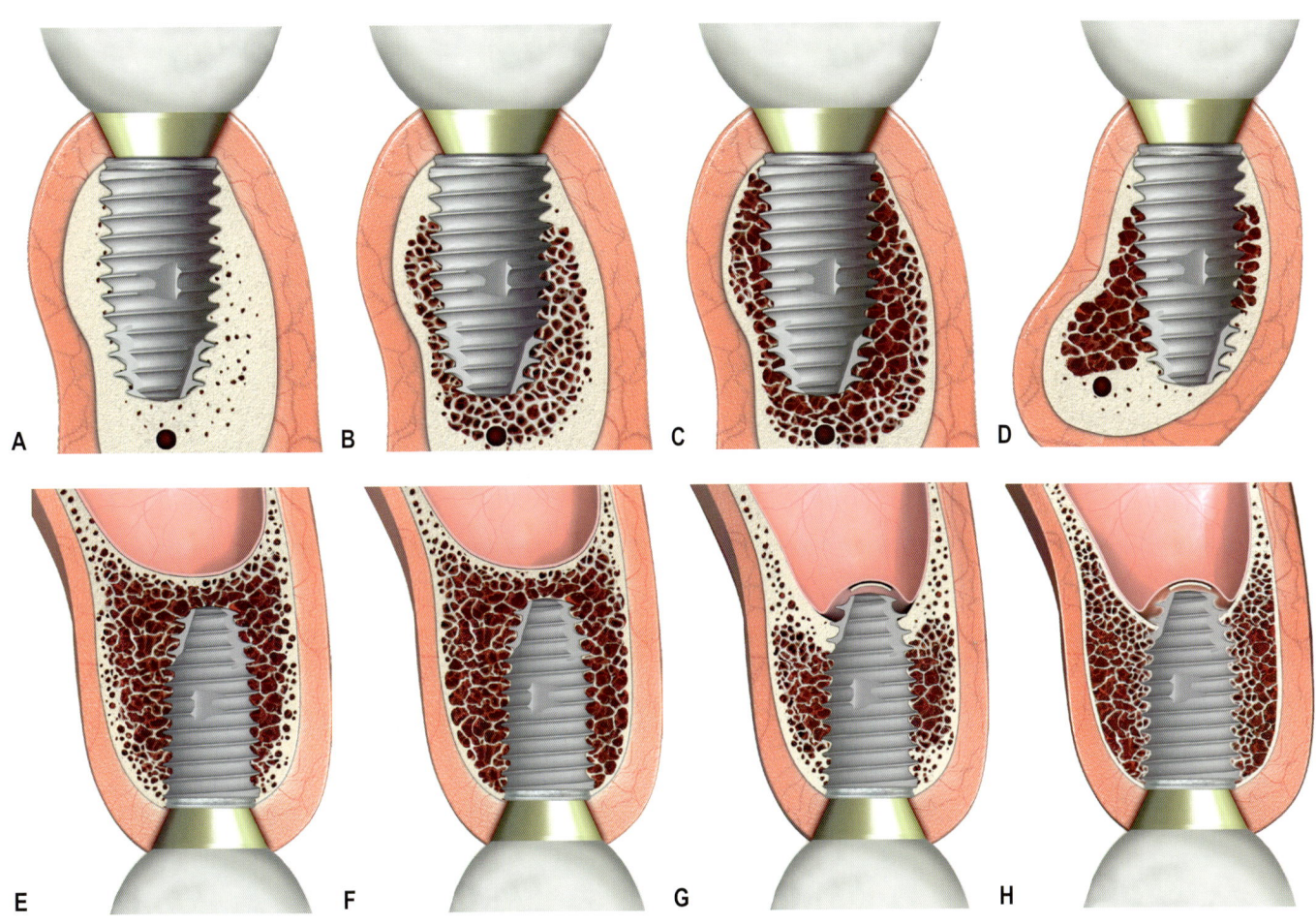

图2.7. A—D：下颌不同的CMI固位形式。E—H：上颌不同的CMI固位形式。

CM固位

当种植体的C、M区域与剩余骨组织接触，而I区域未与骨组织接触时称为"CM固位"。

图2.8A为CM固位的模式图。此时仅种植体的C、M区域与上颌骨后牙区的剩余骨组织有接触，在根尖（I）区没有骨组织而未获得固位。当种植术区种植体根尖部位有骨组织缺损时，种植体仅能在C、M区与周围骨质接触而根尖区无法获得有效固位，此时固位类型也同样为CM固位（图2.8B）。在上颌前牙区种植时，若唇颊侧存在明显凹陷，此时也只能获得CM固位（图2.8C）。

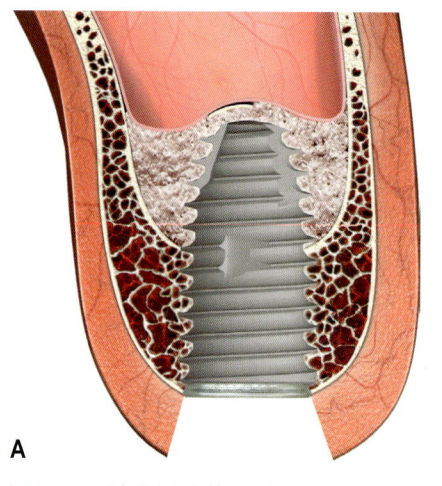
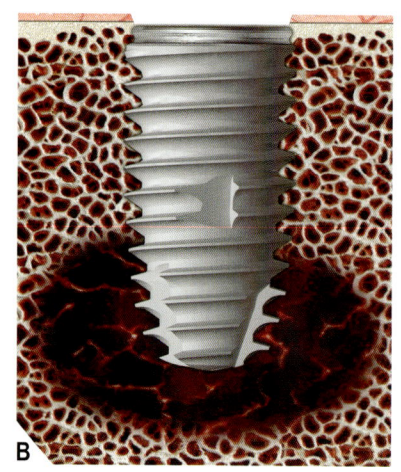
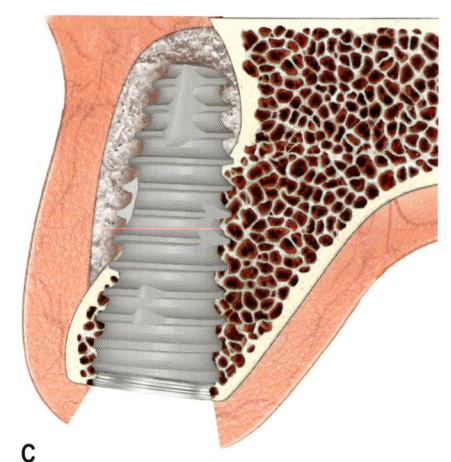

图2.8. 三种CM固位形式。

C固位

当上颌后牙区剩余骨量不足3~4mm时，种植体获得的固位类型为"C固位"（图2.9A）。同样，如图2.9B所示，若下颌后牙区M、I区域的骨质疏松，完全由空洞的松质骨（D5）构成，仅在嵴顶处存在皮质骨，此时固位类型也是C固位。

另一种C固位的情况见于上颌前牙区。若上颌前牙区唇颊侧存在严重凹陷，种植体植入后所获得的固位也仅源于C区域（图2.9C）。

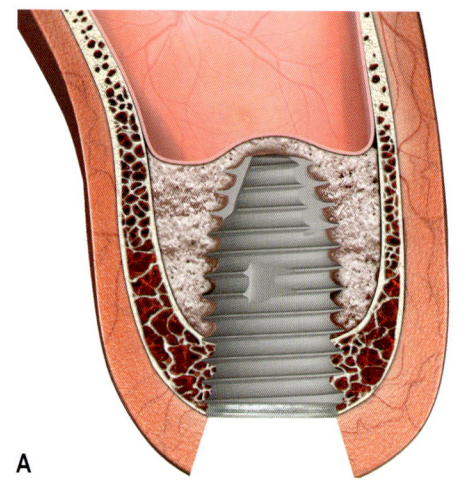
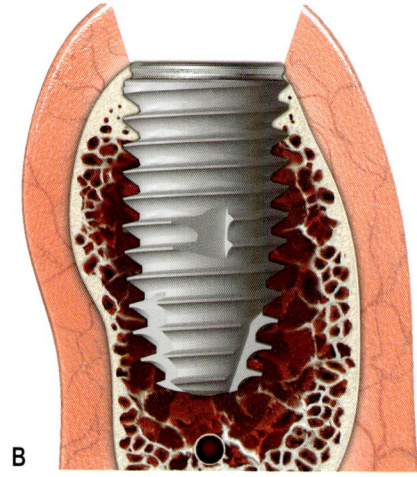
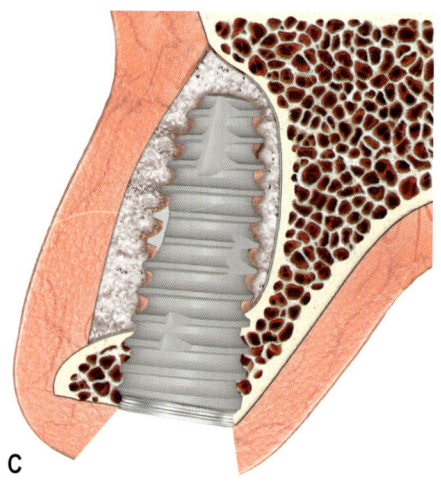

图2.9. 三种C固位形式。

MI固位

当牙槽嵴顶区域存在骨缺损或者在新鲜拔牙窝内进行即刻种植时很难获得C固位。在此情况下，若种植体在M、I区域获得有效固位则成为"MI固位"。图2.10所示MI固位的不同形式。

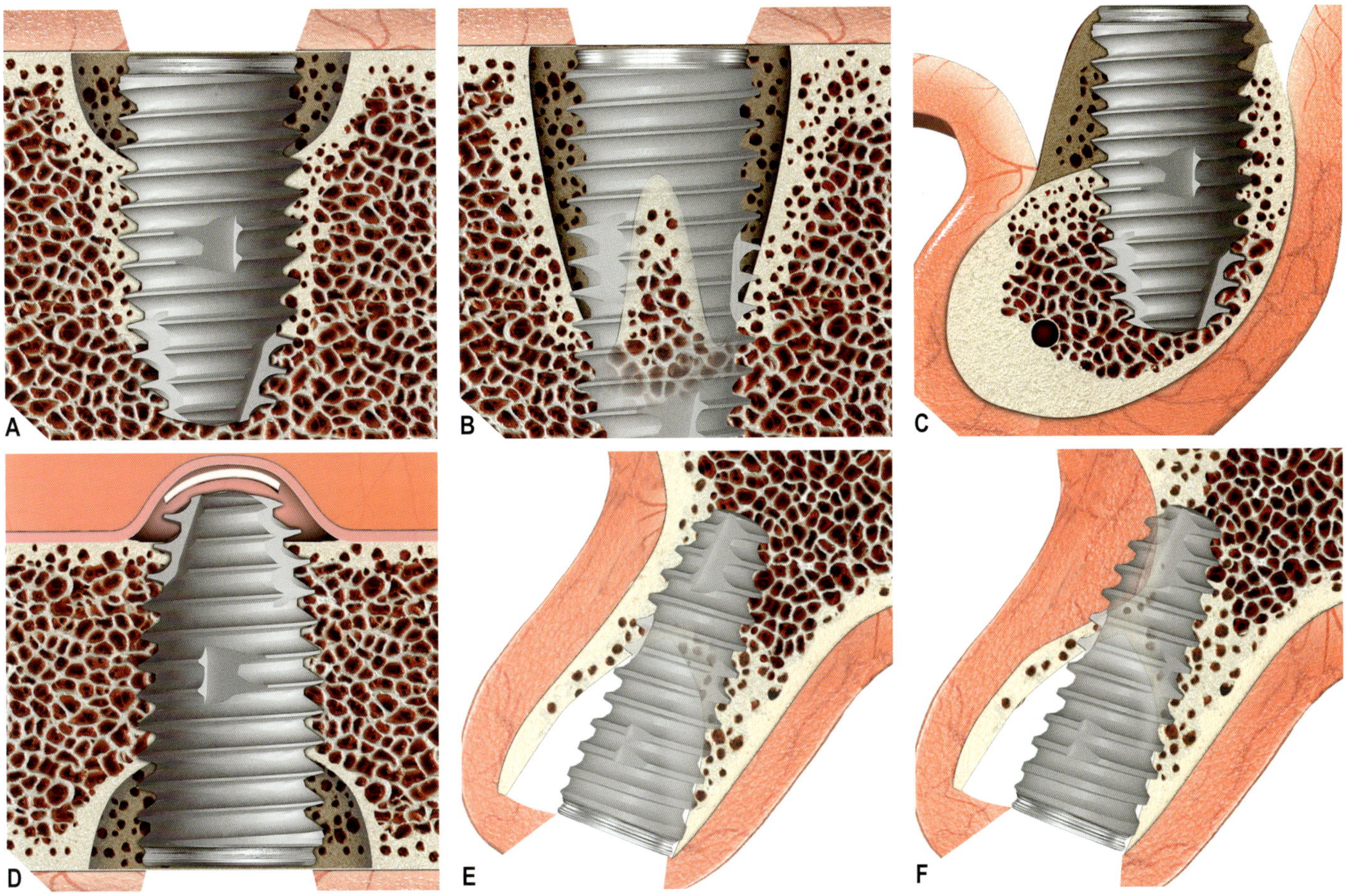

图2.10. MI固位的不同形式。

I固位

当种植体的固位仅来自根尖区域时称为"I固位"。该类型最常见于拔牙窝内即刻种植或见于伴有严重垂直向骨缺损的病例（图2.11）。

MI固位于I固位常发生于即刻种植的病例。因拔牙窝冠方的直径远大于种植体的直径，因而无法获得冠部固位。

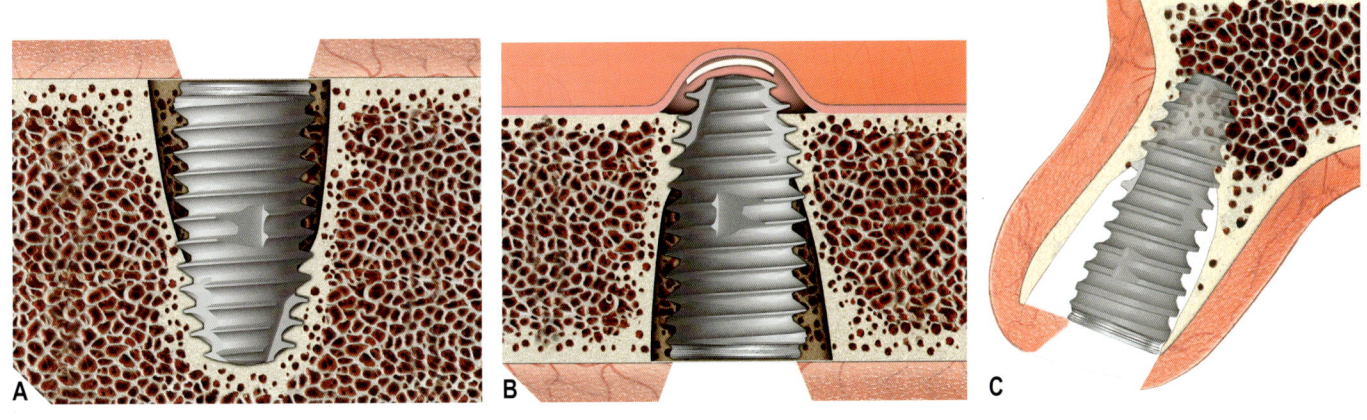

图2.11. I固位的不同形式。

CMI固位的记录方式

采用简单的记录方式来描述复杂的种植手术和流程是十分必要的。作者在此提出了一种基于CMI固位概念的临床记录方式，以准确记录种植体植入过程中具体的固位情况。该记录方式能够使我们记录种植体的最终植入扭矩，种植体获得固位的区域以及固位区域的周围骨密度。

如何通过细分的接触区骨密度来描述种植体的固位

此记录方式为，在字母C、M和I的右下角以数字0~4标记，以明确CMI固位的类型，同时描述不同固位区域的骨密度。数字1、2、3、4分别代表D1、D2、D3和D4不同骨密度。在分类中，D1被认为是在植入过程中可能遇到的最高的单一骨密度，D4为最低的骨密度。D2的密度稍低于D1，而D3的密度稍高于D4。除了术者本人，其他人无法对术区的骨密度进行判断。需要在术中感受并决定牙槽骨内不同深度的骨密度。若术者对骨密度不能确定，可以使用数值区间进行描述，例如"D2~3"表示其骨密度介于D2和D3之间。若下标为"0"，则表示该区域种植体未与骨组织接触或不存在固位。

例如"C1M4I4"表示种植体三段区域（CMI）均可获得固位，其周围骨密度分别为D1、D4和D4（图2.12）。

下面将阐述两例M固位和MI固位病例的骨密度描述方式。

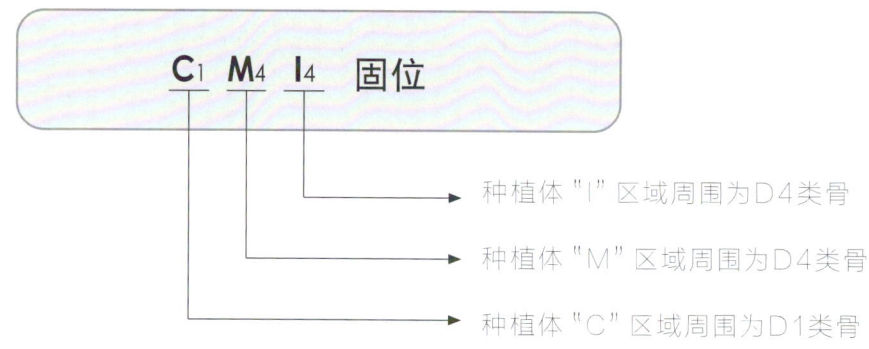

图2.12. 许氏(Heo's)固位类型及骨密度的记录方式：C1代表C固位，C区域周围为D1类骨；M4、I4代表M和I固位，为D4类骨。

M固位的骨密度描述

在病例1中（图2.13），上颌第一磨牙区剩余骨高度为4mm，术者将上颌窦提升5mm，并在牙槽嵴顶处存在的3mm垂直骨缺损区域进行植骨。在植骨术同期植入一枚长10mm的种植体，初期稳定性达到25Ncm。如何可以最简便清晰地记录手术情况，以达到一目了然的效果。

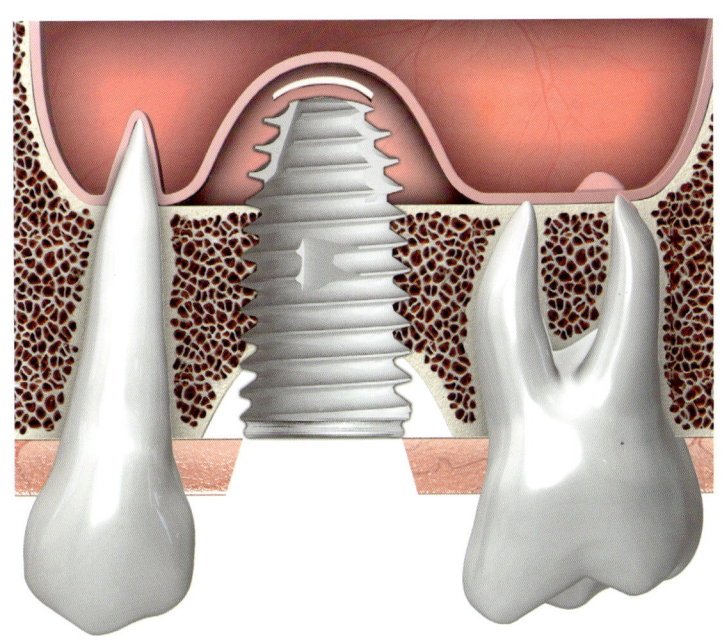

图2.13. 病例1:上颌后牙区的M固位。

"$C_0M_2I_0$固位"（或简写成M_2固位）

因病例中缺乏C和I固位，可以直接称为M固位。可记录为"$C_0M_2I_0$固位"，或简写为（M_2）固位。C0和M0代表种植体冠部和根尖部无骨组织或种植体未与骨组织接触。

"$C_0M_2I_0$固位，25Ncm"

最终植入扭矩值可一并在记录中描述。病例1中，若其植入扭矩为25Ncm，该病例可记录为"$C_0M_2I_0$固位，25Ncm"或"M_2固位，25Ncm"。为了简便也可以简写为"D020，25Ncm"。通过这种方式，几乎所有种植术中的情况均可以通过以下三要素进行描述：种植体的固位区域，固位区域的骨密度以及植入扭矩。该系统也因其简便易用而越来越受欢迎。

"$C_0M_{32}I_0$固位"

若M区域的骨组织存在两种不同密度，例如M区域的冠方为D3而根方为D2，则该病例可记录为"$C_0M_{32}I_0$固位，25Ncm""M_{32}固位，25Ncm"，或"D0,32,0，25Ncm"。

"$C_0M_{3\sim2}I_0$固位"

当M区域的骨密度介于D3和D2之间时，该病例可记录为"$C_0M_{3\sim2}I_0$固位，25Ncm""$M_{3\sim2}$固位，25Ncm"或"D0，3~2，0，25Ncm"。

MI固位的骨密度描述

在病例2中（图2.14），下颌第一磨牙拔除后即刻植入一枚种植体。种植体位于牙槽中隔的正中，初期稳定性达35Ncm。然而由于种植体冠1/3与拔牙窝存在间隙，因此在此区域不存在固位。种植体的中1/3通过牙槽中隔固位，其骨密度为D2。根尖1/3的固位来自D23类骨。缺损区将以植骨材料进行填充。此病例应如何记录呢？

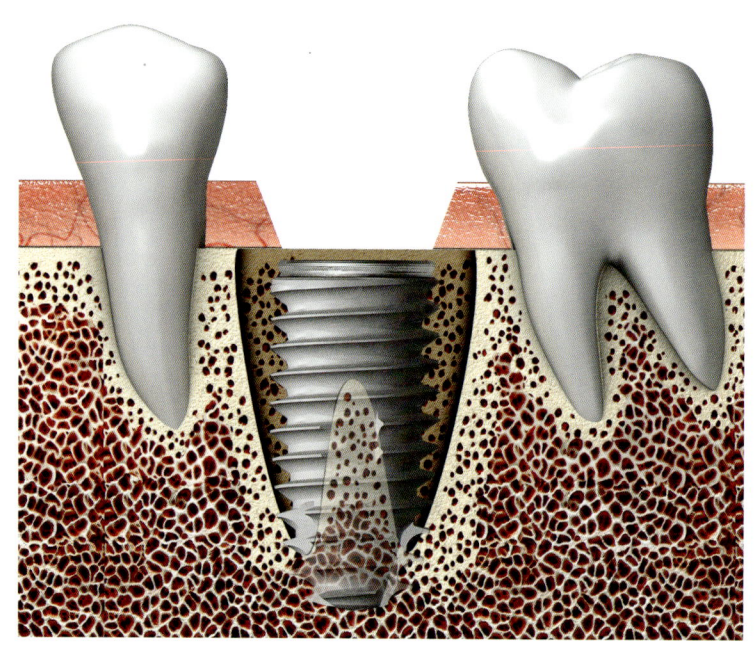

图2.14. 病例2：下颌第一磨牙即刻种植MI固位的模式图。

"$C_0M_2I_{23}$ 固位，35Ncm"

本病例中由于缺乏"C固位"，因此称为"MI固位"。可书写为"$C_0M_2I_{23}$固位，35Ncm""M_2I_{23}固位，35Ncm"，或简写成"D02,23, 35Ncm"。

然而在该病例中，M区域并非完全固位于周围骨组织，仅颊舌侧固位于牙槽中隔。这意味着同样在种植体的中1/3处，其近远中的表面与骨组织存在间隙或无骨接触。

"$C_0M_{2BL}I_{23}$，35Ncm"

本病例书写为"$C_0M_{2BL}I_{23}$, 35Ncm"、"$M_{2BL}I_{23}$，35Ncm"或"$D0_{2BL}23$，35Ncm"。这种描述方式代表该种植体仅在M和I区域获得固位，同时表示M区域仅颊舌侧部分固位于牙槽窝内。

上述记录系统可以使临床医生对种植体的固位类型，骨密度以及术中最终获得的植入扭矩一目了然。

为何我们要标示出种植体的固位区域及骨密度

详细描述种植体固位的区域及该区域的骨密度可帮助术者决定种植体负载时机，并在必要时作为分析种植体失败原因的参考。对于不同病例，即使不同种植体表现的初期稳定性相同，其负载时机也会因种植体的固位区域和骨密度的不同而有所差异。例如，某病例初期稳定性达到40Ncm，记录为M2I4，此病例不推荐即刻负载，因为这可能是一例即刻种植病例，缺乏C固位。而另一例初期稳定性20Ncm，记录为C2M0I2的病例可以考虑进行即刻负载因为其种植体冠部和根尖部的骨质可以在骨结合前牢固的稳定种植体。

参考文献

[1]. Lekholm U, Zarb G, Tissue-integrated prostheses : osseointegration in clinical dentistry / edited by Per-Ingvar Branemark, George A. Zarb, Tomas Albrektsson, Chicago : Quintessence, 1985.

[2]. Misch C, Contemporary implant dentistry (ed) 2): Misch CE (ed) with 14 contributors. St Louis, MO, Mosby-Year Book, 199, 684 pages, 641 illustrations and 133 color plates (Book Review), Journal of Oral and Maxillofacial Surgery, 1999, Vol.57(6), pp.753-753.

第三章

许氏(Heo's)上颌窦CMI分类

许永九

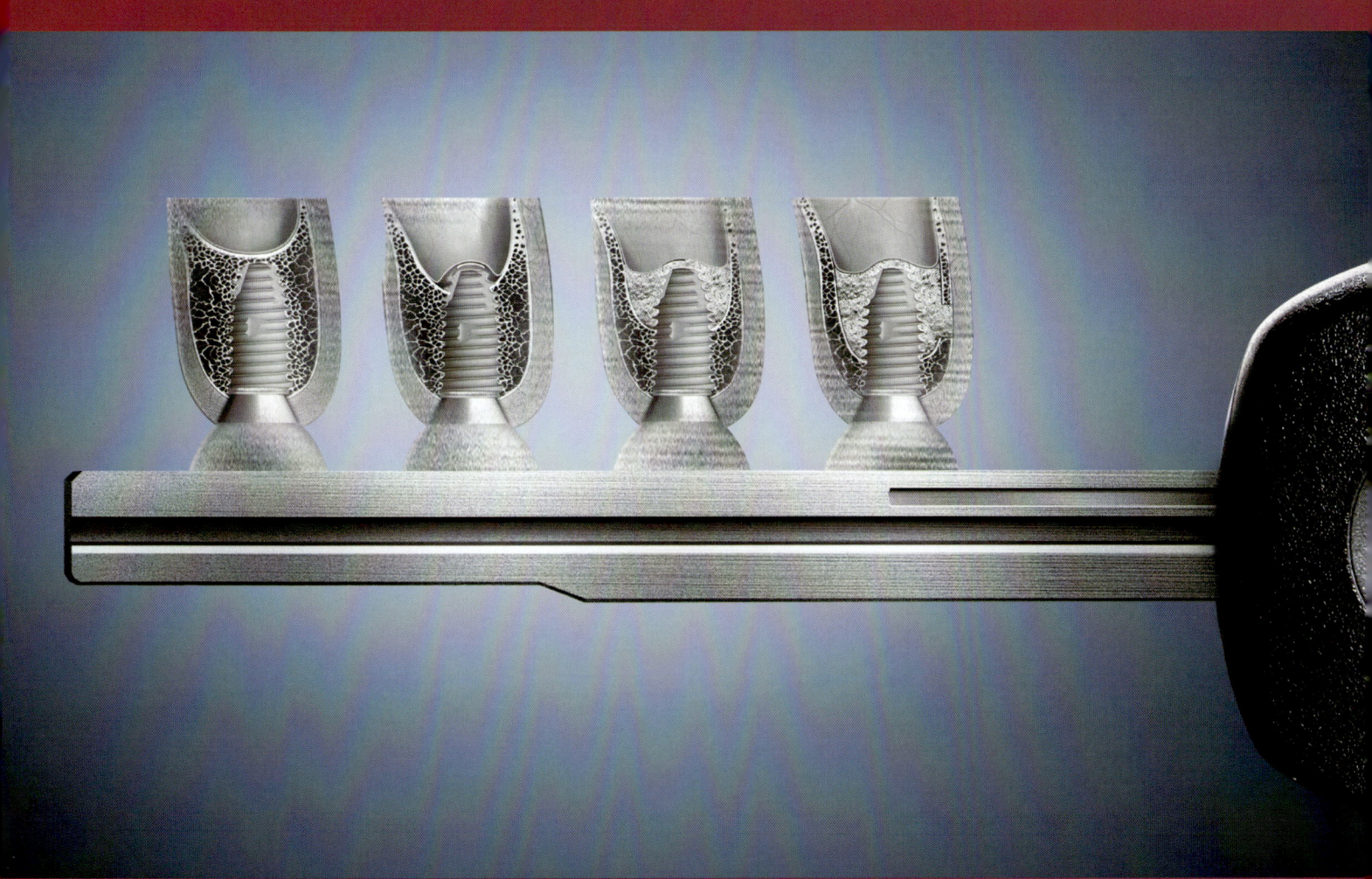

种植区骨量不足是种植手术中最大障碍之一，因为该情况下很难获得最佳的初期稳定性。上颌后牙区被认为是种植手术中最困难的区域，受上颌窦的影响，该区域的骨高度通常不足。拔除上颌磨牙后，可发生垂直向和水平向的骨吸收，加之上颌窦气化现象[1, 2]，将导致种植体植入时可利用的骨组织不足。

上颌后牙区的平均骨密度通常是最低的，且其骨小梁细小。而与口内其他区域相比，该区域所承受的咬合力相对更高。有报道称，骨密度与种植体的稳定性之间存在显著的相关性。与其他骨密度较高的区域相比，骨的质和量较差时，若行即刻或早期负载，可导致愈合过程中更多的骨吸收和损伤[3]。

临床上，上颌后牙区种植的成功取决于该区域骨的高度和宽度、骨的机械性质（密度或硬度）、种植体设计的选择，以及种植体的植入技术。要获得种植的成功，治疗前采用连贯且可预期的治疗方案、作出明确而全面的诊断，以及制定详细的治疗计划均至关重要。

2010年，许永九《上颌后牙区简单安全的种植体植入术》（Well出版社，2010年，首尔，韩国）一书提出了一种新的分类系统，以区分上颌后牙区种植的不同情况。被称为"许氏（Heo's）上颌窦CMI分类"。该涉及上颌窦固位的CMI分类可根据种植体植入时是否到达上颌窦底、上颌窦内是否植骨、以及经嵴顶或外侧壁入路的不同，分为I、II、III、IV类。在本章节中，将详细描述该分类系统，并将阐述一些在上颌后牙区如何有效获得足够初期稳定性的临床要点。

许氏(Heo's)上颌窦CMI固位分类

许氏（Heo's）上颌窦CMI分类共分为四种类型。

I类CMI固位：种植体在上颌后牙区获得CMI固位，但未穿透上颌窦底皮质骨（图3.1A）。

II类CMI固位：种植体在上颌后牙区获得CMI固位，种植体根尖部穿透上颌窦底皮质骨，未在上颌窦内植骨（图3.1B）。

III类CM/C固位：种植体在上颌后牙区获得CM或C固位，并行经嵴顶入路上颌窦提升，植骨（图3.1C）。

IV类CM/C固位：种植体在上颌后牙区获得CM或C固位，并行经外侧壁入路上颌窦提升，植骨（图3.1D）。

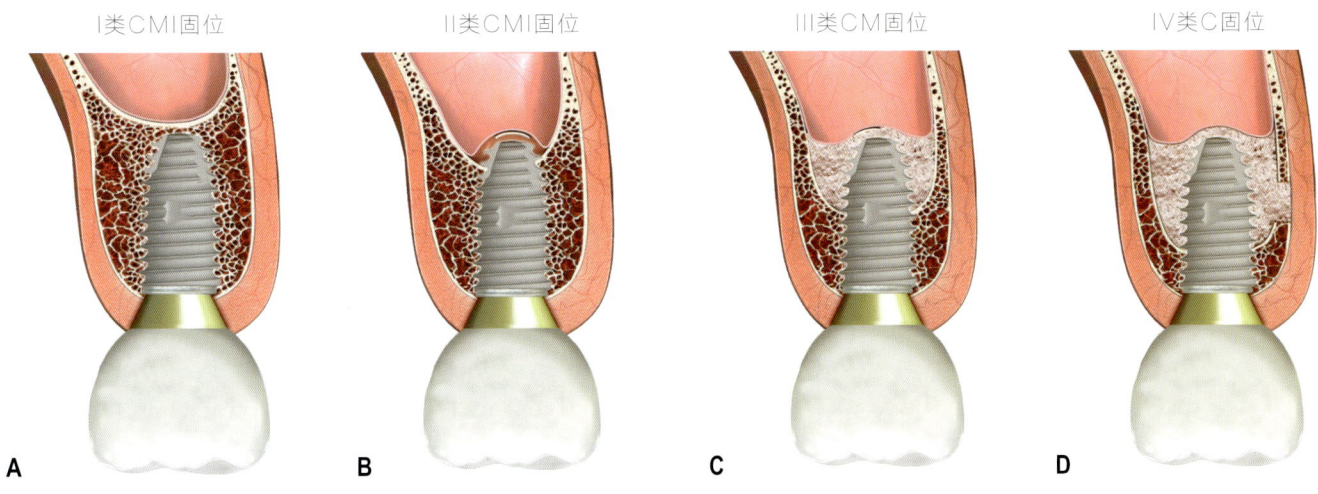

图3.1. 许氏（Heo's）上颌窦CMI固位分类。

当种植体植入上颌后牙区时，须测量每段CMI区域的骨密度。有时种植体周围骨组织由均质的松质骨构成，或由混合密度的骨构成，例如D244。根据骨密度的不同，种植体的固位方式（策略）也将有所差异。我们的目标是：不仅在嵴顶处皮质骨内保证种植体的稳定，还要在较为疏松的松质骨内也保持种植体的长期稳定。因此，临床中需要考虑固位类型（在C、M和I处的固位）、种植体的设计，以及种植窝的预备方式，更易于获得恰当的初期稳定性。

本章节将详细讨论四种类型的涉及上颌窦的CMI分类，解释上颌后牙区如何在各种不同的解剖条件及骨密度下获得最佳固位。

上颌窦I类CMI固位

I类固位指种植体固位于剩余骨组织中，且未穿通上颌窦底壁（图3.2）。

对于上颌后牙区的四种固位分类，相比II类CMI固位，临床医生多因担心手术会累及上颌窦区域而更愿意选择I类CMI固位。这些临床医生可能也同时认为I类固位比II类固位可获得更高的成功率。这种选择在某些情况下是有道理的，如患者剩余骨量充足，且骨质良好（D3或更高），不进行上颌窦提升术也可获得良好的种植体初期稳定性和较高的成功率。

然而，在上颌后牙区的病例中，通常患者的剩余骨量和骨高度足够，但是骨密度很低（D4或更低）。这就是临床医生在进行上颌后牙区种植时难以获得良好初期稳定性的主要原因。

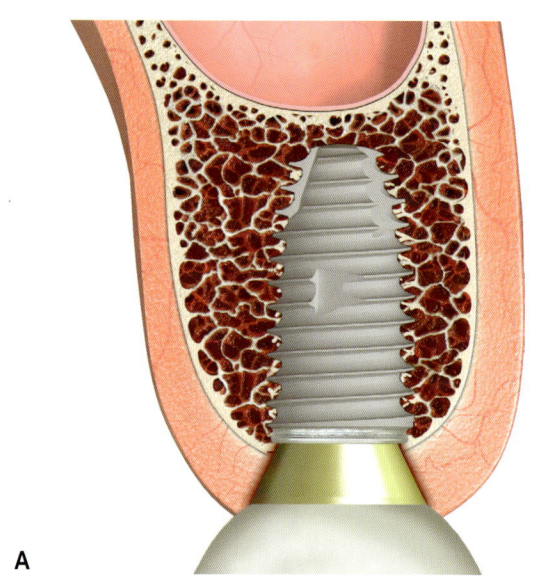 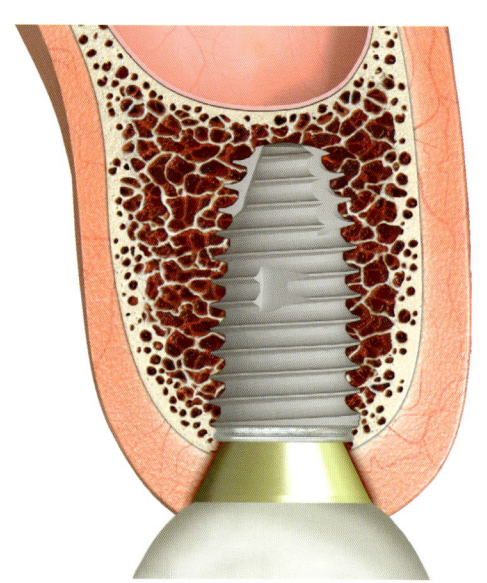

图3.2. 上颌窦I类CMI固位。A：C4M4I4固位，B：C2M4I4固位。

I类CMI固位中常见的两类错误

在骨密度较低（D4~D5）的I类CMI固位中，常见的两类错误分别为：（1）试图依靠上颌窦底壁皮质骨为种植体提供垂直向的支持。（2）试图仅通过嵴顶处的皮质骨获得种植体的初期稳定性。

期望由上颌窦底壁皮质骨为种植体提供垂直向的支持：在D333或D444类骨中，种植体根尖部与上颌窦底壁皮质骨接触

当上颌窦区域的剩余骨组织由D444均质松质骨构成时，难以获得足够的初期稳定性。在此类病例中，为了寻求其他方式的种植体支持或更好的稳定性，术者有可能会倾向于将种植体根尖部与上颌窦底壁皮质骨接触，而不考虑将种植体穿通该骨壁（图3.3）。

当术者试图仅利用这种方式来获得种植体支持和稳定时便是犯了第一类错误。若CM区域的骨质较差，比如骨密度为D4，当种植体根尖部接触上颌窦底皮质骨的瞬间，其植入扭矩通常低于15Ncm。在这一较低扭矩下，术者可能无法感受到种植体已与骨壁接触而继续旋入种植体。这将导致种植体在原地打转。

例如，当上颌窦下方剩余牙槽骨高度为12mm，且骨密度非常低，如D444时，临床医生会更倾向于预备12mm种植窝达上颌窦底，然后植入11.5mm的长种植体，保证种植体尖端与窦底皮质骨接触而不穿通底壁，以获得良好的支持与稳定性。

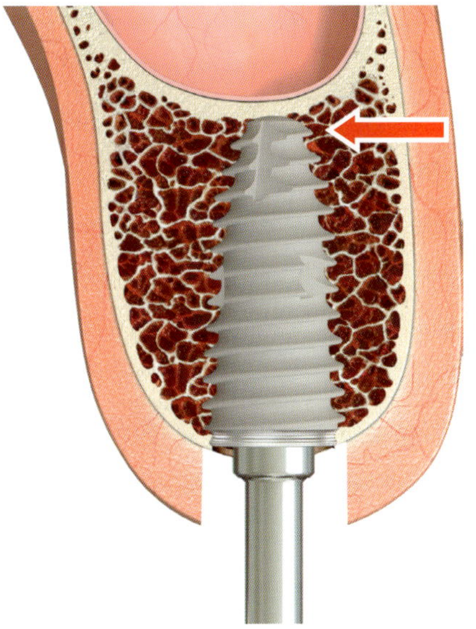

然而在此病例中，一旦种植体触碰到上颌窦底便会在这一垂直位置打转，因此种植体借此获得更好固位的可能性极低。这是因为在CMI区域的骨质太差，而窦底皮质骨太硬，难以通过种植体自身的挤压而穿通。

为避免此类情况发生，须预先决定采用I类或II类中哪种固位类型。若术者决定采用I类CI固位，则应保证种植体的最终植入位置根尖处于上颌窦底壁下方至少1mm处，以防止种植体脱丝打转。

期望仅通过嵴顶处的皮质骨固位获得良好的初期稳定性：在D244类骨中，C区域进行级差预备，将种植体冠部外展的结构固位于嵴顶的皮质骨

当CMI区域的骨密度为D244时，术者可能会试图利用嵴顶处的皮质骨为种植体提供主要的稳定性。

多数上颌后牙区的病例中，在MI区域采用种植窝级差预备的方式已达到自挤压（self-compaction）的效果。若进行种植窝标准预备，植入种植体后将丧失种植体中部松质骨的固位作用，初期稳定性可能会小于5Ncm。

那么我们如何在D144的骨条件下，在保证获得最大MI固位的同时取得理想的冠部皮质骨固位呢？显然，相比MI固位而言，大多数术者更倾向于C固位，因为在MI区域的松质骨内很难获得较好的固位效果（图3.4）。

然而，若试图仅利用嵴顶处皮质骨固位种植体，则会增加丧失初期稳定性的风险。为何如此呢？因为在该情况下，为了达到

图3.3. 错误1:在D444类骨中，种植体根尖部与底壁皮质骨接触，将导致种植体稳定性的突然丧失。

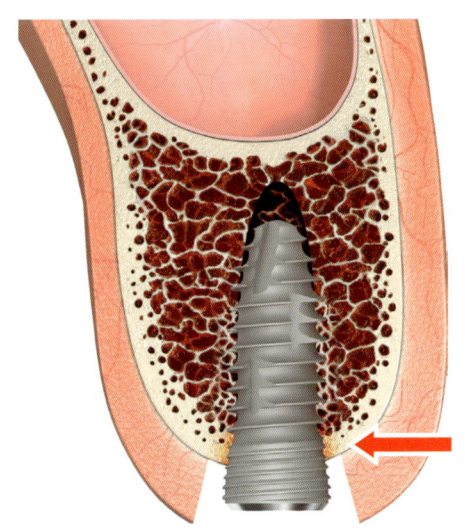

图3.4. 错误2:在D144类骨中，若种植体植入前未进行颈部成型或攻丝，则种植体将无法与皮质骨产生互锁作用，而导致其在原位打转。

实现利用自挤压的作用而获得更好的初期稳定性，术者不仅仅需要在MI区域级差预备，在C区域也需要进行级差预备，即种植窝洞预备的直径较正常预备直径小一级。

如何在上颌后牙区预备种植窝以获得最佳的种植体稳定性

在上颌后牙区，术者可以通过利用对松质骨组织的自挤压作用、扩大牙槽嵴顶区域面积以及垂直植入宽螺纹种植体等方法，以获得最佳种植稳定性。

D144类骨MI区域的自挤压作用

当MI区域的剩余骨骨质较差时，应在MI区域进行级差预备，通过对松质骨的自挤压作用以获得种植体的固位。因此种植体设计上应使根尖1/3较窄且呈锥形，从而在骨质松软的MI区域起到自挤压作用。

扩大D144类骨的嵴顶区域面积

在嵴顶处为D1类骨而MI区域为D4类松质骨的病例中（D144），植入锥形的宽螺纹种植体时，若未对嵴顶部的种植窝洞进行颈部成形，则种植体在植入过程中通过嵴顶部种植窝，接触窝洞边缘时使此时的植入扭矩达到最大值。

然而有时嵴顶骨组织致密或预备的种植窝过窄会阻碍种植体的完全植入。MI区域的D4类骨由于过于疏松，可能无法保证种植体植入正确的位置，最终导致种植体打转。

因此，在D2~144骨密度下，在I类CMI固位的病例中，获得理想初期稳定性的最佳方法为：先用

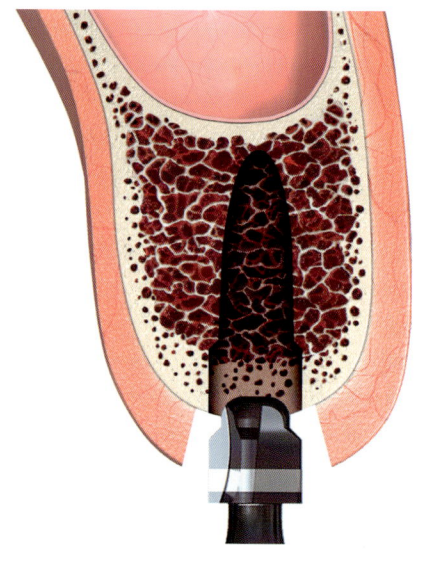
A

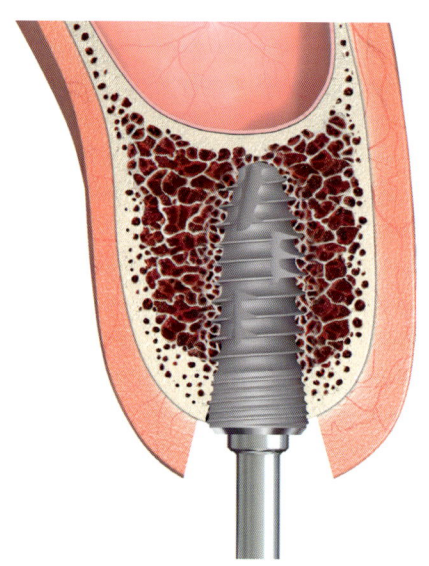
B

图3.5. 在D1~244类骨中的植入方案。A：在MI区域行级差预备，在C区域行颈部成型。B：种植体可成功植入，并获得最佳的固位。

直径比最终扩孔钻小一级的扩孔钻在MI区域预备窝洞，随后充分扩大嵴顶区窝洞，使种植体冠部外展的结构能够在C区域完全植入到位（图3.5）。

此外，如果C、M、和I区域的骨密度均较低（D333或D444），可选用冠部外展的种植体设计以增加C区域的稳定性。在此类病例中，所有区域均应采用级差预备的方式，使锥形种植体在整个CMI区域起自挤压作用，从而获得更好的稳定性。

在涉及D444类骨的病例中，即使所有CMI区域都取得良好的稳定性，在种植体负载之前建议等待足够长愈合时间以取得更高的种植成功率。不建议早期或即刻负载。在这种情况下种植体初期稳定性不需要满足30Ncm或以上，对于常规负载流程来说，达到10~20Ncm就足够了。这种程度的种植体植入扭力通过对松软骨质的自挤压即可达到，哪怕只有MI区域的固位而缺乏C区域的固位。

小结：上颌窦I类CMI固位——在D444和D244类骨中

① 在D444类骨中行延期负载
在大多数I类CMI固位，D444类骨的病例中，很难获得大于20Ncm的植入扭矩，因此推荐常规或延期负载，而非早期/即刻负载。

② 选择较长的种植体
当骨密度低于D3时，若想在I类病例中获得大于30Ncm的植入扭矩，则剩余骨高度须大于13mm。当骨高度小于13mm时，骨密度则需大于D3。

③ 级差预备和自挤压作用
在I类固位中，获得较好MI固位的最佳方式为自挤压技术。通过自挤压技术，种植体在植入过程中，扩大已预备的种植窝，同时将其周围的骨组织压密实。级差预备是实现自挤压技术的前提条件。然而，术者需谨记，在I类CMI固位的病例中，级差预备仅用于D3~D4类松质骨。

④ 选用根尖部呈锥形的种植体以实现自挤压作用
为获得成功的自挤压效果，种植体的设计应具备有效的自攻性及骨挤压作用。根尖部1/3呈锥形的种植体最利于实现自挤压作用。种植体直的中部1/3，和轻度外展的冠部1/3设计，是为了尽量减少过度挤压和/或突然丧失稳定性的风险。

⑤ 在D244类骨中扩大嵴顶处皮质骨
当嵴顶处皮质骨密度为D1~2时，需要在该处进行颈部成型，以匹配种植体冠部直径，从而使种植体的冠部能够在嵴顶处完全植入到位。在D144类骨中，要获得种植体最佳的I类CMI固位，则首先在MI区域用直径比最后一钻小一级的扩孔钻预备出通路，随后在C区域进行充分的颈部成型。

⑥ 不接触上颌窦底壁皮质骨
在D444类骨中，若术者决定采用I类CMI固位，则需将种植体的根尖部置于上颌窦底壁下方至少1mm处，以避免发生种植体的原位打转。

上颌窦II类CMI固位

II类CMI固位指种植体植入深度穿通上颌窦底皮质骨，但未行植骨术，种植体根尖部可在上颌窦底壁皮质骨处获得固位（图3.6）。通常上颌后牙区剩余骨高度有限或密度较低（D333或D444）时，无法获得大于20Ncm的初期稳定性。因此，利用上颌窦底壁皮质骨作为种植体固位的主要固位来源可获得最佳植入扭矩。

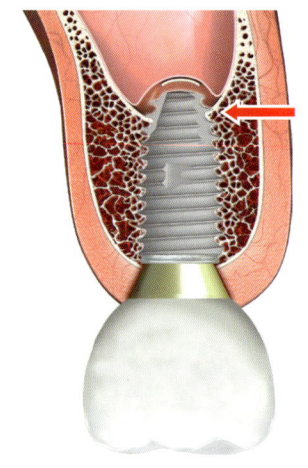
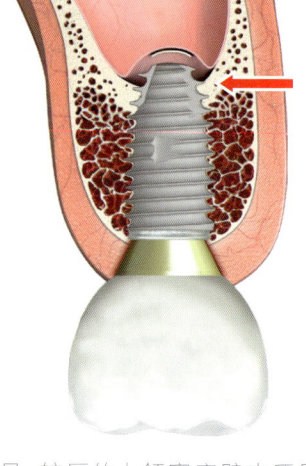

图3.6. II类CMI固位。A：D441类骨，较薄的上颌窦底壁皮质骨。B：D441类骨，较厚的上颌窦底壁皮质骨。

II类CMI固位：上颌后牙区获得初期稳定性的最佳方式

采用II类CMI固位，可使临床医生在骨剩余高度不足且骨密度较低的上颌后牙区获得种植体冠部、中部及根尖部区域的固位，从而获得理想的种植稳定性。

例如，通过自挤压技术，在种植体植入过程中通过挤压CM区域的低密度松质骨获得CM固位，将种植体根尖部穿通上颌窦底壁，可以借此区域的薄层皮质骨获得根尖部的稳定（视频3.1）。在D142类骨中，C区域进行颈部成形，M区域进行级差预备，I区域进行匹配种植体直径的预备，从而获得CMI区域的理想固位。

如此便可借助理想的II类CMI固位，即使上颌窦区域的剩余骨量仅有7~8mm也可实现种植体良好的初期稳定性，甚至在这种情况下可以允许种植体的即刻负载。

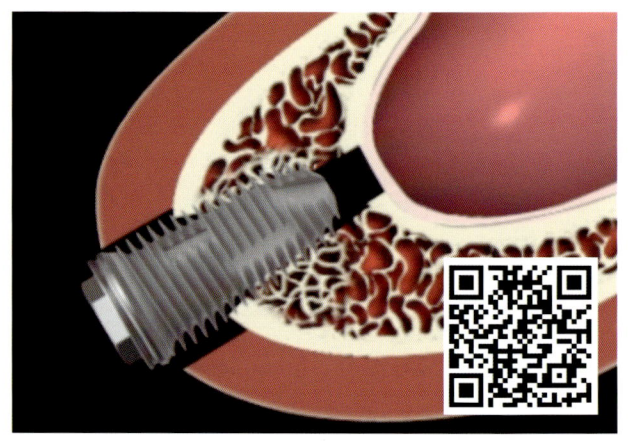

视频3.1. 通过将种植体根尖部穿通较薄的上颌窦底壁皮质骨而获得根尖区的稳定性。

II类CMI固位的特征

当剩余骨高度为6~12mm时，可进行II类CMI固位。例如在剩余骨高度仅为6mm时，可选择7mm长的种植体，将种植体根尖植入至上颌窦底壁内，不进行植骨，也可获得成功的II类CMI固位。

因此为了获得II类CMI固位，种植体必须植入上颌骨底壁皮质骨内1~1.5mm，从而使种植体根尖部获得最大固位。

在II类固位中，无需进行植骨，但应避免窦底黏膜穿孔。由种植体根尖部在窦底壁皮质骨和黏膜之间形成的间隙将逐渐被新骨充填。Lundgren等学者曾与2004年报道，在窦底黏膜提升后，即使不充填植骨材料，其间隙也将充满新骨[4]。即使该间隙未由新骨充满，只要窦底黏膜未发生穿孔，并发症的发生率也非常低。

上颌窦区域单层皮质骨固位VS双层皮质骨固位

经有限元分析证实，种植体主要的受力集中在嵴顶区域[5-8]。Ivanoff推荐，在上颌后牙区种植时，将种植体穿通嵴顶处皮质骨的同时也穿通进入上颌窦底皮质骨，从而达到双层皮质骨固位，以获得更好的初期稳定性[9]。

在双层皮质骨固位中，应力由根尖区皮质骨分担，降低了嵴顶处的应力集中。Huang等学者曾报道，通过双层皮质骨固位，嵴顶处皮质骨的应力集中可降低约50%[10]。

在嵴顶单层皮质骨固位中，所有应力将集中于嵴顶，若应力超出维持骨组织稳定及其可承受的生理刺激范围将导致嵴顶处的骨丧失。

在双层皮质骨固位中，根尖区皮质骨分散应力的大小与嵴顶处、中部和根尖部皮质骨的密度和厚度相关。例如，若种植区的骨组织由嵴顶处较厚的D1类皮质骨和根尖区较薄的D2类皮质骨构成，则大部分应力将集中于嵴顶处。相反，若所有CMI区域的骨密度均一，应力可能会均匀分散至各处。

将种植体植入嵴顶骨水平以下可降低嵴顶处的应力集中。Lofaj等学者建议，最有效减少皮质骨和种植体所承受最大压应力的方法便是将种植体置于骨面稍下方[11]。

如果种植体植入后与皮质骨的接触面积减少则容易发生种植体移位，并且应力将传导至其他区域。然而，如果种植体周围仅有松质骨存在而无坚硬的骨组织，应力仍将集中于嵴顶处的皮质骨。因此应力的传导方式完全取决于皮质骨的量及其密度。

近期的一项研究在体外上颌后牙区单层皮质骨和双层皮质骨固位模型上，采用不同的种植体植入方式，探讨其初期稳定性的差异[12]。将种植体按照其植入位置（单层皮质骨或双层皮质骨骨块）和种植窝洞预备方式（标准预备，级差预备和骨挤压技术）的不同进行分组。结果显示：种植窝预备方式与植入扭矩，共振频率分析值以及旋出扭矩存在显著相关性；而植入位置仅与旋出扭矩存在显著相关性（$P<0.01$）。总而言之，在模拟上颌后牙区的骨模型中，级差预备以及双层皮质骨固位可增加种植体的稳定性，而骨挤压技术将降低种植体的稳定性。

II类CMI固位：根尖区单层皮质骨固位

上颌后牙区嵴顶处的皮质骨并非总是发育成熟的，可能仅是菲薄的一层骨组织。因此，不同于常规的通过嵴顶处皮质骨固位获得的种植体初期稳定性，上颌窦区域的单层皮质骨固位通常源于上颌窦底壁的皮质骨。因此II类CMI固位中，根尖区单层皮质骨固位可记录为D442~1或D332~1。

在一些病例中，上颌窦底下方的剩余骨量充足，但骨质量很差。当CM区域骨密度低（如D4类骨），种植体的主要固位源于上颌窦底皮质骨时，可记录为"C4M4I2固位"或"D442固位"。

I类和II类CMI固位中的应力分布

在垂直力作用下

当种植体仅受垂直力作用时，种植体的状态不受牙冠长度的影响。当垂直向咀嚼力作用于I类C4M4I4固位时，应力将更均匀地分布在周围松质骨中（图3.7A）。因此，I类病例植入在松软骨组织中时，应选用更长，更宽的种植体，以承受所有垂直向作用力。

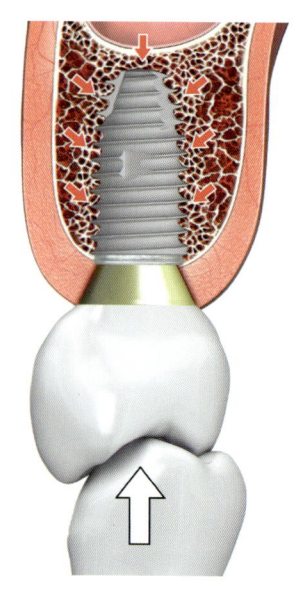
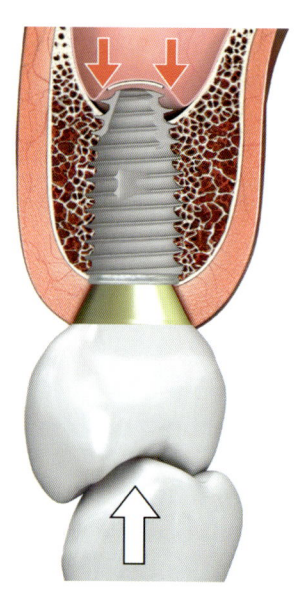

图3.7. I类CMI vs. II类CMI固位中垂直向力作用下的应力分布。A：I类CMI固位，B：II类CMI固位。

然而在II类C4M4I1固位中，CM区域为松质骨，I区域为薄层皮质骨，大部分的应力集中于根尖区的皮质骨中（图3.7B）。在II类病例中，根尖区骨组织对应力的承受能力取决于根尖区骨组织的密度及厚度。若发生种植体的移位，CM区域可根据其周围骨密度情况承受一部分应力。

因此，在II类CMI固位中，根尖区骨组织承受了大部分的垂直向作用力，并有效防止种植体的微动，此时，较短的种植体仍可承受应力的作用。因此II类固位相比于I类固位更能抵抗垂直向力的作用。

在侧向力作用下

当种植体受到侧向力作用时，将会受到牙冠长度影响。当侧向力作用于I类C4M4I4固位时，压应力将更多均匀分布于支点对侧所有CMI区域的松质骨（图3.8A）。由于该处骨质松软，种植体可能发生微动，因此I类CMI固位需要选择更长、更宽的种植体以承受侧向力作用。

但在II类C4M4I1固位中，当种植体受到侧向力作用时，应力将集中于根尖区皮质骨（图3.8B）。在II类病例中，根尖区骨组织对应力的承受能力取决于根尖区骨组织的密度及厚度。若因缺乏根尖区皮质骨固位而发生种植体移位，CM区域可根据其骨密度承担一部分应力。因此在II类CMI固位中，根尖区骨组织承受了大部分的侧向力，并有效防止种植体的微动。较短的种植体仍然可以承受应力的作用。因此很明显可以得出结论：II类固位比I类固位更能承受侧向力作用。

由于在上颌后牙区，II类固位所获得的初期稳定性同I类固位相比要高至20Ncm以上。足够的初期稳定性使得很多病例可以进行非埋入式种植，甚至有时可以提供早期或即刻负载的条件。这便是为何提倡在条件允许的情况下，推荐在上颌后牙区选择II类固位的原因。

在上颌后牙区骨质较差的病例中，将种植体植入窦底骨壁皮质骨中可显著增加其初期稳定性。在

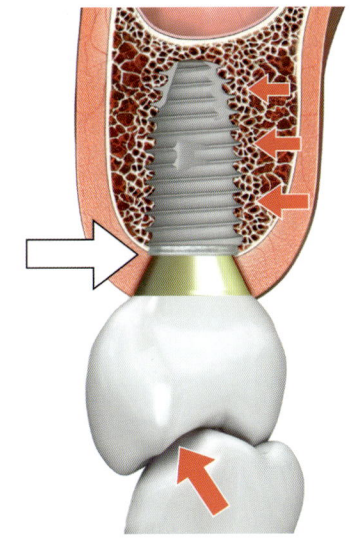 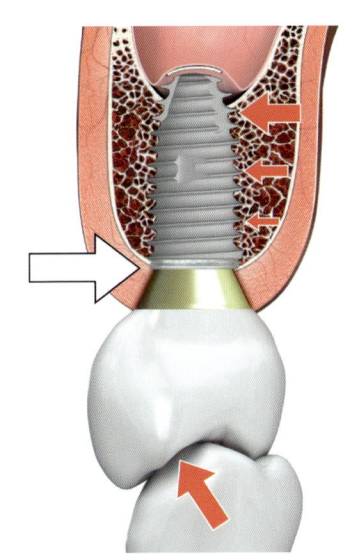

A　　　　　　　　　　　　　　　　　　　　B

图3.8. I类CMI vs.II类CMI固位中侧向力作用下的应力分布。A：I类固位中，种植体植入D4类骨，不耐受侧向力，因此易发生种植体微动。B：II类固位中，薄层底壁皮质骨共同承受侧向力，因此种植体稳定，不易发生微动。

大部分II类病例中，通过该技术，植入扭矩可轻易达到30~40Ncm。

由于种植体可从窦底骨皮质获得稳定性，又可以通过自挤压的作用在CM区域获得额外的稳定性，所以II类CMI固位对增加种植体初期稳定性和提高种植成功率有重要意义。

I类和II类CMI固位的弯矩

弯矩(M)

跷跷板是由一根硬杆、两个重力（力）和一个支点组成的，支点位于两个力之间。在这一系统中，支点两侧存在两个转动力：每一侧一个转动力。称其为扭矩或弯矩。侧向力作用于距支点一定距离处，形成弯矩。因此，在I类杠杆系统中存在两个弯矩，分别位于支点两侧。弯矩表示为力×力臂（Ncm）。若两个弯矩相等，硬杆在支点两侧建立平衡（图3.9）。

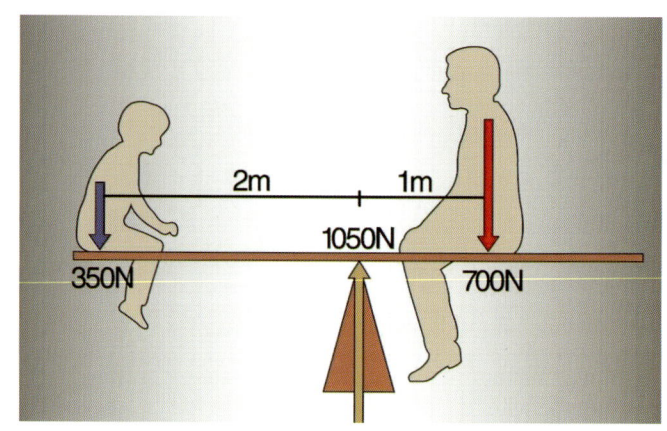

图3.9. I类杠杆：跷跷板。在支点两侧各存在一个弯矩（M）（$M1, M2$）。$M1=1m×700N=700Nm, M2=2m×350N=700Nm$。由于$M1$等于$M2$，跷跷板的硬杆保持平衡。在此情况下，作用于支点处的力为1050N（700N+350N）。

I类CMI固位中的弯矩

如图3.10所示，当外部侧向力（$F1$）作用于种植体牙冠时，在冠方形成一个弯矩（$M1$），$M1$的值为牙冠的长度（$D1$）×外部侧向力（$F1$）。因此，在受侧向力作用时，牙冠的长度至关重要。

此时，在种植体内部将形成一个等值的弯矩（$M2$）。$M2$的值为种植体长度（D：内部力臂）×

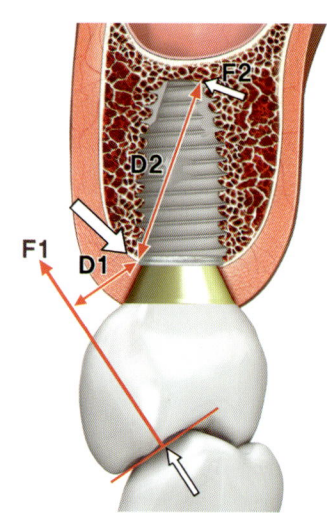

图3.10. I类CMI固位中I类杠杆的模式图。

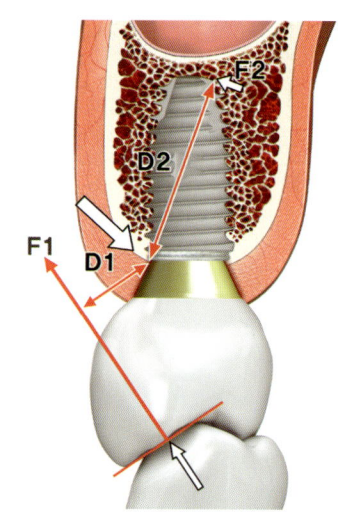

图3.11. I类C2M4I4固位中骨内应力的分布。冠上的弯矩（$M1$）和骨内弯矩分别为$F1×D1$和$F2×D2$。

种植体根尖部所受的力（$F2$）。即$F2=M2/D2$。这意味着，种植体越长，其根尖部所受到的力越小。换言之，只要种植体足够长，其根尖部在受力较小的情况下也能平衡$M1$，而较短的种植体则需根尖区提供更高的稳定性。

I类CMI固位(D244)中的弯矩

在上颌后牙区D244类骨中获得I类CMI固位，当侧向力作用于牙冠时，大部分的应力集中于嵴顶处的皮质骨。由于C区域和MI区域的骨密度差异巨大，应力不会传导至MI区域的松质骨。

在D244类骨中的I类固位（图3.11）中，假设作用于冠的外部弯矩为100Ncm（$M1=F1\times D1$），其外部侧向力（$F1$）为200N，力臂（$D1$）为5mm。为平衡100Ncm的$M1$，需在种植体上形成一个同样大小的内部弯矩（$M2$）。若皮质骨厚度为1mm，将形成1000N的巨大应力，而因为MI区域骨质松软，此应力将大部分集中于嵴顶处的皮质骨，而非MI区域。在此类I类病例中，内部力臂并非种植体的全长。若MI区域的松质骨过于疏松，无法防止弯矩作用下种植体的微动，种植体的长度便没有意义。在此情况下，嵴顶处的皮质骨需在生理上耐受该应力过载，否则将导致嵴顶骨组织的破坏。

II类CMI固位(D441)中的弯矩

然而，在D441或D241类骨的II类CMI固位（图3.12）中，其应力分布方式完全不同。假设种植体长度为10mm，植入后在根尖区皮质骨处获得稳定性，当形成100Ncm的外部弯矩时，在种植体上将发生什么？

由于其II类病例，在嵴顶处骨组织变形的瞬间，应力将有效的传导至根尖区周围的皮质骨。10mm的种植体长度可作为内部力臂（$D2=1cm$）。在根尖部形成的侧向力，通过公式$1cm\times X=100Ncm$可得侧向力为100N。

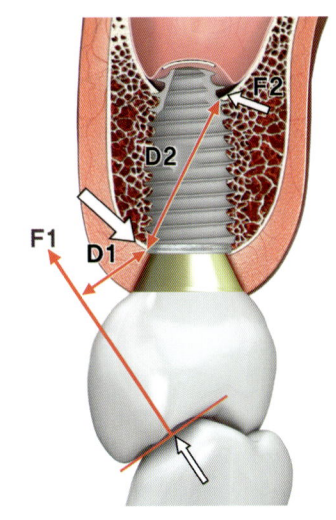

图3.12. II类CMI固位（D441）中骨内应力的分布。冠上的弯矩（$M1$）和骨内弯矩分别为$F1\times D1$和$F2\times D2$。与I类固位相比，II类固位在侧向力作用下，更稳定。

在I类和II类病例中，种植体所受的力的大小和方向完全不同。两者的受力大小可相差10倍，分别为1000N和100N。

此外，I类病例中，应力仅集中于嵴顶区域，而在II类病例中，应力有效地传导至根尖区域。在II类固位中，在嵴顶处骨组织发生变形的瞬间，由于根尖区皮质骨分担了部分应力，减少了I类CMI固位中嵴顶处形成的过载，可最小化嵴顶处骨组织的丧失。

II类固位CM/M固位的意义

在D242病例中，M固位的意义并不大。例如，种植窝预备的尺寸与种植体直径相匹配时，种植体的固位仅从嵴顶与窦底壁皮质骨处获得，而非中部松质骨中获得，这类固位方式可称为"C2M0I2固位"或"C2I2固位"或D202。

然而，在D442或D443病例中，M或CM固位被认为是十分关键的。若CM区域为D3或D4类骨，种植体的植入必须采用自挤压技术，这意味着松软的骨组织通过植入种植体过程中的侧向力作用而变密实，使种植体与骨组织获得最大接触。当I固位失败或固位较差时，自挤压后的CM固位便十分重要。

由于级差预备利于M区域的固位，底壁处的种植窝预备也应等于或小于种植体直径。这便是推荐在II类CMI固位中，选择根尖部坚硬的、缩窄的、锥形种植体的原因。其可在上颌窦底壁上较窄的种植窝处获得良好的稳定性。

底壁皮质骨预备种植窝洞时避免撕裂窦底黏膜的技术难点

在上颌窦底壁处，预备大小适宜的种植窝，使种植体根尖部穿通底壁而不撕裂黏膜，是具有一定难度的。为了在不撕裂黏膜的情况下，于上颌窦底备洞，临床医生可能需要使用一件特殊的工具，帮助其进行种植窝的预备，该工具直径应略小于种植体根尖部直径。

许多系统都研发了用于在窦底壁皮质骨处预备大小适宜的孔洞，而不撕裂黏膜的突破性技术。现今，Summers'骨挤压技术已被广泛应用。通过该技术，在上颌窦底壁皮质骨处预备一个开口，随后使用一系列骨凿将黏膜顶起。这一过程包含了对骨凿的敲击，有时可导致并发症的发生，如良性阵发性体位性眩晕[13, 14]。此外，由于使用平头的骨凿，穿通底壁皮质骨边缘形成骨折的方式所预备的孔洞过大，有时很难获得良好的初期稳定性。在本书的后续部分，将详细介绍在上颌窦底壁处预备大小适宜的孔洞，且不撕裂窦底黏膜的技术。

上颌窦III和IV类CM/C固位

III类CM/C固位

III类CM或C固位发生于剩余骨高度为3~7mm的病例中,上颌窦提升术选择经牙槽嵴顶入路,将窦底黏膜顶起并在窦内植入骨移植材料(图3.13)。植骨后,植入种植体。

其CM区域的自挤压技术或底壁皮质骨的固位技术与II类CMI固位中的相同。

在预备上颌窦底壁皮质骨前,II类和III类固位的操作流程相同。两者的区别在于,III类病例中,种植体的中部固位于上颌窦皮质骨壁,而II类病例中,种植体的根尖部固位于此。因此,III类病例中,上颌窦底壁孔洞的大小应大于II类病例。

III类CM固位中的关键点在于,抬起黏膜、植黏膜、植入骨移植材料过程中务必避免黏膜的穿孔。III类固位成功的关键在于将骨移植材料通过已预备的孔洞填入上颌窦底间隙中,并在避免黏膜穿孔的前提下植入种植体。

III类CM固位的具体操作流程将在下一章节中详述。

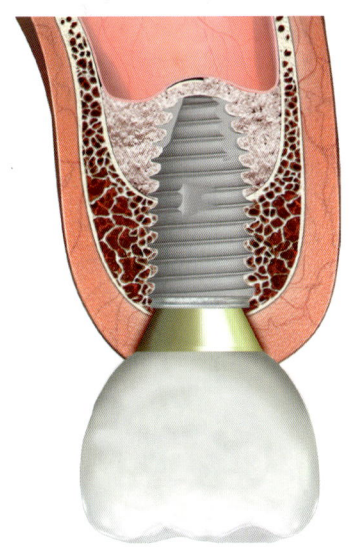

图3.13. III类CM或C固位。

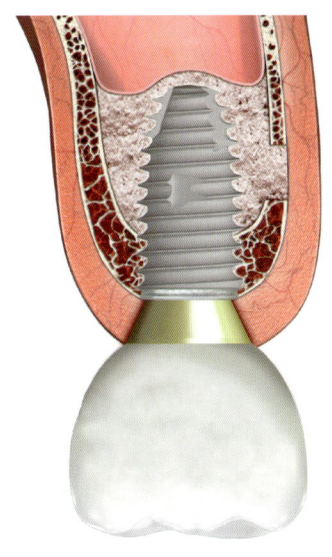

图3.14. IV类CM或C固位。

IV类CM/C固位

IV类CM/C固位指上颌后牙区,经上颌窦外侧壁入路,行上颌窦提升及植骨,并获得CM或C固位。当骨移植材料经上颌窦外侧壁开窗或开孔植入时,无论其为何种固位方式,如"C"或"CM",均属IV类固位(图3.14)。

当剩余骨高度小于等于3mm时，推荐采用侧壁入路，而非嵴顶入路。在此类病例中，由于几乎无中部松质骨存在，可将其归类为"C固位"。侧壁入路也可用于植入多枚种植体，需大量上颌窦内植骨的病例，或经嵴顶入路导致黏膜穿孔的病例。

IV类CM或C固位的具体操作流程也将在下一章节中详述。

我们已经讨论了在上颌后牙区，如何利用CMI固位的概念，在不同的临床情况下，获得最大的初期稳定性。CMI固位的意义在于，在上颌窦提升的病例中，可提供20~40Ncm的初期稳定性。确保初期稳定性是种植体成功的先决条件。虽然初期稳定性不足的种植体不一定会失败，但其失败的风险明显更高。初期稳定性不足的种植体需埋入一定时间。因此，如果可获得足够的初期稳定性，临床医生可行一期手术，甚至即刻负载。这样，将缩短整个治疗周期，患者的不适也将大大减少。

参考文献

[1]. Sharan A1, Madjar D, Maxillary sinus pneumatization following extractions: a radiographic study. Int J Oral Maxillofac Implants, 2008. 23(1): p. 48-56.

[2]. Schropp L, Wenzel A, Kostopoulos L, Karring T, Bone healing and soft tissue contour changes following single-tooth extraction: a clinical and radiographic 12-month prospective study. Int J Periodontics Restorative Dent, 2003. 23(4): p. 313-23.

[3]. Bashutski JD, D'Silva NJ, Wang HL, Implant compression necrosis: current understanding and case report. J Periodontol, 2009. 80(4): p. 700-4.

[4]. Lundgren S, Andersson S, Gualini F, Sennerby L, Bone reformation with sinus membrane elevation: a new surgical technique for maxillary sinus floor augmentation. Clin Implant Dent Relat Res, 2004. 6(3): p. 165-73.

[5]. Baggi L, Cappelloni I, Di Girolamo M, Maceri F, Vairo G, The influence of implant diameter and length on stress distribution of osseointegrated implants related to crestal bone geometry: a three-dimensional finite element analysis. J Prosthet Dent, 2008. 100(6): p. 422-31.

[6]. Park YS, Kwon HB, Three-dimensional finite element analysis of implant-supported crown in fibula bone model. J Adv Prosthodont, 2013. 5(3): p. 326-32.

[7]. Sotto-Maior BS, Lima Cde A, Senna PM, Camargos Gde V, Del Bel Cury AA, Biomechanical evaluation of subcrestal dental implants with different bone anchorages. Braz Oral Res, 2014. 28.

[8]. Holberg C, Winterhalder P, Rudzki-Janson I, Wichelhaus A, Finite element analysis of mono- and bicortical mini-implant stability. Eur J Orthod, 2014. 36(5): p. 550-6.

[9]. Ivanoff CJ, Gröndahl K, Bergström C, Lekholm U, Brånemark PI, Influence of bicortical or monocortical anchorage on maxillary implant stability: a 15-year retrospective study of Branemark System implants. Int J Oral Maxillofac Implants, 2000. 15(1): p. 103-10.

[10]. Huang HL, Fuh LJ, Ko CC, Hsu JT, Chen CC, Biomechanical effects of a maxillary implant in the augmented sinus: a three-dimensional finite element analysis. Int J Oral Maxillofac Implants, 2009. 24(3): p. 455-62.

[11]. Lofaj F, Kučera J, Németh D, Kvetková L, Finite element analysis of stress distributions in mono- and bi-cortical dental implants. Mater Sci Eng C Mater Biol Appl, 2015. 50: p. 85-96.

[12]. Ahn SJ, Leesungbok R, Lee SW, Heo YK, Kang KL, Differences in implant stability associated with various methods of preparation of the implant bed: an in vitro study. J Prosthet Dent, 2012. 107(6): p. 366-72.

[13]. Su GN, Tai PW, Su PT, Chien HH, Protracted benign paroxysmal positional vertigo following osteotome sinus floor elevation: a case report. Int J Oral Maxillofac Implants, 2008. 23(5): p. 955-9.

[14]. Sammartino G, Mariniello M, Scaravilli MS, Benign paroxysmal positional vertigo following closed sinus floor elevation procedure: mallet osteotomes vs. screwable osteotomes. A triple blind randomized controlled trial. Clin Oral Im-plants Res, 2011. 22(6): p. 669-72.

第四章

SCA技术
创新上颌窦内提升术

许永九

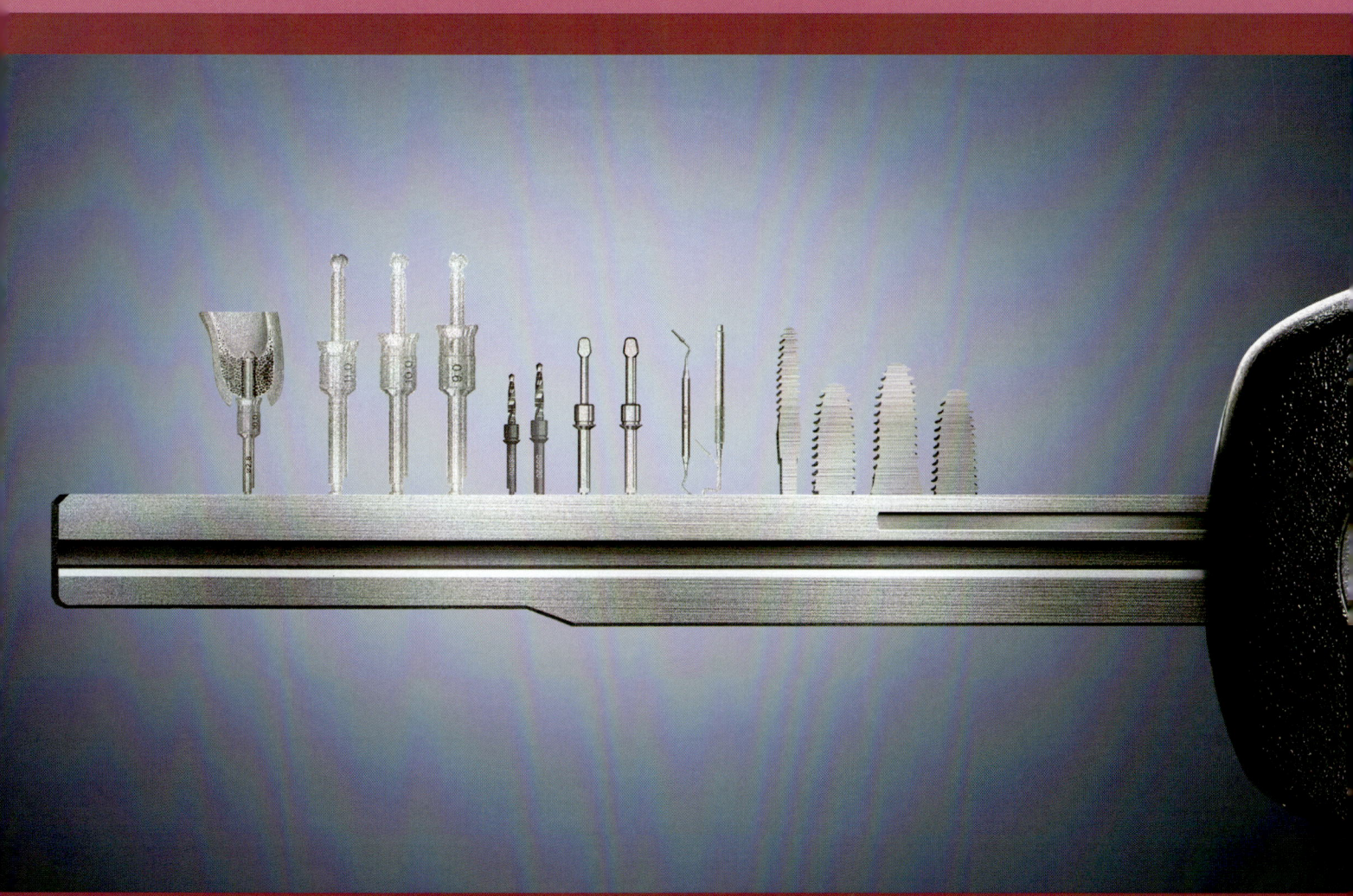

这一章将介绍本书作者所开发的一种更简单、安全且快捷的上颌窦提升技术——经牙槽嵴顶上颌窦提升术，通过这一方法可以避免上颌窦提升过程中的窦底黏膜穿孔。这种方法借助特制的扩孔钻备洞进入上颌窦内（底）壁已形成皮质骨固位，这是上颌后牙区获得II类和III类CMI固位至关重要的一步。我们还将讨论如何在进行经牙槽嵴上颌窦提升的同期植入种植体。

获得上颌窦底壁皮质骨固位的新方法

在之前的章节中，我们已经讨论过在上颌窦底获得固位的重要性。通过上颌窦底壁皮质骨固位可以降低牙槽嵴顶区域的应力并显著提升种植体的整体稳定性。例如在上颌后牙区涉及上颌窦相关区域的种植，如果术后种植体能达到II类或III类固位（图4.1），就可以考虑进行即刻种植，早期或即刻负载。

现在的问题是："我们如何钻通窦底壁皮质骨使种植体实现最大程度的固位？"上颌窦底壁的开孔应同种植体根尖直径相同或稍小一些，这样才能使种植体的根尖区与上颌窦底壁皮质骨紧密接触。另一个问题是："我们如何能够顺利打通上颌窦底而不损伤黏膜？我们如何能够成功地将种植体根尖固定在上颌窦底壁皮质骨中？"

多年来，临床医生都是使用Summers骨凿来打通上颌窦底。然而，传统骨挤压技术经常导致上颌窦底大面积骨折，因此破坏窦底壁皮质骨能提供的I固位，导致种植体仅剩CM固位。在这种情况下，种植体的初期稳定性往往较低，并且需要埋入式植入并愈合6个月。因此通过传统上颌窦提升技术获得上颌窦底壁皮质骨固位几乎是不可能的。

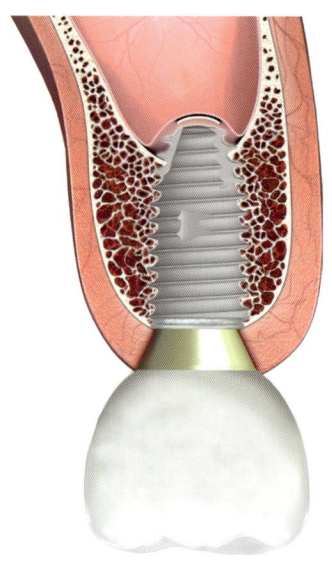

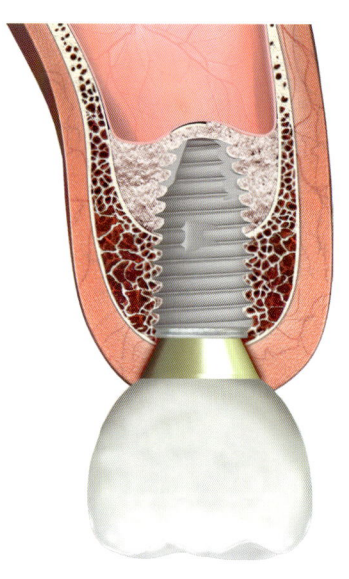

图4.1. A：II类固位——从上颌窦底壁皮质骨获得CMI固位但不植骨。B：III类固位——从上颌窦底壁皮质骨获得CMI固位同期植骨。

作者提出的SCA技术解决了传统骨挤压技术的缺陷。通过窝洞制备，打开上颌窦底壁皮质骨通路并避免穿破施耐德氏膜，SCA技术可成功用于上颌窦提升术中，即使在剩余牙槽骨量不足的情况下也能达到理想的种植固位。

SCA工具盒简介

SCA工具盒是由本书作者于2008年首创的，主要用于上颌后牙区经嵴顶入路上颌窦提升术，从而使种植体获得II类及III类固位。SCA工具盒包括：S铰刀、停止环、骨粉平推器、骨粉输送器、骨粉挤压器以及其他工具（图4.2）。使用SCA工具盒系统可以使临床医生更轻松简便地打开上颌窦底壁并提升窦底黏膜，以创造足够的植骨空间。术者可以通过牙槽嵴顶的开孔进行植骨术，多数情况下可同期植入种植体。

下面将逐个介绍SCA工具盒的具体内容。

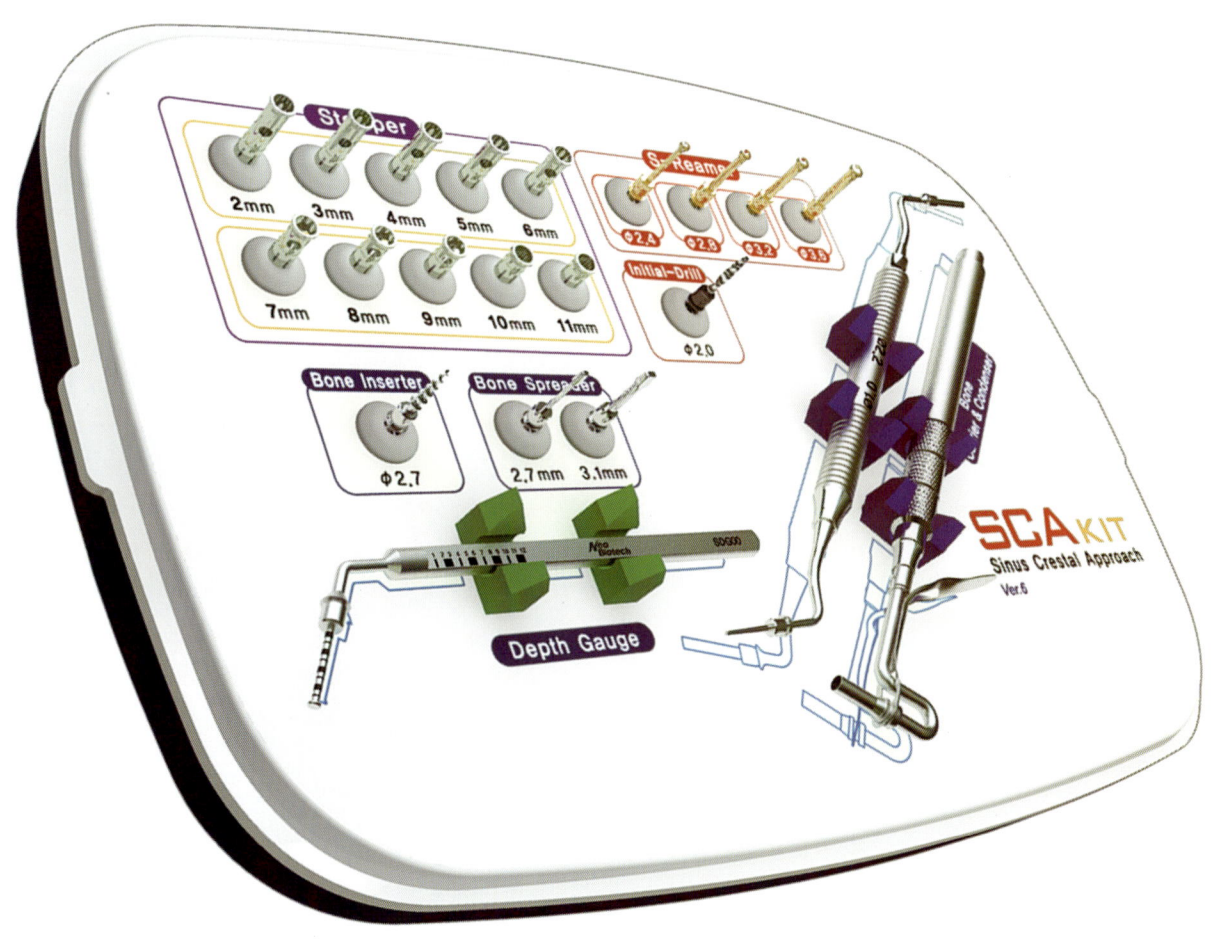

图4.2. SCA工具盒。

S绞刀

本铰刀由于其S形的头部设计而命名为"S铰刀"。虽然从侧面看S铰刀类似球钻（图4.3），但其末端实为平面。正面观（图4.4A）两条中央切割刃（①）；沿切割刃边缘延续的平滑面（②）以及切割刃对侧的平坦部分组成（③）；在切割刃下方有两条溢出通道，可收集切割过程中产生的骨屑（④）。

在使用S铰刀进行骨切割时，骨屑会持续经由凹槽被排出（图4.4B）。当骨屑充满溢出通道时，即使铰刀在高速旋转的状态下，切割刃也不会对软组织（如窦底黏膜）造成损伤，并且仍然能够在接触到硬组织时有效进行切割。

S铰刀有四大特点：① 安全和高效。② 开孔尺寸可控。③ 适用于倾斜上颌窦内壁。④ 适用于上颌窦间隔。本书将详细对这些特点进行逐一探讨。

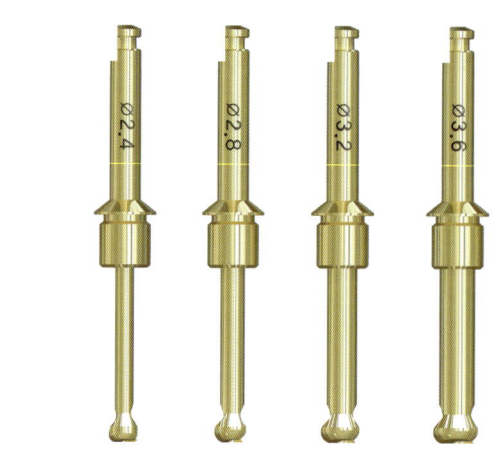

图4.3. S绞刀侧面观。

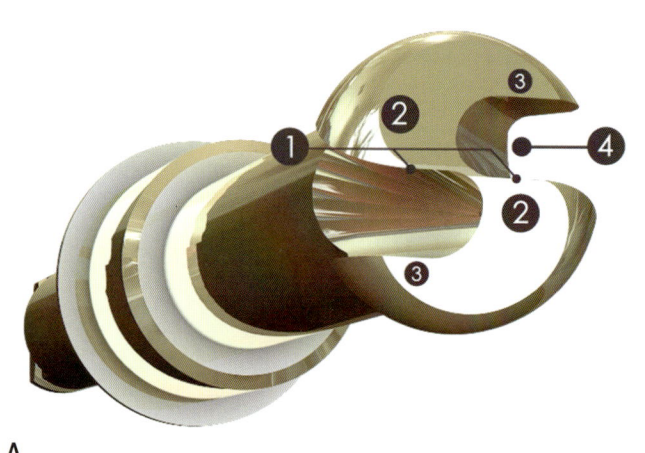

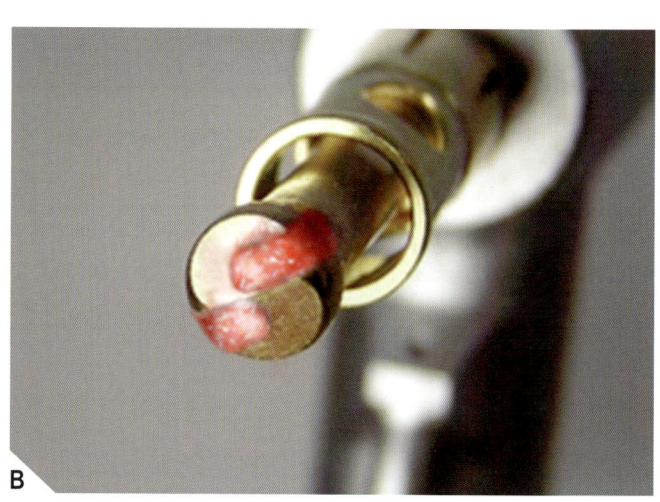

图4.4. S绞刀正面观。A: S绞刀有数条切割刃（①）；平滑面（②，③）；以及两表面间的凹槽空隙（④）；S绞刀切割刃在切骨的同时两侧的凹槽空隙能排出从钻头平滑面切割下的骨屑，这就大大降低了在高转速下窦膜撕裂的风险。B: 骨屑充满凹槽空隙。

安全和高效

S铰刀可在高转速（如1200rpm）下使用。S铰刀由于其独特的设计可高效钻入坚硬的骨板而避免损伤黏膜。如图4.5A显示利用铰刀进行骨切割后，骨屑充满溢出通道，并且在整个切割过程中，溢出通道总是被骨屑填满。此外，S铰刀设计中，头部比杆部更粗大，这一设计利于生理盐水冲洗，从而降低切骨时产生的热量（图4.5B）。

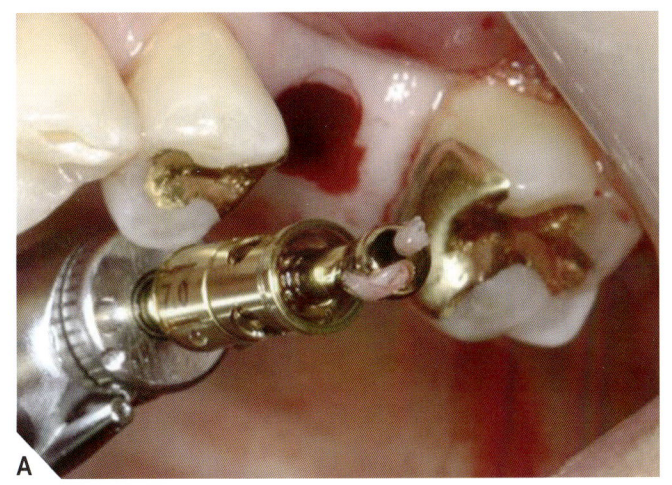 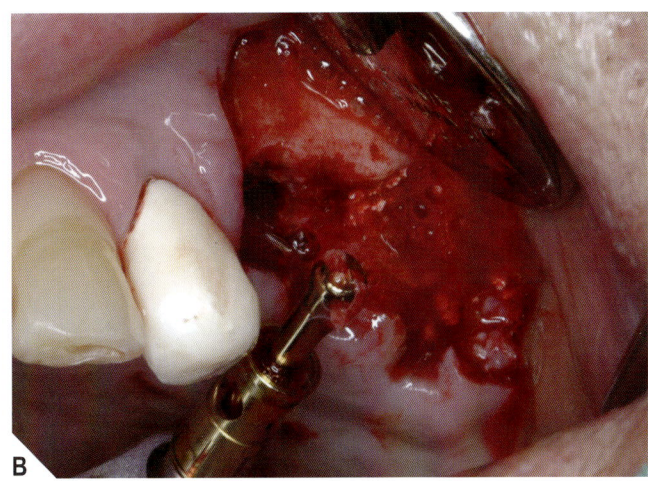

图4.5. A：S铰刀中充填的骨屑可防止黏膜的损伤。B：水流经S铰刀冲洗。

使用S铰刀切骨时需要轻轻加压。若术者用力过小，钻通窦底的时间会大大延长。如果铰刀直接与窦底黏膜接触则可能导致黏膜撕裂（图4.6）。另一方面，如果用合适的力度推送铰刀进入窦腔，可以从窦底皮质骨分离出一薄层并同铰刀一同进入上颌窦。这一薄层形成铰刀头部和窦底黏膜间的屏障，从而避免两者直接接触。这一薄层皮质骨被称为"骨盘"（Bone disk），其作用同S铰刀的顶端设计一样，都是可以避免黏膜撕裂的预防措施（图4.7）。图4.8显示的病例中，剩余牙槽骨厚度少于2mm，可以明显看到窦底处制备形成的骨盘。

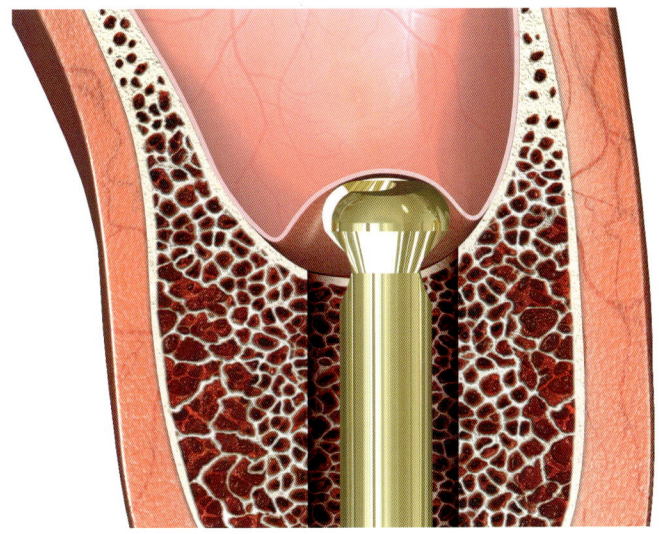 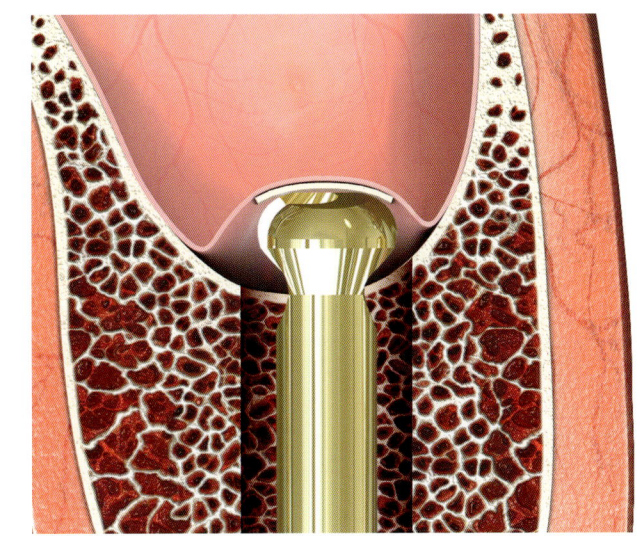

图4.6. 未形成骨盘直接完全穿透窦底的模式图。

图4.7. 骨盘的模式图。如果在钻孔时加力，就更有可能形成骨盘。

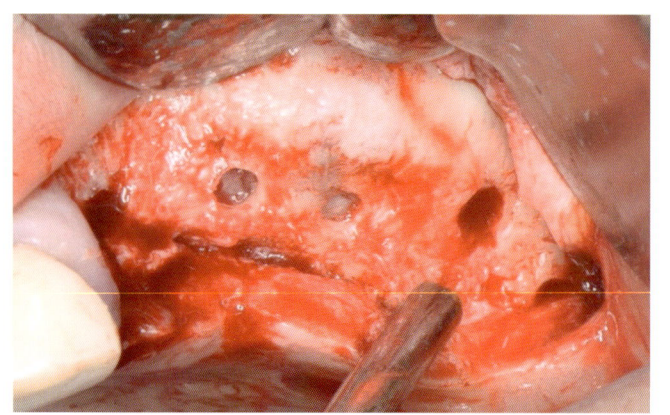
图4.8. 2mm厚度的剩余骨上形成骨盘。

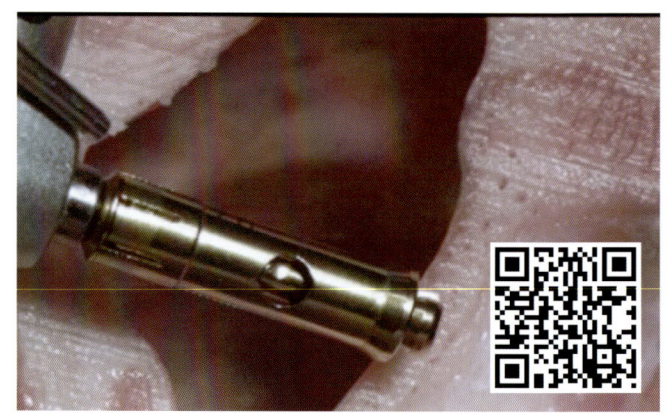
视频4.1. 在不损伤窦底黏膜的情况下,S绞刀穿透上颌窦皮质骨内壁。

有趣的是,切骨过程中施加的压力越大越有可能形成这类骨盘。换言之,如果钻孔过程中施力过小,绞刀就有更大的可能穿透皮质骨内壁并与窦底黏膜直接接触。虽然使用S绞刀出现窦底黏膜穿孔的情况极为罕见,但骨盘的形成仍是保护黏膜的双保险措施。

视频4.1显示在1000~2000rpm转速时S绞刀切割骨组织的工作原理。视频中对绞刀施力小,最终绞刀头部直接同窦底黏膜接触,未形成骨盘。这种方式需要更多时间才能进入上颌窦。实际上这是完全没必要的,因为S绞刀导致上颌窦黏膜穿孔的风险极低。事实上由于骨盘的存在,只需施加轻微的压力进行上下提拉运动就可以安全高效地切骨。

推荐使用停止环配合S绞刀。停止环有不同的长度,级差为1mm。这能防止绞刀进入上颌窦底的深度超过1mm。由于我们需要垂直加压来创造骨盘,因此配合停止环使用更为保险,否则可能会由于绞刀突入上颌窦过深而造成黏膜穿孔。

控制穿孔的尺寸

当以达成上颌窦底皮质骨固位的目的而进行切骨预备时,S绞刀的直径须略小于或等于种植体的直径。然而,要精确匹配预备窝洞和种植体根尖区的直径是非常困难的。因此,SCA工具盒中提供了多种尺寸的S绞刀以应对各种标准直径的种植体。

S绞刀有4中不同规格:Ø2.4mm、Ø2.8mm、Ø3.2mm和Ø3.6mm,这是基于锥形种植体(CMI种植体)的直径设计的。S绞刀根据种植体直径可以分为两组:Ø2.4mm和Ø2.8mm的绞刀用于Ø4.0mm标准CMI种植体;而Ø3.2mm和Ø3.6mm绞刀应用于Ø5.0mm的宽CMI种植体(图4.9)。

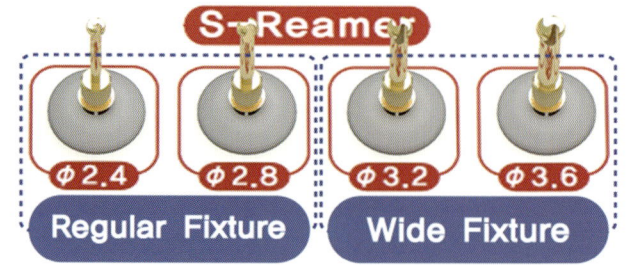
图4.9. 4种不同头部尺寸的S绞刀。Ø2.4mm和Ø2.8mm的S绞刀用于标准(Ø4.0mm)锥形种植体。Ø3.2mm和Ø3.6mm的S绞刀用于宽的(Ø5.0mm)锥形种植体。

当选择S铰刀尺寸的时候需要考虑种植体进入上颌窦腔的长度。因为种植体根尖部直径远小于冠部直径。当种植体进入窦腔的长度小于等于3mm时，应选用小直径铰刀（Ø2.4mm和Ø3.2mm）。大直径铰刀（Ø2.8mm和Ø3.6mm）用于种植体进入窦腔大于3mm的情况（图4.10）。比如期望在5mm剩余骨高度处植入4×10mm的种植体，那种植体根尖部5mm将进入上颌窦。在这种情况下须选择使用Ø2.8mm的铰刀。换句话说，我们的目标是使开孔大小刚好和种植体直径一致。通过选择合适的S铰刀促使种植体获得理想的初期稳定性。

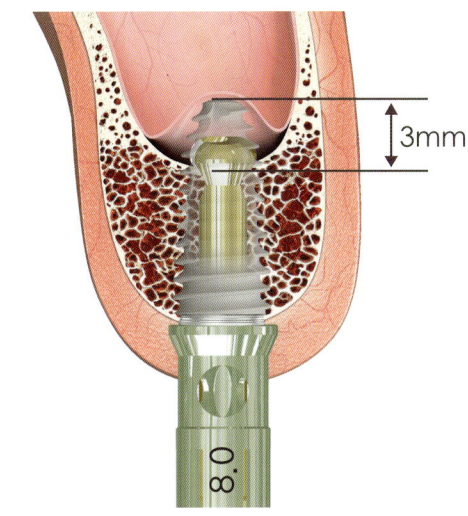

图4.10. 根据种植体进入上颌窦腔的深度选用不同尺寸的S铰刀。Ø2.4mm和Ø3.2mm的S铰刀用于深度小于等于3mm时，而Ø2.8mm和Ø3.6mm的S铰刀用于大于3mm的情况。

此外，Ø2.4mm的铰刀只能用于II类固位，即不涉及任何上颌窦植骨的情况。因为牙槽嵴的开孔太小，无法顺利疏松植骨材料。为了将植骨材料经牙槽嵴导入上颌窦内以获得III类固位，S铰刀的尺寸至少要达到Ø2.8mm。

轻松钻通倾斜的上颌窦内壁

在上颌窦内侧或外侧开孔远比在上颌窦底开孔困难的多。由于手术过程中视野和入路受限，医生往往只能凭借临床经验来操作。例如在传统敲击提升的过程中，如果医生感觉到骨凿被卡住，又或者即使已经切骨至预先测量好的位置却未感觉到突破感，那么很有可能此时的开孔方向朝向上颌窦侧壁或内壁（图4.11A）。

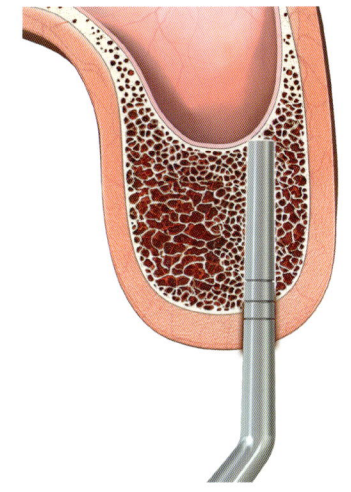

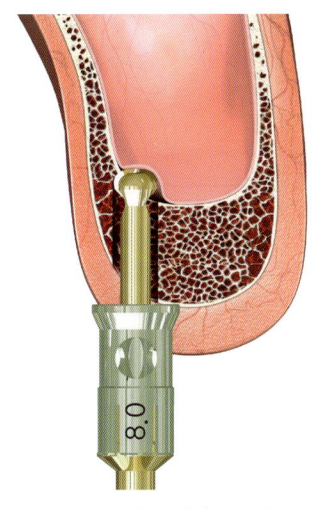

图4.11. 比较骨凿和S铰刀提升倾斜的上颌窦壁。A：骨挤压技术很难进一步预备。B：S铰刀能钻通皮质骨壁并提升施耐德氏膜而不出现穿孔。

在这种情况下，骨挤压技术就无法进一步预备。而S铰刀可以穿通倾斜的骨壁并顺利提升上颌窦黏膜（图4.11B）。

轻松钻通上颌窦间隔

文献报道，很多上颌窦内都存在由D1类皮质骨构成的间隔（图4.12）。

由于间隔的骨密度很高，在上颌后牙区种植时如果能将种植体植入上颌窦间隔，在很多方面都是大有益处的。但是钻通间隔并非易事，特别在使用骨挤压技术时更为困难。得益于S铰刀的特殊设计，术者可轻易地沿着间隔的垂直轴向进行钻孔，并从间隔两侧分别剥离黏膜（图4.13）。

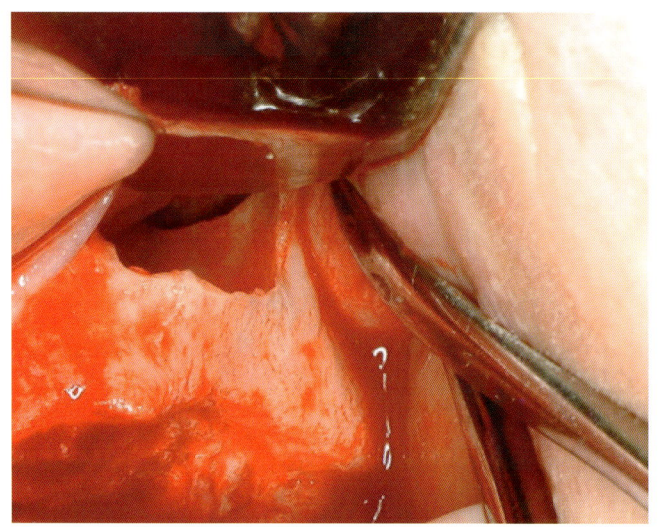

图4.12. 上颌窦内间隔。

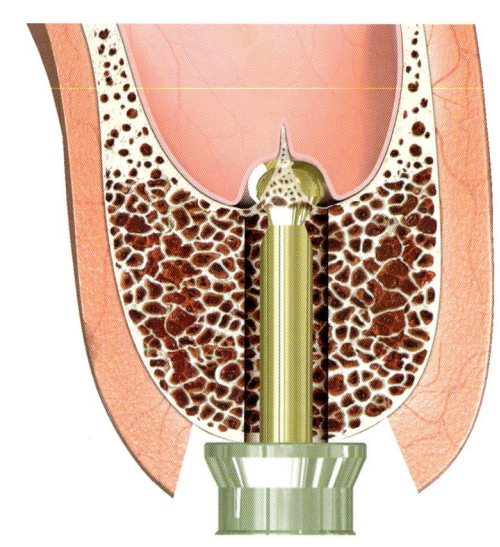

图4.13. S铰刀钻入间隔。

视频4.2展示S铰刀钻入上颌窦间隔或侧壁时不会穿通上颌窦黏膜。铰刀会将黏膜和上颌窦间隔的骨片一同提升。当铰刀打开一侧骨壁时，骨片会被自动推入上颌窦内并使黏膜与之分离。但是如果钻孔深度超过间隔顶端就可能导致黏膜穿孔。所以术者必须时刻警惕钻孔的深度。

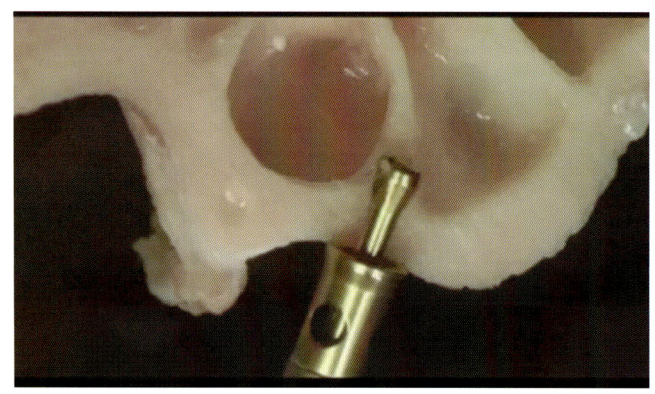

视频4.2. S铰刀钻入间隔且无膜穿孔。

停止环

SCA工具盒中包含12个停止环，从1~12mm，按1mm递增（图4.14）。通过每次进行1mm长度的递增，S铰刀可以顺利穿通上颌窦而避免穿孔的风险。且大多数情况下不会造成黏膜撕裂。

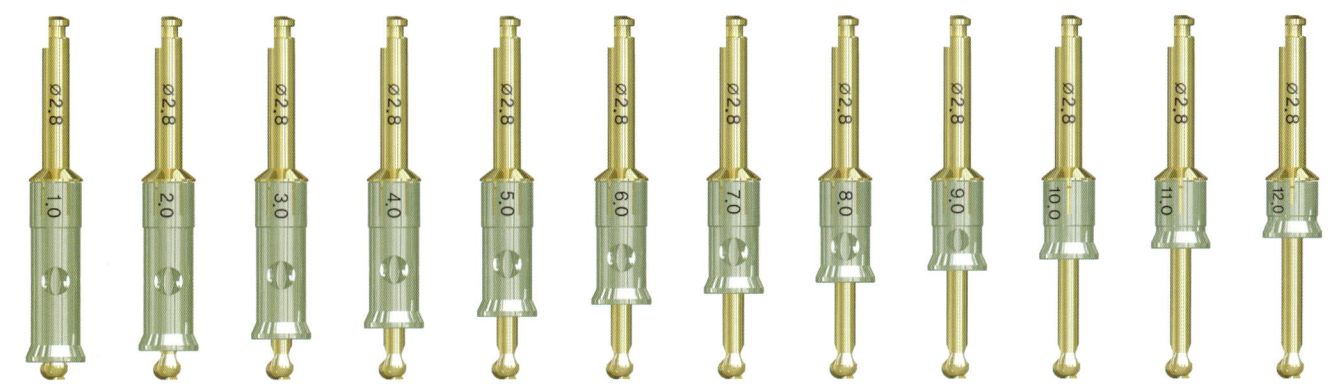

图4.14. 一套12个停止环。从1mm（最左）至12mm（最右），1mm递增。

先锋钻

SCA工具盒中包括一根Ø2.0mm的直钻，作为先锋钻（图4.15A）。这根钻同时还可用以测定牙槽骨的密度。和种植手术盒中不同的是，SCA工具盒中的先锋钻钻孔深度由停止环决定（钻头无尖端长度）。

例如，若使用7mm的停止环配合先锋钻使用，那么最终钻入深度也将是精确的7mm（图4.15B）。

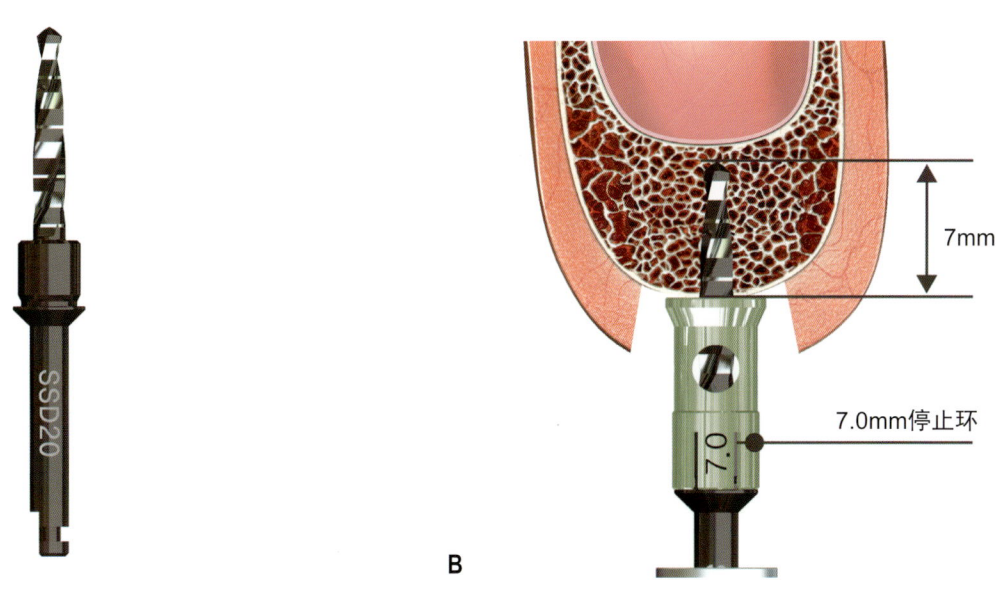

图4.15. A：Ø2.0mm直钻作为先锋钻。B：停止环的长度就是钻孔的实际深度。

SCA工具盒中不包含直径2.0mm以上的直钻或锥形钻。需要扩孔时，术者应使用种植手术工具盒中的常规钻。要牢记使用手术常规钻时，实际钻孔的深度比选用的停止环规格大约长1mm。因此在备洞前必须确认扩孔钻的实际长度。

深度测量尺

深度测量尺的两端均为蘑菇状（图4.16）并且两端直径不同。较小一端用于Ø2.8mm和Ø3.2mm的铰刀，而较大一侧用于Ø3.6mm的铰刀。深度测量尺不适用与Ø2.4mm的铰刀，因其如前文提到过的，此铰刀仅用于II类CMI固位的常规种植。对于Ø2.4mm的铰刀开孔应使用标准钻孔工具盒中的深度测量尺来检测深度。

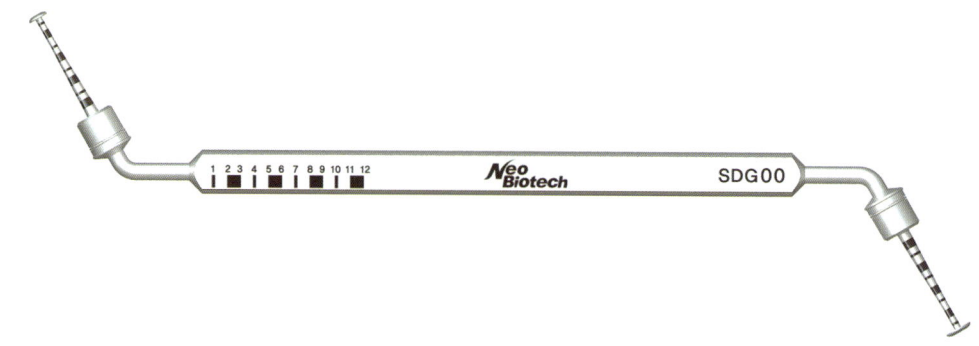

图4.16. 不同尺寸的双头深度测量尺。

深度测量尺的平端有助于医生预防上颌窦黏膜穿孔，也可用于检测骨开孔内壁的远端（视频4.3）。但是测量尺不应进入上颌窦腔超过1.5mm。可以配合使用比S铰刀切骨时的最终停止环长1mm的停止环来达到这一目的（图4.17）。

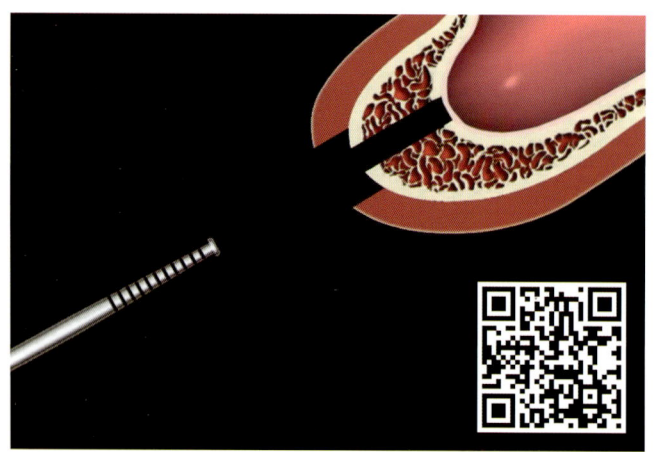

视频4.3. 使用深度测量器检查窦底穿通情况。

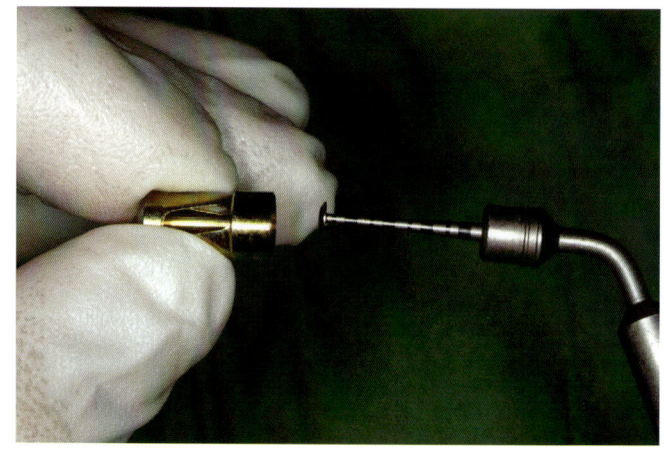

图4.17. 停止环可与深度测量器连接。

骨粉输送器

骨粉输送器的设计同银汞输送器，包括在工具盒中（图4.18），一次可输送多达0.05cc的骨移植材料（图4.19）。

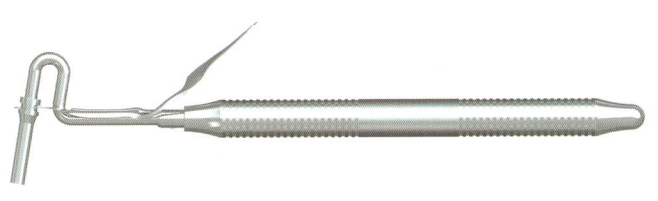

图4.18. 骨粉输送器形似银汞输送器。

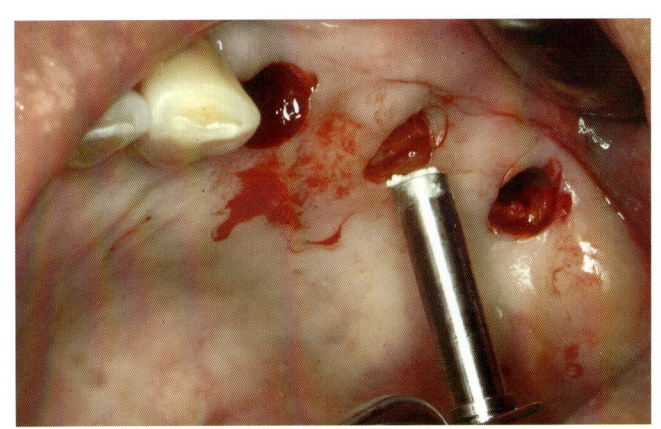

图4.19. 骨粉输送器每次可输送0.05cc的骨移植材料。

骨粉挤压器

骨粉挤压器（图4.20）用于将植骨材料推入窦底黏膜提升后的空腔内（视频4.4）。植入粗颗粒的植骨材料时，须使用骨粉挤压器的窄头端，而其他类型的植骨材料可以用宽头端。植入细颗粒或松软状态的槙骨材料，推荐使用较宽的骨粉挤压器。同样可以配合停止环使用，避免骨粉挤压器意外突入上颌窦腔内（图4.21）。

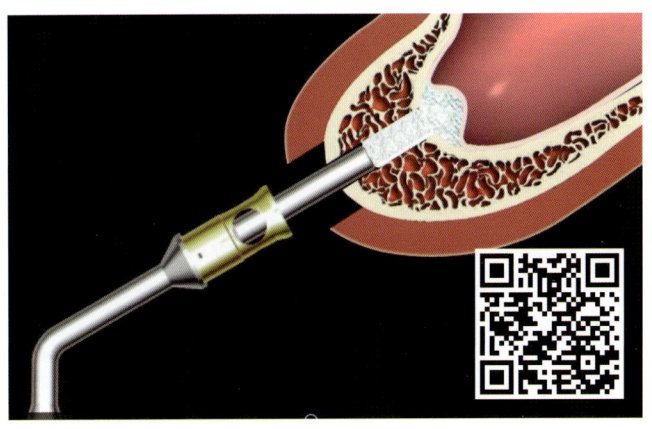

视频4.4. 骨粉挤压器。

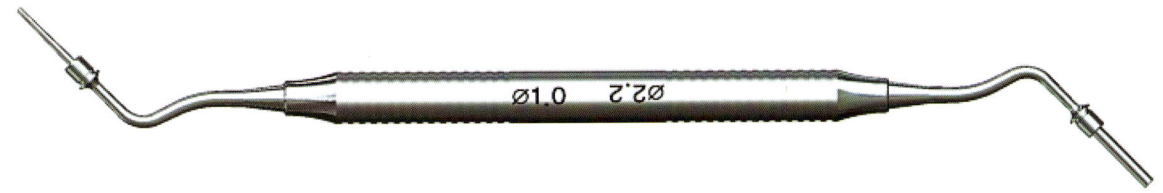

图4.20. 骨粉挤压器。

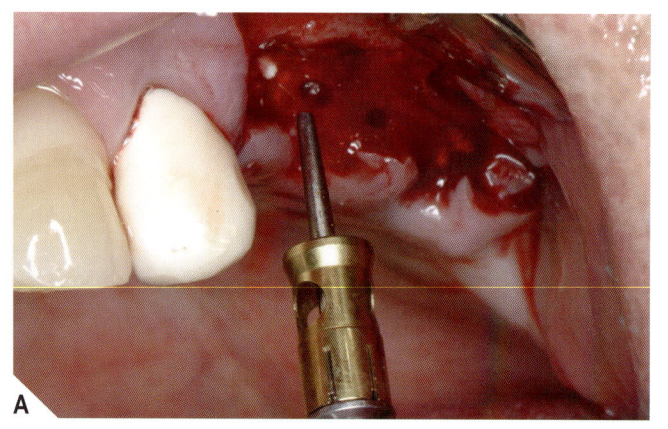
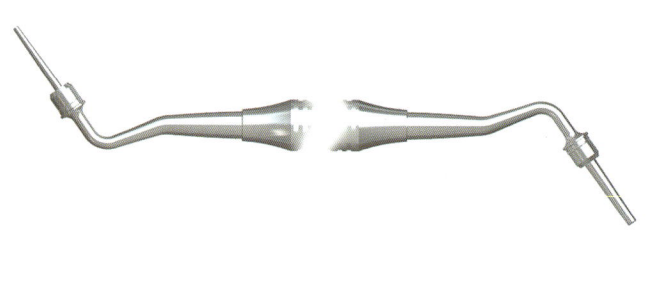

图4.21. A、B：停止环连接骨粉挤压器。

螺旋形骨粉输送器

螺旋形骨粉输送器可有效将植骨材料输送到上颌窦内（图4.22、图4.23）。螺旋形骨粉输送器所使用的停止环长度须和剩余牙槽骨高度一致。

如果剩余牙槽骨高度为7mm，则须配合使用7mm的停止环以避免黏膜穿孔。虽然螺旋形骨粉输送器尖端看似很尖锐，显得没那么安全，但是由于植骨材料在输送过程中会嵌在输送器尖端，所以并不会跟黏膜直接接触。

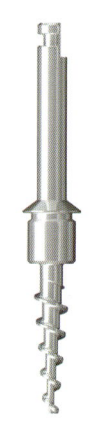

图4.22. 螺旋形骨粉输送器使骨移植材料更容易经牙槽嵴开孔挤压进入上颌窦腔内。

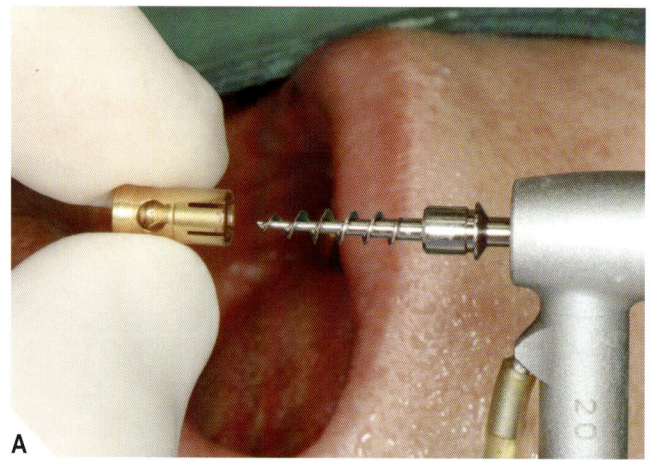
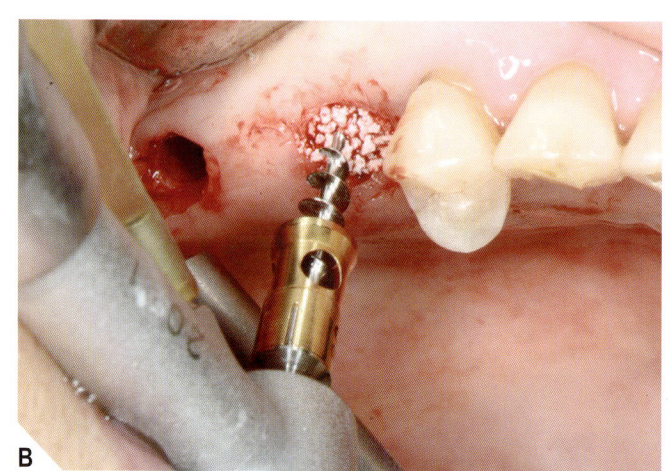

图4.23. A、B：螺旋形骨粉输送器将移植材料推入上颌窦内。

很重要的一点是，螺旋形骨粉输送器在使用时须调至手机低速档，因为在植骨材料通过输送器进入上颌窦过程中，窦底黏膜将被提升得更高。

输送器的转速应该控制在80rpm左右。植骨材料应先放置在牙槽骨开孔处，然后使用螺旋形骨粉输送器以80rpm的转速推入上颌窦腔内。空腔将逐渐被植骨材料填满，同时窦底黏膜会被进一步抬起。

骨粉平推器

骨粉平推器有两种不同的尺寸，应用于在预先制备形成的上颌窦空腔内将移植的骨粉向两侧平推铺展（图4.24）。2mm宽的平推器搭配Ø2.8mm的S铰刀使用；3mm的平推器搭配Ø3.2mm和Ø3.6mm的S铰刀使用。需要搭配比牙槽嵴剩余骨高度长1~2mm的停止环使用来预防黏膜撕裂（图4.24A）。工作转速为50~80rpm。其头部的平坦表面可水平向分散骨粉，降低压紧骨粉时产生的压力，并且有利于植入更多骨移植材料（图4.25）。

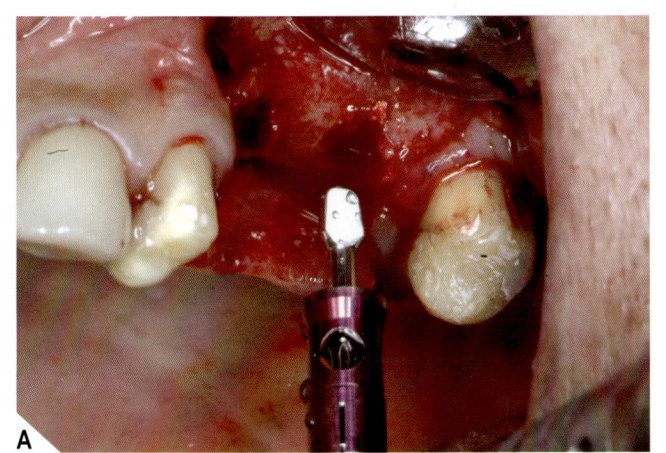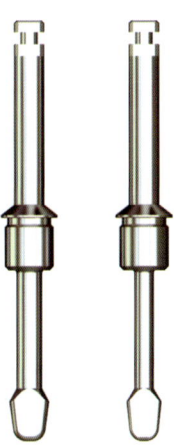

图4.24. A：停止环连接在骨粉平推器上。B：两种不同头部尺寸的骨粉平推器。

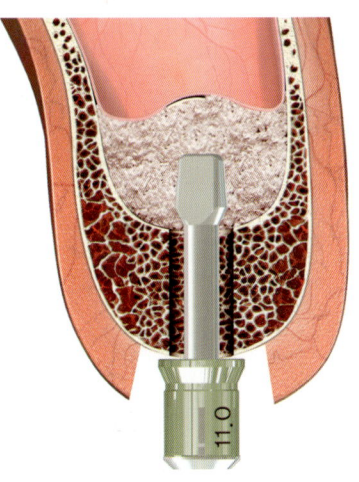

图4.25. 在80rpm转速下骨粉平推器侧向平推骨移植材料。

SCA技术的逐步操作流程

SCA技术操作遵循一系列详细流程：上颌窦底皮质骨切骨备洞、提升窦底黏膜、植骨术（如有必要）然后植入种植体。在这部分内容中，我们将详细讨论每一步的操作过程，并指导如何在上颌后牙区中涉及上颌窦的区域达到良好的种植固位。

让我们一起看一个病例（图4.26）。剩余牙槽骨高度是6mm，治疗计划是使用SCA工具盒经牙槽嵴顶上行颌窦提升植骨术，然后植入5.0×10.0mm的种植体并获得III类固位。

第一步：先锋钻备洞

首先应在全景片上预估剩余骨高度。在这个病例中，剩余骨高度大约为6mm。这一步中选择5mm的停止环搭配Ø2.0mm的先锋钻使用进行初步备洞。术者需要在这一过程中决定之后种植体植入的位置和通道，并检验不同钻孔深度的骨密度（图4.26）。虽然就骨密度分类而言，已有大量循证医学的文献证据以及厂商的指导意见，但医生仍应根据临床经验制定自己的分类系统。

如果术者无法明确剩余骨高度，则应考虑提前使用S铰刀。受限使用2mm长的停止环，然后每次增加1mm长度，直到S铰刀突破上颌窦底。因为铰刀的设计只是用来切割硬组织，所以即使术者无法明确剩余骨高度也不必担心有黏膜撕裂的风险。这是S铰刀的一大优势。

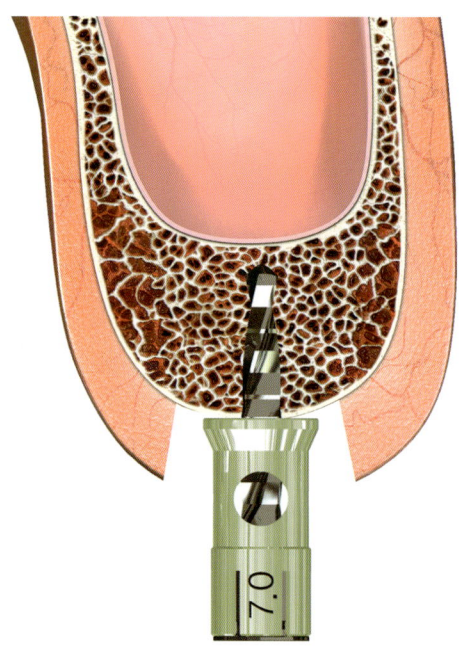

图4.26. Ø2.0mm先锋钻在种植位点初钻孔。使用比剩余骨高度短1mm的停止环。

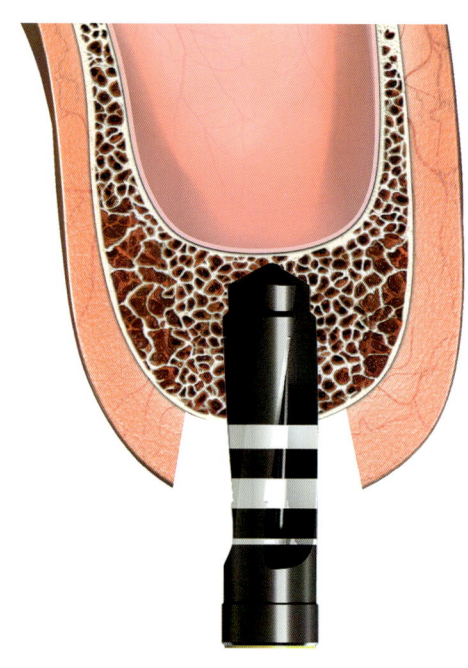

图4.27. 种植位点使用标准钻扩孔。

第二步：扩孔备洞

用常规手术钻扩孔（图4.27）。种植手术工具盒中的常规钻长度一般比设计长度长1mm（也就是通常说的尖端长度）。术者需要在使用前测量钻头和停止环的实际长度。后续钻头的深度不应超过先锋钻所到达的深度。

根据骨密度决定最终钻的尺寸。术者在初钻时就需完成评估。如果骨密度较差（D3~4），可考虑少预备1~2钻。比如Ø5.0mm的种植体的最终钻只预备到直径Ø3.5mm或Ø4.0mm。如此种植体便可在CM区域通过自挤压进行固位。

第三步：使用S铰刀穿通上颌窦底

在决定使用何种尺寸的S铰刀时，还需同时考虑种植体直径和种植体进入上颌窦的长度。

Ø2.4mm S铰刀：标准（Ø4.0）锥形种植体窦内植入深度小于3mm。

Ø2.8mm S铰刀：标准（Ø4.0）锥形种植体窦内植入深度大于3mm，或标准（Ø4.0）柱状种植体。

Ø3.2mm S铰刀：宽（Ø5.0）锥形种植体窦内植入深度小于3mm。

Ø3.6mm S铰刀：宽（Ø5.0）锥形种植体窦内植入深度大于3mm，或宽型（Ø5.0）柱状种植体。

在图4.26这个病例中，植入Ø5×8.5mm种植体，根尖2.5mm部分进入上颌窦中，因此需使用Ø3.2mm的S铰刀。另一种情况是，如果植入Ø5×10mm种植体，根尖4mm部分进入上颌窦内，所以需使用Ø3.6mm的S铰刀。

假使植入Ø5×10mm种植体。先锋钻钻入颌骨内的高度约5mm（比上颌窦底低1mm）。在初次切骨时，Ø3.6mm的S铰刀需搭配6mm停止环使用。此时控制铰刀转速保持在1000~2000rpm并大量冷却水冲洗开始切骨（图4.28）。

使用6mm停止环后如果仍未能穿透上颌窦底，此时可换用更长1mm的停止环，直至术者感觉到已穿透上颌窦底壁。

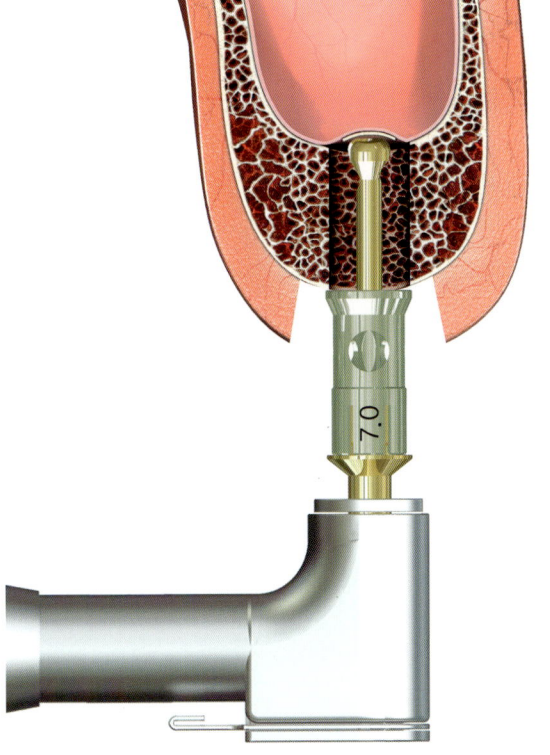

图4.28. 使用S铰刀钻入底壁直至皮质骨壁开孔。

第四步：确认突破上颌窦底壁

在切骨过程中应确认上颌窦底已完全穿透。术者可以使用深度测量尺来确认底壁是否完全穿透（图4.29）。测量尺插入深度不应超过窦底开孔处1.5mm。

深度测量尺的尖端应和切骨通道侧壁保持接触。向下探查时沿着通道侧壁，术者能感觉到一个突然的落空感并进入上颌窦。若底层皮质骨未完全去除，术者还能感觉到残余的薄层皮质骨。在这种情况下，术者应使用稍长一级的停止环在此配合S铰刀切骨，并再次用深度测量尺测量。

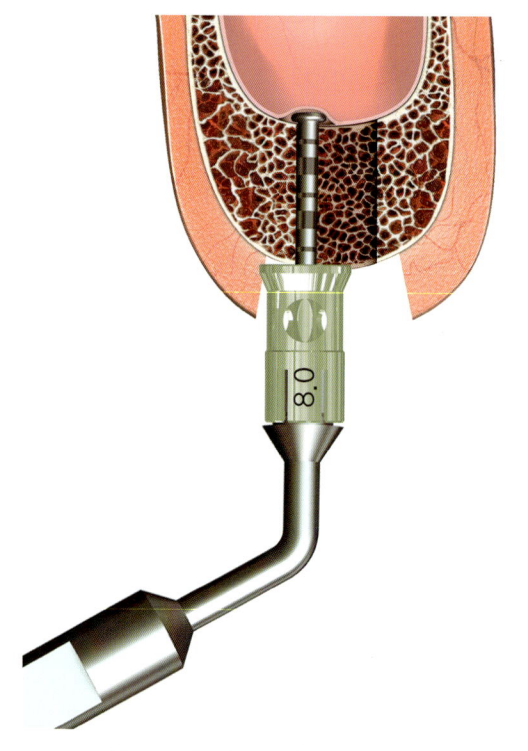

图4.29. 使用深度测量尺确认是否打开底壁皮质骨。

第五步：检查黏膜是否穿孔

有两种方法来检查窦底黏膜是否穿孔。第一种是瓦氏法（Valsalva Maneuver）。术者嘱患者在鼻子被捏住的情况下用鼻子呼气。若开孔处有通气，则很有可能是窦底黏膜穿孔的信号。第二种方法是用注射器将生理盐水注入上颌窦提升的区域。如果上颌窦发生穿孔，患者会感觉到有液体流入鼻腔。

第六步：准备骨移植材料

对于II类固位的病例，可以简单地将种植体植入上颌窦内1~1.5mm而不进行植骨。但在手术中需要用深度测量尺准确测量剩余骨高度。在不植骨的情况下，种植体进入上颌窦内的安全高度为1.5mm。

另一方面，对于III类固位病例，上颌窦提升同时需要植骨。一般情况下0.05cc的植骨材料可以提升窦底黏膜1mm。举例来说，如果要提升窦底4mm，则要大约准备0.2cc骨粉。

为了防止植骨过程中发生黏膜穿孔，我们首先需要将黏膜和窦底骨壁安全分离。在顺利分离并提升黏膜后，应先植入松软的植骨材料然后放入大颗粒的植骨材料。这些松软的材料更易向侧方分散，并使黏膜的垂直向压力降低。这类材料包括DFDBA凝胶，胶原膜、PRP或PRF等材料。粗颗粒植骨材料可在生理盐水浸泡后研磨成较细颗粒后使用。还可使用液压技术分离并提升上颌窦黏膜,这将在后面内容中深入讨论。

第七步:植入骨材料

植骨材料经牙槽骨开孔处植入时,首先使用骨粉挤压器的宽头端将较软的移植材料推入窦底黏膜提升后形成的空间中,然后使用骨粉挤压器的窄头端植入粗颗粒的移植材料。骨粉挤压器须配合同剩余骨高度长度一致的停止环使用。

当术者在压紧植骨材料的过程中感觉到阻力后,可以使用挤压器的窄头端或者螺旋形骨粉输送器来缓解压力。

第八步:平推移植材料

植骨过程中会对上颌窦黏膜产生垂直向的压力。术者在使用挤压器宽头端压紧移植材料时会感受到轻微的阻力或压力。这种压力压迫窦底黏膜使黏膜产生张力。

为了降低窦底黏膜的张力,在压紧移植材料的过程中需要将其水平铺开(图4.30)。侧向推移骨粉有利于更加充分地使窦底黏膜与上颌窦底壁分离,促使骨粉能在避免对黏膜施加过度压力的情况下进一步被压实。同时,通过水平向推移扩散移植材料还可以为种植体的植入创造空间。如果使用骨粉平推器仍未能将压力释放充分,术

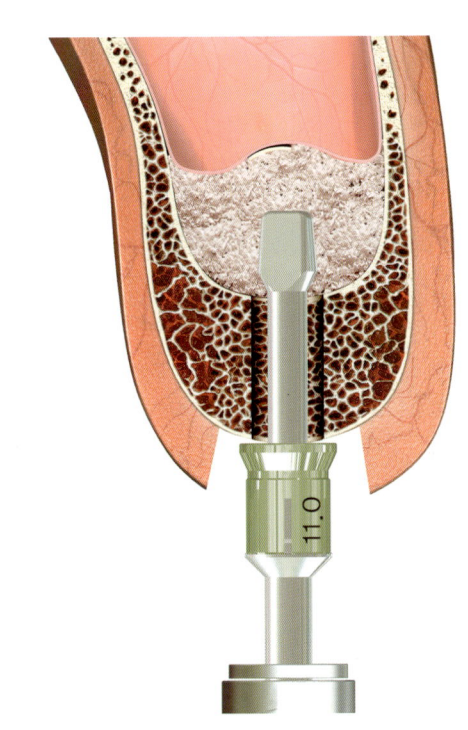

图4.30. 使用骨粉平推器侧向推移扩散骨粉。

者就需要考虑改变手术计划,植入较短的种植体或改用上颌窦侧壁开窗植骨技术。

第九步:种植体植入

经牙槽嵴顶行上颌窦提升及植骨术最常见的并发症是窦底黏膜穿孔,而且这一并发症最容易发生在填充移植材料以及种植体植入的过程中。当过量的移植材料在种植体植入前被填塞入窦底空间或移

植的骨粉未被充分铺开,在种植体植入的过程中这些因素会对窦底黏膜产生很大的压力并最终造成黏膜撕裂。因此,在植入种植体前检查窦底是否有足够的空间容纳种植体是至关重要的。

骨粉挤压器宽头端配合停止环使用可以有效帮助检验窦底是否有足够的空间容纳种植体。

由于移植材料有时会妨碍种植体的骨结合。所以在植入种植体之前,推荐使用最终钻再次备洞以清除残留在上颌窦提升区域侧壁上过量的植骨材料,从而使种植体可以直接接触牙槽骨。当种植位点预备完成后,按照设计的垂直位置植入种植体(图4.31)。

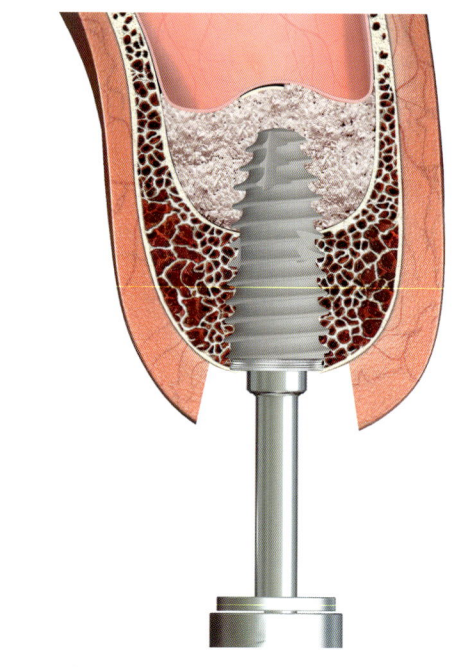

图4.31. 种植体部分植入上颌窦内。

最小化窦底黏膜撕裂可能的关键因素

上颌窦内提升的最高限度

上颌窦可提升的高度由窦底形态决定。根据作者的经验,当窦底较为平坦时最多可提升3mm(图4.32A),如果窦底是碗形的,那么可提升的量可增加至5~6mm(图4.32B)。

如果窦腔内有上颌窦间隔或窦底呈深碗形,窦底黏膜的提升量可高达8~10mm。而如果间隔恰好位于窦底开孔处附近,窦底黏膜可沿上颌窦间隔的侧壁轻易分离,从而可顺着间隔侧壁扩展提升上颌窦空间。

当窦底相对平坦或者需要提升的黏膜高度很大时,则需要考虑使用侧壁开窗法进行上颌窦提升。

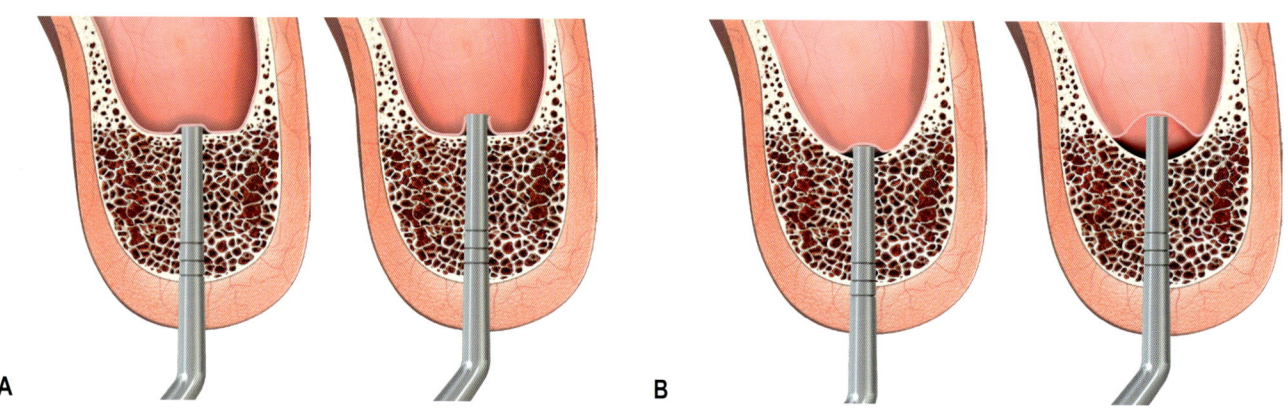

图4.32. A:平坦的窦底限制了黏膜的提升量。B:碗形窦底的黏膜提升更容易,提升量也更大。

窦底黏膜厚度

窦底黏膜的厚度也是上颌窦提升过程中影响黏膜穿孔可能性的一个指标。黏膜穿孔的发生率和黏膜厚度密切相关。黏膜过厚或过薄都可能导致穿孔。当黏膜厚度在1.5~2mm时，穿孔几率是最低的。而黏膜过厚（≥3mm）或过薄（≤0.5mm）都会增加穿孔风险。

如果窦底黏膜较厚，在尝试提升的过程中，通过牙槽嵴顶创造的开孔操作，黏膜会难以与上颌窦底壁分离。在这种情况下，推进最小程度的提升窦底黏膜从而避免黏膜穿孔。

窦底黏膜的被动分离

目前已引入多种技术手段以减少上颌窦底黏膜的穿孔。其中一种关键方法是在植入生物材料前将窦底黏膜被动分离。可以通过使用软质移植材料或液压分离技术来达到这一目的。

软质移植材料，比如Collatape（Zimmer Dental）、Surgical(Ethicon)或PRF等需要在填充其他植骨材料之前导入上颌窦内。另一种选择是作者建议的细颗粒法（Fine Powder Method），这一方法简单而高效。将粗颗粒骨粉研磨成细颗粒，并与生理盐水混合形成骨泥。将约0.1cc的细颗粒骨泥先植入上颌窦内，而后填塞常规的移植材料。该方法在多方面具有优势。首先，由于骨泥是由既有的植骨材料加工制成的，因此在手术预备阶段不需要准备额外的材料；其次，骨泥十分柔软，可以预防窦底穿孔；最后，骨泥易于操作，允许术者在期望的位置进行植骨。

另一种方法是通过注射生理盐水来提升窦底黏膜。然而，采用水压技术时，水的压力可能是导致黏膜穿孔的一个风险。此外，由于水流有流向压力最小区域的倾向，所以黏膜的提升量及提升形态可能达不到预期效果。因此使用水压技术时，建议让多余的水排出窦腔，这样盐水就不会过度压迫窦底黏膜而黏膜上的液压就不会过大。

压力阈值

控制窦底黏膜的压力对预防黏膜穿孔非常重要。无论移植材料的成分是什么，如果移植过程中压力超出阈值，黏膜一定会穿孔。相反，即使使用粗颗粒的移植材料，只要压力低于黏膜的压力阈值，黏膜也会完好无损。因此黏膜上的压力比移植材料的颗粒大小或移植材料类型更为重要。

一般来说，上颌窦提升的量是由施加在黏膜上的压力决定的，而压力将直接转化为黏膜的张力。但是由于窦底黏膜厚度个体差异较大，不可能精确测量压力阈值。因此术者应当依靠自己的临床经验和判断来确定所能施加的压力大小。术者通过在植入移植材料过程中感受到的压力来确定是否能够继续填入更多的植骨材料。在黏膜提升过程中如果能避免产生过度压力,穿孔的风险就会大大降低。

SCA技术的优点

1. 相比骨凿技术患者的疼痛和不适显著降低。
2. 术者可以控制窦底开孔大小。通过种植体根尖部分紧密卡抱在开孔中可获得理想的上颌窦底固位。
3. 术者还可以控制钻孔的深度。通过将停止环逐级加长1mm可毫无风险地进入上颌窦。
4. S绞刀独特的设计可安全地穿透窦底同时避免黏膜撕裂。在1000~2000rpm时,绞刀被设计成仅能切割硬组织。
5. 绞刀和窦底黏膜间形成的骨盘为防止黏膜撕裂提供了双重保障。

第五章

SCA技术临床病例

金锺晔　李成福
金钟华　许永九
金重敏　金南允

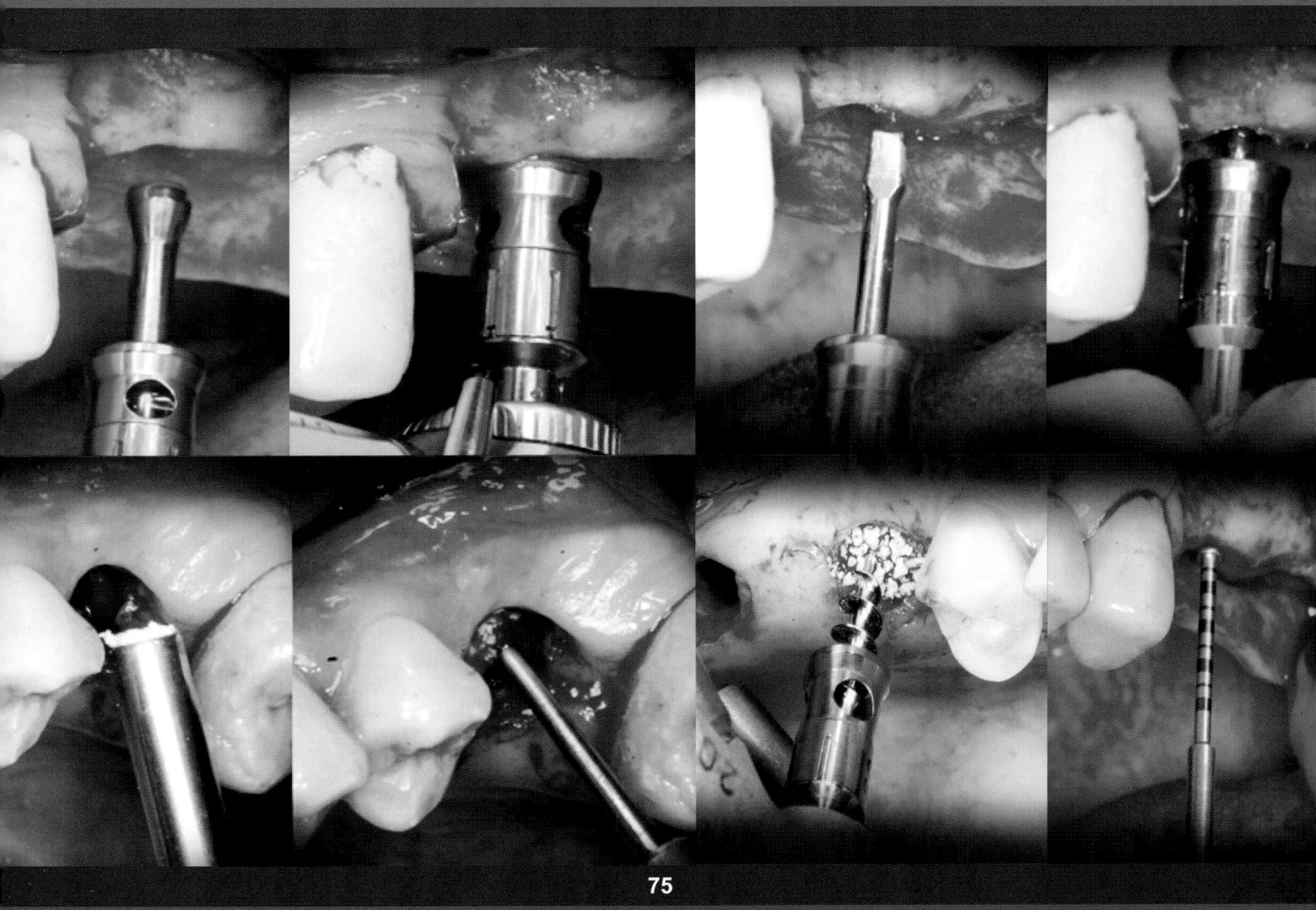

SCA 病例 1

上颌第一和第二磨牙区III类CMI/CM固位8年随访病例

金锺晔

62岁老年女性患者主诉左侧无法咀嚼。既往史显示原发性高血压、精神疾病史及轻度胃炎。接受常规医疗随访治疗，无吸烟及酗酒史。

从她的牙科治疗史看，多颗患牙由于龋坏而丧失，右上区曾接受种植治疗。在2002年，她右下区行FPD修复，左侧上下颌区分别行单端悬臂桥修复。由于精神药物的不良反应，并发口腔干燥症和猛性龋，这是导致她多颗牙修复治疗的原因。

全景片测量#26和#27剩余牙槽骨高度为6~8mm（图5.1.1、图5.1.2）。这样的情况下，有3个治疗选项：①采用6~7mm的短种植体到达I类CMI固位，不累及上颌窦底壁皮质骨；②采用7~8.5mm长种植体达到II类CMI固位，不进行植骨；③采用8.5~10mm长种植体达到III类CMI/CM固位，经牙槽嵴顶提升植骨。

首先排除使用短种植体的I类固位方式，因为和我们的理念相左。如果剩余骨高度>6mm，那我们总是应当尽可能达到II类固位。事实上，6~7mm的剩余骨处于获得II类或III类固位的临界线，因此术者可以自己作出选择。对于初学者来说，这是一个很好的病例，他们可以首先尝试达到III类固位，如果在骨移植过程中出现窦膜撕裂则仍能将种植体转为II类固位。

在本病例中，术者同患者详细讨论后决定选择III类固位。患者希望可以植入长种植体，所以最终

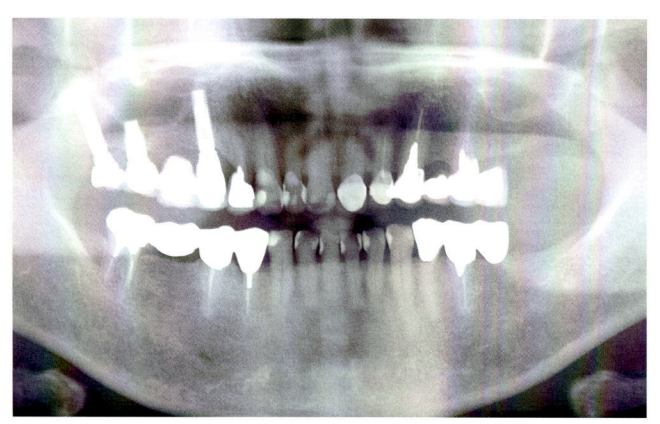

图5.1.1. 初诊全景片显示：#22-#23-X-#25-X和#34-#35-X区单端桥。计划在#26、#27和#35、#36和#37种植。

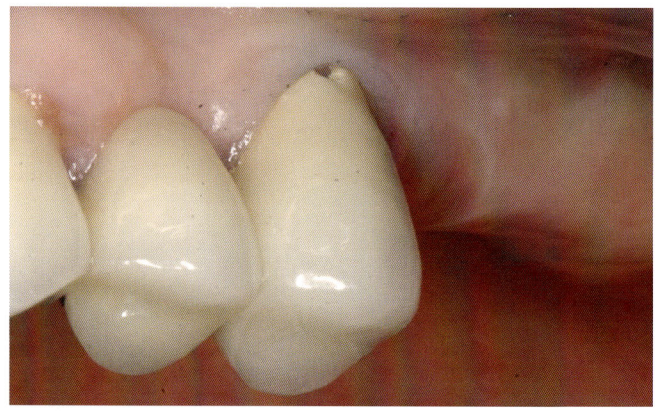

图5.1.2. 左侧后牙区唇向观显示#26和#27区足够的附着龈和较宽的牙槽嵴。

治疗计划决定植入两颗5×10mm种植体同期采用SCA技术将上颌提升3~5mm（图5.1.3）。

手术过程中使用了SCA技术以使种植体达到Ⅲ类CMI固位（图5.1.4－图5.1.9）。用Ø3.2mm的S绞刀预备尺寸合适的窝洞。S绞刀搭配7mm停止环开始逐级增加，直至术者感觉到绞刀钻通窦底皮质骨时突然的落空感。检查确认底壁皮质骨开孔处未出现窦膜撕裂后，可进行植骨（图5.1.7）。

最终两颗5×10mm的CMI种植体被植入。本病例的剩余骨高度为7~9mm，骨密度为D442。最终植入扭矩为25Ncm和40Ncm。

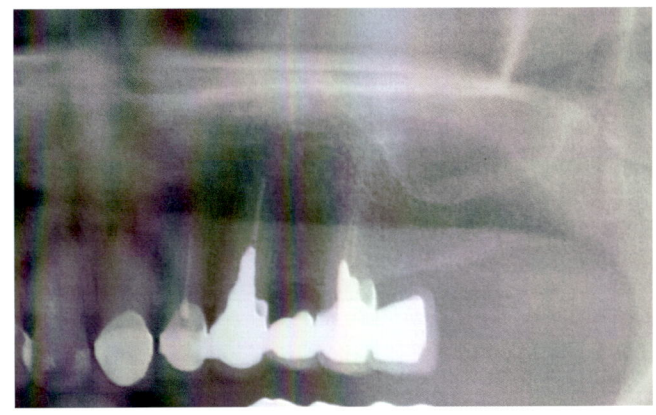

图5.1.3. 放射线片显示在#26和#27位置分别有7~8mm和6~7mm高的剩余骨。这个病例可归为Ⅲ类CMI固位，需种植同期上颌窦内植骨。在植入10mm长的种植体前，使用SCA工具盒辅助行上颌窦提升植骨。

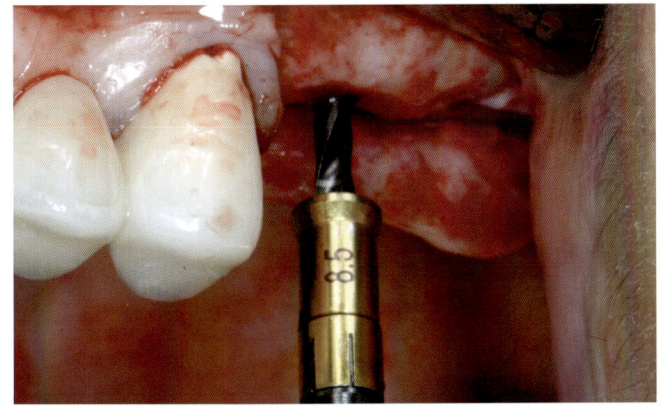

图5.1.4. 做牙槽嵴顶切口并翻瓣，使用直径2mm麻花钻配合比剩余骨高度短1mm的停止环钻孔至窦底1mm处。

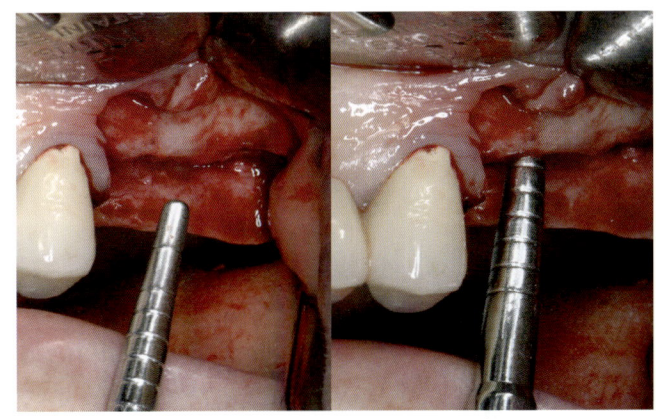

图5.1.5. 用侧方骨挤压技术压实侧壁松质骨，骨密度为D442。

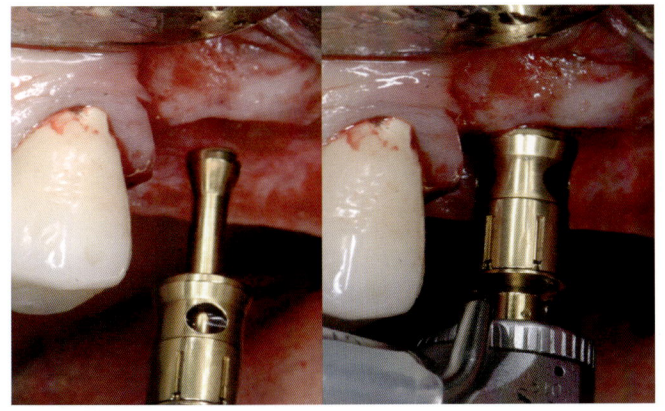

图5.1.6. 用直径Ø3.2mmS绞刀打开上颌窦底。

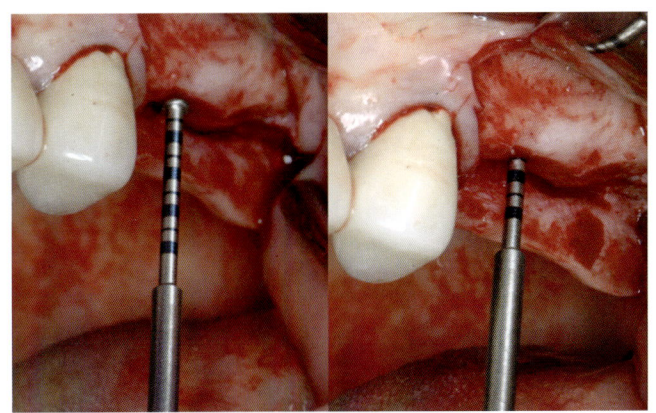

图5.1.7. 将深度测量尺深入骨开孔内，必须保持测量尺与提升位点侧壁的骨始终接触。如果上颌窦底未完全钻通，那么术者会感觉在底部有较硬的阻力。重复以上操作步骤直至术者感受到深度测量尺出检测时的落空感。

微创上颌窦提升技术

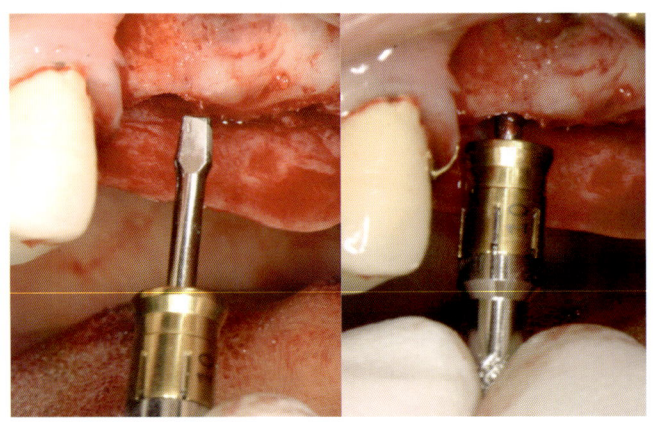

图5.1.8. 0.5cc的冻干骨同种异体移植物(FDBA)充填上颌窦底和抬起窦膜间的空腔。使用骨粉平推器搭配10mm长停止环侧向推移骨粉使膜分离。这样可降低窦膜上的张力,使更多骨粉能被植入并避免膜穿孔。

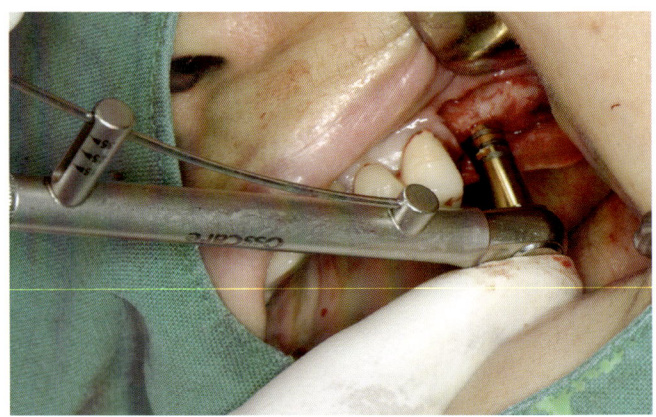

图5.1.9. 植入两颗种植体（EB 5.0×10mm,纽白特,首尔,韩国）。#26和#27的植入扭力分别为40Ncm和25Ncm。能到达如此高的植入扭力主要是由于CMI/CM III固位。

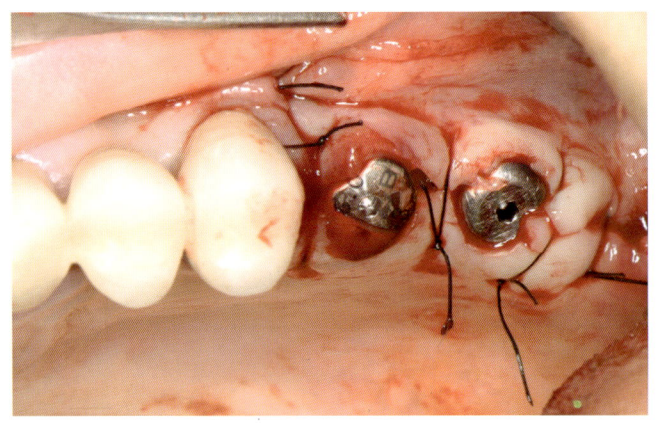

图5.1.10. 拧入愈合基台,并使用简单间断缝合一期关闭创面。

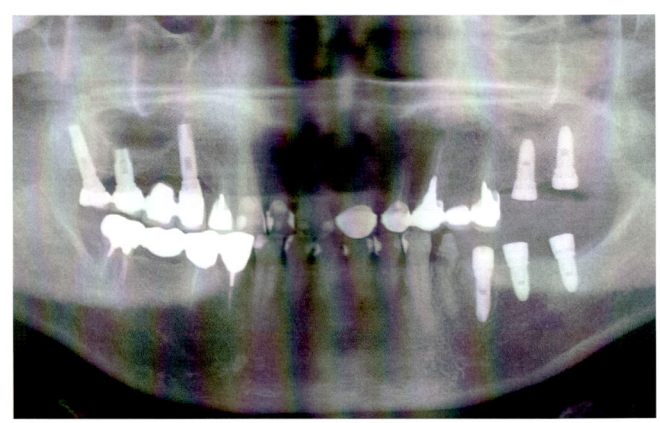

图5.1.11. 术后全景片,植体位置良好且在种植体根尖3~5mm处可见移植的骨材料呈圆顶状包绕。

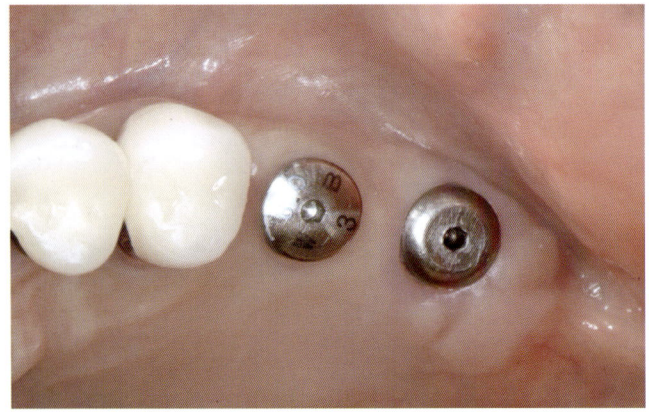

图5.1.12. 术后3个月;愈合基台周围有足够的附着龈,此时制取印模。

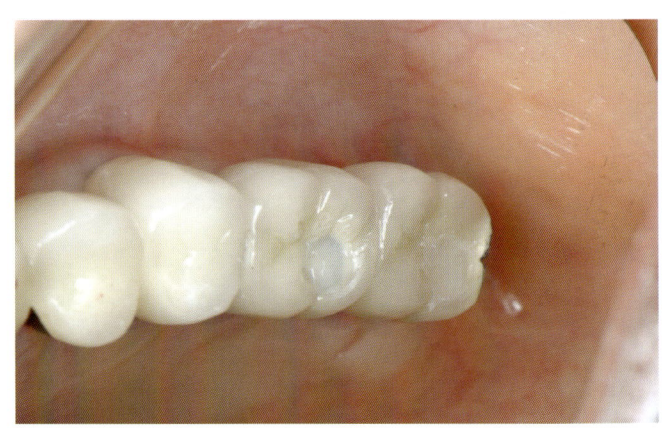

图5.1.13. 螺丝固位修复。用复合树脂封闭螺丝孔后,调整咬合并抛光。

最终修复在种植术后3个月内完成，这比上颌后牙区传统的负载时间有所提前。主要原因是通过实现种植体I型皮质骨固位（I2）、级差预备和侧方骨挤压技术在骨密度底至C4M4类条件下仍获得了良好的初期稳定性（图5.1.12－图5.1.15）。

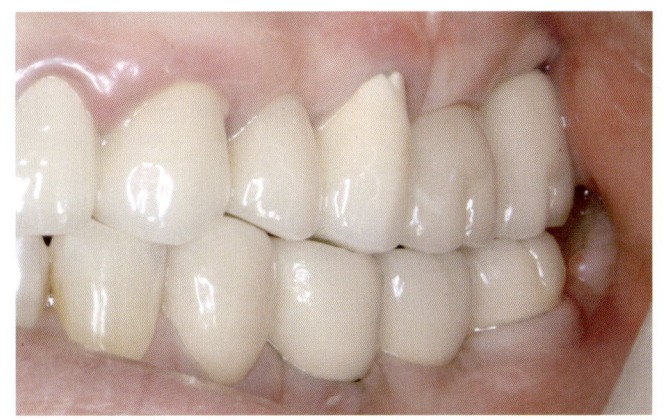

图5.1.14. 牙尖交错位时，2-单位PFM最终修复体（螺丝固位）的颊侧观。

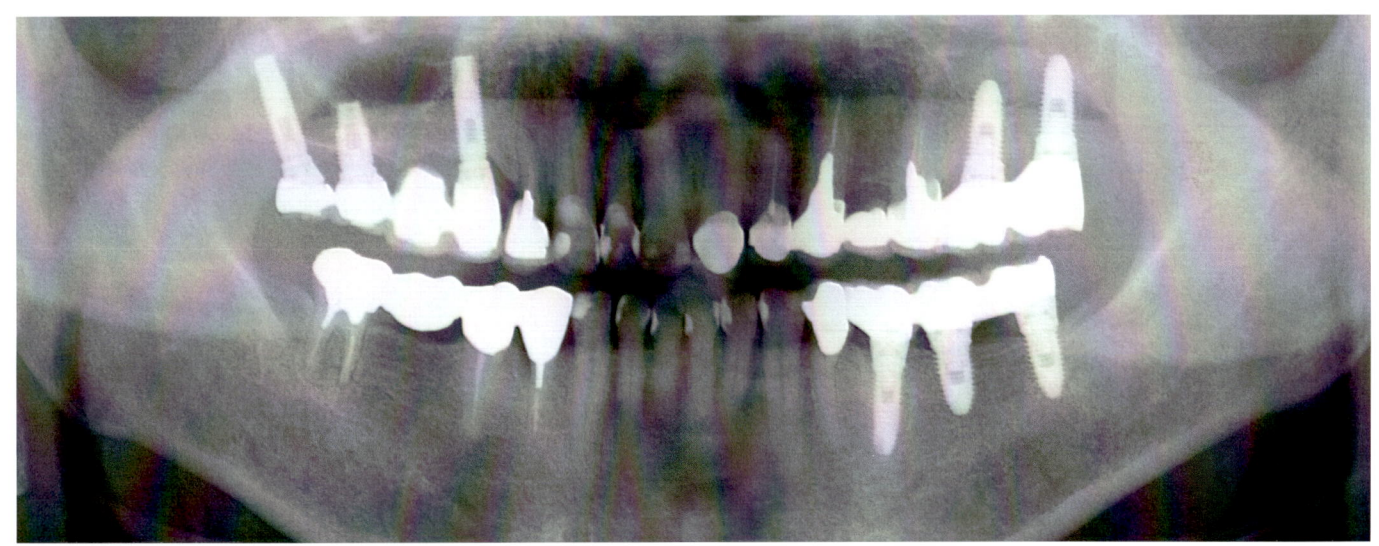

图5.1.15. 最终修复后全景片。种植体周围移植材料维持稳定。

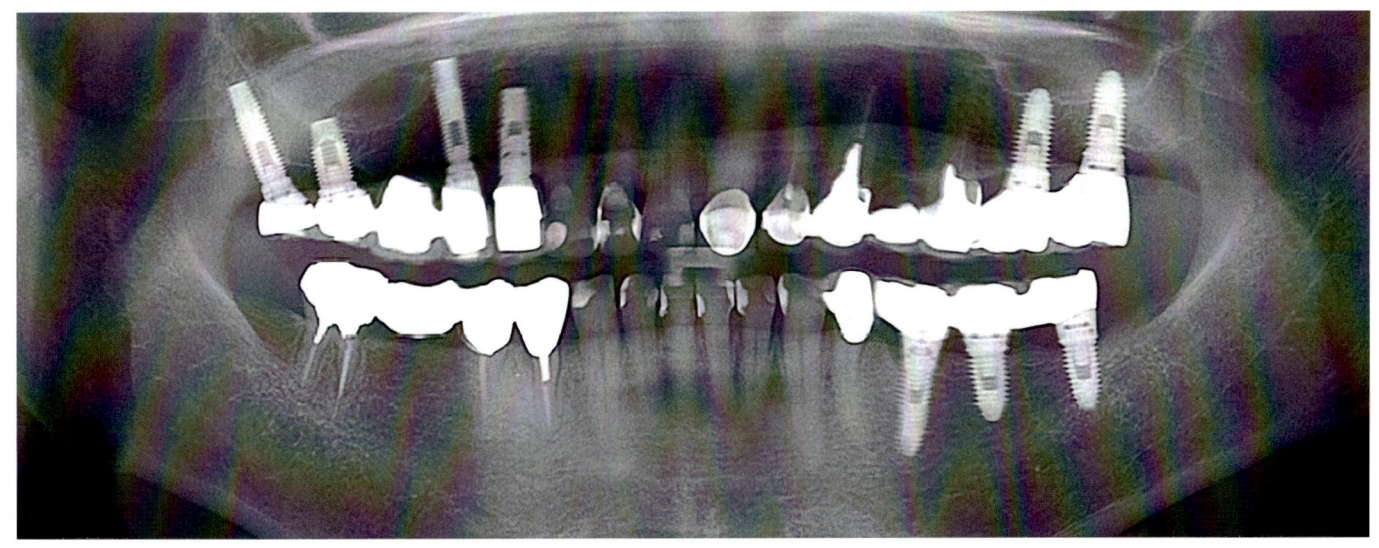

图5.1.16. 术后8年随访全景片。此时清晰可见上颌窦新的底壁边界。#27种植体远中区域可见边缘骨吸收。

SCA 病例 2

上颌第一磨牙区III类CMI固位的种植体支持式个性化钛基台单牙修复

李成福

58岁男性患者，就诊要求修复左上第一磨牙。他否认系统疾病，但对手术非常恐惧。因此，任何微小的手术治疗都需进行术前镇静。患者所有天然牙均有中度磨耗，数个牙冠折裂。还发现他有咬肌肥大伴下颌角凸出。

术前全景片显示#26缺失，后牙区重度磨耗，左上第二磨牙向近中倾斜，剩余骨高度为8mm（图5.2.1）。术前咬合面观示附着龈高度充足且颊舌向骨宽度较宽（图5.2.2）。

治疗计划如下：

① 根据可用的骨高度行II类CMI或III类 CMI/CM固位。

② 根据剩余骨高度植入Ø5×10mm或Ø5×11mm的种植体。

③ 如果可能，行一期不翻瓣微创手术。

④ 个性化钛基台上SCR（螺丝和黏结-固位）氧化锆冠修复。

手术过程中采用Ø5mm宽的牙龈环切钻（Punch）环切牙龈行不翻瓣微创手术。SCA工具盒中的先锋钻配合7mm停止环使用，因为剩余骨高度为8mm。根据剩余骨的密度决定是否需要扩大备洞。由于骨密度为D332，最终备洞的宽度比植入的4.5mm种植体所需的窝洞尺寸小一级（图5.2.3）。

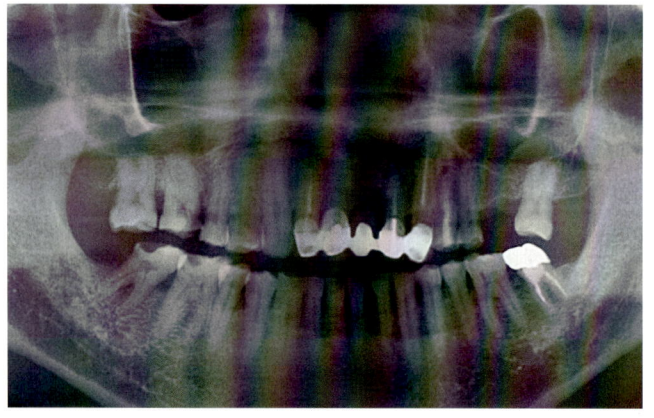

图5.2.1. 术前放射线片。#26缺失，剩余牙槽骨高度约为8mm，全景片未发现上颌窦内有明显病理性改变。

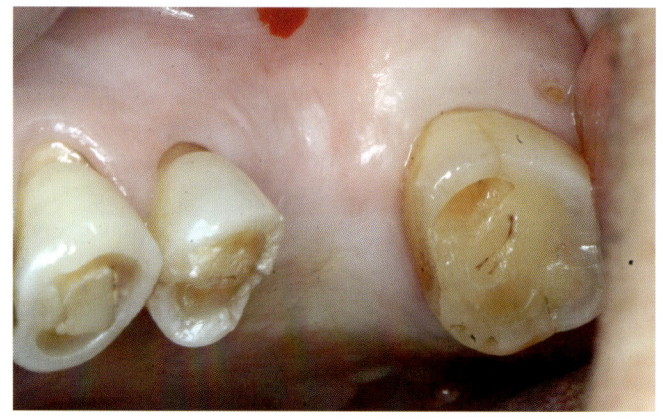

图5.2.2. 术前口内照显示角化牙龈充足，牙槽嵴愈合良好，余牙中度磨耗。

第五章 | SCA技术临床病例

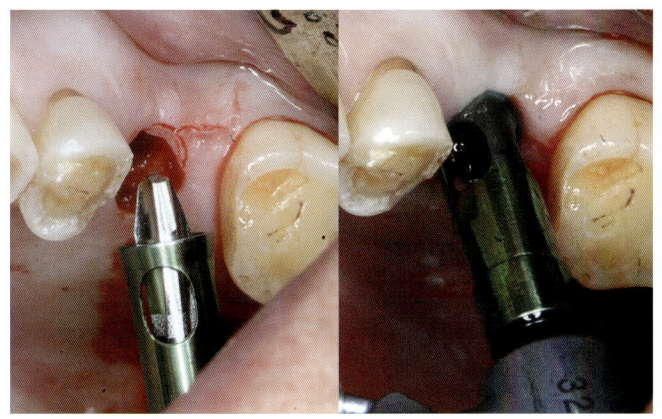

图5.2.3. 在使用S绞刀前,在剩余牙槽骨上行初钻孔及扩孔。钻孔深度为7mm,比预期的剩余骨高度短1mm。

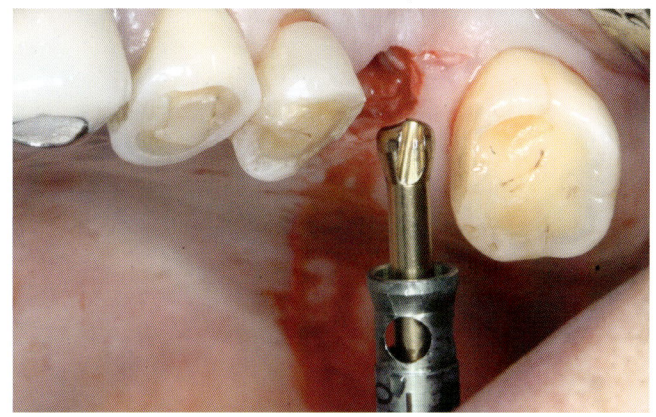

图5.2.4. Ø3.2mm S绞刀首先配合8mm停止环使用,比前一钻长1mm。骨密度是D332。

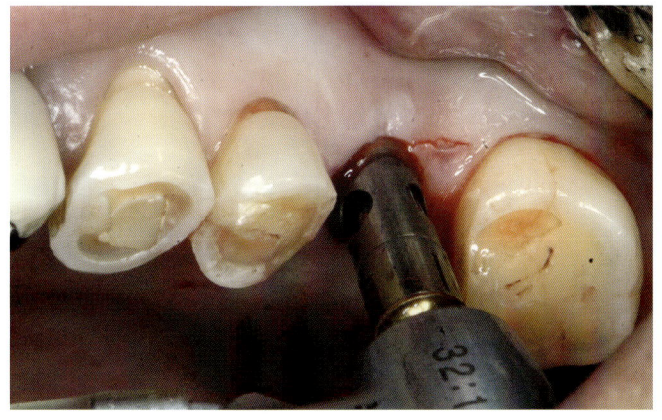

图5.2.5. 绞刀钻孔时转速为2000rpm,在上下提拉钻孔运动过程中需持续冷却冲水。若要在钻孔过程中产生骨盘必须施加推力。皮质骨底壁的骨密度为D2。

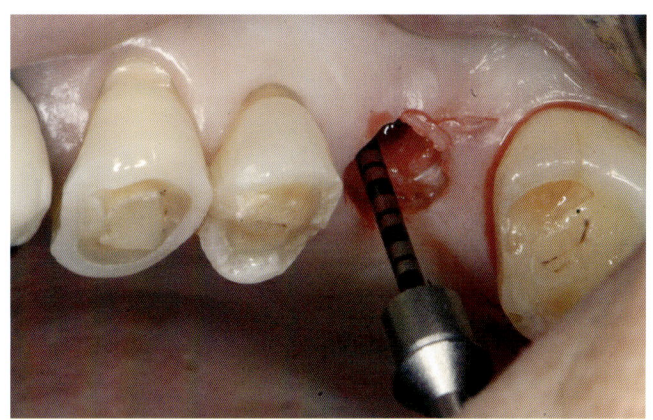

图5.2.6. 深度测量尺的窄头端配合9mm停止环使用时需小心谨慎地探查,沿着钻孔位点的侧壁向下滑行。深度测量尺是用于确认底壁的开孔,而非寻找上颌窦膜穿孔。检测结果发现上颌窦底壁的开孔在8.5mm处。

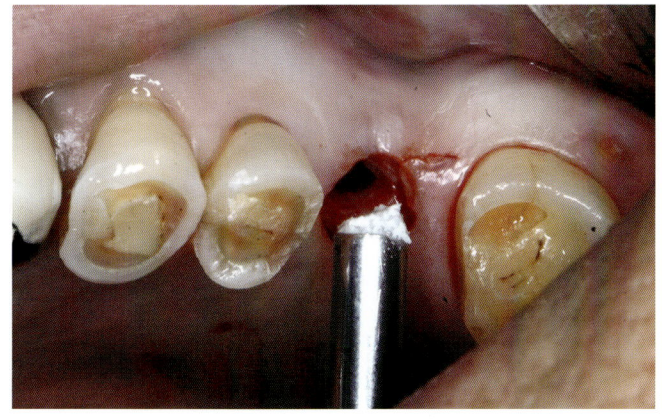

图5.2.7. 使用骨粉输送器将充分水合后的异体骨移植材料植入。骨粉输送器一次可输送0.05cc的骨移植材料。

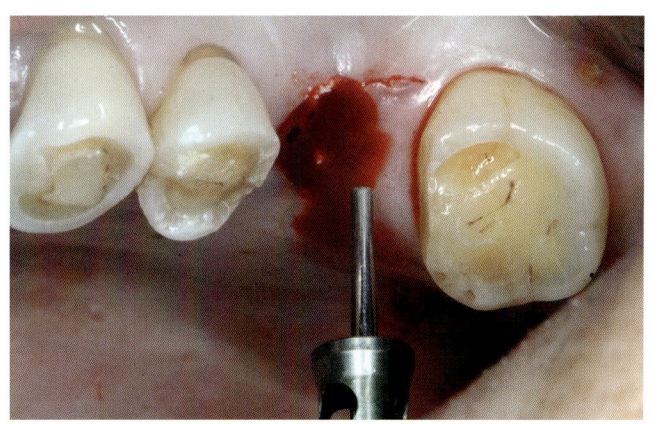

图5.2.8. 窄端骨粉充填器搭配9mm停止环植入骨移植材料。

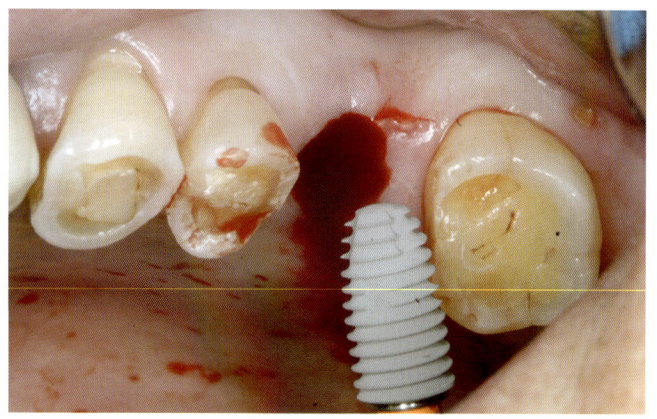

图5.2.9. 植入Ø5×10mm CMI IS II active种植体。

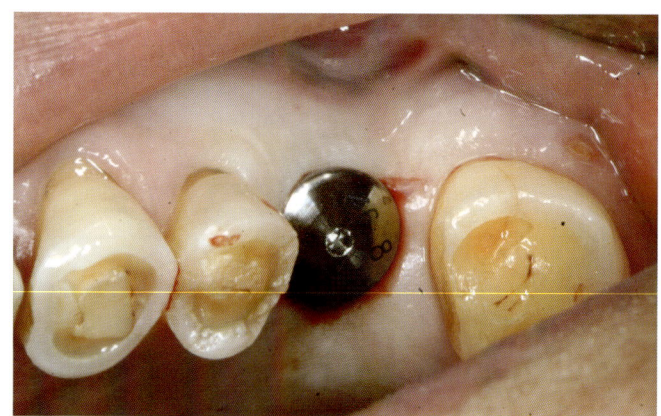

图5.2.10. 植入扭力是35Ncm。记录为"III类CMI固位(D442)扭力35Ncm"。为获得更好的穿龈轮廓安装8mm宽的愈合基台。

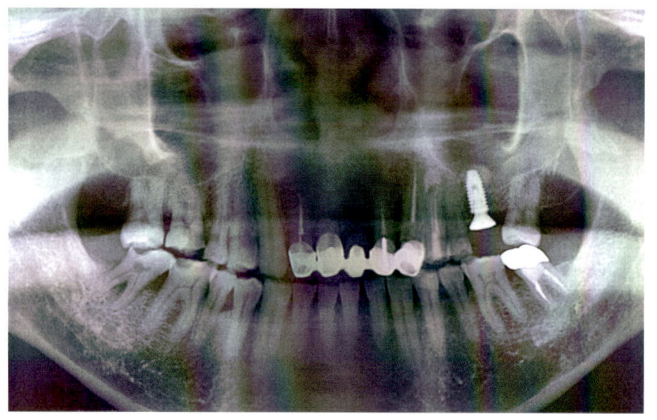

图5.2.11. 术后放射线检查显示上颌窦内碗形的植骨材料且种植体的种植位置良好。

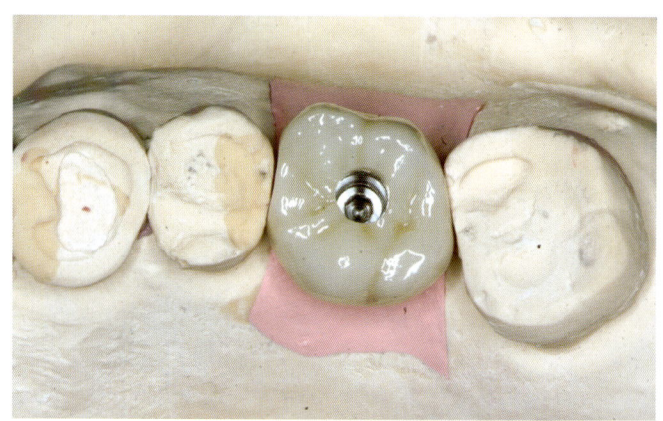

图5.2.12. 将SCR(螺丝-黏结固位)氧化锆冠安装到位。咬合面上的螺丝孔使基台一体冠能反复取戴。

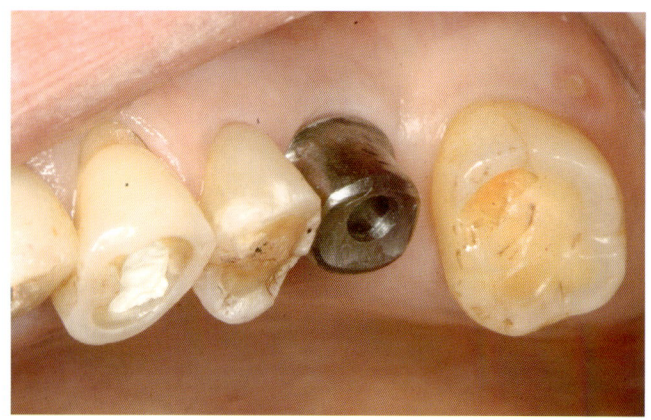

图5.2.13. 用30Ncm的扭力连接个性化的钛基台和种植体。

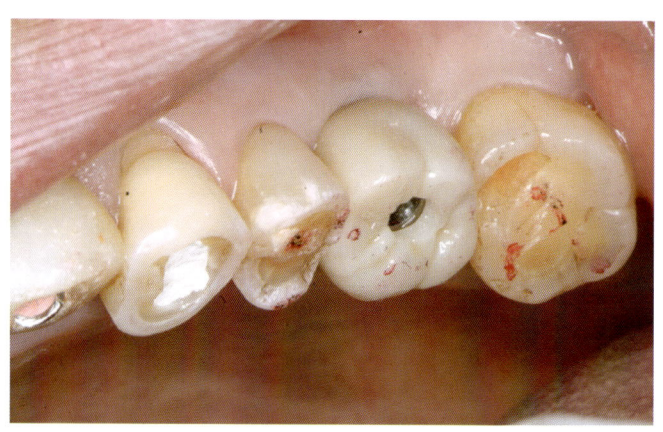

图5.2.14. 用永久树脂黏结剂将牙冠黏结到位。然后形成基台一体冠可单独拆卸并抛光。

第五章 | SCA技术临床病例

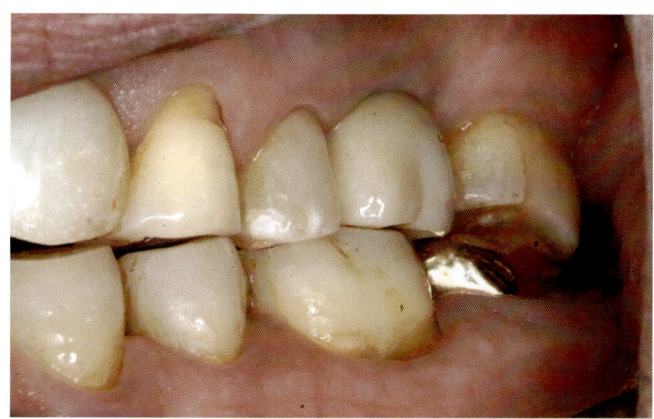

图5.2.15. 最终修复体的颊侧观。

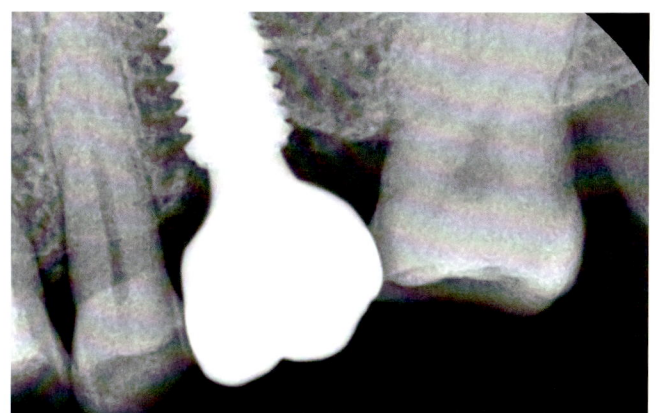

图5.2.16. 戴冠后的放射线片显示基台和修复冠周围无黏结剂残留。个性化基台使得修复冠颊舌向穿龈轮廓更为自然协调。

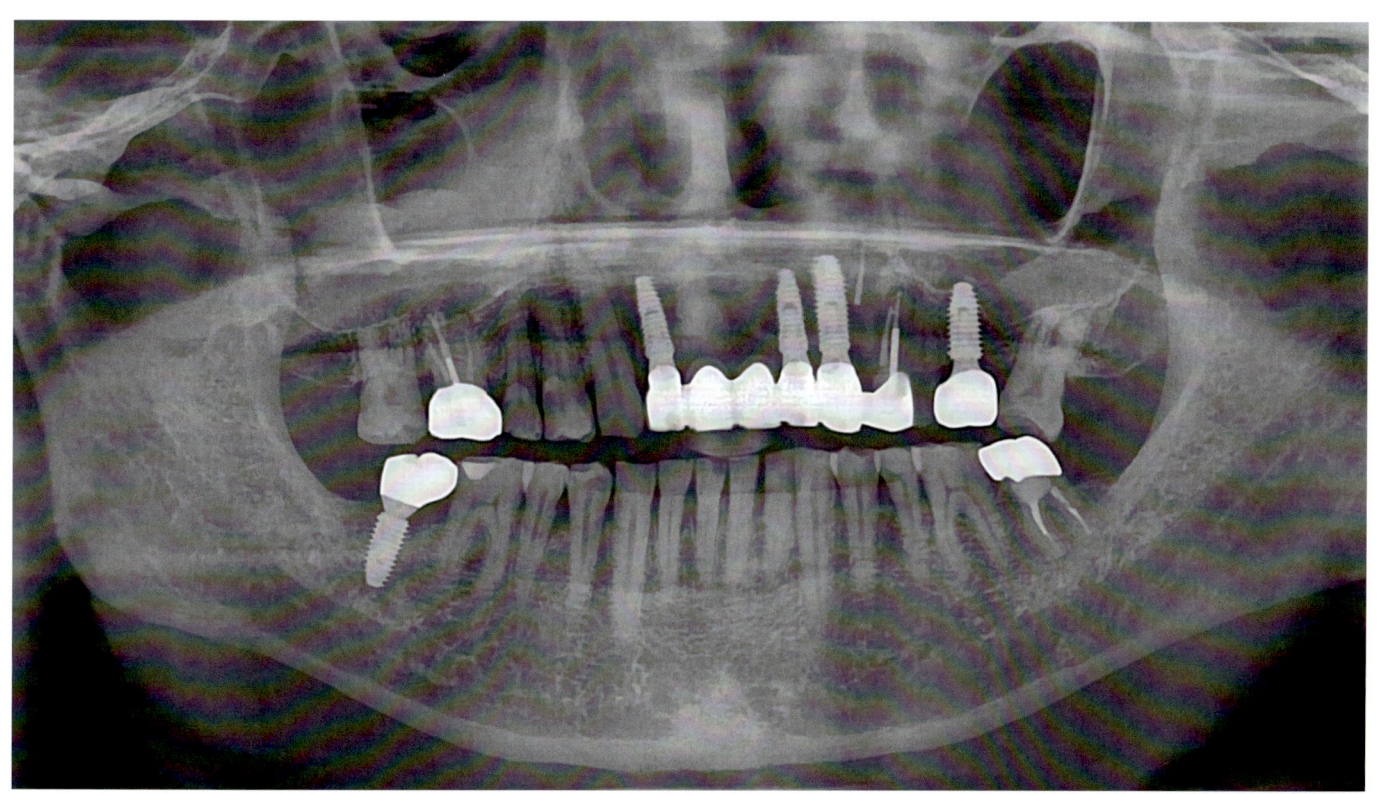

图5.2.17. 3年随访时放射线片。边缘骨维持稳定甚至有所增加，上颌窦底壁皮质骨已完成骨改建。

SCA 病例 3

左上颌第一磨牙拔牙窝采用SCA技术行III类M固位延期即刻种植

金钟华

2012年3月，一47岁男性患者来诊，主诉#26缺牙。该患牙由于牙周牙髓联合病变而拔除。他的主诉是想尽快安装一颗种植支持的新牙。患者无系统性疾病史及牙周疾病史。

从全景片看，最低的位置剩余骨高度为6mm。计划行III类固位延期即刻种植，同时行经牙槽嵴顶提升植骨。由于拔牙窝的骨缺损，无法形成C固位，因此只能期望获得理想的M固位（图5.3.1、图5.3.2）。

由于患者缺牙区有足够的附着龈和较宽的牙槽嵴，因此可行不翻瓣手术。因为拔牙位点仅愈合4周，在颊舌向位置可见骨缺损（图5.3.3）。手术过程中需用刮治器彻底去除骨缺损区域的软组织以判断确切的骨缺损量（图5.3.4－图5.3.14）。

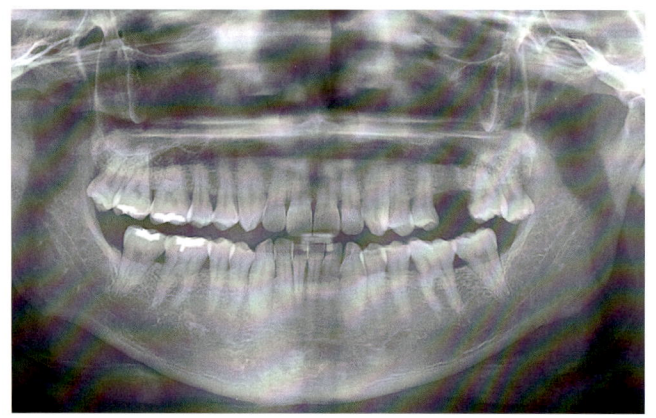

图5.3.1. 拔牙后4周全景片，#26区域拔牙窝存在骨缺损及凹陷，此处上颌窦底呈倾斜状。

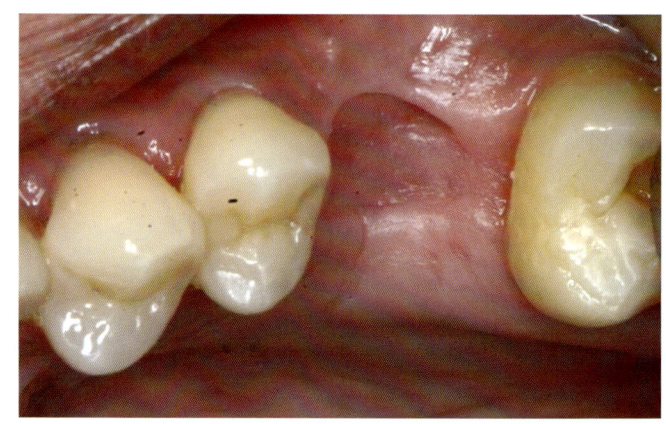

图5.3.2. 拔牙4周后临床咬合面观，软组织愈合良好。

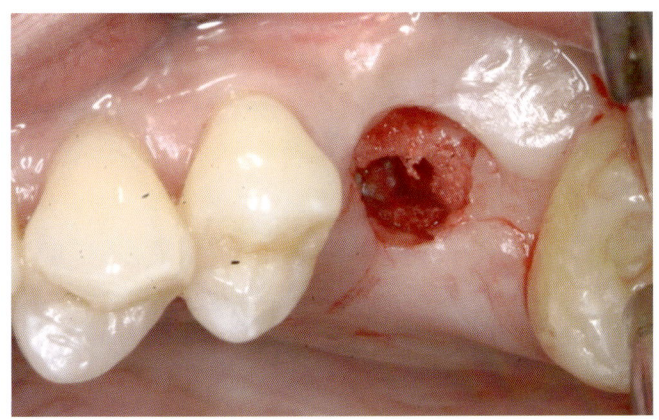

图5.3.3. 用牙龈环切钻（punch）去除手术区域的牙龈。

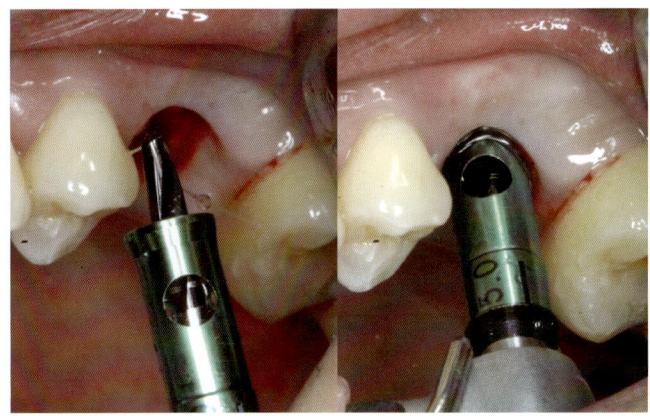

图5.3.4. Ø2mm先锋钻搭配5mm停止环初钻孔，停止环须比预期的剩余骨高度至少短1mm。

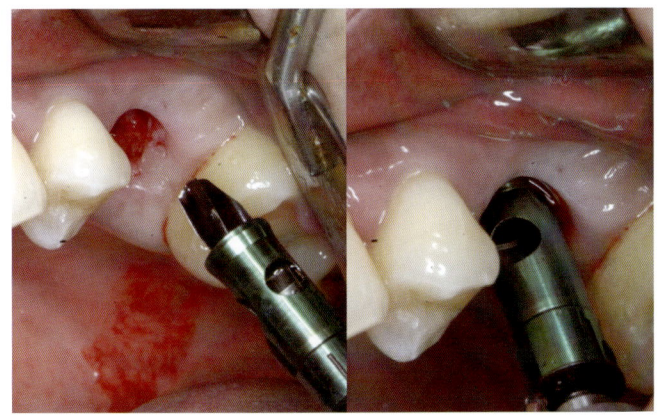

图5.3.5. 提升位点扩孔至4mm宽，比最终钻窄一级。对于拔牙窝，一级级差预备通常能获得更好的稳定性。

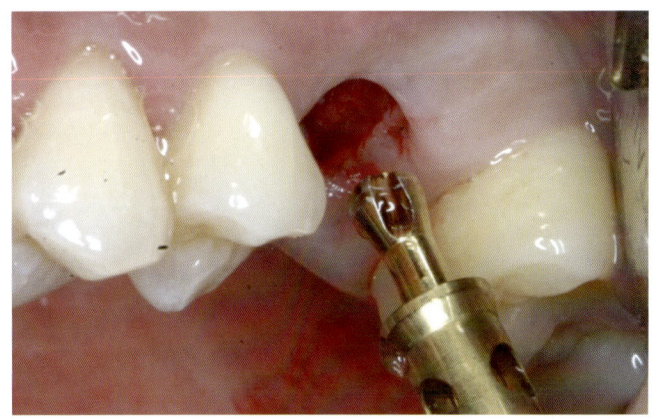

图5.3.6. Ø3.2mm宽型S绞刀在至少1200rpm转速下钻通上颌窦底壁。起初需搭配比前一钻孔深度长1mm的6mm停止环。

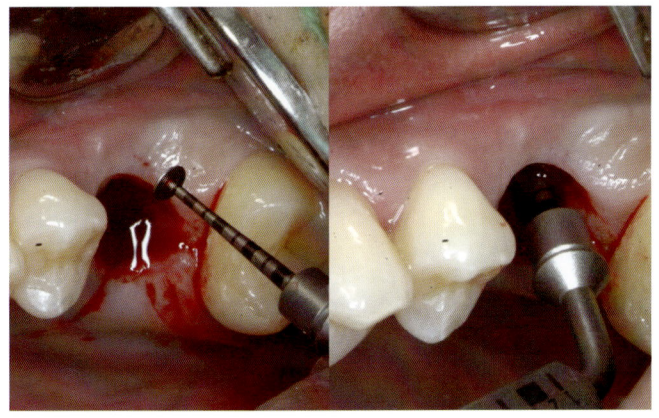

图5.3.7. 持续钻孔直至上颌窦底壁完全打开。用深度测量尺探查底壁的开孔并检测实际骨高度。要用深度测量尺去感受或提升窦膜。

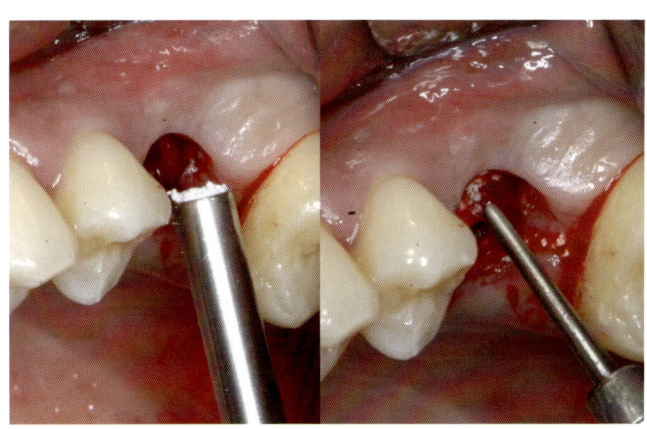

图5.3.8. 使用骨粉输送器和骨粉挤压器植入骨移植材料。输送器可容纳大约0.05cc的骨粉，这可以将窦膜提升0.5~1mm。对于碎片状的骨移植材料，首先使用挤压器的窄头端然后再用宽头端操作更为简单便利。总共使用了0.3cc的Calpore异体骨材料。

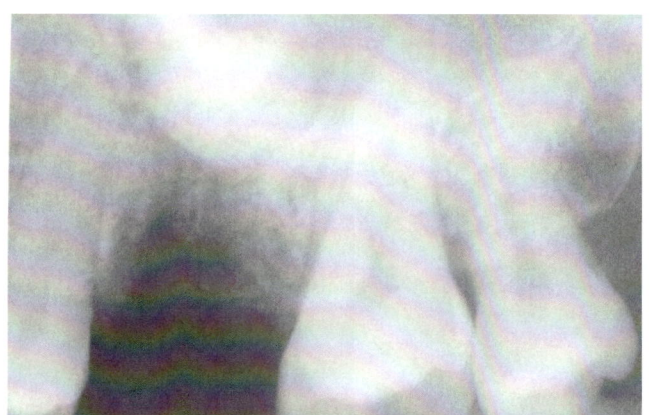

图5.3.9. 从标准的放射线片上看,上颌窦内的骨材料将窦膜提升了5mm,可能是由于窦腔的严重凹陷才可能轻易提升如此大量。

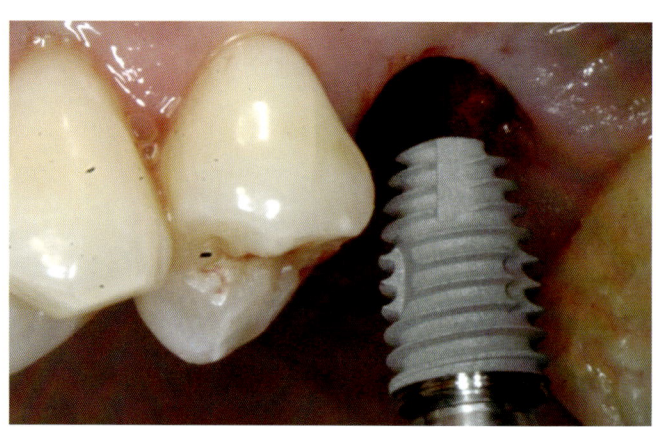

图5.3.10. IS Ⅱ active Ø5×8mm的种植体植入扭力为20Ncm。固位力主要是从上颌窦皮质骨底壁获得的,因为拔牙窝的空腔导致了C固位的丧失。

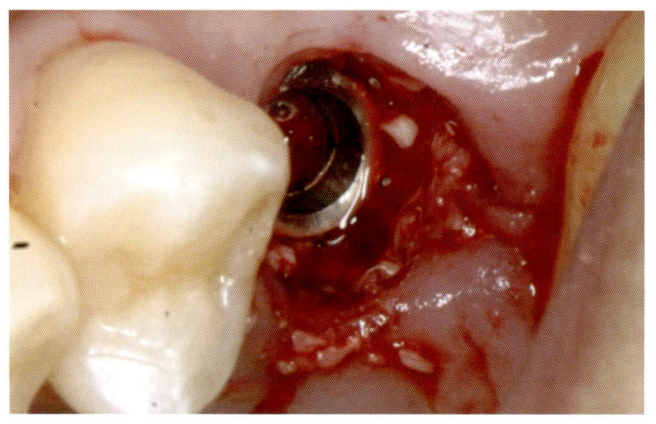

图5.3.11. 在用覆盖螺丝封闭种植体的内部螺丝孔后,骨缺损部位用异体骨充填。一般不需要使用屏障膜覆盖拔牙窝中的移植材料,因为该部位通常是4壁包容性骨缺损。

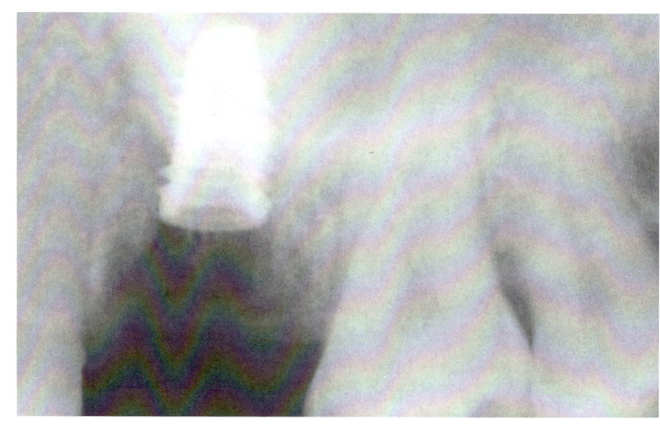

图5.3.12. 根尖片显示种植体位于牙槽嵴下3mm,距离龈缘5mm。虽然通常种植的标准深度是位于牙冠所在龈缘线顶点下3~4mm,但由于考虑移植骨再生的水平将种植位置调整得更深一些。

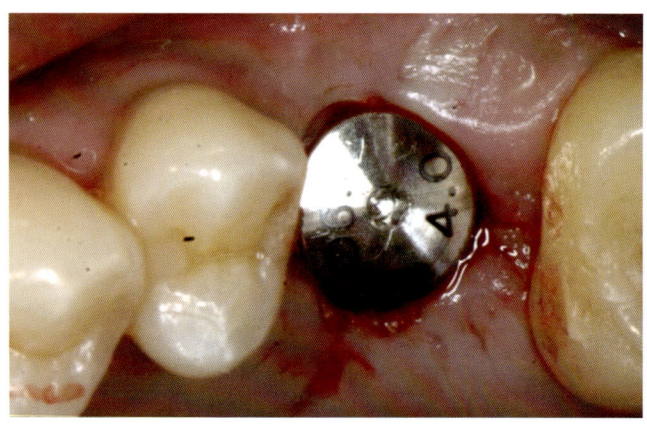

图5.3.13. 植骨后未盖膜,安装7mm宽的愈合基台,无需缝合。

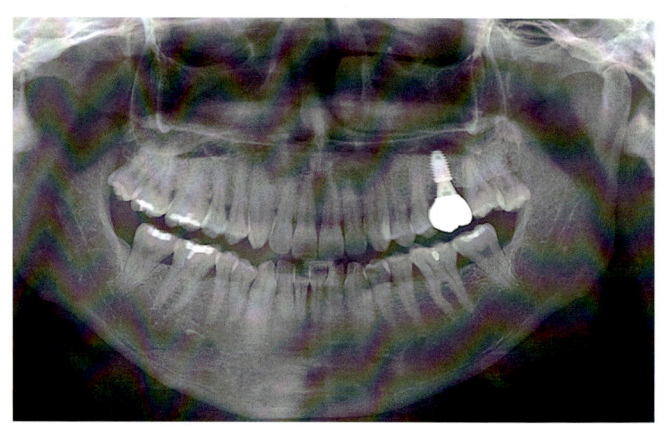

图5.3.14. 术后1年全景片显示边缘骨甚至长到了牙冠边缘线的位置,这就提示了种植体植入牙槽嵴下导致的骨丧失极少。上颌窦内的移植骨在种植体根尖周维持良好。

SCA 病例 4

上颌后牙多牙I、II和III类CMI固位种植

许永九

64岁男性患者就诊，期望全面治疗他的牙齿。患者有高血压、糖尿病、胃部疾病和高胆固醇血症病史，转诊至内科医生处术前评估。

由于旧修复体美学效果不佳，术前拆除前牙桥体（#X－#11－#21－#22）。计划于#12植入一颗种植体、其他3颗牙行冠修复。

术前全景片显示#16、#15、#12、#24、#25、#27缺失，#16和#27剩余牙槽骨高度测得约为7mm。前磨牙区剩余骨高度超过10mm（图5.4.1、图5.4.2）。术前口内照可见充足的角化龈和颊侧骨突（图5.4.3、图5.4.4）。

治疗计划如下：

① I或II类CMI固位：#15、#24、#25。
② III类CM固位：#16、#27。
③ 修复方式：#16－#15和#24－#25行2单位FPDs，#27单冠。

术中计划行III类上颌窦提升术，使用SCA工具盒同期植骨并植入种植体（图5.4.5－图5.4.30）。

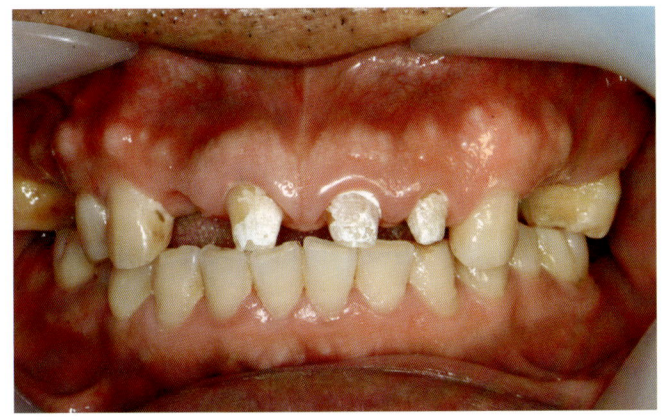

图5.4.1. 术前口内照，四颗上前牙的桥体已拆除，#16、#15、#12、#24、#25、#27缺失。

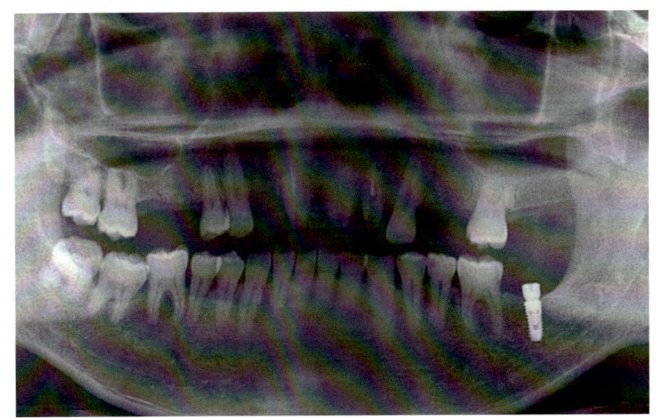

图5.4.2. #16和#27术前剩余牙槽骨高度测得为7~8mm。计划在III类上颌窦使用SCA工具盒同期植骨并植入种植体。

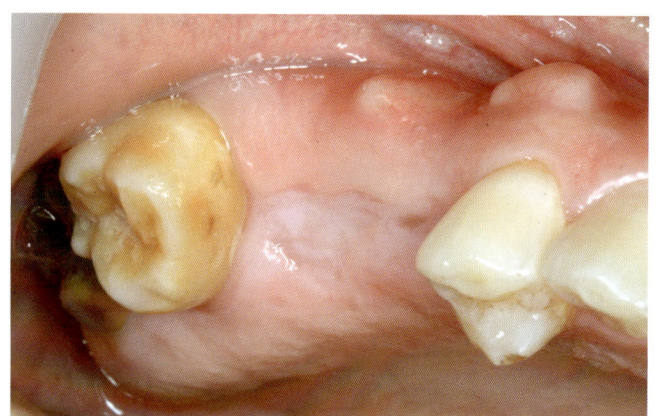

图5.4.3. 右侧术前口内咬合面观照片。可见充足的角化龈和颊侧骨突。

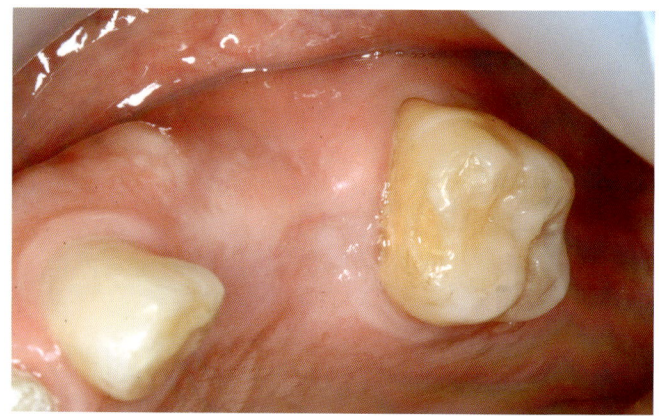

图5.4.4. 左侧术前口内咬合面观照片。可见充足的角化龈。

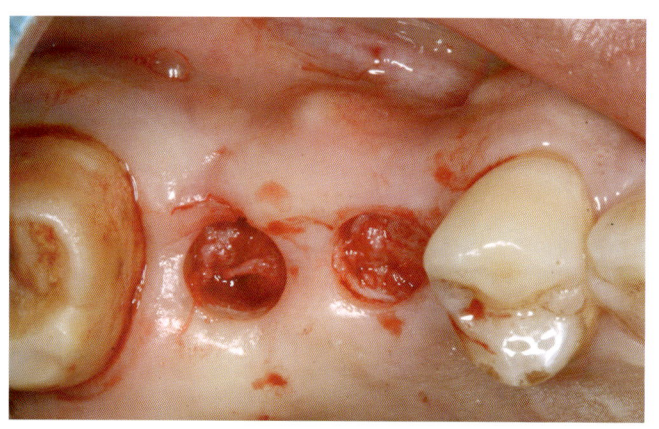

图5.4.5. 去除切口处的角化龈。

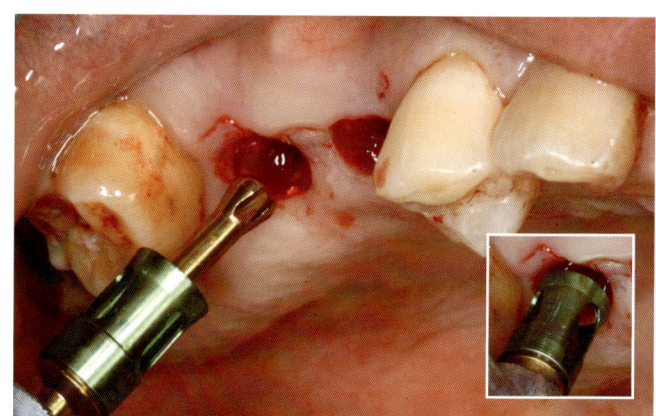

图5.4.6. 完成钻孔备洞后，由于在全景片上测得的剩余牙槽骨高度为8mm，在#16位置需将SCA工具盒中2.4mm直径S绞刀搭配8mm停止环使用。2.4mm直径S绞刀使用后，在应用2.8mm直径的S绞刀扩大上颌窦底壁皮质骨的窝洞时需极为小心谨慎。

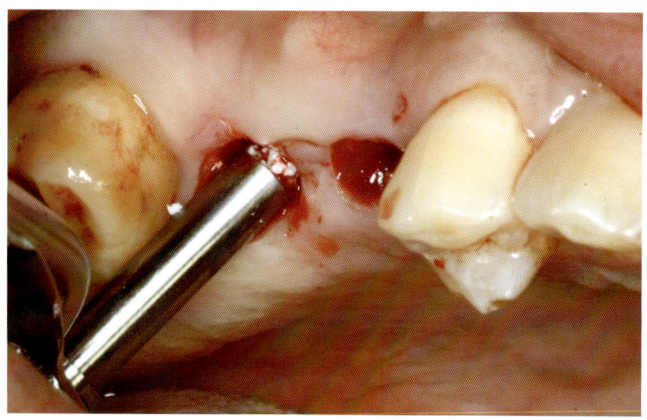

图5.4.7. 在抬起窦膜形成的空腔内植入异体骨（RegenOss TM）。使用SCA工具盒中的骨粉输送器将骨移植材料植入。骨粉输送器每次可容纳0.05cc骨粉，总共植入0.3cc。

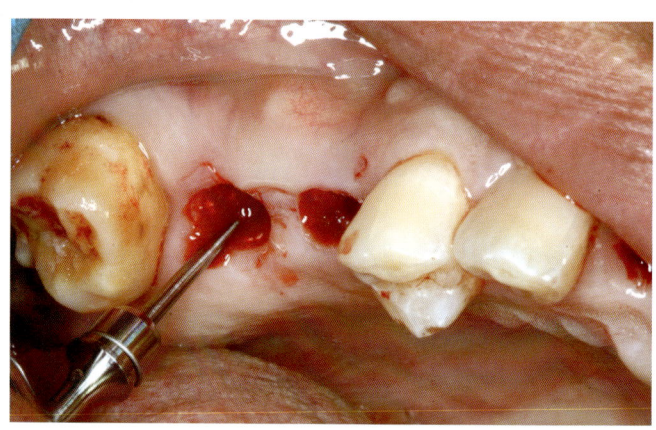

图5.4.8. 使用SCA工具盒中的骨粉平推器连接在手机上用50~80rpm的转速铺平根尖侧的骨移植材料。

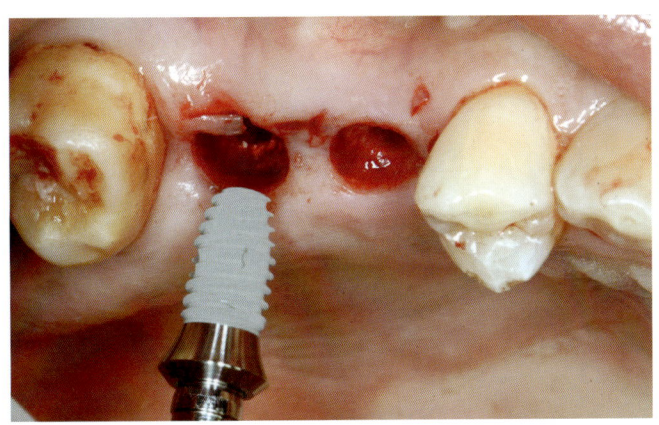

图5.4.9. 植骨后，#16准备植入穿黏膜式IT CMI种植体（Ø5.0X10.0mm）。

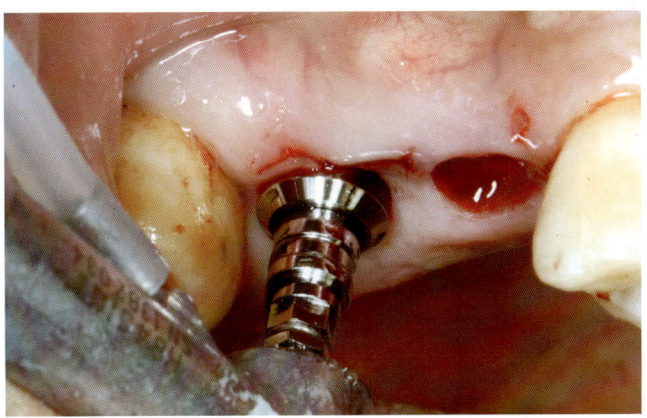

图5.4.10. #16在理想的深度植入种植体。

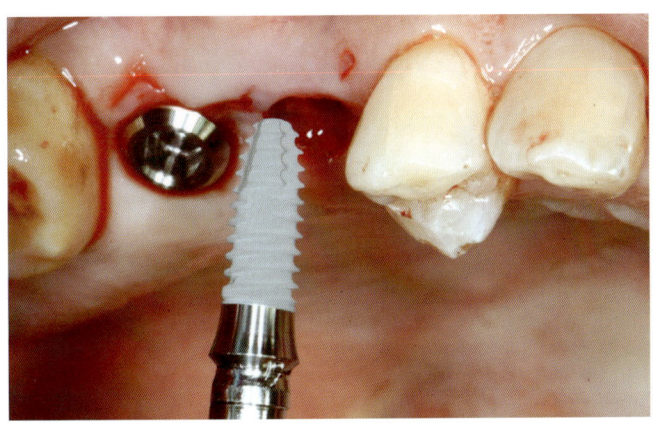

图5.4.11. #15准备植入另一个穿黏膜式IT CMI种植体（Ø4.0X10.0mm）。

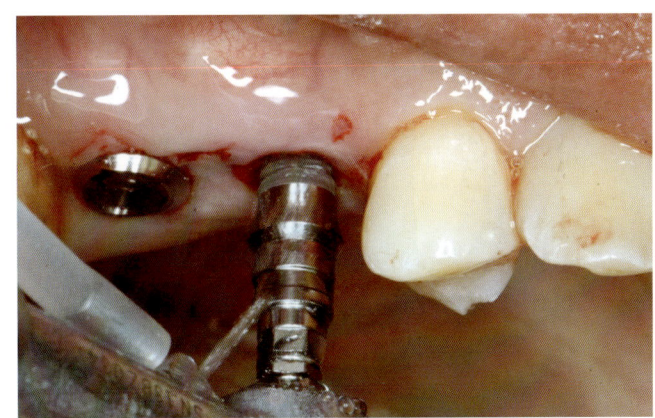

图5.4.12. #15在理想的深度植入种植体。

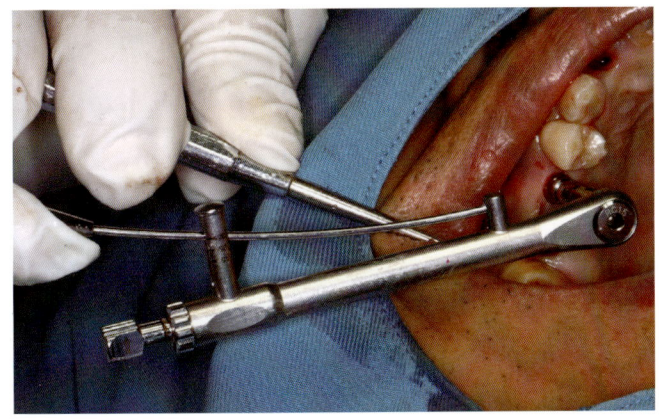

图5.4.13. #15植入扭力大约为35Ncm。

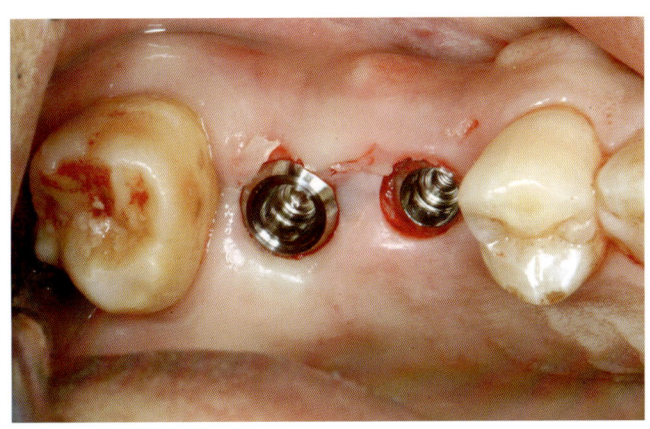

图5.4.14. #16和#15不翻瓣植入两颗穿黏膜式种植体（非埋入）。

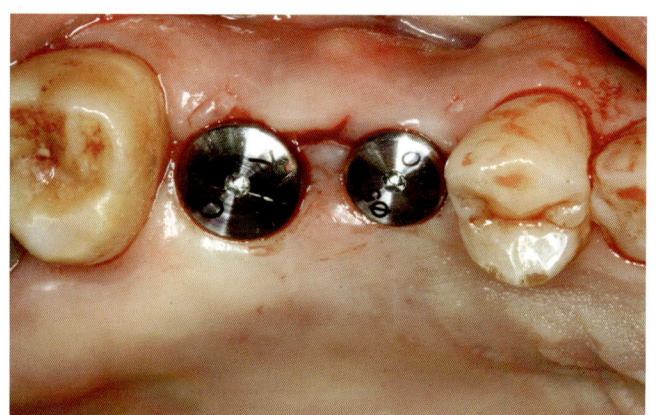

图5.4.15. 由于植入扭力充足,安装愈合基台。

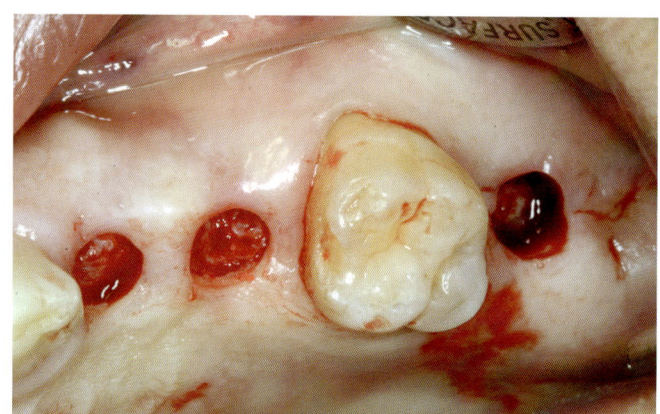

图5.4.16. 用刮治器去除切口处的角化龈。#27也用同样方法治疗。

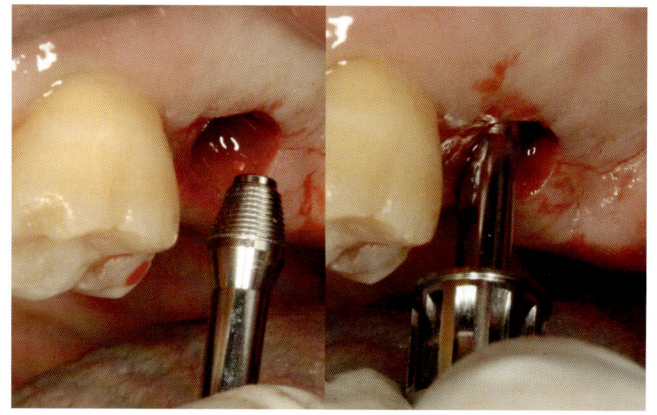

图5.4.17. #27用SCA工具盒中的S绞刀行经牙槽嵴顶上颌窦提升术,剩余牙槽骨高度7~8mm。打开窦底皮质骨后,将Sinus All工具盒中的水压连接器连接至钻孔位点,采用水压法提升施耐德氏膜。

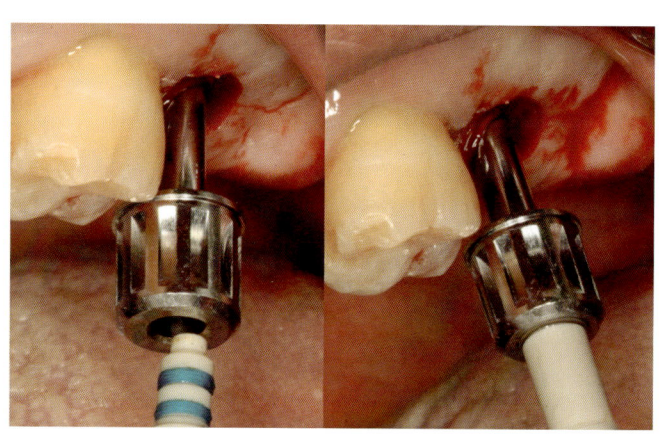

图5.4.18. 将连着生理盐水注射器的水管阀门连接至之前已固定好的水压连接器进水口。

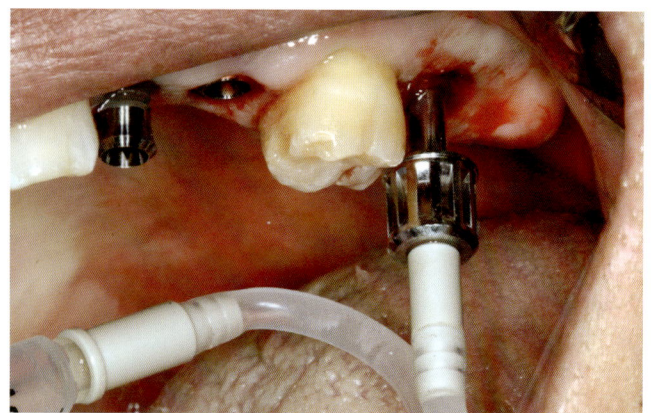

图5.4.19. 注射器内需预备好与窦膜提升量相等量的生理盐水。小心地推拉注射器的活塞以免不慎导致窦膜撕裂。完成提升后,按常规方法植入骨移植材料。

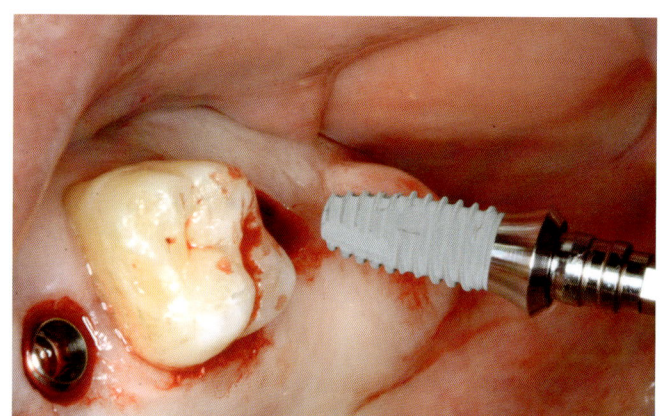

图5.4.20. 在#27位点用足够的植入扭力植入IT型宽颈CMI植体(Ø5.0×10.0mm)。

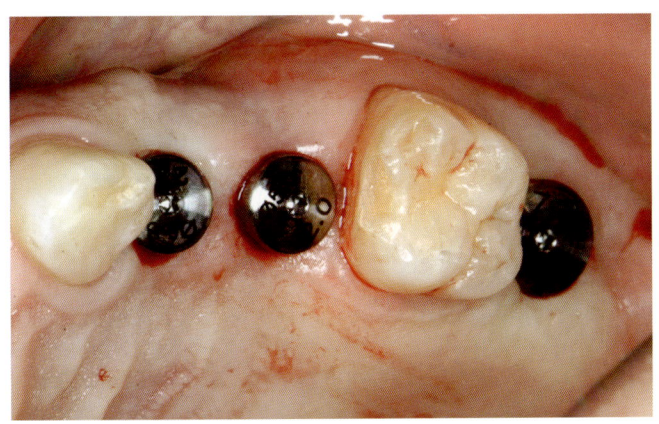

图5.4.21. 种植体上安装愈合基台。

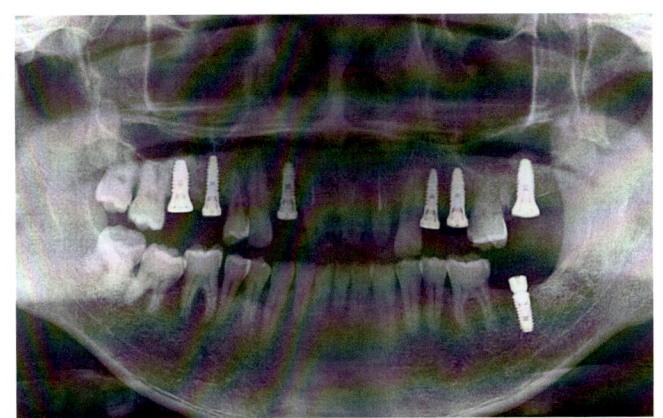

图5.4.22. 双侧上颌窦提升植骨及种植体植入术后的全景片，在#16和#27的根尖可见圆顶状骨移植材料。

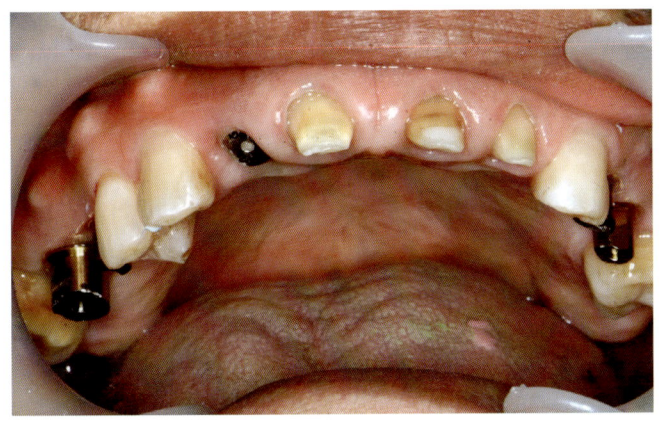

图5.4.23. 术后3周口内照，#15、#16、#24和#25制取印模。调整好预成基台的高度后，将之安装到种植体上。用硅橡胶材料制取咬合记录。

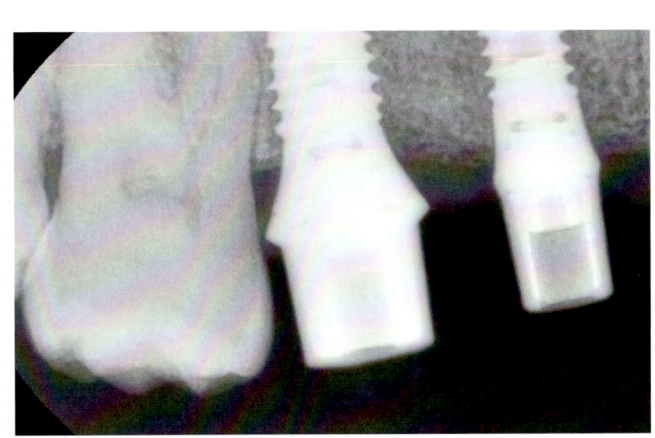

图5.4.24. 术后3周根尖片。基台连接到位，种植体周围牙槽骨维持良好。

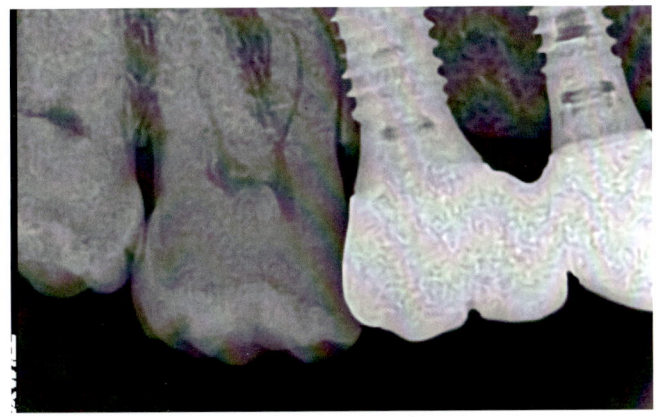

图5.4.25. 上颌磨牙区术后5个月根尖片，可见种植体周围牙槽骨坚实且稳定。

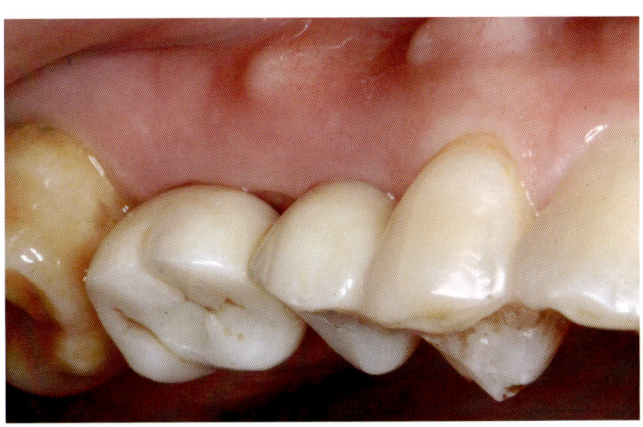

图5.4.26. 术后1.5个月，右上颌最终修复完成。

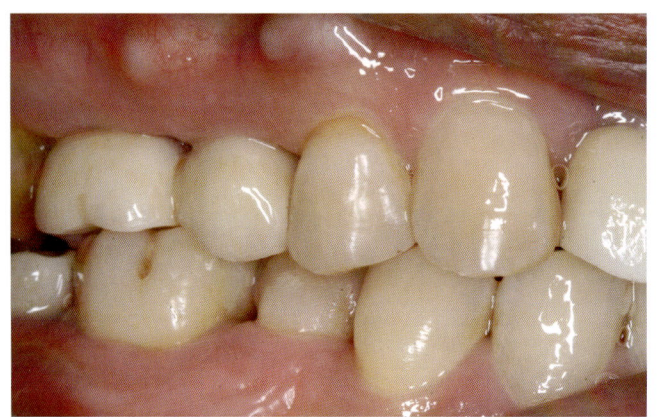

图5.4.27. 右上颌修复完成后的侧面观。

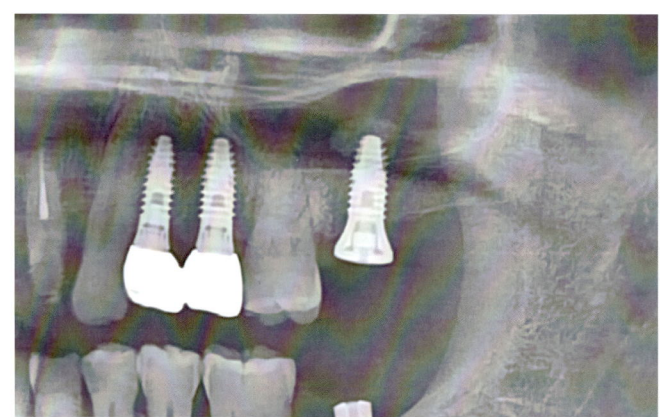

图5.4.28. 双侧上后牙区修复后的全景片。

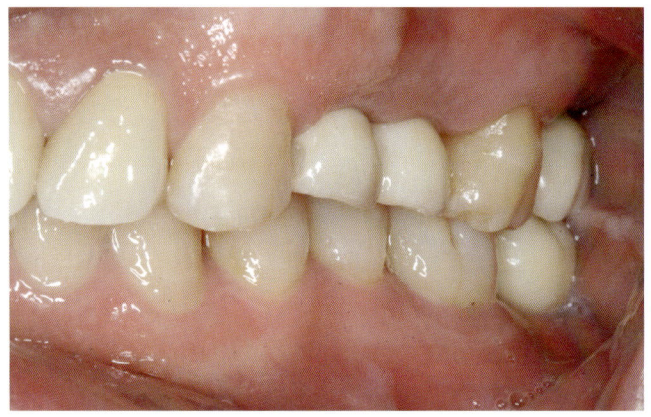

图5.4.29. 左上颌治疗后的侧面观。

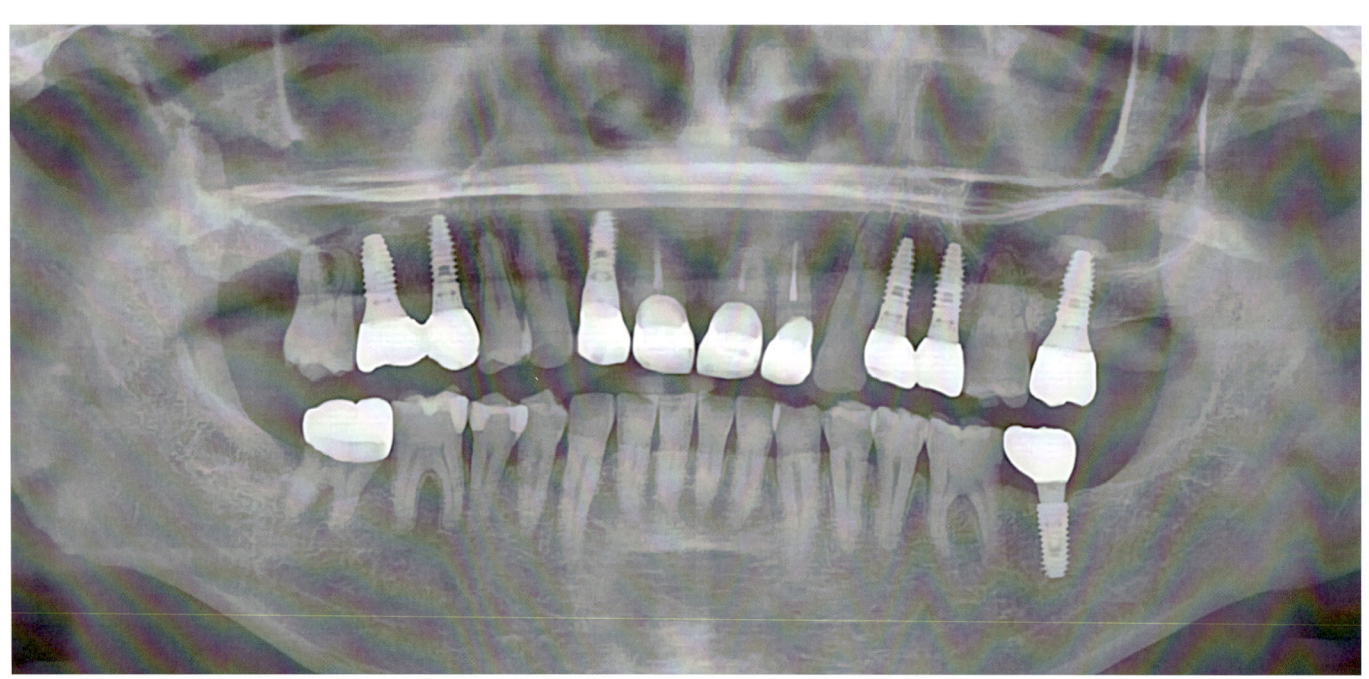

图5.4.30. 治疗完成5个月后的全景片，所有种植体均修复完成。采用SCA工具盒植入#16和#27位点根尖的骨移植材料保持稳定。

SCA 病例 5

采用SCA技术在严重凹陷型上颌窦底行10mm上颌窦提升

许永九

2009年2月，54岁女性患者由于左上第一磨牙缺失前来就诊。3周前，患者牙因严重龋齿龋坏在牙医处拔除患牙。否认特殊系统疾病史。

根尖片显示上颌窦在#26近中侧存在一条细长的间隔，上颌窦底严重凹陷。剩余骨高度为3~4mm，且拔牙窝内有一个较大的骨缺损。CT扫描显示，#26近中侧可见一条细长的上颌窦间隔且远中侧的窦膜增厚（图5.5.1、图5.5.2）。

治疗计划采用经牙槽嵴顶入路，而非经外侧壁入路行上颌窦提升。由于窦底极为凹陷，虽然剩余骨高度仅为3~4mm，但通过经牙槽嵴顶入路法仍然可以提升超过10mm。上颌窦提升的量是由窦底的形态所决定的。窦底越凹，越容易提升膜。如果窦底为平坦型的则最多只能提升3mm。如果窦底呈凸型则由于窦膜不能扩张，那么将无法提升。

为保存软组织轮廓和宽阔的种植床，计划行延期即刻种植，以此可以取得更好的条件准备GBR，因为保存拔牙窝周围的皮质骨可以获得更好的初期稳定性（图5.5.3－图5.5.26、视频5.1）。

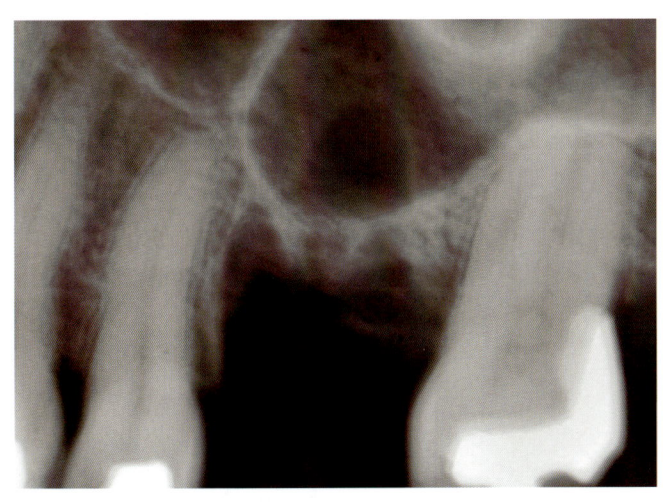

图5.5.1. 拔牙3周后根尖片，剩余骨高度约3~4mm，可见狭长的间隔。

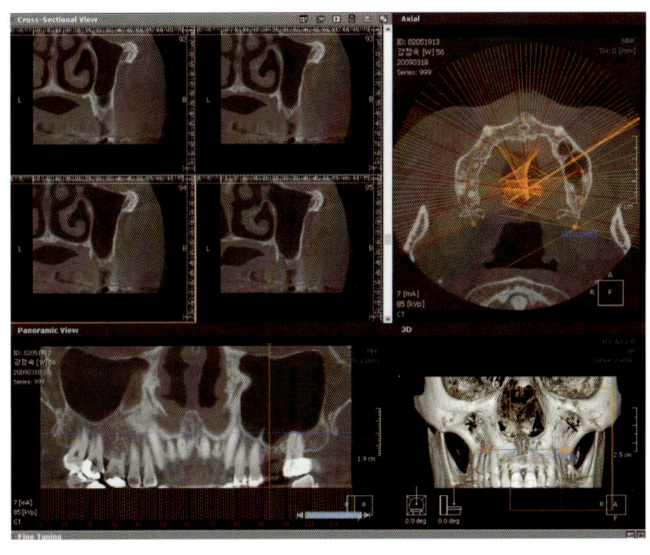

图5.5.2. 种植前CT图像，上颌窦内未见特殊病理性改变，但近中侧可见一条明显的间隔且远中区域窦膜增厚。

微创上颌窦提升技术

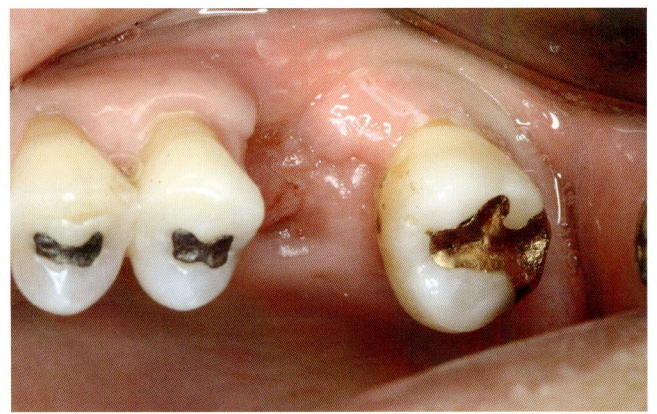

图5.5.3. #26拔牙3周后牙龈愈合情况,由于种植位点附近存在间隔且窦底形状极为凹陷,所以决定采用经牙槽嵴上颌窦提升术提升窦底约10mm。

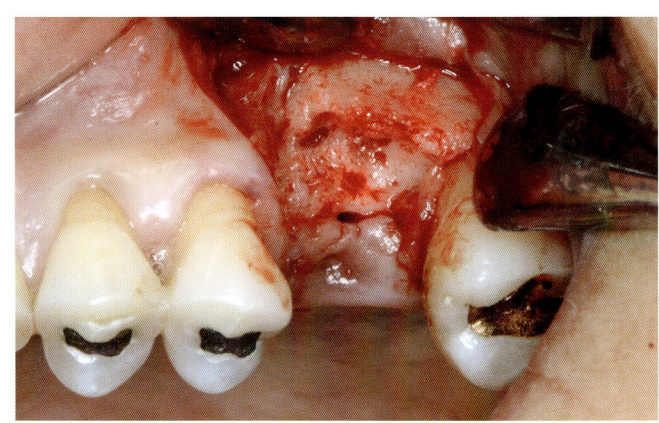

图5.5.4. 可见颊侧骨缺损,用先锋钻标记植入位置。

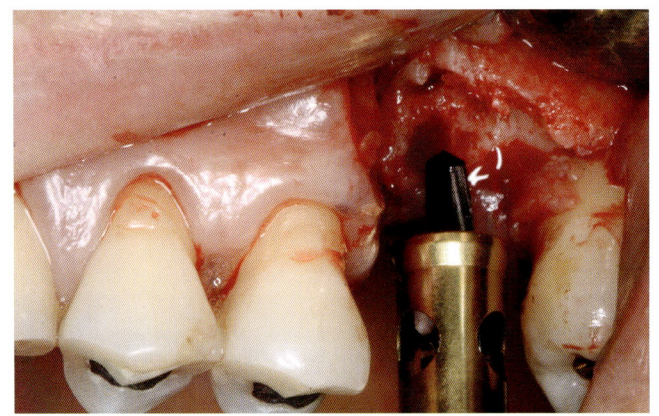

图5.5.5. 搭配3mm长的停止环扩孔至Ø4.5mm。

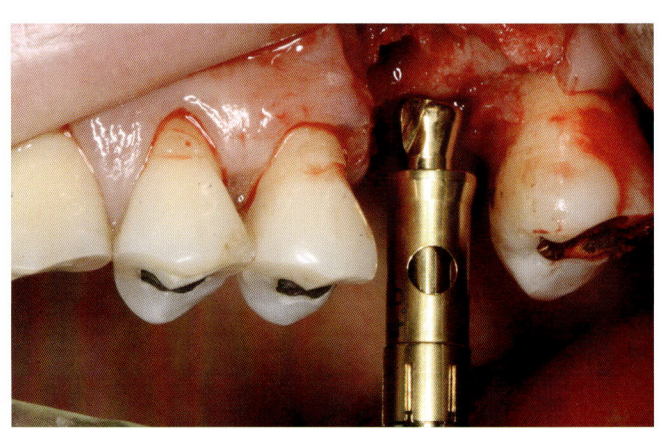

图5.5.6. 使用SCA工具盒中Ø3.6mmS绞刀搭配4mm停止环钻孔进入窦腔,转速为1200rpm。

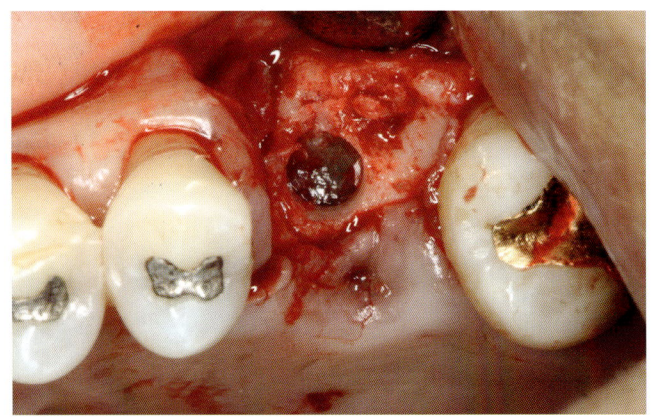

图5.5.7. 此时,由于未形成薄层骨盘,因而直视可见上颌窦膜完整无穿孔。

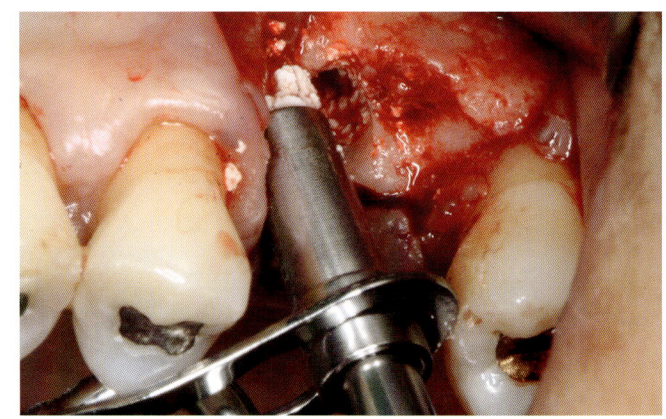

图5.5.8. 使用骨粉输送器植入骨材料。为了实现窦膜提升10mm,植入约0.7cc的骨粉。由于间隔存在导致窦底严重的凹陷才能获得如此大的提升量。

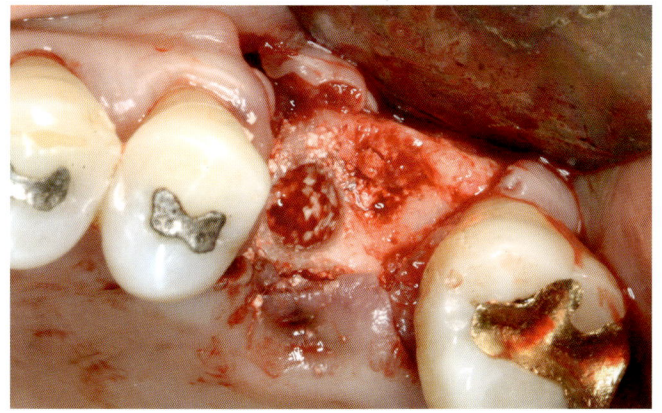

图5.5.9. 将0.6cc骨粉植入窦腔内并铺开。

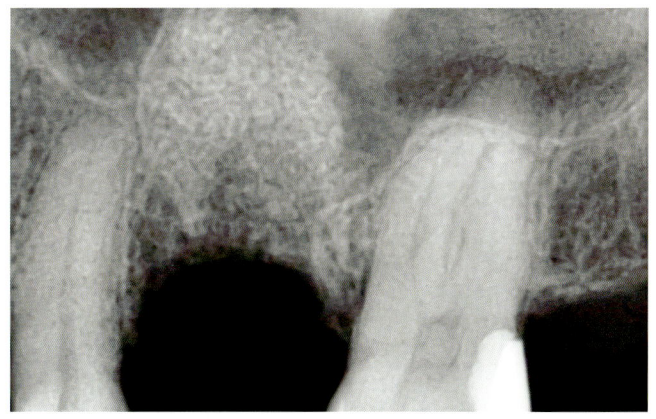

图5.5.10. 植骨后的根尖片。由于存在间隔,近中侧窦膜提升了约10mm。而远中侧仅有少许骨移植物,窦膜提升量极小。这不仅是由于此处无间隔,更是因为远中侧窦膜增厚造成的。

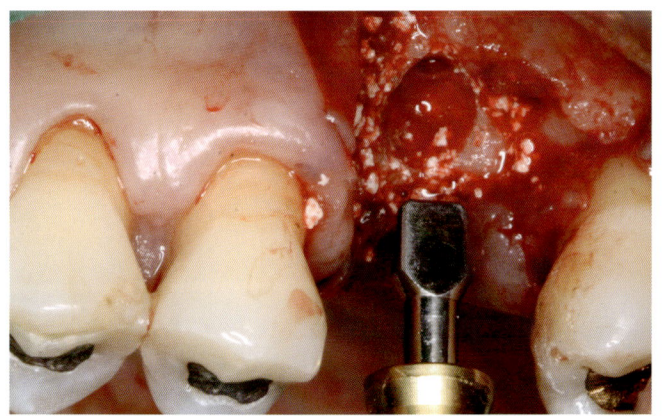

图5.5.11. 用较大号的骨粉平推器以80rpm转速将骨移植材料平推至远中侧。移植材料植入窦腔内深约1~2mm。

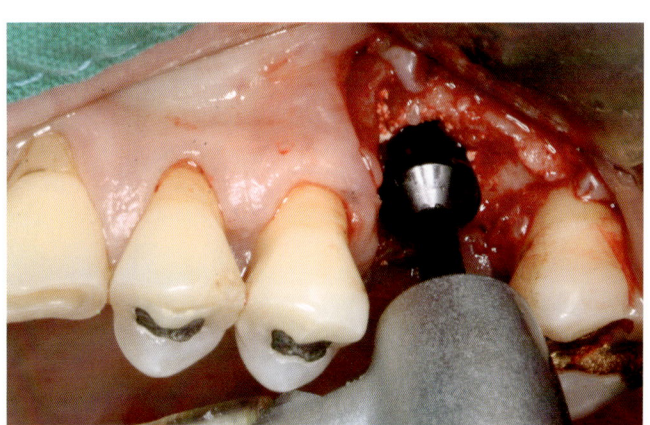

图5.5.12. 由于D2类骨,植骨后需使用颈部成形钻。

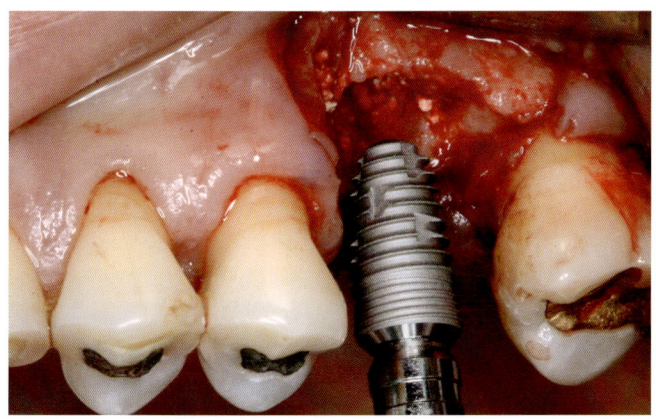

图5.5.13. 植入I类CM IS 510（内连接埋入式）种植体。

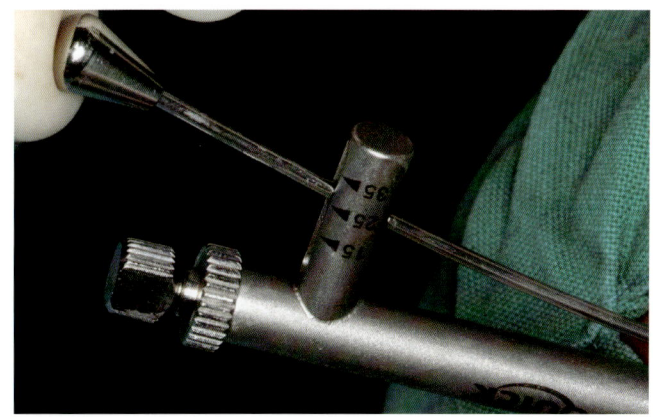

图5.5.14. 植入扭力为25Ncm,足以一期手术愈合。

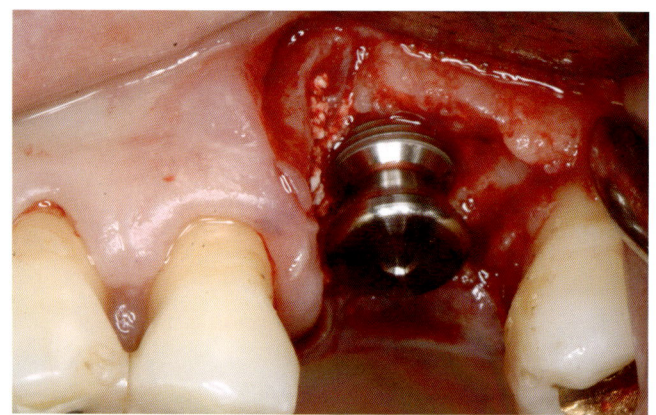

图5.5.15. 由于初期稳定性良好,安装愈合基台。

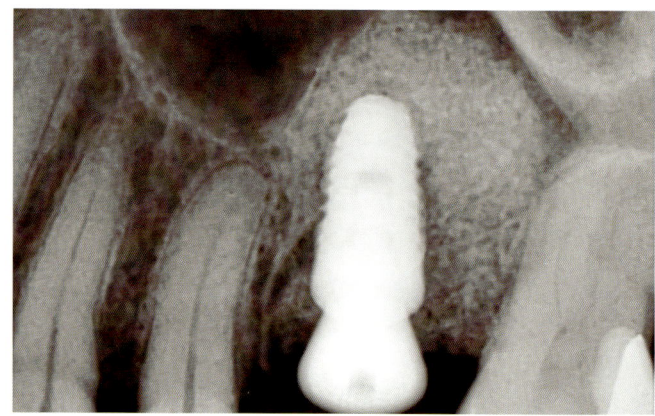

图5.5.16. 上颌窦提升植骨同期植入种植体后的根尖片,由于上颌窦严重凹陷使10mm提升成为可能。窦膜的远中部分也同样有所提升。

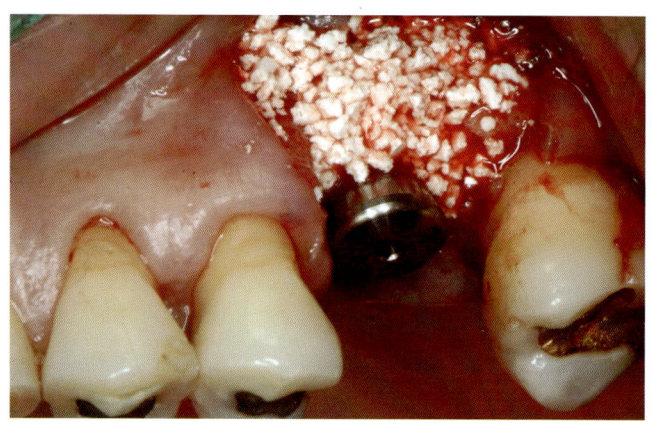

图5.5.17. 颊侧用同样的骨移植材料充填。

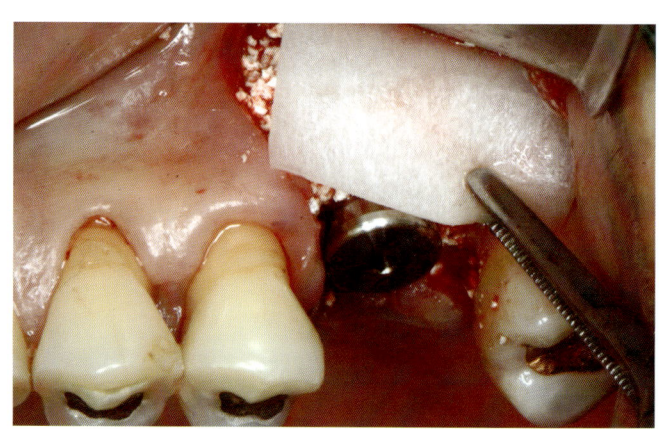

图5.5.18. 覆盖胶原膜。

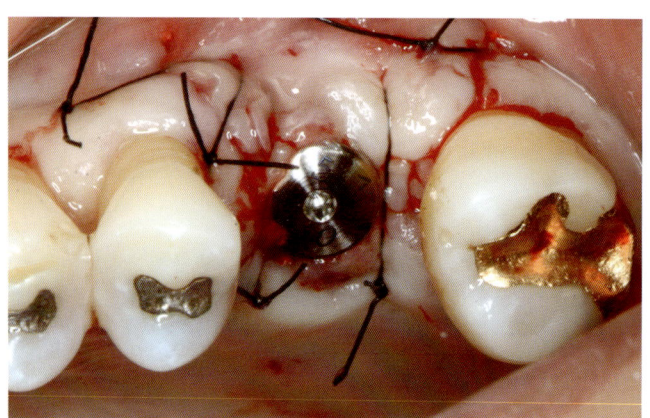

图5.5.19. 缝合伤口,非埋入式愈合。

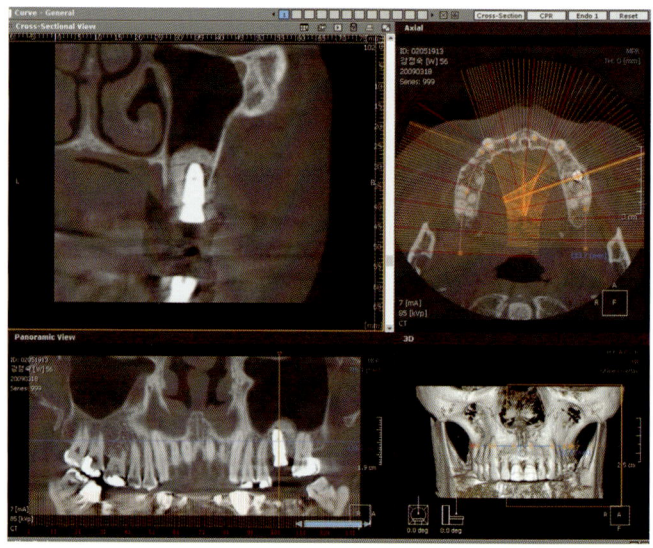

图5.5.20. 手术后即刻CT,确认从4mm剩余骨提升了10mm,且骨移植成功。

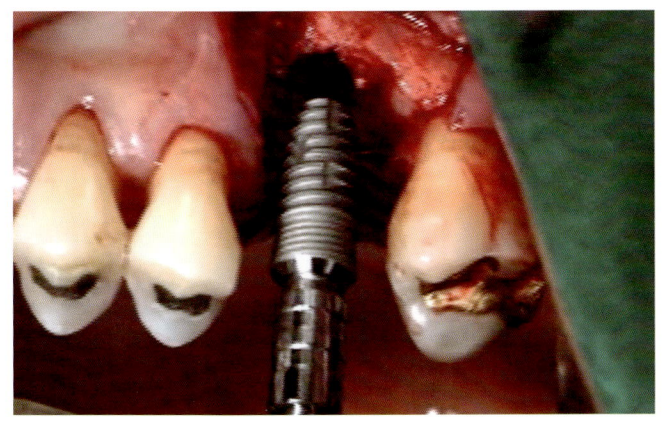

视频5.5.1. 提升后骨移植，植入种植体。

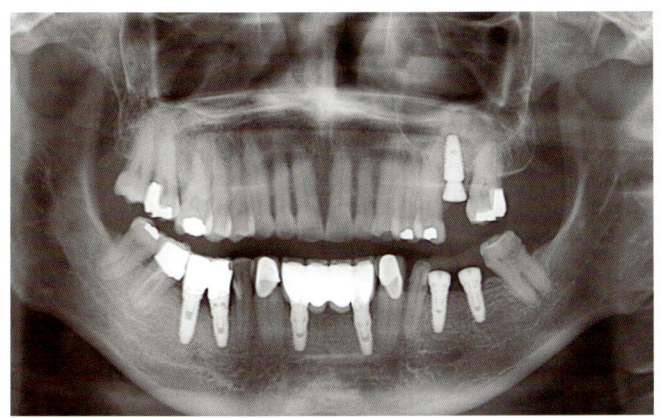

图5.5.21. 术后6个月全景片。

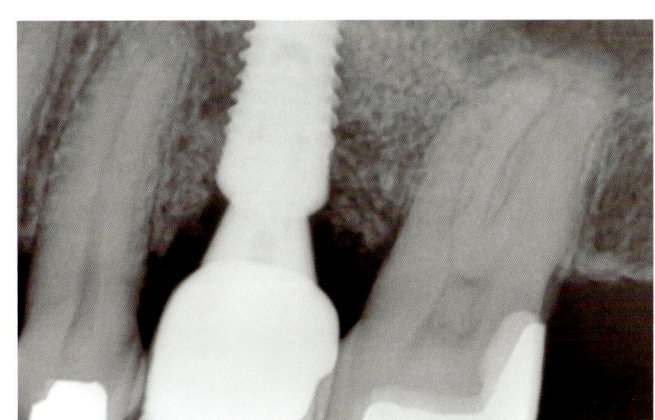

图5.5.22. 种植8个月最终修复后的根尖片。

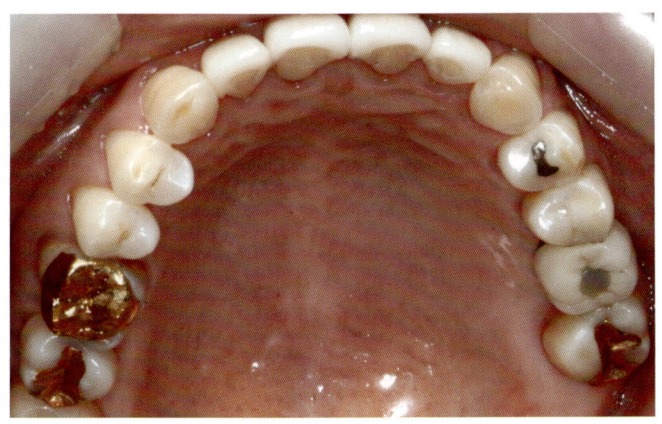

图5.5.23. 最终修复完成后的咬合面观。

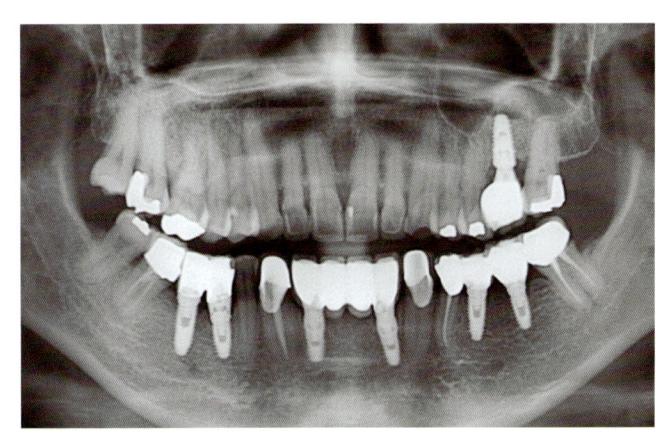

图5.5.24. 最终修复完成后1年全景片，种植体稳定且边缘骨高度维持良好。

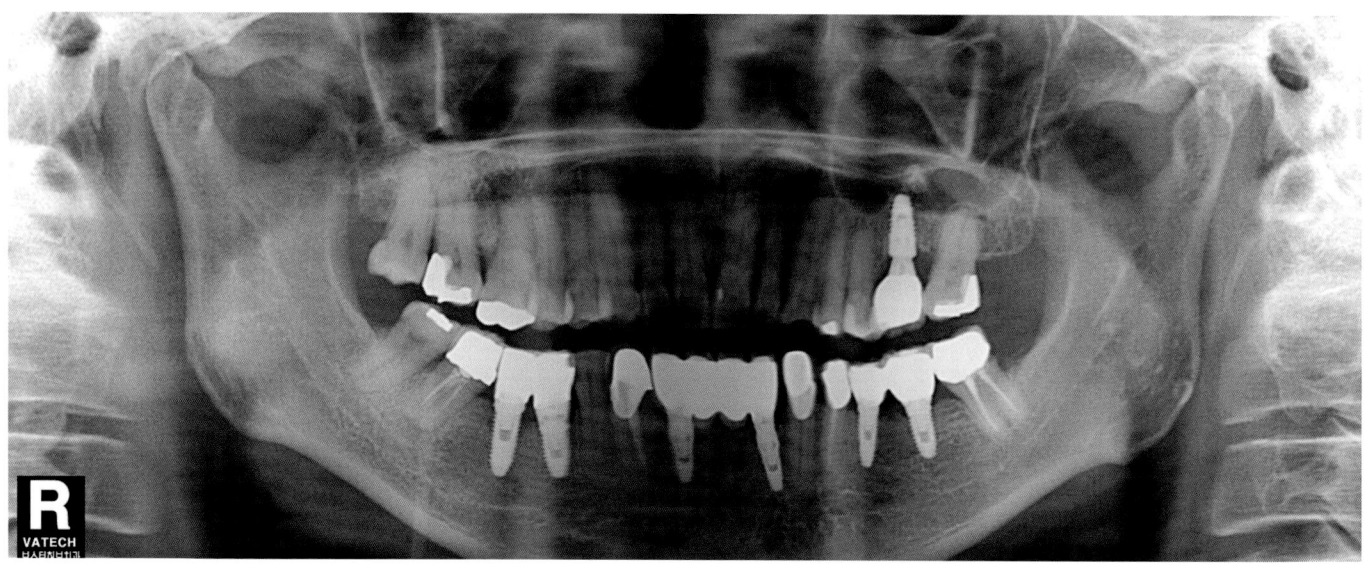

图5.5.25. 4年随访根尖X线片。上部部分骨移植物分离消失。

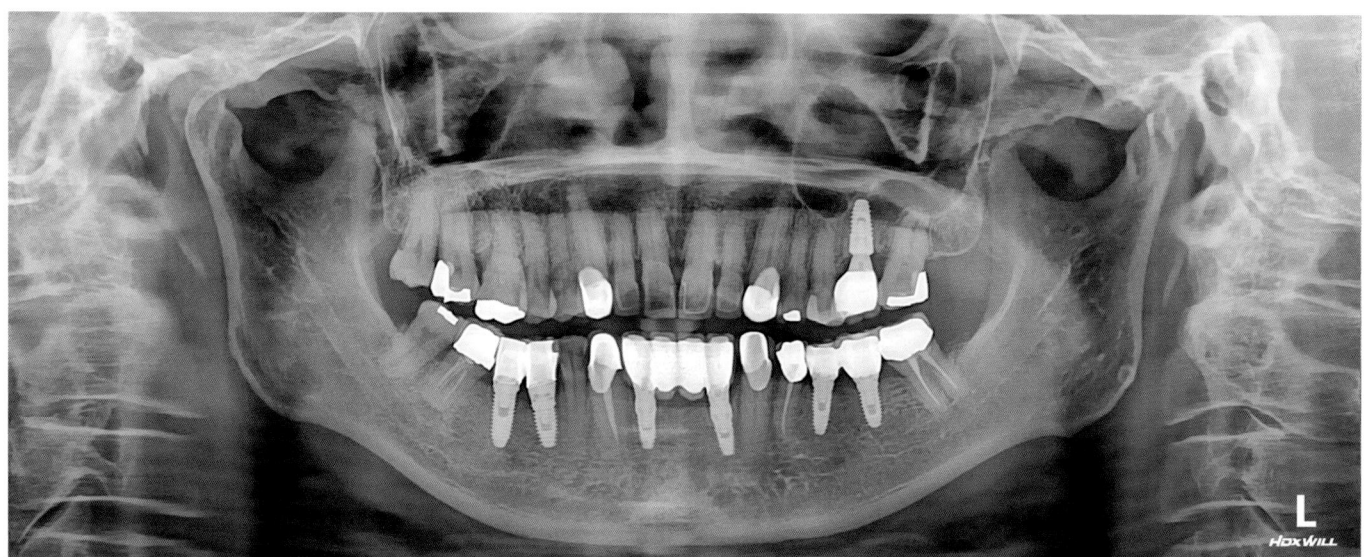

图5.5.26. 7年随访全景片。边缘骨水平维持良好。

SCA 病例 6

使用微创窦膜剥离器(micro-elevator)行7mm经牙槽嵴顶上颌窦提升的6年治疗疗效

金锺晔

42岁男性患者因上颌可摘义齿就位、佩戴不适就诊。他的主诉是"我想要将活动假牙换成固定牙"。患者全身体健,血压稳定且无糖尿病。

口腔检查及全景片显示#25、#26和#27缺失,剩余骨高度分别为10mm、4mm和6mm。上颌窦底为凹形(图5.6.1)。

治疗计划如下:

① #25:II类CMI固位。

② #26:III类CM固位(经牙槽骨嵴顶提升植骨移植)。

③ #27:II或III类固位。

修复:种植支持式3单位FPD(图5.6.2-图5.6.20)。

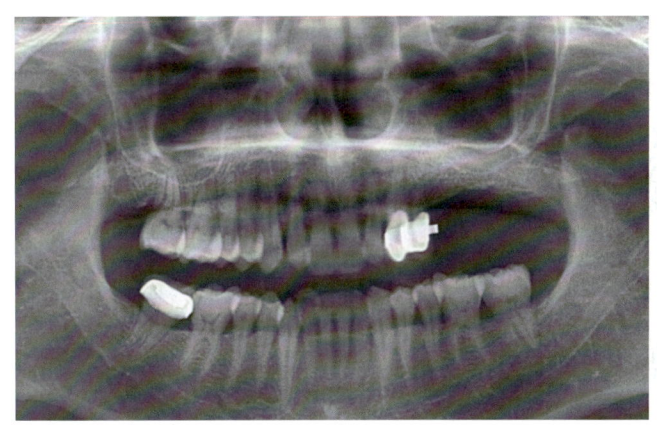

图5.6.1. 初诊全景片,#25、#26和#27缺失。剩余骨高度4~8mm。

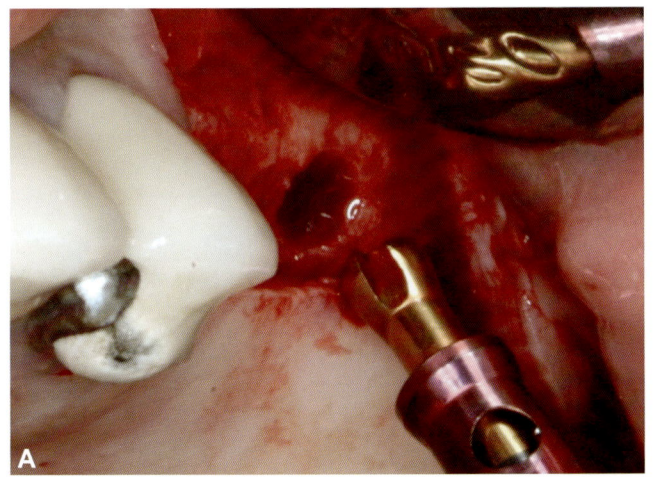
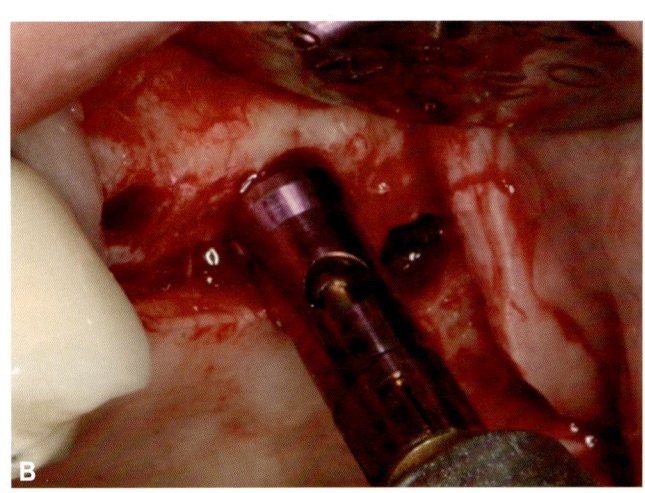

图5.6.2. A、B:使用扩孔钻逐次扩孔后,在至少1200rpm转速下使用S绞刀(#25用Ø2.4mm S绞刀达到II类固位,#26用Ø3.6mm S绞刀达到III固位,#27用Ø3.2mm S绞刀达到II类固位),初始钻孔深度比到上颌窦底的距离少1mm,然后持续向上钻孔直至打开上颌窦底壁。

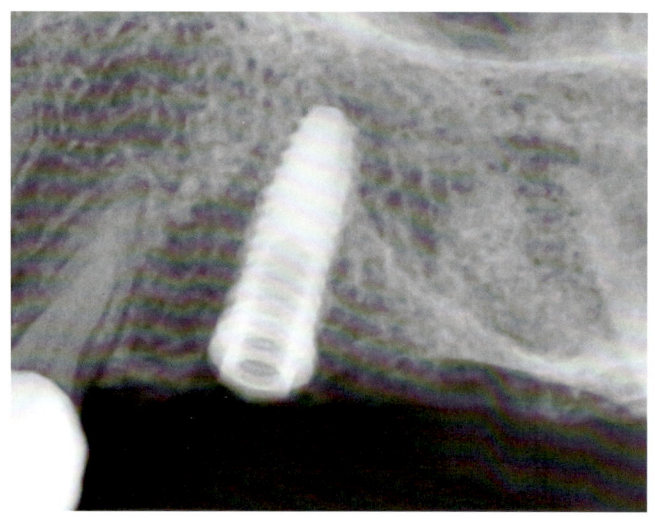

图 5.6.3. 植入 EB 型 CMI 种植体（Ø4.0×11.5mm）后的根尖片。#25 区域种植体根尖 1~2mm 进入上颌窦内且未行植骨（II 类 CMI 固位）。骨密度为 D332，由于获得 II 类固位植入扭力达 40Ncm。

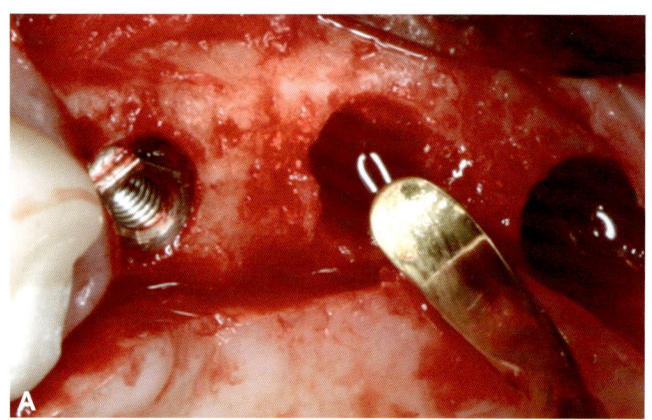
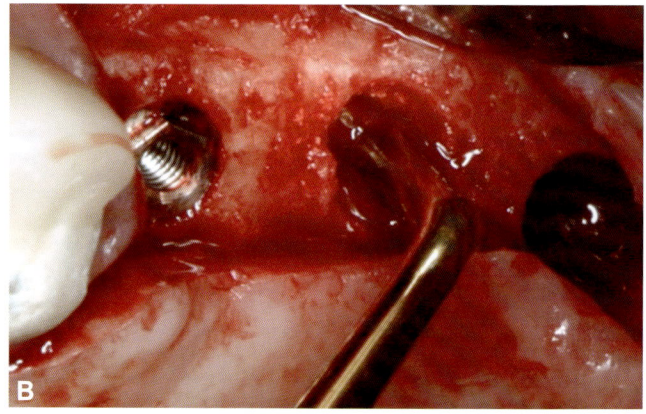

图 5.6.4. A、B：#26 区域剩余骨高度为 3~4mm。使用 SLA 工具盒中的微创窦膜剥离器经牙槽嵴顶提升上颌窦膜。即使骨高度极为有限（1~3mm）也可通过这一方法完成手术。

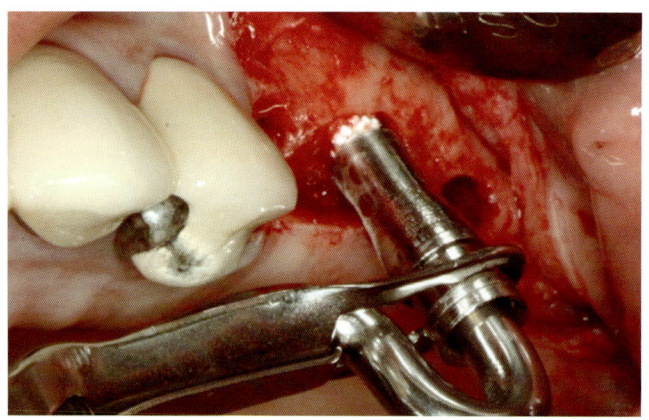
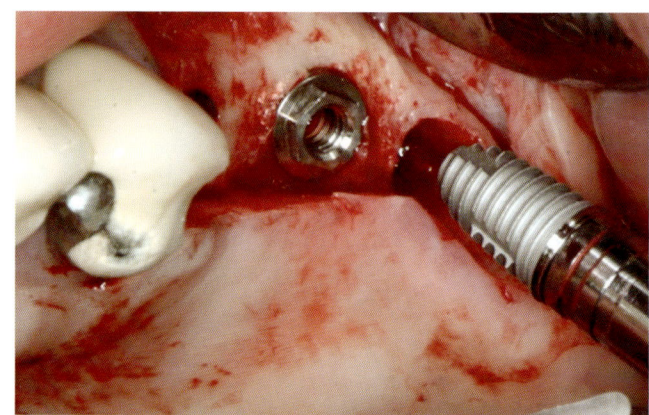

图 5.6.5. #26 区域植入 0.3cc 异体骨材料（Calpore）至提升的施耐德氏膜下方填充 5mm 高度的空腔。

图 5.6.6. #26 和 #27 区域植入两颗 EB 型种植体（Ø5.0×8.5mm）植入扭力分别为 40Ncm 和 30Ncm。可能是由于底壁皮质骨固位和自挤压技术的结合使得植入扭力如此之高。

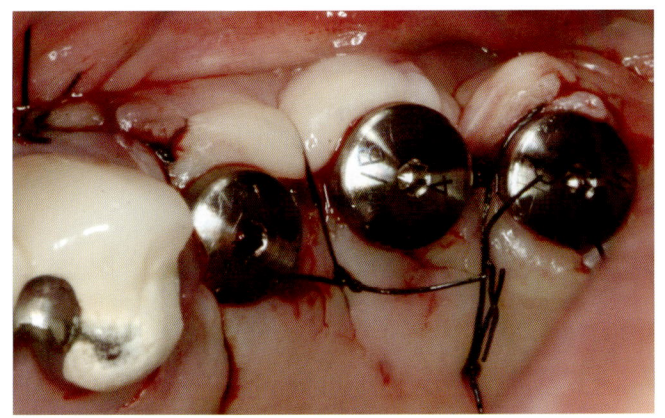

图5.6.7. 由于充足的初期稳定性安装愈合基台,有足够的附着龈行间断缝合。

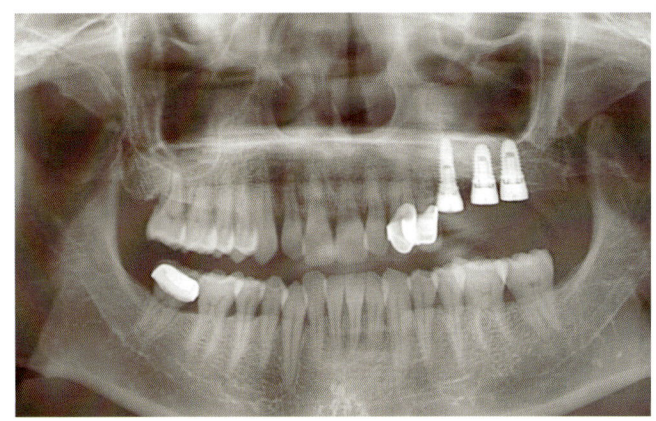

图5.6.8. 术后全景片,#26植体位置有约7mm高度的移植材料,可见圆顶状阻射团块。使用微创窦膜剥离器可达到大量的窦膜提升。

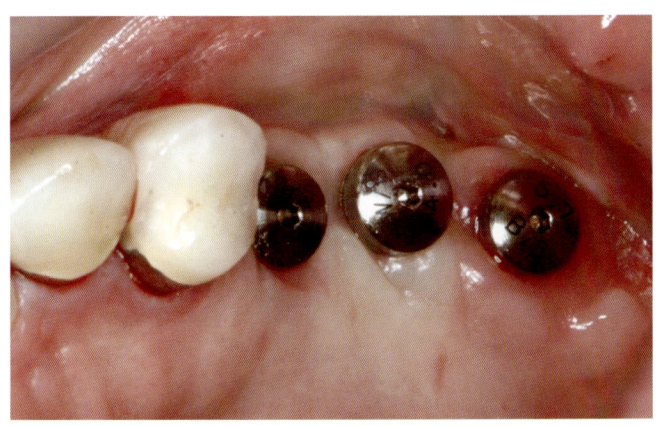

图5.6.9. 种植术后1个月,软组织愈合良好,此时可取印模。

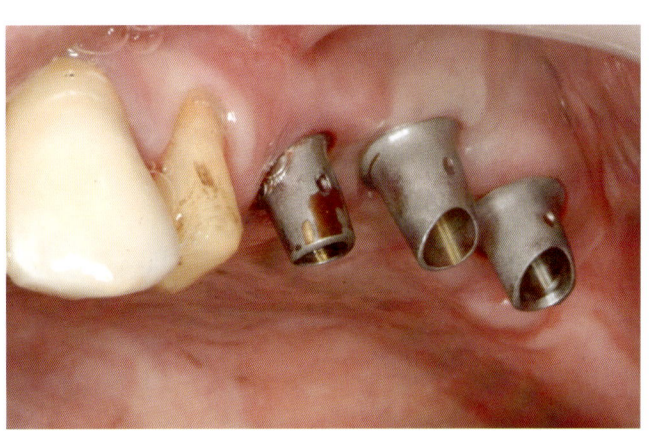

图5.6.10. 拆除#24的临时黏结冠。取膜后1周,将SCRP基台安装到#25、#26和#27上。

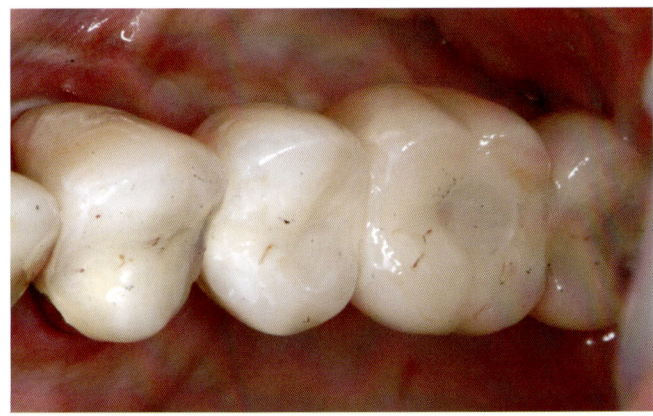

图5.6.11. 术后40天,最终SCR 3-单位PFM FPD(SCRP)修复体制作完成,用永久树脂黏结剂将其和基台黏接固位。修复体通过螺丝可反复拆卸取戴。

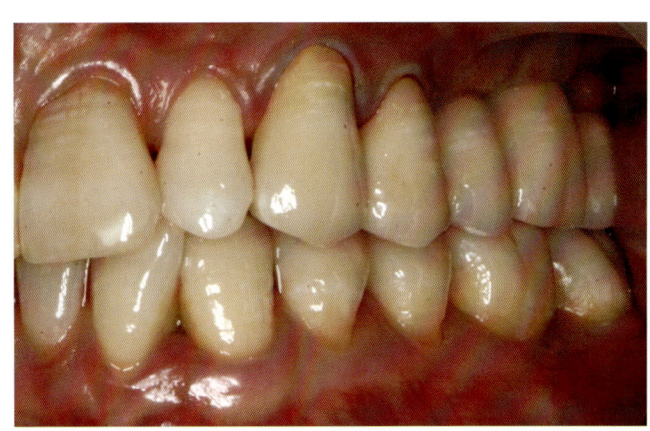

图5.6.12. 最终修复后的颊侧观。

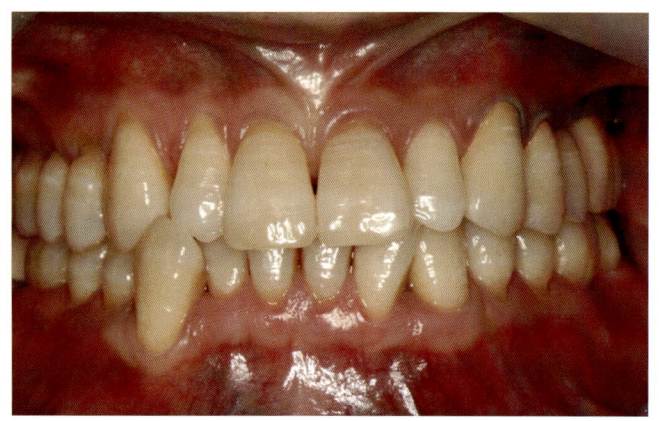

图5.6.13. 修复后正面观。

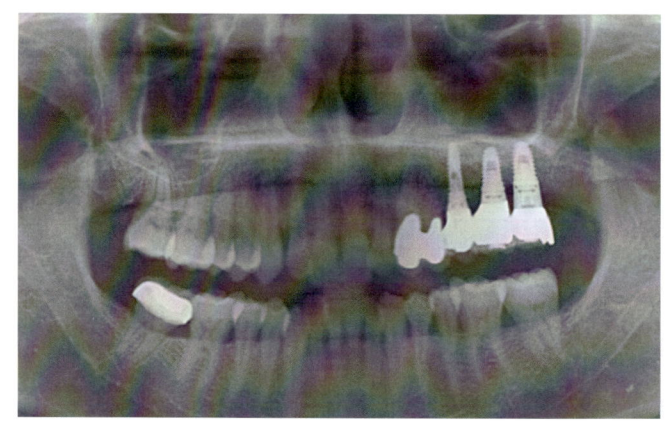

图5.6.14. 修复完成后全景片。可见边缘骨和提升后移植的骨材料均稳定。

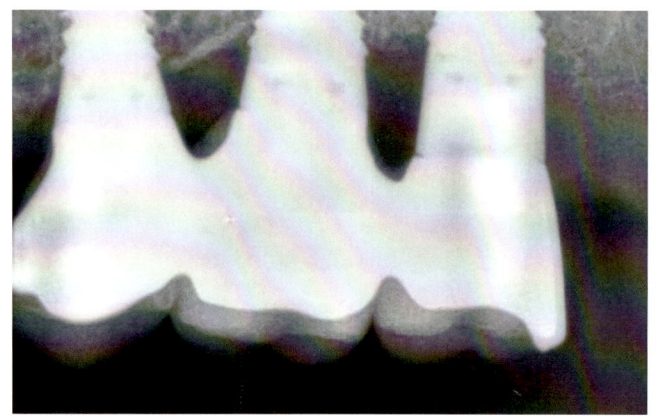

图5.6.15. 修复完成后的根尖片,由于采用SCRP型修复,修复体可单独拆卸和抛光,所以无黏结剂残留。在基台和FPD间可见边缘贴合良好。

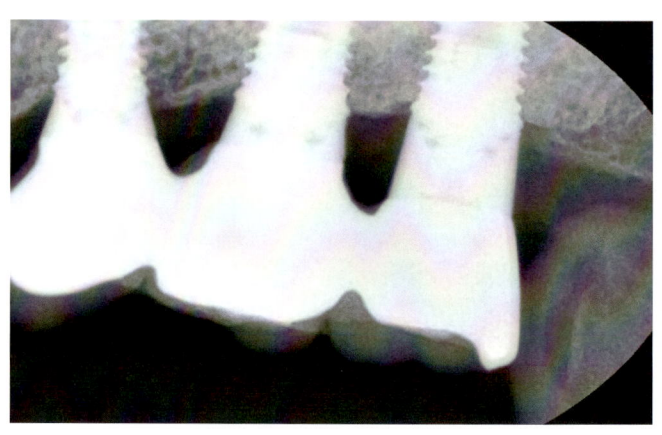

图5.6.16. 3年随访时根尖片,未见异常。

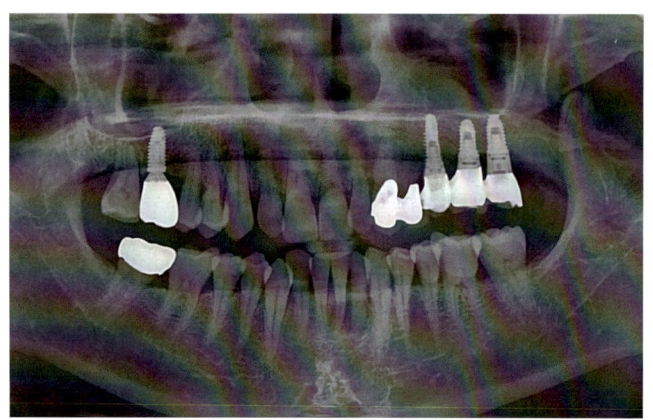

图5.6.17. 6年随访全景片。

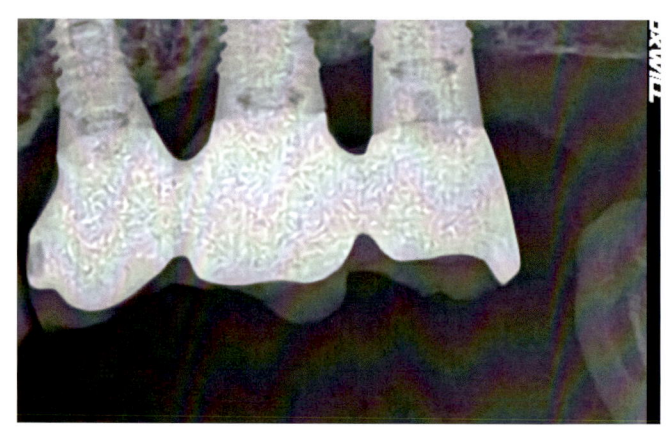

图5.6.18. 6年随访根尖片,种植体周骨水平维持良好。

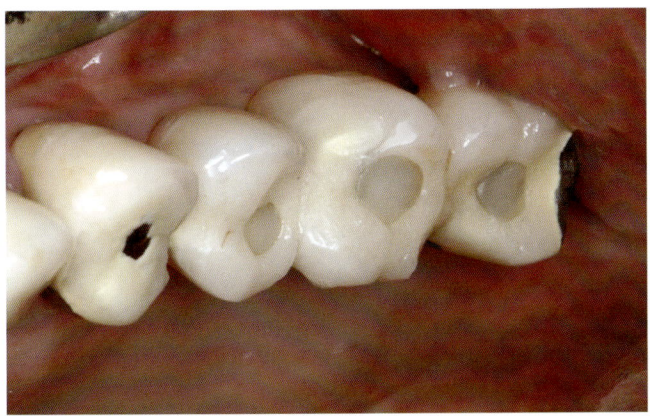

图5.6.19. 6年随访时SCRP咬合面观。

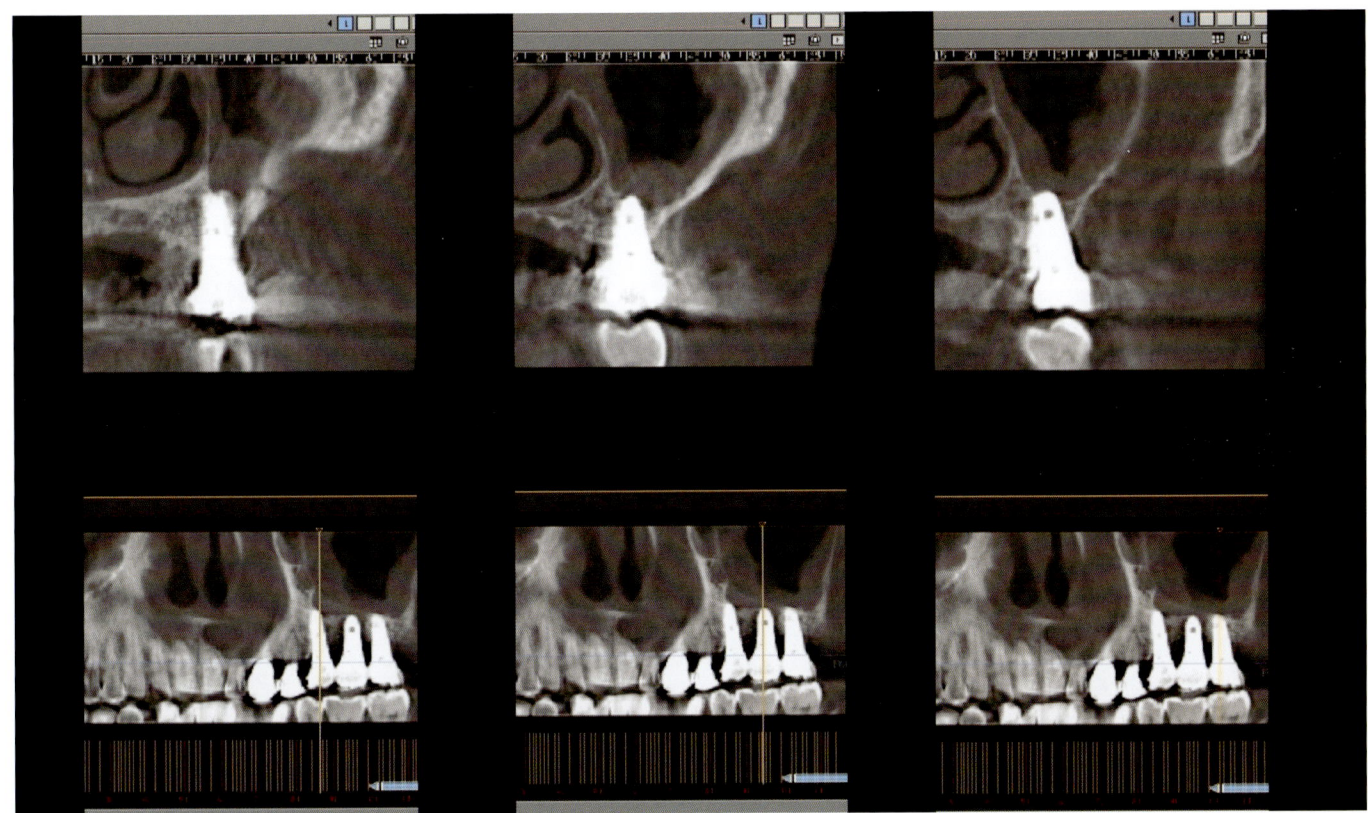

图5.6.20. #25、#26和#27种植体6年随访CT图像。边缘骨水平维持良好,由于窦腔再气化0.5mm根尖穿出骨质外,但被包裹在膜内。这可能是一种骨改建的现象,是因为对于咬合支持而言根尖部无需额外的骨质。

SCA 病例 7

在剩余骨高度有限的位置采用经牙槽嵴顶上颌窦提升术行即刻种植

朴正哲

49岁女性就诊,主诉为"一个月前我做了两个牙冠,从那之后我就深受其苦……"患者否认系统疾病史和日间磨牙症病史。口内检查和全景片显示,第二前磨牙(#25)在根管治疗过程中出现断针。#25叩诊敏感,并且虽然#25和#26为2单位联冠,仍有II度松动。#26根尖X线片仔细观察可见之前根管治疗不完善,腭根有另一根断针。

计划拔除#25和#26后即刻种植。#25剩余骨高度7mm,#26仅为3~4mm,而#27为2~3mm。这种情况下,计划采用SCA技术提升上颌窦黏膜并同期植入种植体。S绞刀(SCA工具盒)可便捷且安全地分离和提升窦膜。种植体和拔牙窝骨壁间的间隙用异体骨充填,并用大直径(7mm和9mm)愈合基台封闭拔牙窝周围的软组织和愈合基台之间的间隙(图5.7.1-图5.7.10)。

虽然剩余骨高度不足,由于可用微创窦膜剥离器经牙槽嵴窝洞分离并提升窦膜,在#27位点也再次采用了同样的SCA技术治疗。在3个月内完成了最终修复(图5.7.11-图5.7.19)。

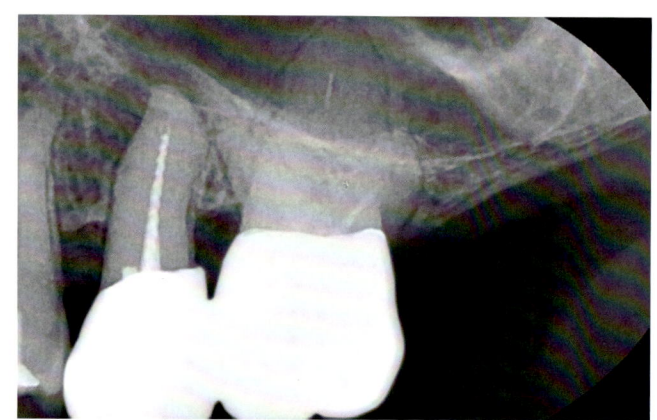

图5.7.1. #25和#26由于根管治疗失败导致的断针而拔除。计划在两个位点同期行即刻种植。#25剩余骨高度为7mm,#26仅为3~4mm,而#27为2~3mm。所有位点均经牙槽嵴顶提升上颌窦底并植骨。

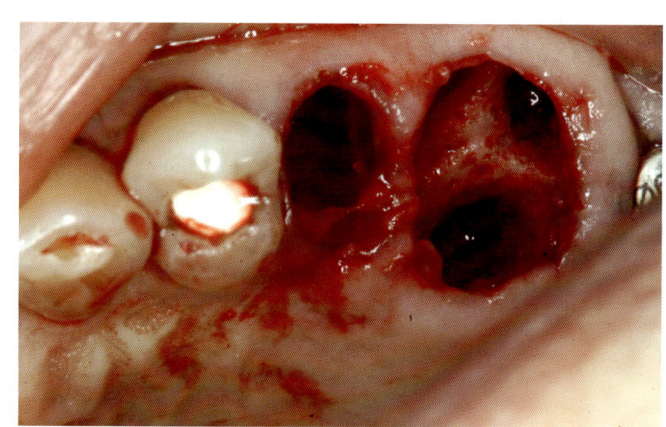

图5.7.2. 拔牙后即刻口内观,对准#26骨间隔中央使用骨凿。

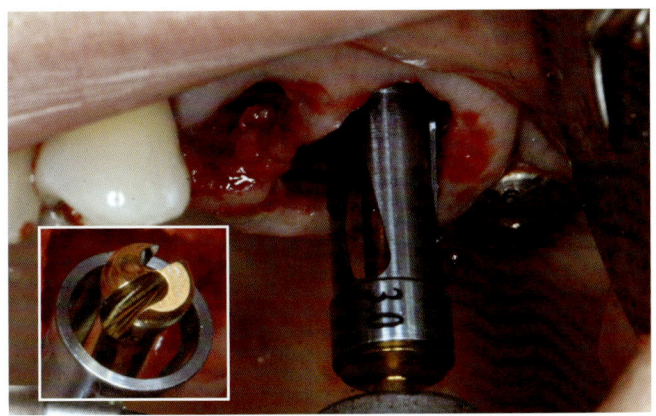

图5.7.3. 放射线片上预估剩余骨高度3~4mm，因此使用直径3.6mm的S绞刀搭配3mm停止环钻通间隔。

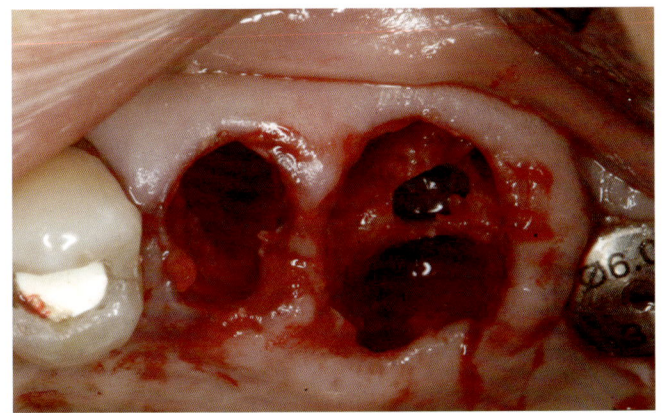

图5.7.4. 透过骨开孔处可见完整的窦膜。

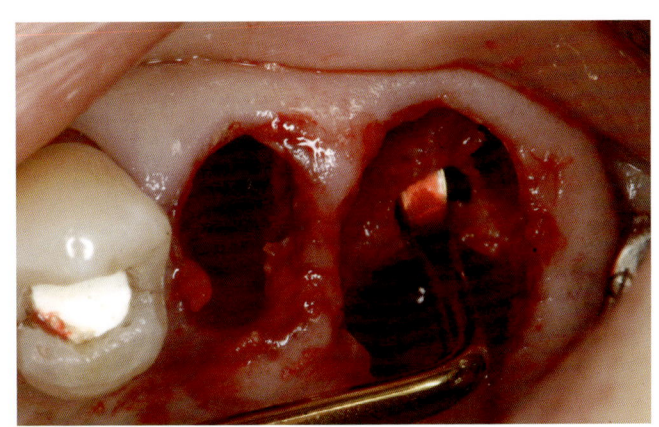

图5.7.5. 使用SLA#01窦膜剥离器提升上颌窦底颊侧部分的窦膜。

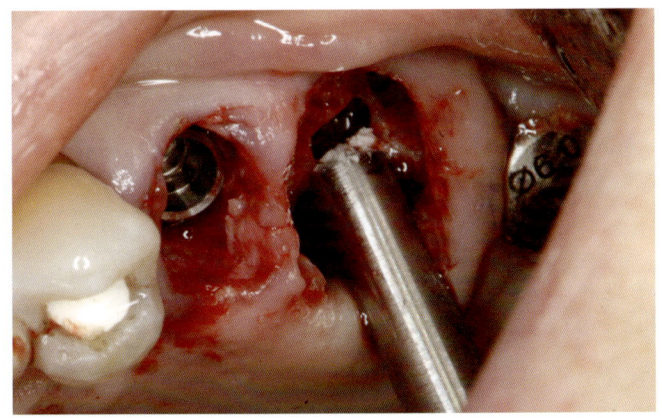

图5.7.6. 窦膜提升完成后，将1cc异体骨生物材料—Calpore（60% β-磷酸三钙和40%羟磷灰石）压入提升后的窦膜下方。

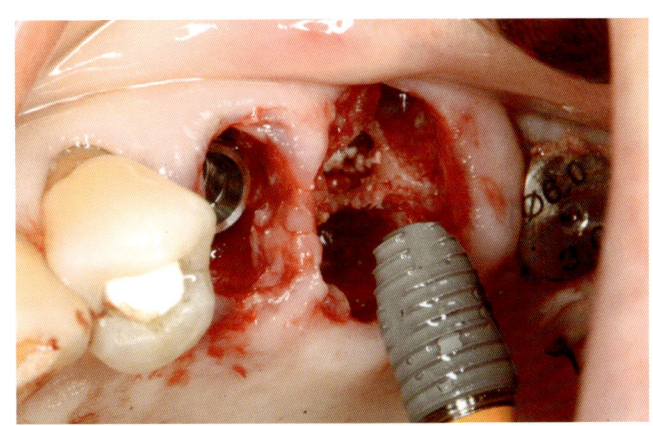

图5.7.7. 塞满骨粉后，植入一颗种植体（纽白特IS II Ø5.0×8mm）。仅由牙槽嵴皮质骨固位最终获得了较高的植入扭力（约30Ncm）。

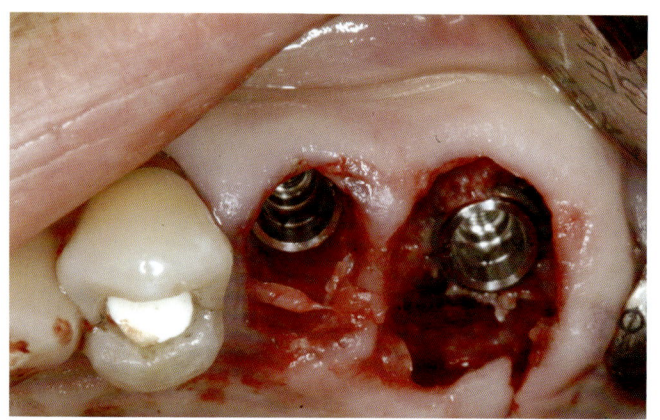

图5.7.8. 种植体植入后即刻口内观,可见种植体和拔牙窝之间的间隙。

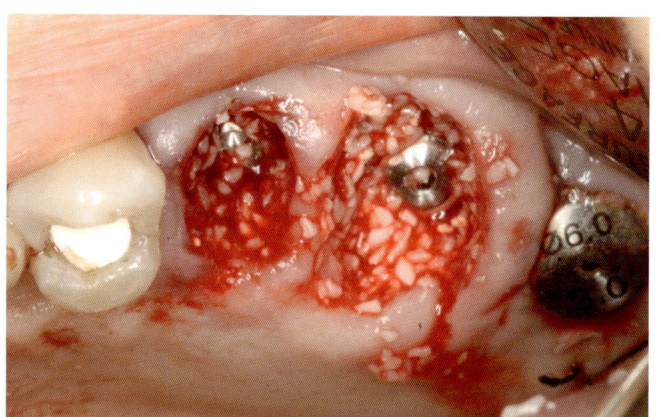

图5.7.9. 拧紧覆盖螺丝以防骨颗粒落入种植体颈部连接部位。用0.5cc的冻干骨同种异体移植物(FDBA)充填种植体周围的间隙。

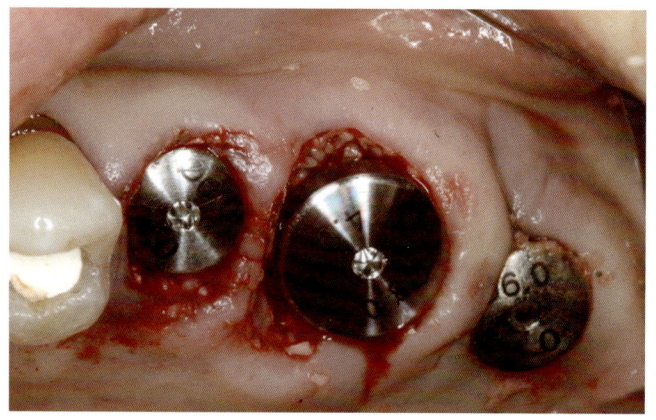

图5.7.10. 骨粉塞满后,取下覆盖螺丝,安装宽愈合基台封闭拔牙窝周围的缝隙。使用宽愈合基台可预防骨粉损失且不再需要缝合。

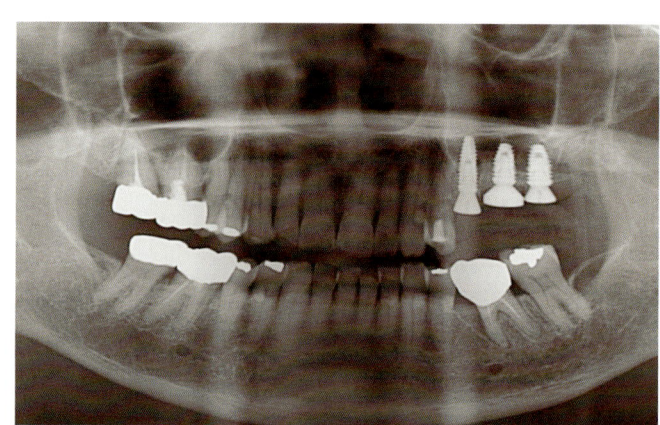

图5.7.11. 种植体植入后即刻全景片。

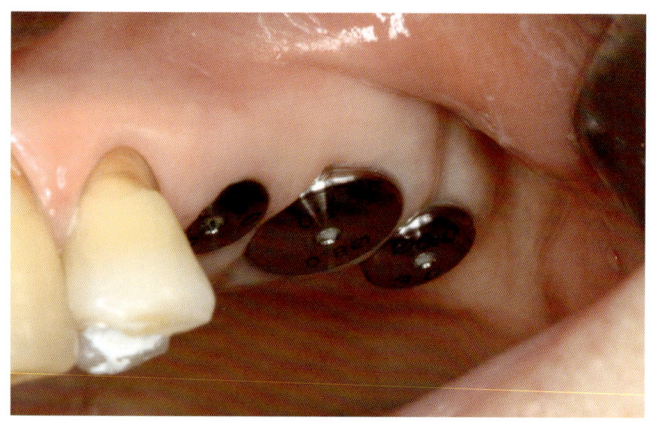

图5.7.12. 种植体植入1月后软组织愈合完成。

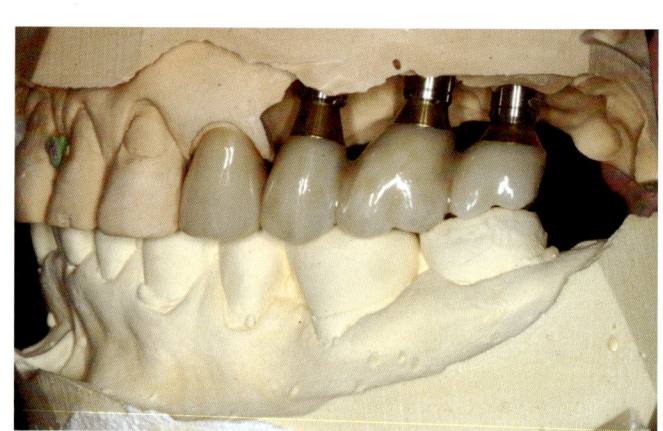

图5.7.13. 氧化锆联冠制作加工完成。

第五章 | SCA技术临床病例

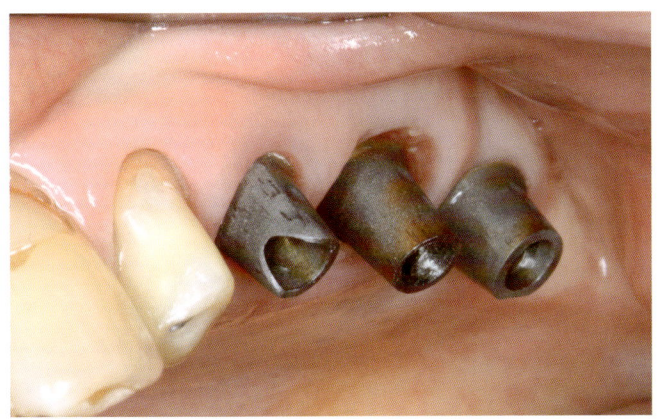

图5.7.14. 种植体植入2.5个月后,基台戴入患者口内并加力拧紧。

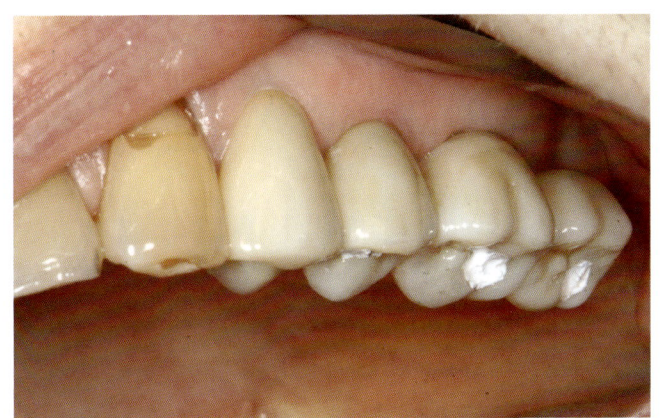

图5.7.15. 最终修复体黏结固位,螺丝孔临时充填。

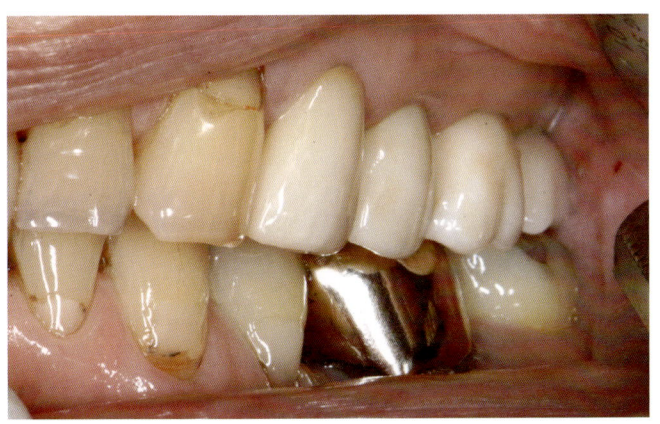

图5.7.16. 咬合时,最终修复体侧面观。

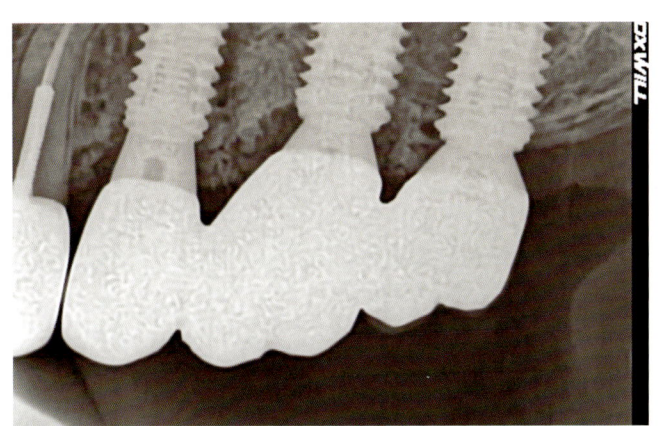

图5.7.17. 修复体戴入后通过根尖片确认最终修复体配戴到位。

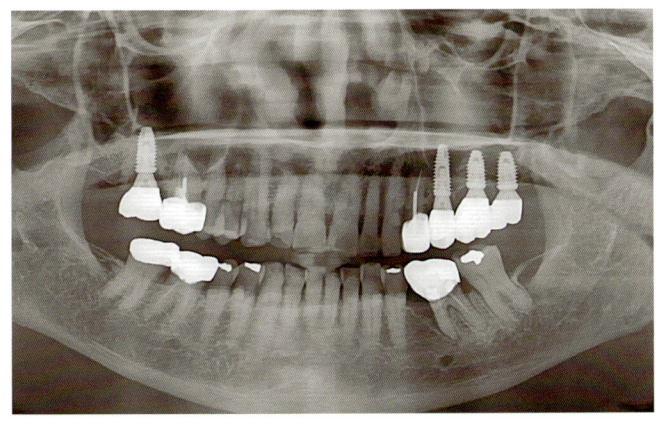

图5.7.18. 最终修复完成1年后的全景片。

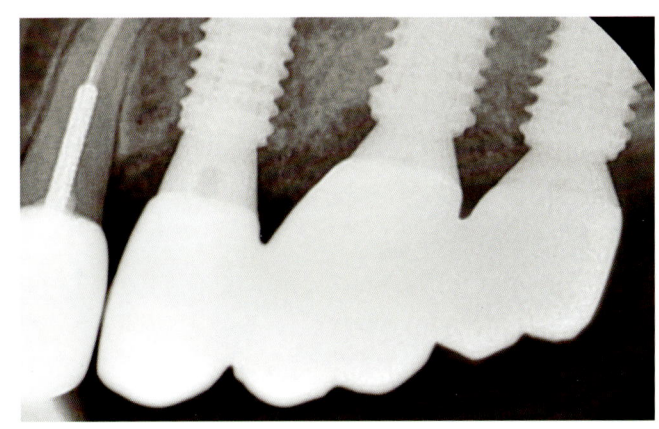

图5.7.19. 最终修复完成1年随访时根尖片。可见种植体周骨高度维持在原始水平。

SCA 病例 8

经牙槽嵴顶上颌窦提升同期即刻种植7年长期疗效

金重敏

57岁男性患者，否认系统疾病史、否认过敏及吸烟史。10年前接受了冠状动脉血管成形术，之后每天服用抗凝剂（阿司匹林）。下前牙两月前由于严重牙周破坏病变而拔除。

虽然患者口腔卫生尚可，但有广泛轻度水平型骨缺损，且局部可见严重骨丧失。在右侧半口，#17－X－#15，3单位FPD联冠II度松动且#13存在10mm深牙周袋伴严重松动。由于剩余骨量少，上颌窦严重气化。在左侧半口，#26严重松动伴10mm深牙周袋及根尖病变。#27区域上颌窦严重向下生长导致剩余骨高度小于1mm。#37牙周牙髓联合病变伴远中根面龋。#47已拔除，牙槽骨重度缺损（图5.8.1）。

最终治疗计划如下：

① 拔除#13、#15、#17和#26（图5.8.2、图5.8.3）。

② #15和#17即刻种植）。

③ #15、#16和#17种植体植入同期经牙槽嵴顶上颌窦底提升植骨（SCA技术）（图5.8.4）。

④ #26和#27经外侧壁上颌窦提升植骨（SLA技术）。

⑤ #13GBR，分期（延期）种植体植入。

⑥ #37、#31、#42、#46和#48种植体植入。

本文仅描述右上后牙的治疗过程。在每次手术前1周指导患者停止服用阿司匹林（图5.8.5－图5.8.20）。

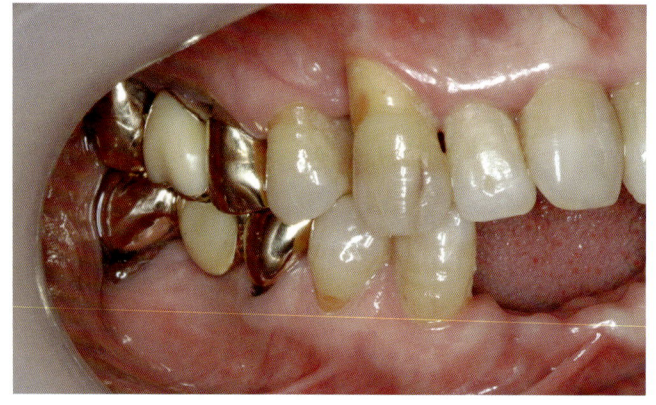

图5.8.1. 右侧临床照片。

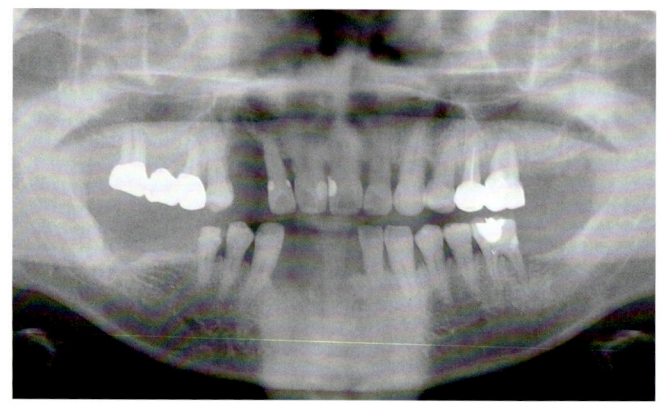

图5.8.2. #15和#17由于严重骨丧失决定拔牙后行种植治疗。

第五章 | SCA技术临床病例

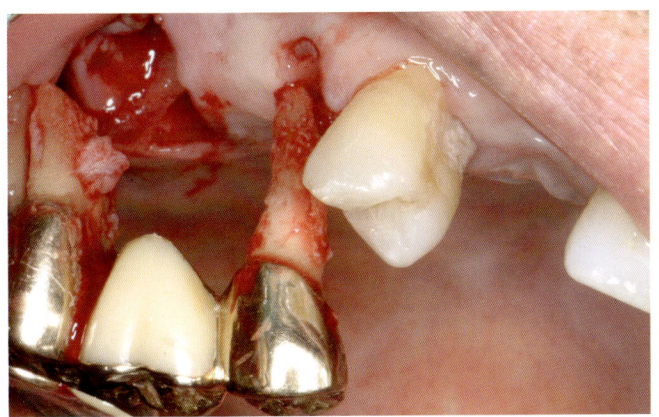

图5.8.3. 拔牙时的临床照片。

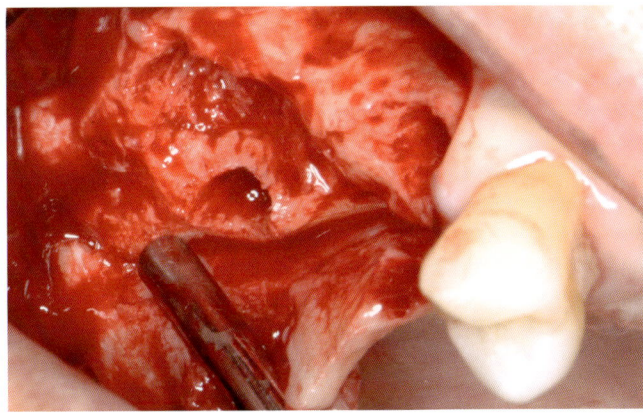

图5.8.4. 钻孔至剩余牙槽骨高度下1mm处,使用SCA工具盒中Ø3.2mm的S绞刀钻深1mm（#17：7mm、#16：5mm、#15：9mm）。

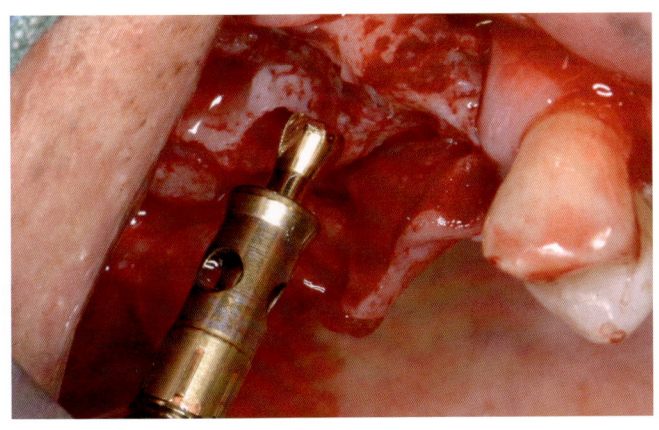

图5.8.5. #15钻孔至9mm以免损伤窦膜。植入EB 410植体（II类CMI固位），获得良好的初期稳定性40Ncm。#17区域同样方法治疗。

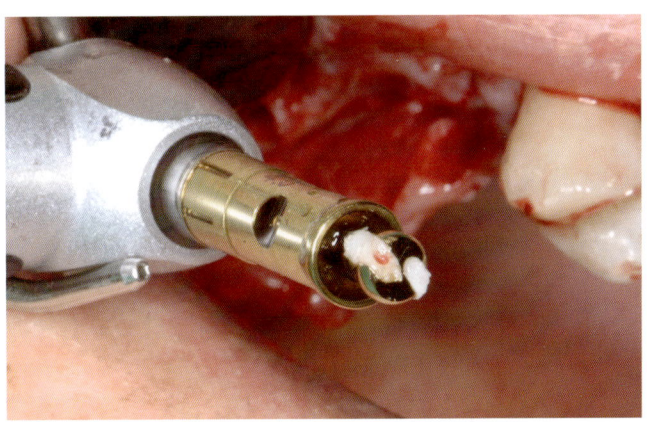

图5.8.6. S绞刀尖端刀刃处的骨颗粒有助于在钻孔同时保护窦膜免受损伤。

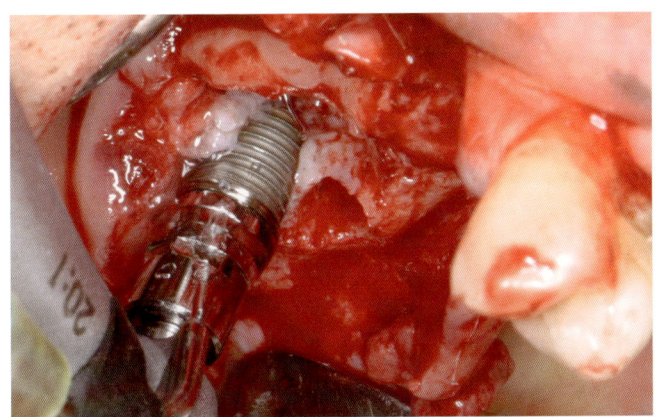

图5.8.7. 植入CMI种植体EB 508（外连接型,Ø5.0×8.5mm,II类CMI固位）。

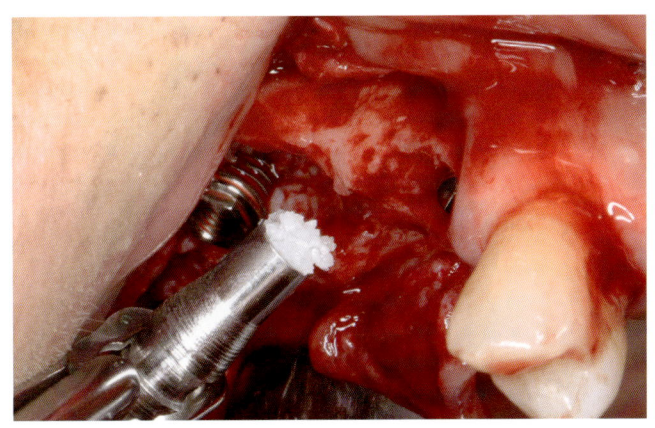

图5.8.8. 植入移植材料。

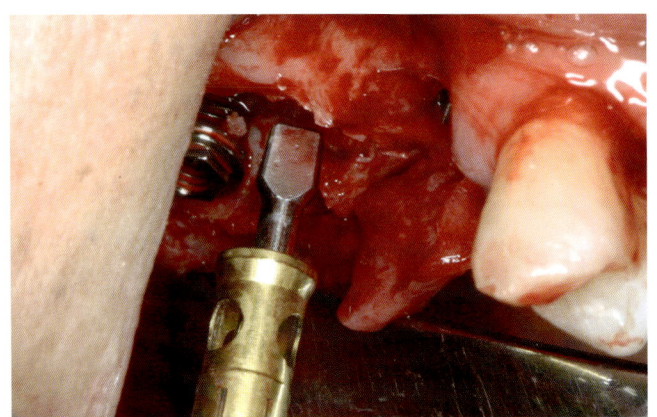

图5.8.9. 使用骨粉平推器将骨移植材料均匀地推平。

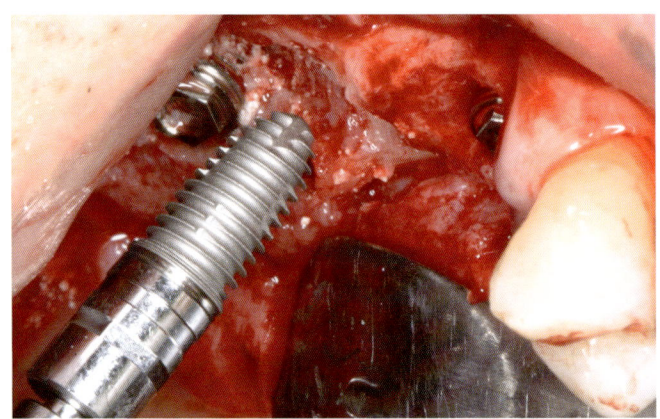

图5.8.10. #16提升约6mm并植入EB 510种植体，植入扭力值达20Ncm（Ⅲ类CM固位）。

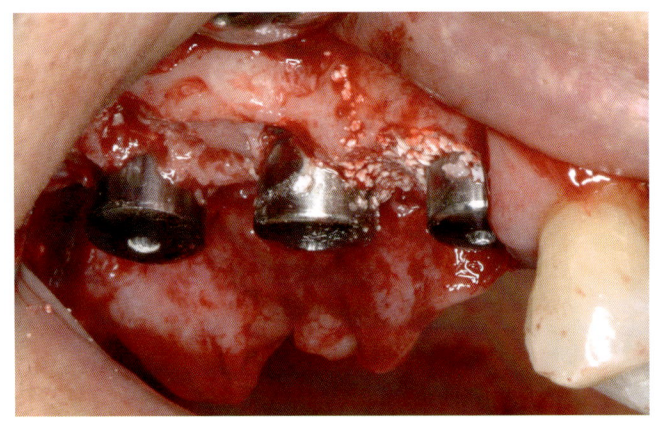

图5.8.11. 安装愈合基台。

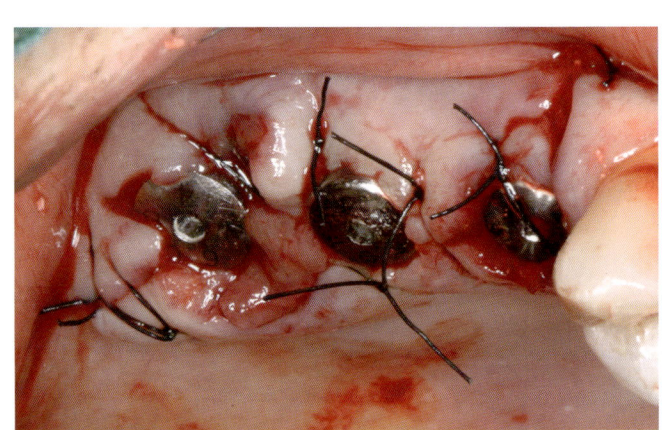

图5.8.12. 创面缝合后的临床照片。

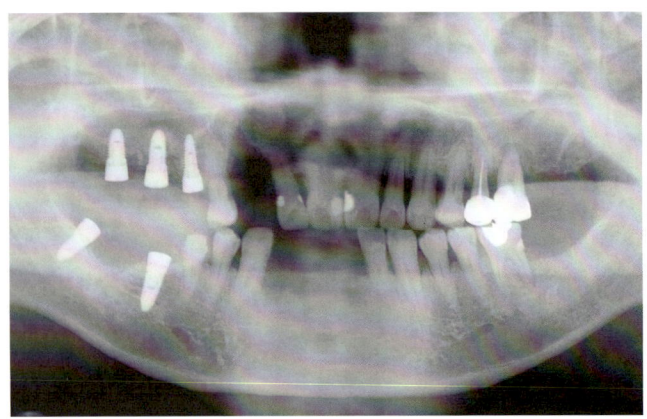

图5.8.13. 种植体植入后的全景片。

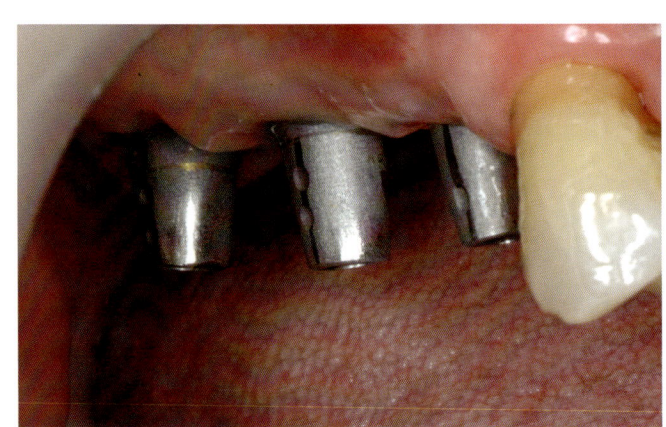

图5.8.14. 9个月后临床照片。

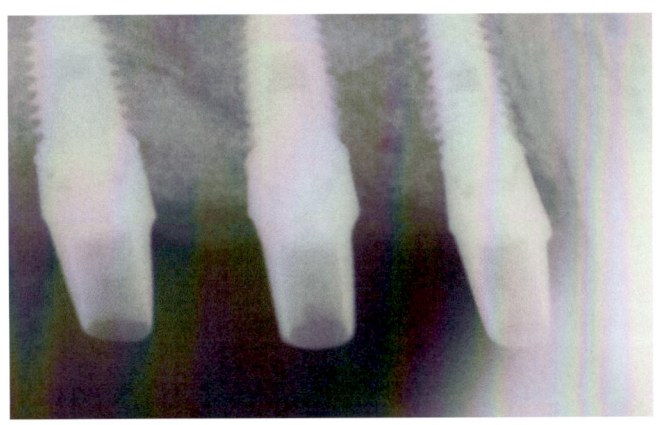

图5.8.15. 根尖片。

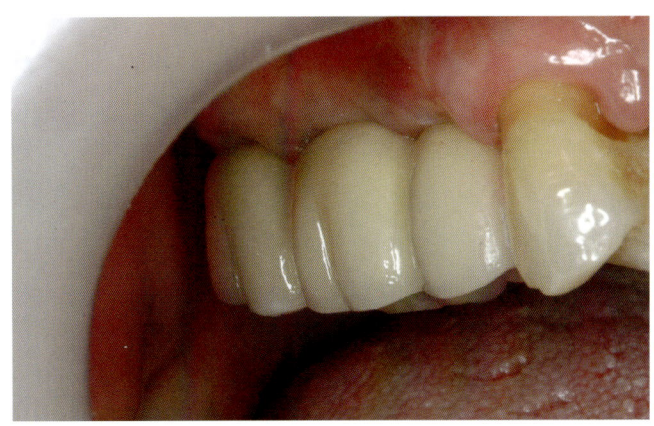

图5.8.16. 最终修复后的颊面观。

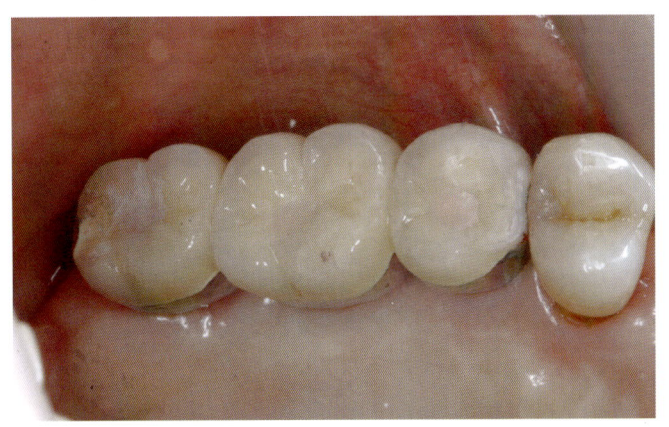

图5.8.17. 最终修复后的临床照片。

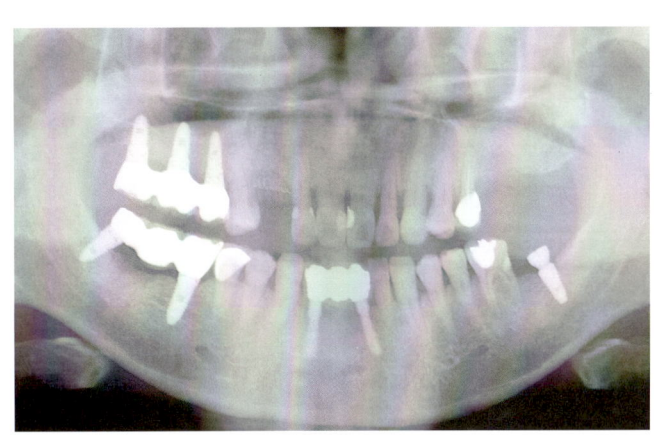

图5.8.18. 最终修复后的全景片。

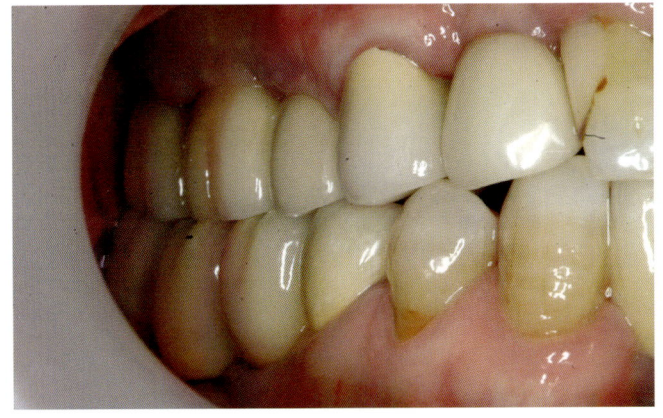

图5.8.19. 7年随访时的临床照片。

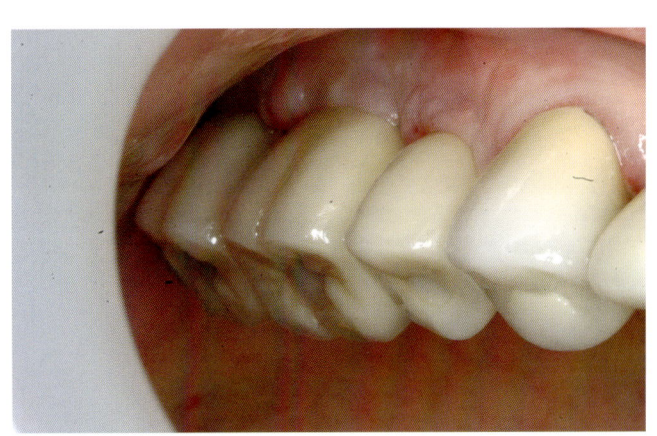

图5.8.20. 7年随访时的临床照片。

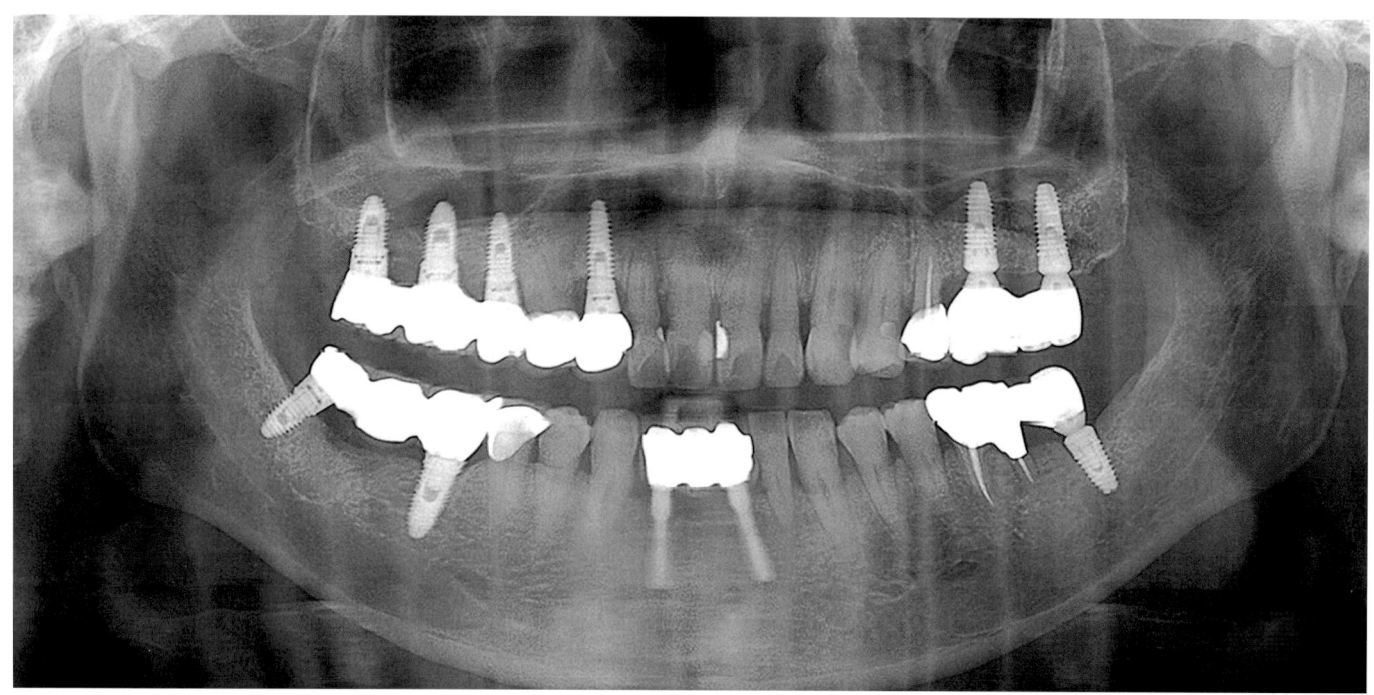

图5.8.21. 7年随访时全景片。

SCA 病例 9

III类M固位种植同期经牙槽嵴顶上颌窦提升术并使用钛网行GBR

金南允

58岁男性因双侧上颌后牙末端游离缺失就诊。有20年吸烟史，但身体情况良好，自诉由于牙周疾病导致上颌后牙缺失（#16、#17、#26和#27）。希望恢复缺失的后牙并改善咀嚼功能和面部美学。

左上第二前磨牙（#25）由于严重骨丧失和松动拔除（图5.9.1）。

软组织愈合3周后，#25、#26、#27位点植入3颗种植体（图5.9.2、图5.9.3）。这三个位点均使用S绞刀行经牙槽嵴顶上颌窦底提升术上颌窦提升术（SCA技术）（图5.9.4、图5.9.5）。在种植体植入后，#25和#27植体周围可见大量骨缺损（图5.9.6）。使用异体骨移植材料充填种植体和骨缺损处骨壁间的间隙（图5.9.7）。

在填满骨粉后，使用钛网覆盖植骨位点，并用缝合材料固定（图5.9.8、图5.9.9）。对于移植物而言，在钛膜表面覆盖胶原膜是更好的选择，因为这样空间维持最佳。10周后，取出钛网可见移植位点骨充盈。安装愈合基台（图5.9.13－图5.9.16）。

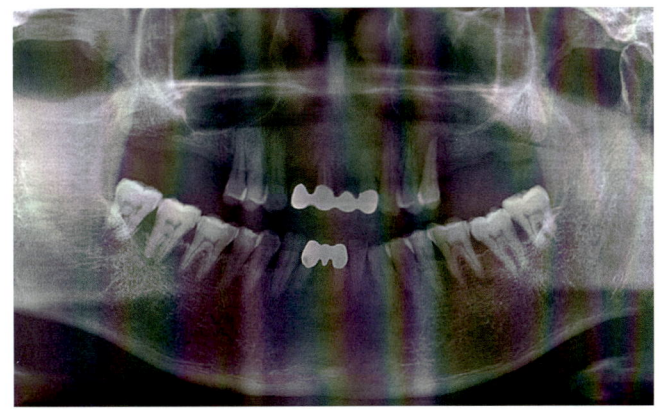

图5.9.1. 术前全景片：上颌双侧末端游离缺失，双侧后牙区均需上颌窦提升才能进行种植。左上第二前磨牙（#25）严重骨缺损伴牙周膜间隙增宽。第二磨牙（#27）拔牙窝未完全愈合。

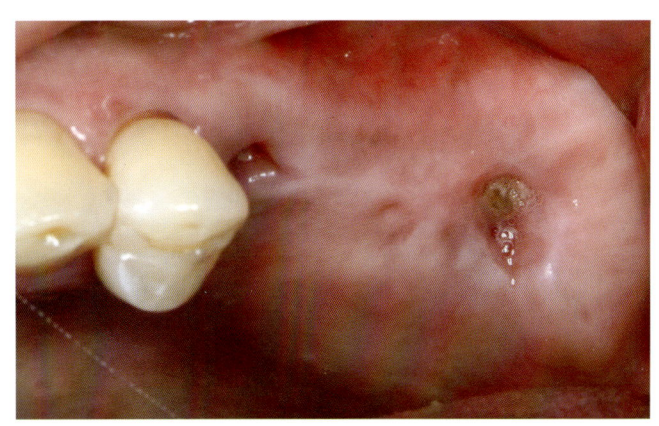

图5.9.2. 拔牙后3周软组织愈合。

对侧上颌后牙区（#16和#17）由于剩余骨高度小于另一侧的高度，需经外侧壁上颌窦提升植骨术。使用LS绞刀（SLA工具盒）在外侧壁开窗，上颌窦提升植骨同期植入种植体（视频5.1）。打磨加工预成基台，各位点采用氧化锆联冠修复。

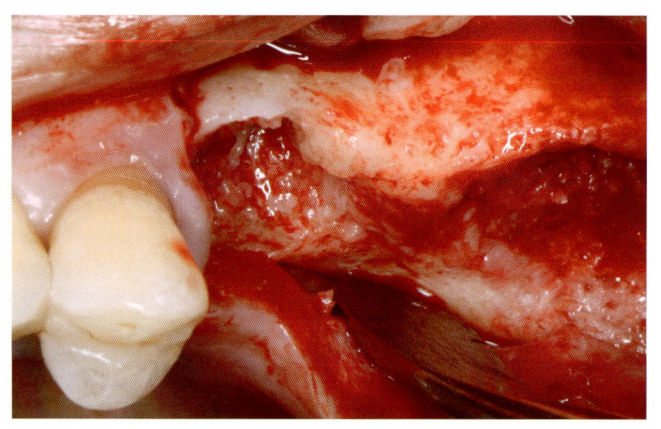

图5.9.3. 第二前磨牙和第二磨牙拔除后的骨缺损。

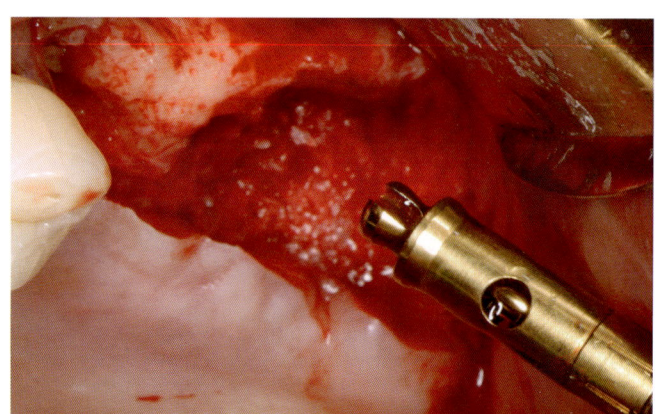

图5.9.4. 使用S绞刀行经牙槽嵴顶上颌窦提升和植骨。

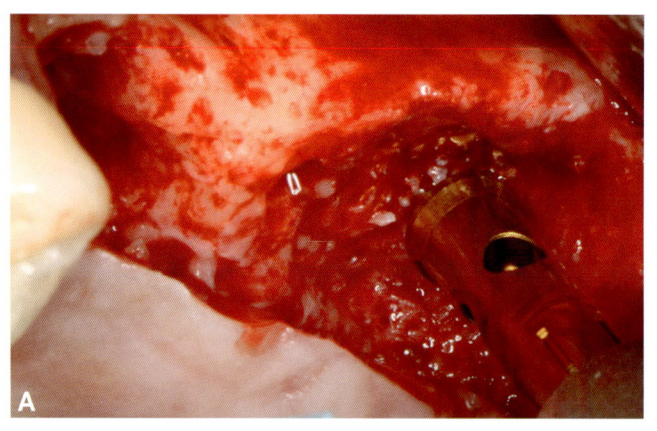

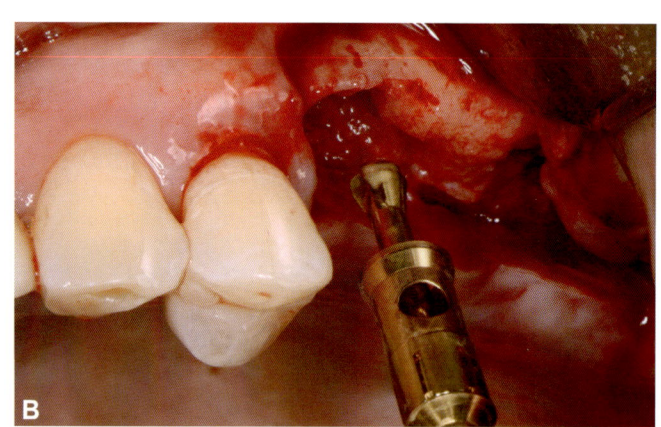

图5.9.5. A、B：使用S绞刀行经牙槽嵴上颌窦提升和植骨。

第五章 | SCA技术临床病例

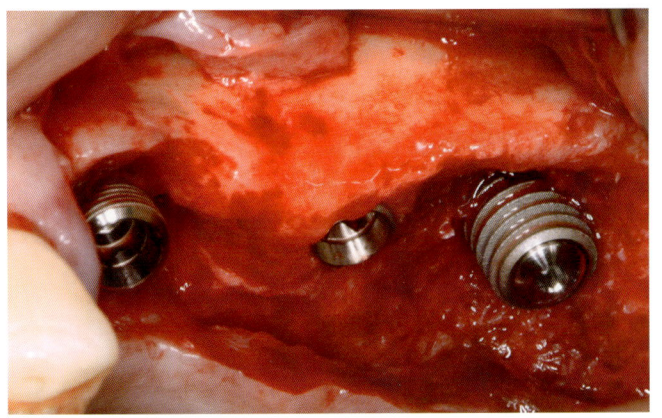

图5.9.6. #25、#26、#27位点植入3颗种植体。由于骨缺损较大#25、#27种植体螺纹暴露。

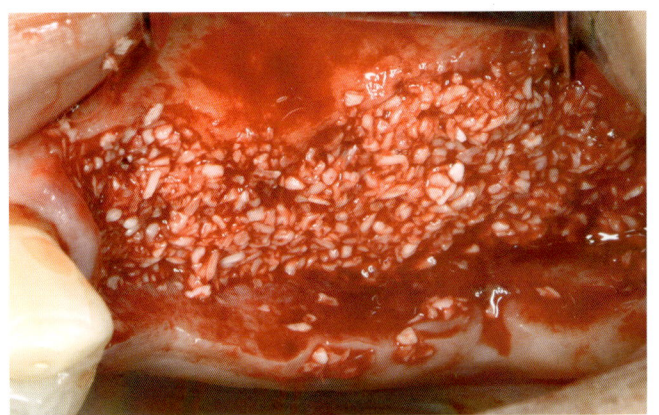

图5.9.7. FDBA移植材料塞满盖过种植体及缺损区域。

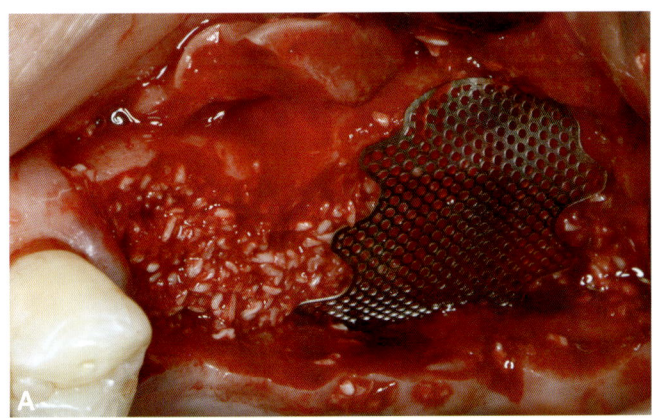
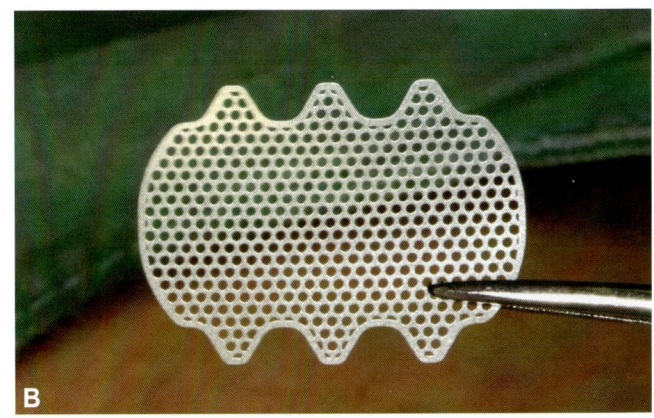

图5.9.8. A、B：在移植物表面覆盖钛膜。考虑到空间维持的重要性选择不可吸收的钛膜。

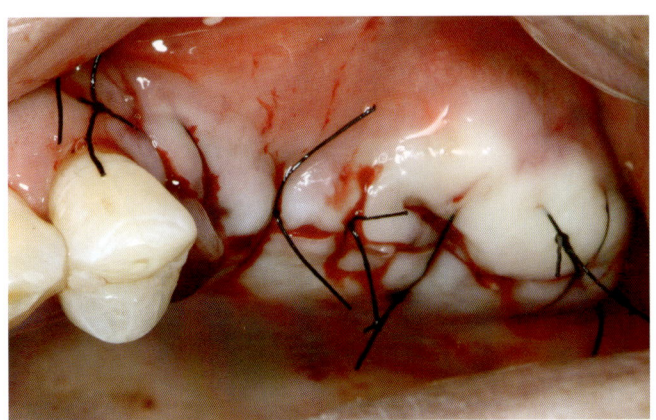

图5.9.9. 使用多股尼龙4-0缝线间断缝合。

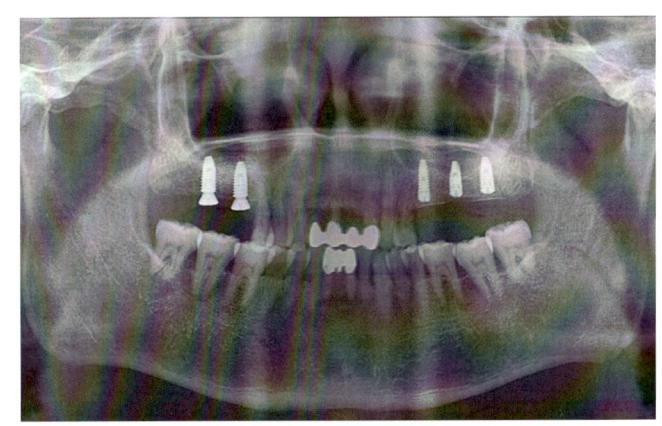

图5.9.10. 术后全景片。可见右上颌后部无牙区另外植入了两颗种植体。

115

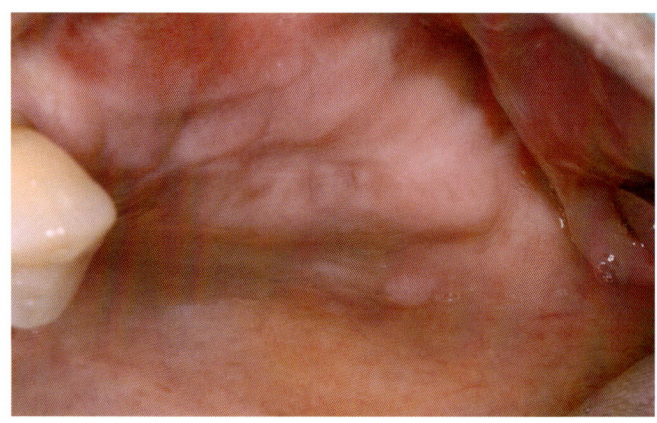

图5.9.11. 如表中所示，#25初期稳定性较低（大约5Ncm），而#26和#27分别为20Ncm和35Ncm。

图5.9.12. 二期手术时软组织愈合情况。

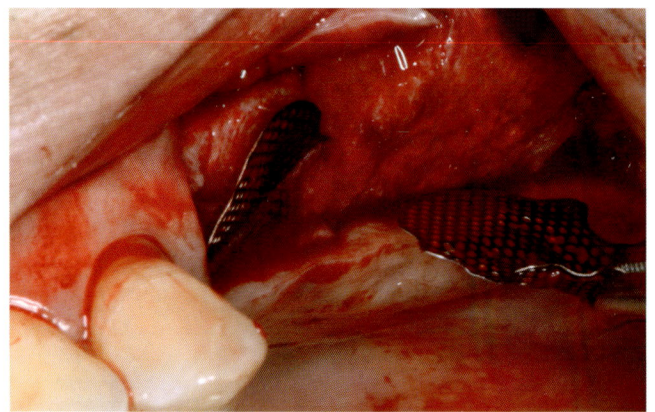

图5.9.13. 10周后取出钛膜。

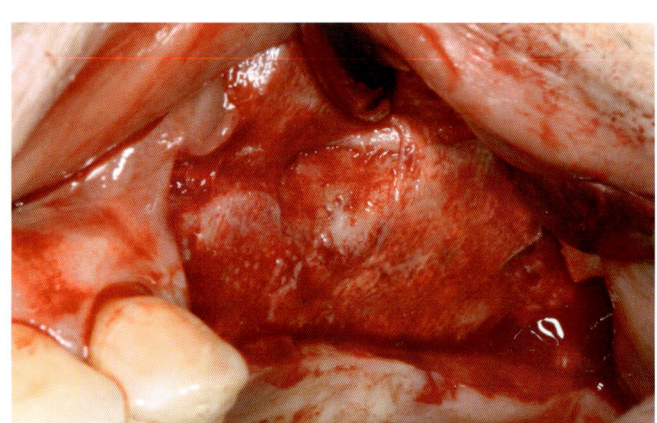

图5.9.14. 可见钛膜下方骨成形极佳。

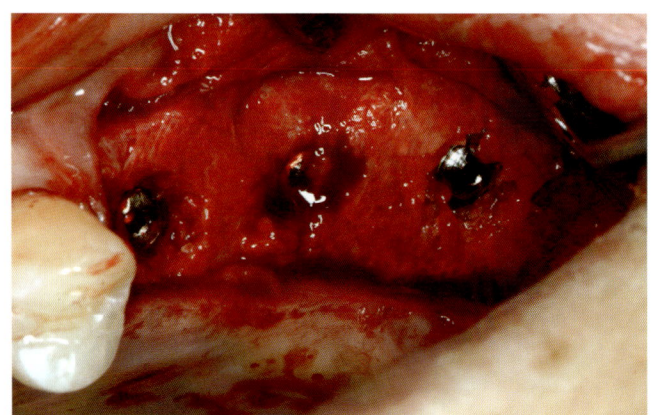

图5.9.15. 磨除种植体顶部多余的骨暴露植体。

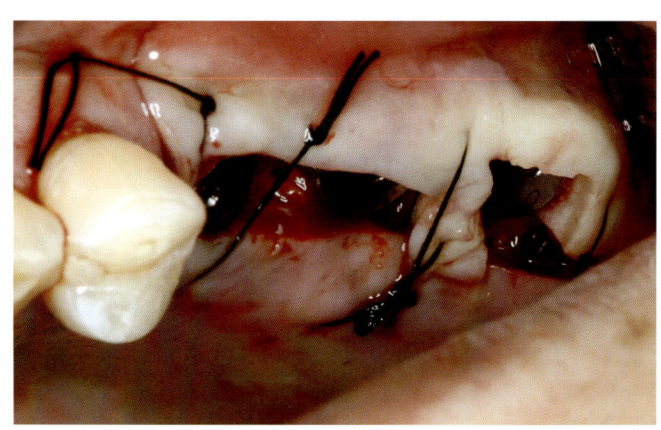

图5.9.16. 独特的皮瓣设计以增加角化龈。

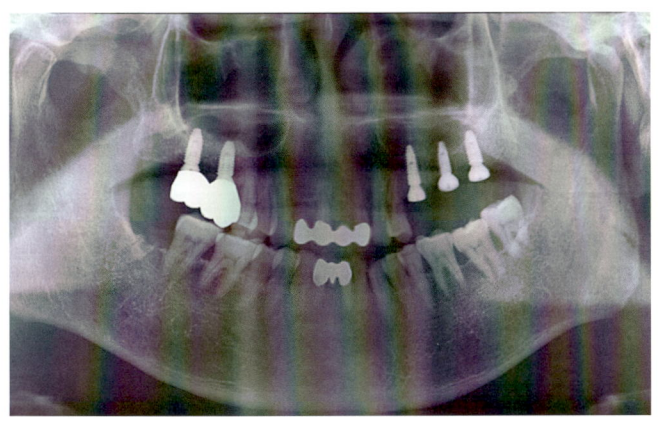

图5.9.17. 右上后牙区最终修复完成,左侧待移植骨成熟后再行最终修复。

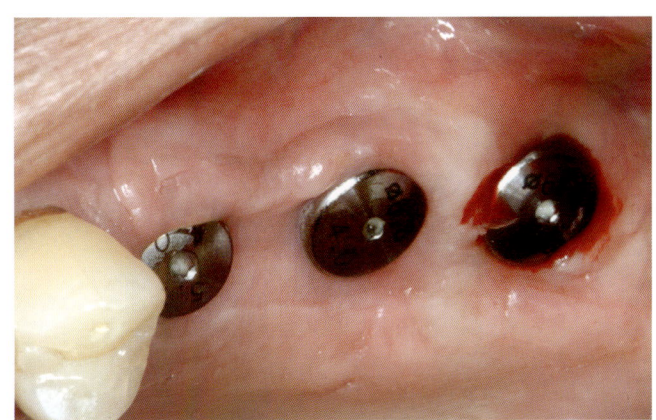

图5.9.18. 二期术后愈合基台周围软组织愈合良好。

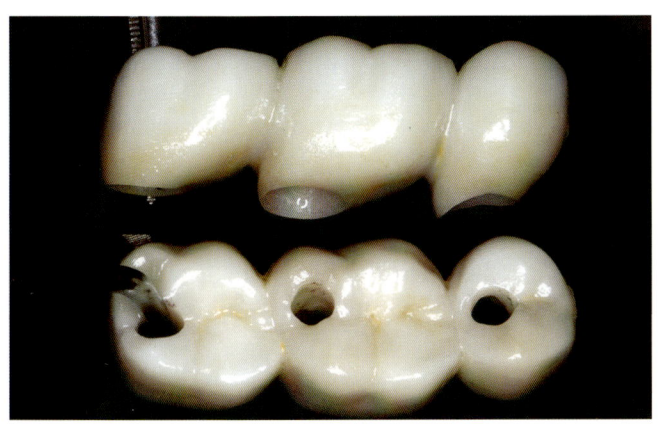

图5.9.19. 氧化锆联冠修复体加工完成。

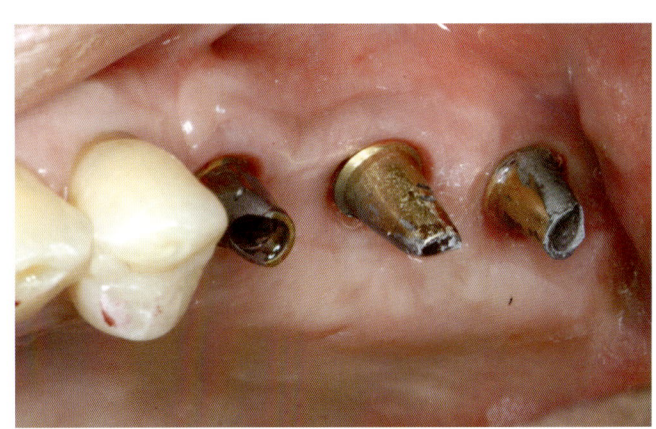

图5.9.20. 打磨预成基台制作SCRP。

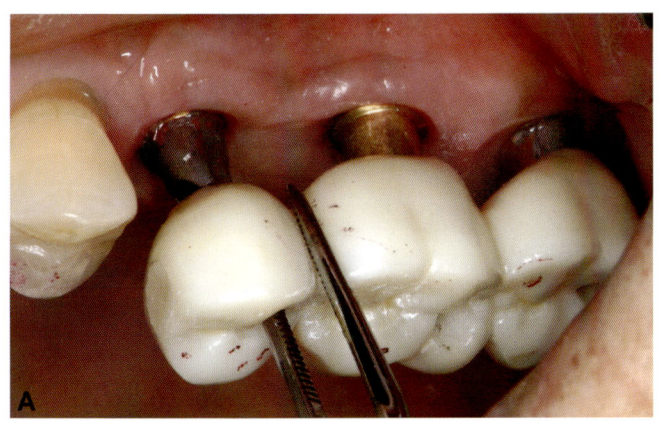

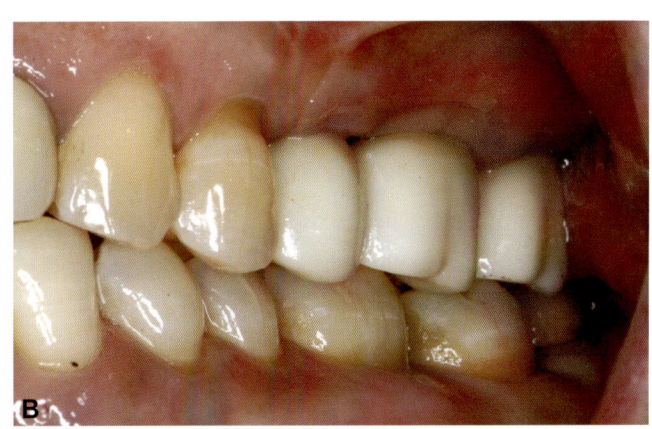

图5.9.21. A、B:就位及咬合调整后完成最终修复(氧化锆联冠)。

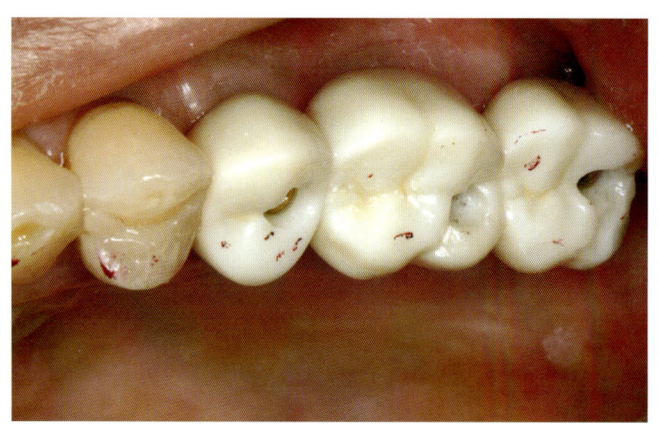

图5.9.22. 咬合面螺丝孔（SCRP修复体）位于舌面窝区域内。

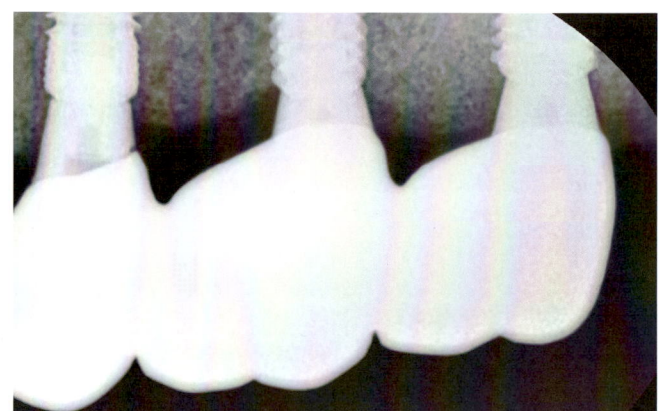

图5.9.23. 根尖片确认修复体就位。

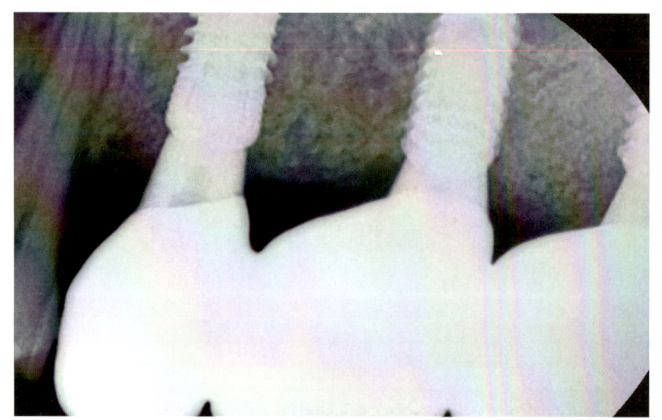

图5.9.24. 用永久树脂黏结剂行最终黏结后，拆卸下整个修复体以去除多余的黏结剂。

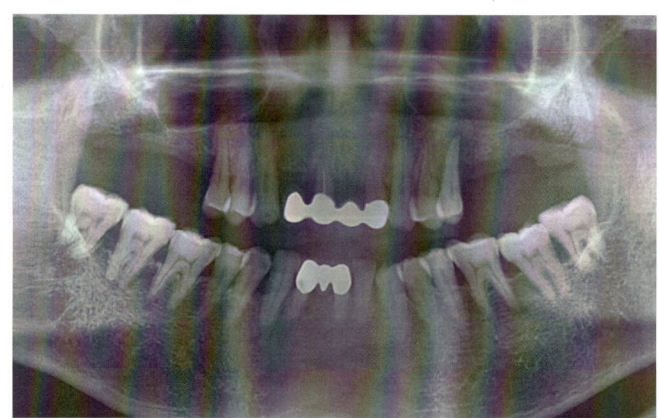

图5.9.25. 术前全景片；右上后牙区末端游离缺失。第一磨牙剩余牙槽骨高度为4~6mm。

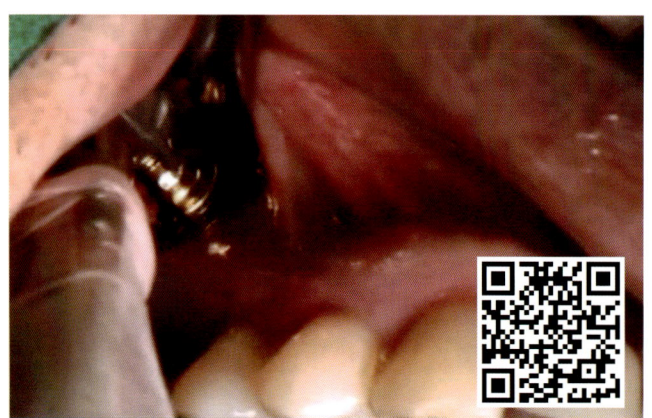

视频5.9.1. 由于剩余骨高度有限且需要大量植骨，采用经外侧壁上颌窦提升植骨术。使用LS绞刀在上颌窦外侧壁开窗，骨窗制备完成后需小心翼翼地提升窦膜。

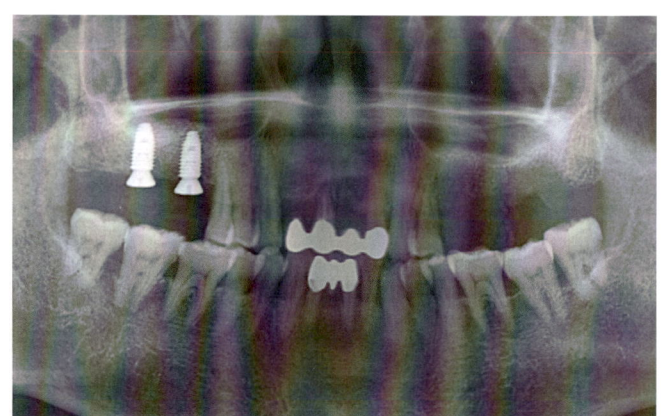

图5.9.26. 上颌窦提升植骨后即刻全景片。

第五章 | SCA技术临床病例

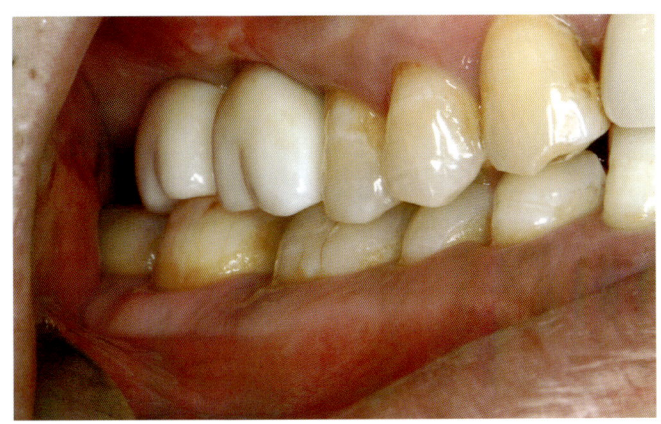

图5.9.27. 侧面观：咬合时最终修复体。

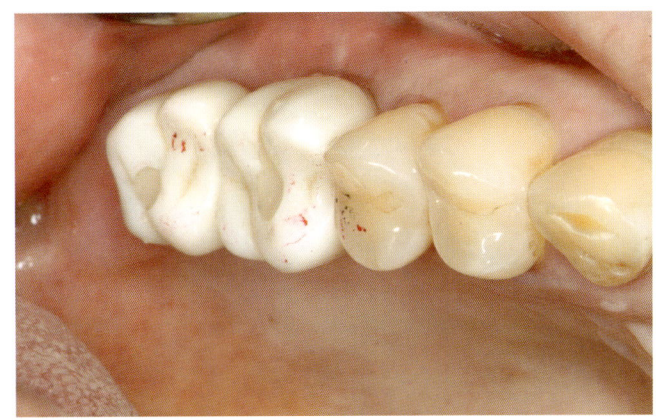

图5.9.28. 咬合面观：复合树脂充填螺丝孔。

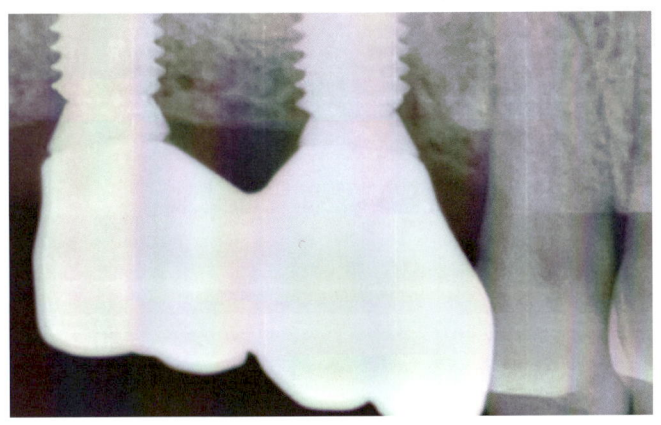

图5.9.29. 最终修复根尖片。

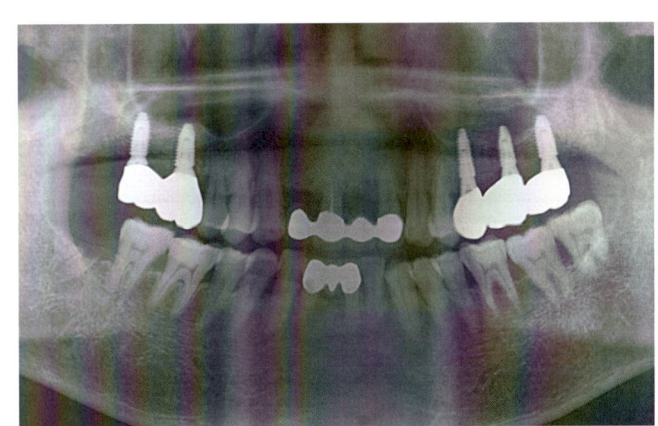

图5.9.30. 3年随访全景片。

SCA 病例 10

在少量剩余骨高度位点使用微创窦膜剥离器行经牙槽嵴顶上颌窦提升术同期植入种植体的6年疗效

许永九

52岁男性，重度吸烟者，因右上颌和左下颌区严重牙松动就诊。

否认系统疾病史。口内检查，可见#15、#17和#36牙槽骨严重吸收（图5.10.1）。患者直到1周前出现不适和疼痛。

右上后牙区计划分期手术修复缺失牙齿。为确保拔牙位点完全愈合（最大限度牙槽骨再生），#15和#17拔除后愈合6个月。上颌窦提升植骨（经牙槽嵴顶内提升）同期植入3颗种植体（图5.10.2–图5.10.24）。

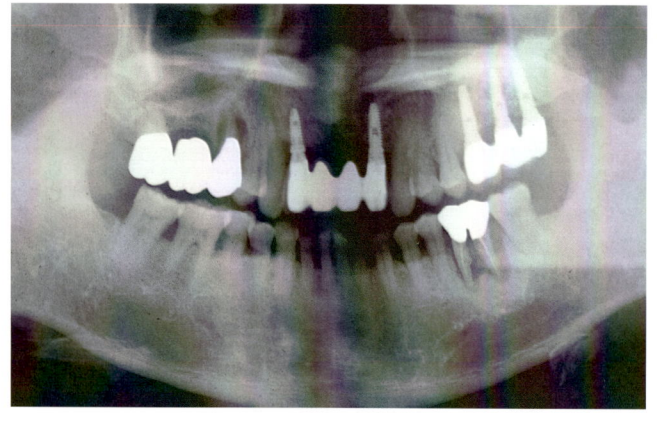

图5.10.1. 2009.2.3全景片。可见#15、#17和#36中重度牙周病，计划拔除这些牙后行种植治疗。

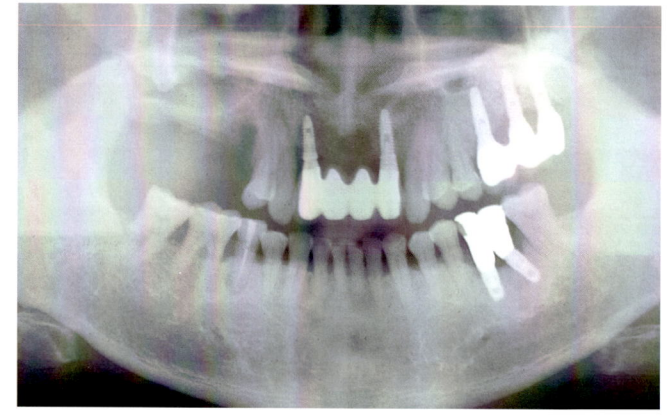

图5.10.2. 6个月后全景片。虽然#15和#17根尖缺损缓解，#16和#17仍有2~4mm垂直骨缺损，剩余骨高度约为2~3mm。

第五章 | SCA技术临床病例

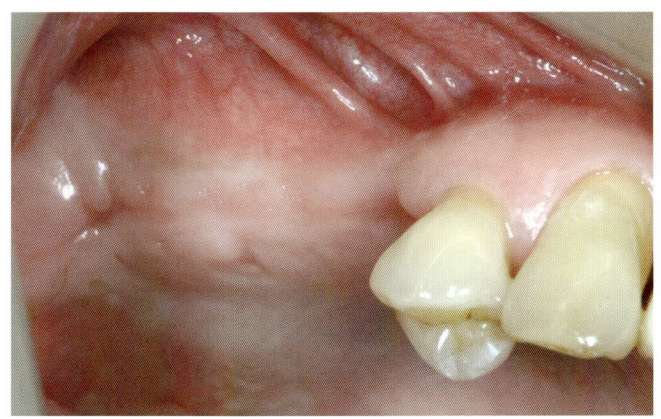

图5.10.3. 拔牙后6个月右上区口内照，可见颊侧轻度水平性缺损。

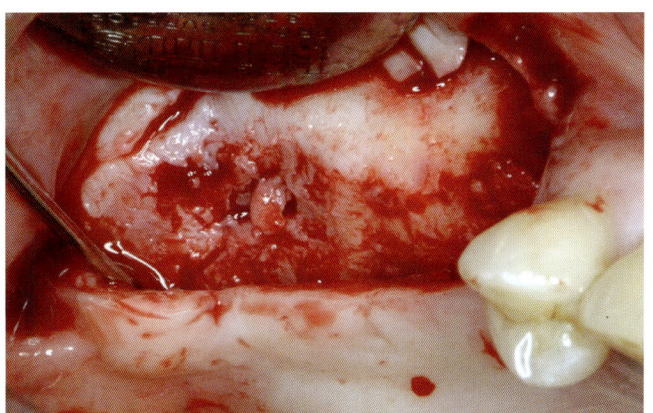

图5.10.4. #17严重骨缺损透过1mm厚的剩余骨可见上颌窦已暴露。

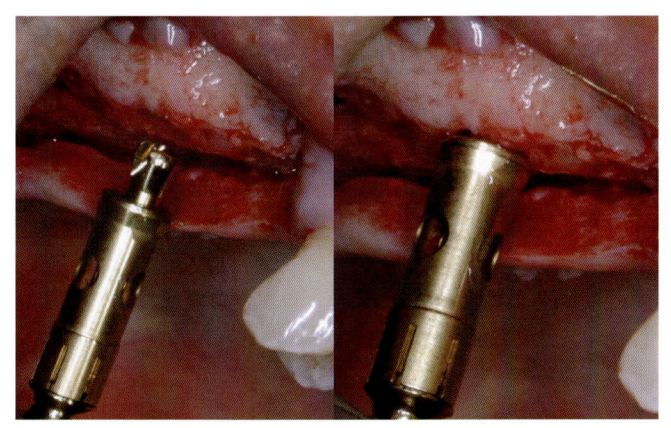

图5.10.5. 使用Ø3.6mm宽型S绞刀，在1000~2000rpm转速下，钻入上颌窦直至上颌窦壁打开且无膜撕裂。首个停止环的长度为2mm，随着钻孔深度增加停止环长度需增加1mm。操作者需坚定而自信地钻孔不能降低转速，因为停止环能预防绞刀进入上颌窦的深度超过1mm。打开上颌窦底壁时可能会忽然感觉到那种进入空腔的落空感。S绞刀头部能进入上颌窦1~1.5mm而不损伤到窦膜。

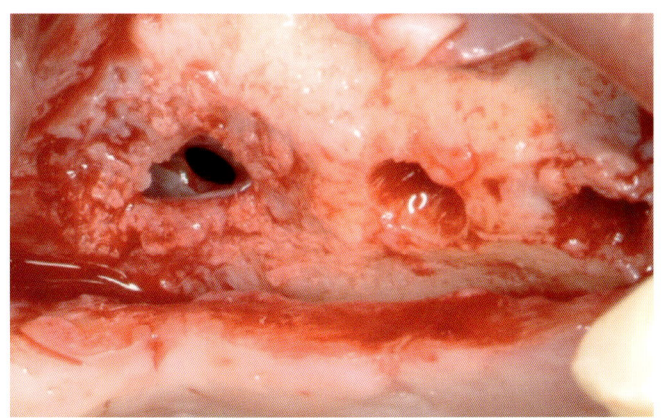

图5.10.6. #17位点窦膜原先就有撕裂且剩余骨极薄，所以使用SLA工具盒中的微创窦膜剥离器剥离窦膜。

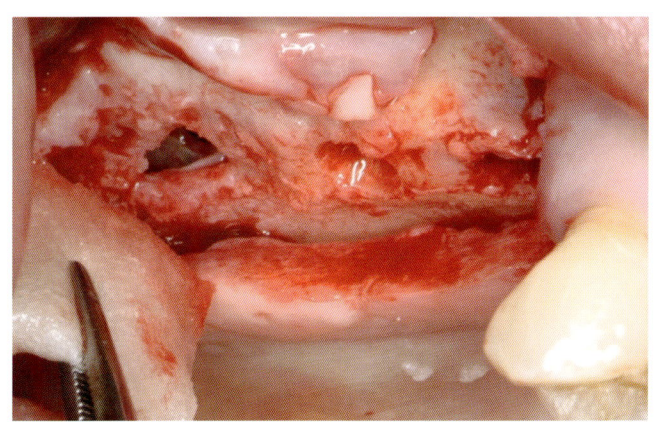

图5.10.7. 用一块CollaTape，可吸收的胶原膜，封闭撕裂的窦膜。

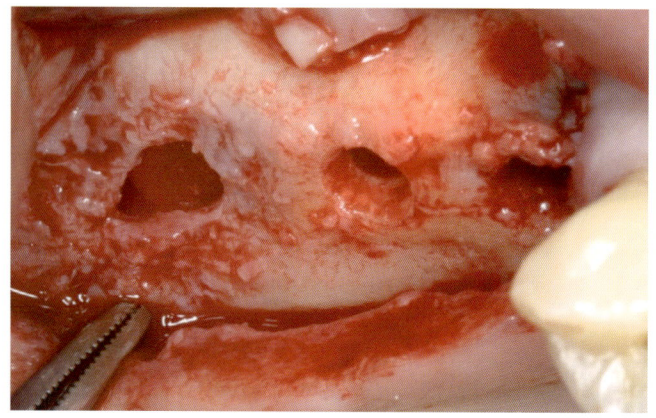

图5.10.8. 可见胶原膜覆盖在撕裂位置,因此可通过牙槽骨的开孔处进行上颌窦骨移植。

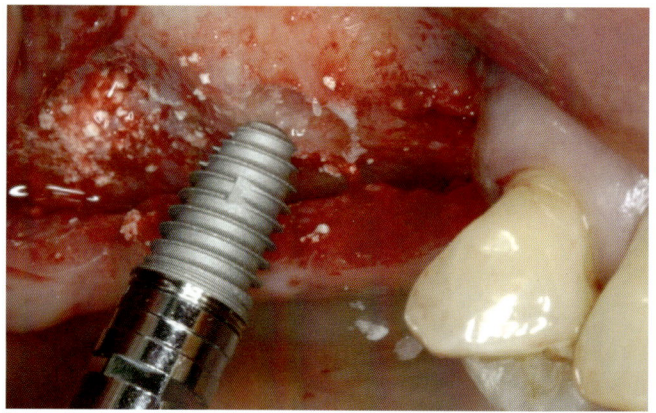

图5.10.9. #16经牙槽嵴植骨后,植入⌀5×8mm种植体。#16区剩余骨量约3mm。

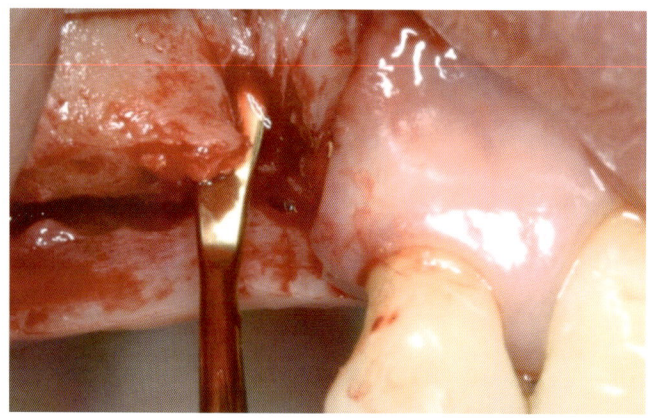

图5.10.10. #15可见严重水平向骨缺损。

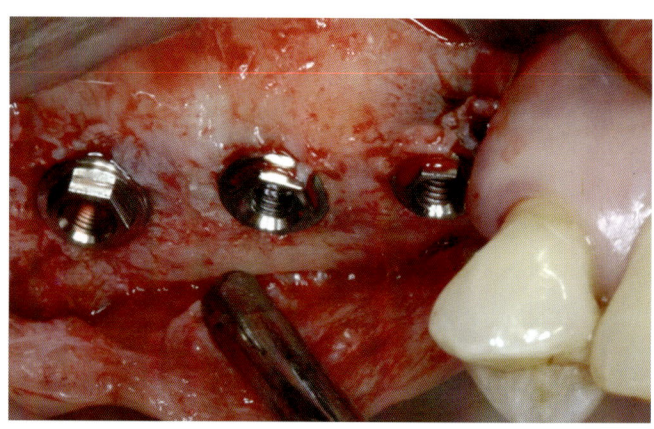

图5.10.11. 植入3颗种植体。#17位点虽然剩余骨高度0.5mm,仍植入了一颗种植体,由于穿孔较宽该位点原本应延期植入种植体。植入情况:#17-Ⅲ类C固位(D300)扭力18Ncm,#16-Ⅲ类CM固位(D240)40Ncm,#15-Ⅱ类CMI固位(D232)40Ncm。

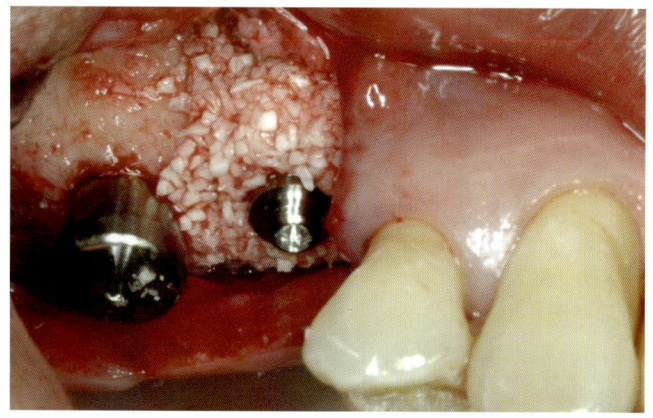

图5.10.12. 在为个性化钛网固定好长为1mm的空间器(spacer)后颊侧充填异体骨移植材料。

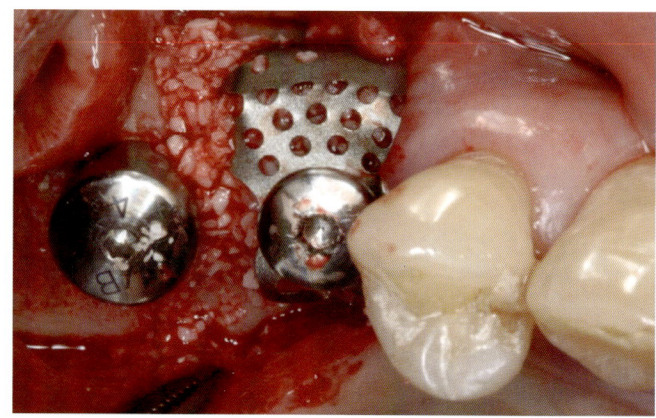

图5.10.13. 使用个性化钛质愈合基台将个性化钛网固位于空间器上。

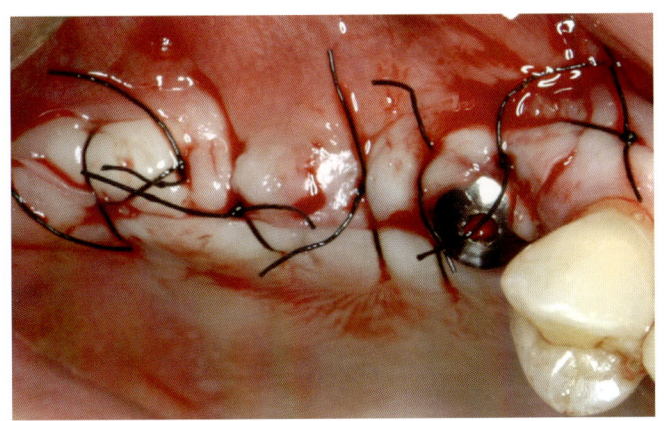

图5.10.14. #15行非埋入式GBR，其余区域均埋入。

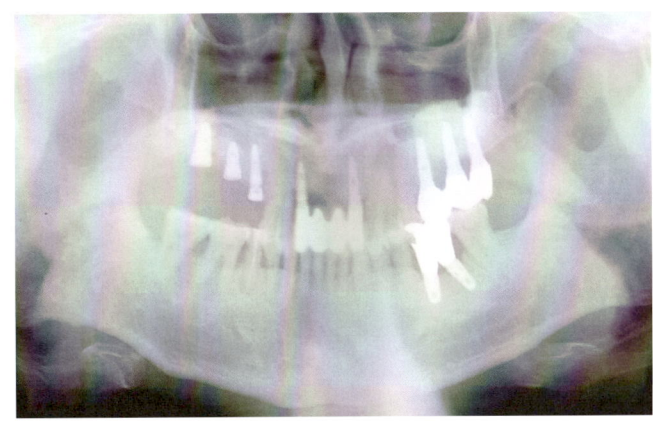

图5.10.15. 术后全景片，#17经牙槽嵴顶上颌窦提升超过10mm。

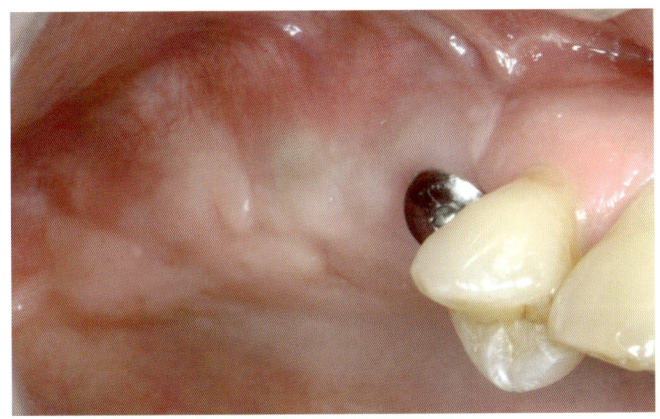

图5.10.16. 术后4个月，未见个性化钛网（CTi-men）暴露。

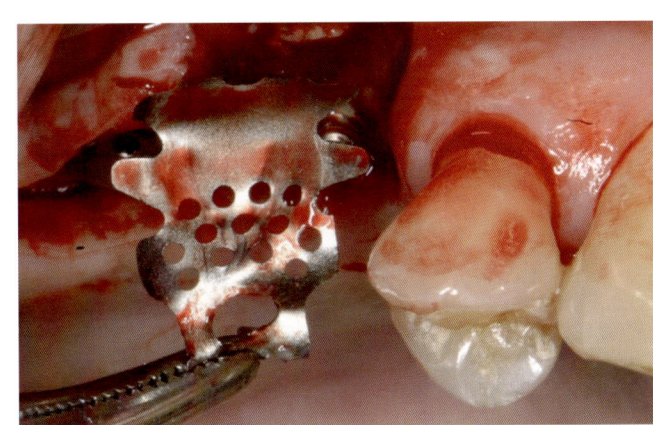

图5.10.17. 术后4个月，拆除个性化钛网。

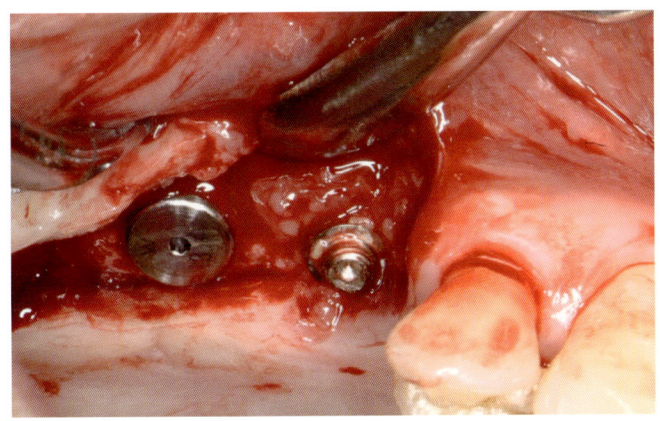

图5.10.18. 在拆除空间器前，发现由穿黏膜式GBR引起的软组织轻度炎症，但骨组织成形良好。此后不建议行穿黏膜式GBR。

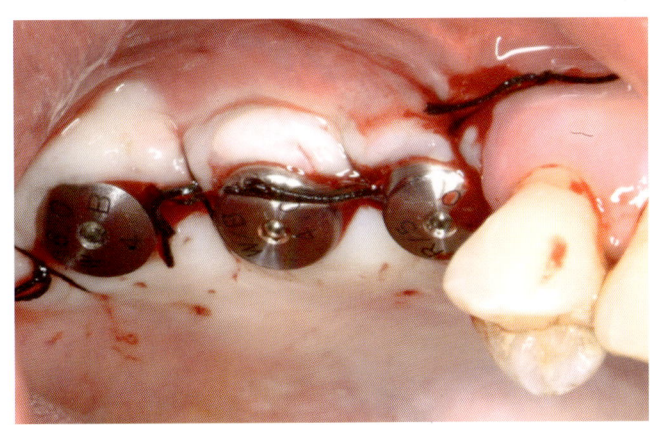

图5.10.19. 二期手术后，安装愈合基台。

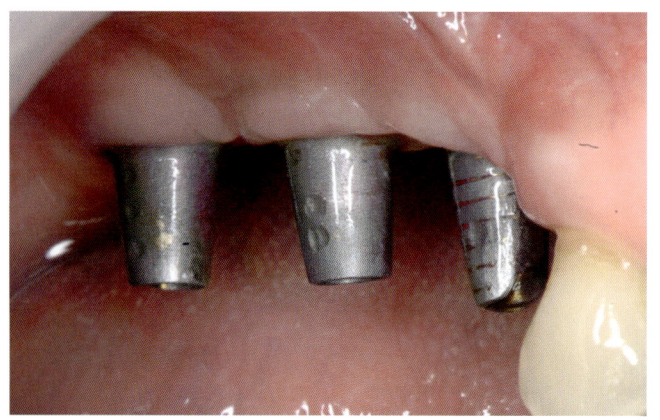

图5.10.20. 2个月后,安装3个SCRP基台。

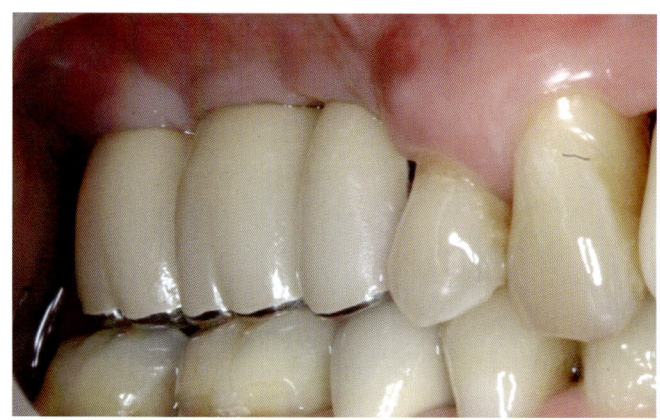

图5.10.21. 戴入3-单位PFM FPD(SCRP)。

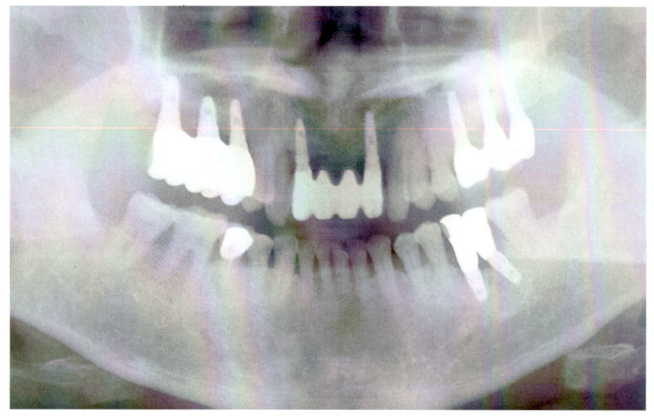

图5.10.22. 在上颌窦提升植骨及种植体植入6个月后最终修复的全景片,可见#17区虽然剩余骨高度仅为0.5mm,但治疗仍是成功的。

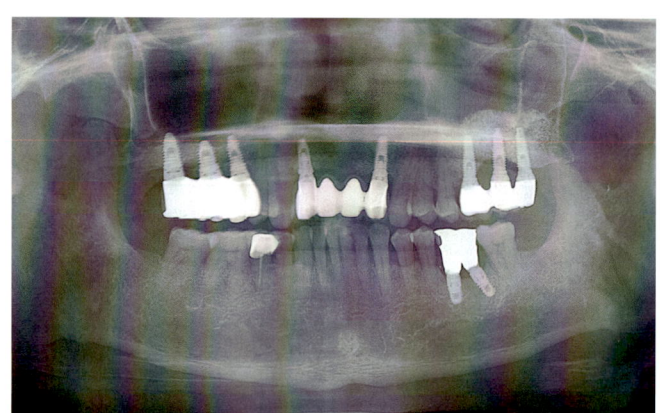

图5.10.23. 最终修复后3年,#26出现严重种植体周围炎,进行治疗及植骨。

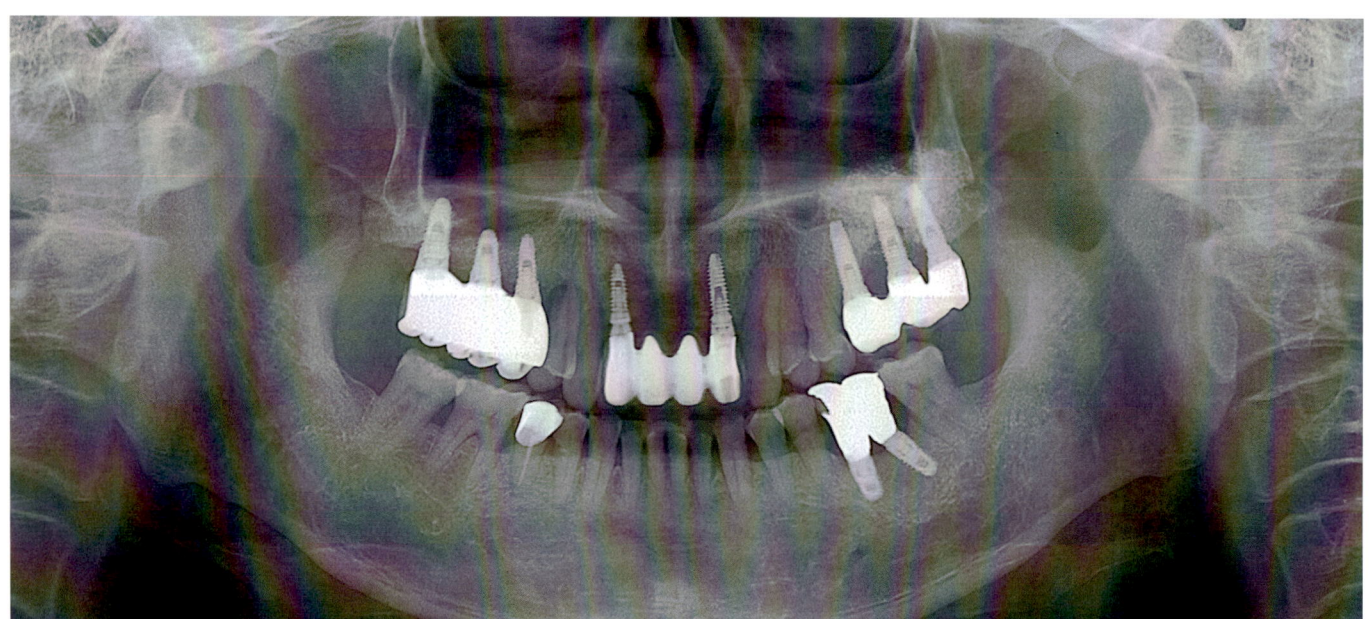

图5.10.24. 6年随访,可见少量边缘骨吸收骨水平维持稳定,特别是#17种植体。但是,#14种植体周出现种植体周围炎。

SCA 病例 11

采用SCA和SLA技术行经牙槽嵴顶和经外侧壁行上颌窦提升术

许永九

67岁男性患者，转诊要求种植治疗。主诉为左侧咀嚼功能受损而右侧咬合时疼痛。患者否认系统性疾病史，但对盘尼西林过敏。

#24、#25、#26和#27在4月前已拔除。左上颌后牙区由于严重的骨吸收和左上颌窦气化导致剩余骨宽度足够但骨高度不足以行种植体的植入（图5.11.1）。

右上后牙区，#14、#15、#16和#17由于严重骨吸收计划拔除（图5.11.2、图5.11.3）。最终治疗方案为双侧后牙区上颌窦提升植骨同期植入3颗种植体（图5.11.4－图5.11.47）。

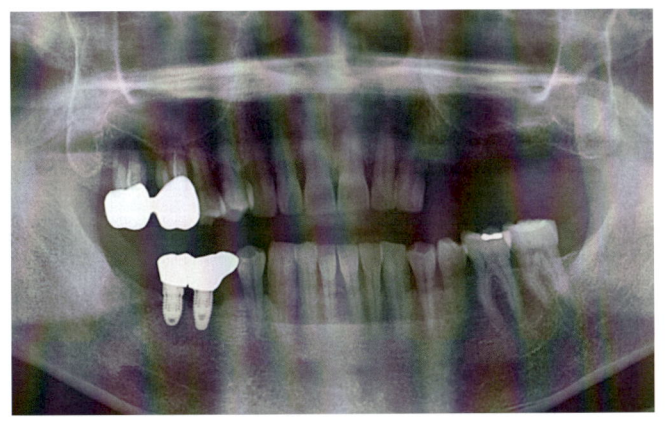

图5.11.1. 全景片，右上后牙区及左上缺牙区可见严重垂直骨丧失，剩余骨高度约4~5mm。

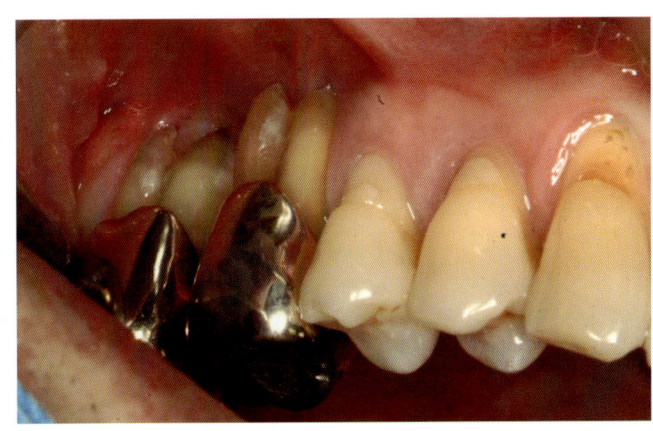

图5.11.2. 右上后牙拔牙前临床照片，可见严重骨吸收和牙龈退缩。

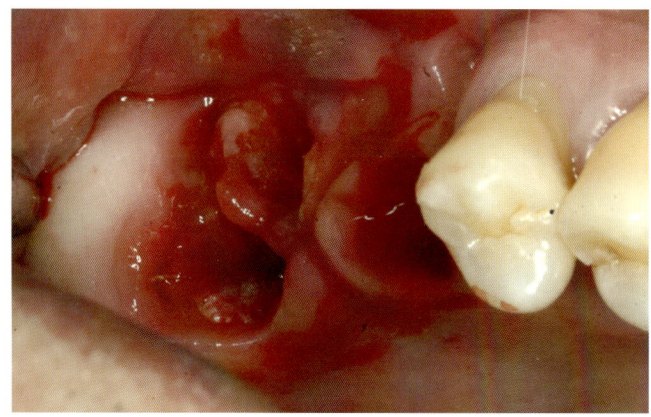

图5.11.3. 拔牙后即刻口内观,拔牙窝内的肉芽组织需彻底刮除,以确保快速愈合并防止软组织长入。

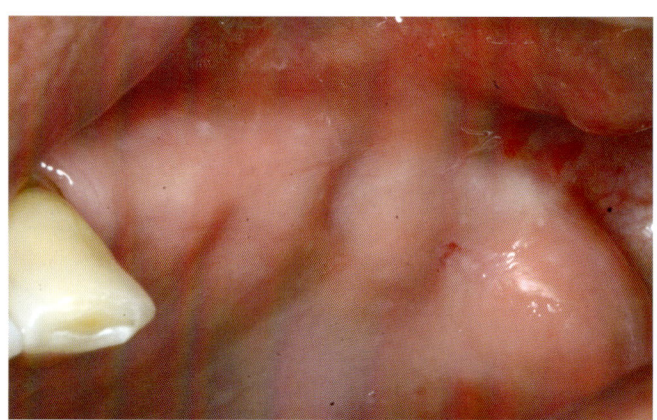

图5.11.4. 左上后牙区咬合面的临床照片可见术前有充足的角化牙龈。

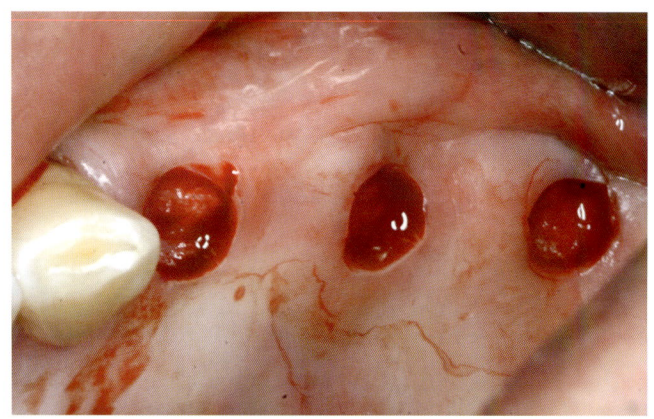

图5.11.5. 用牙龈环切钻去除#24、#25和#26拟种植位点的软组织。

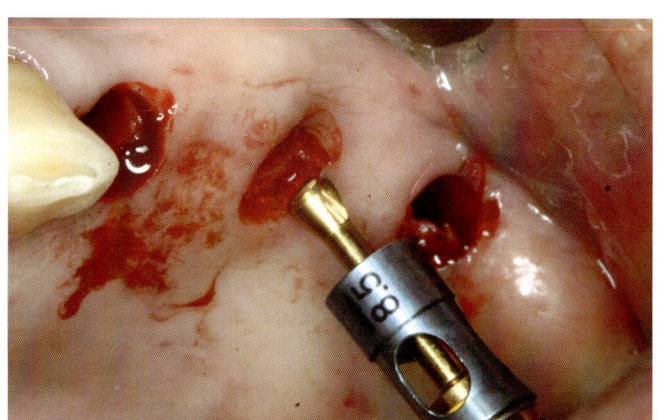

图5.11.6. 预估的剩余骨高度为4~5mm,使用SCA工具盒中的S绞刀搭配4mm停止环钻通上颌窦底壁。

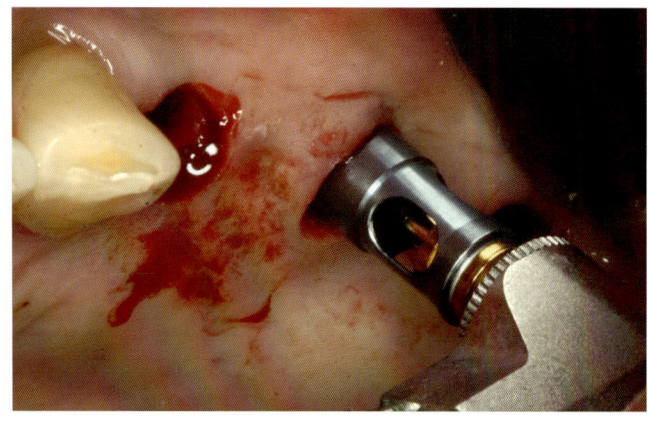

图5.11.7. 使用Ø3.2mm S绞刀打开上颌窦底。

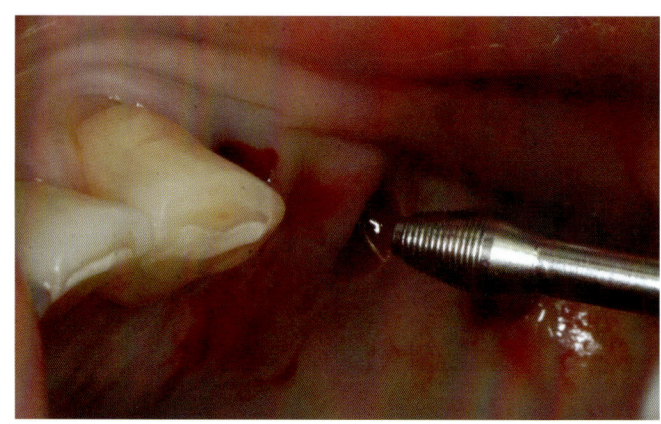

图5.11.8. 使用水压阀利用水压技术提升上颌窦膜。锥形的水压连接器因尖端有螺纹所以具有自攻性。

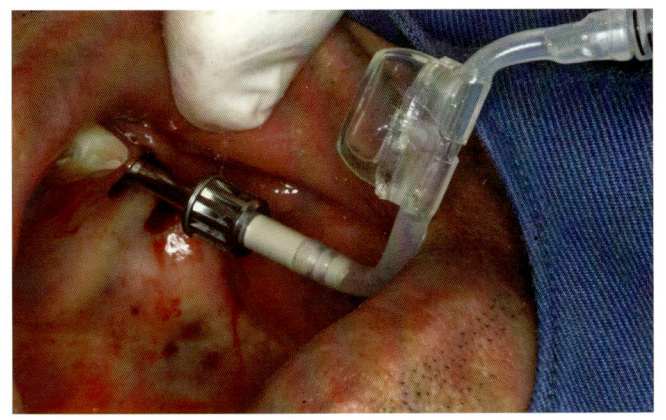

图5.11.9. 注射器连接至水压阀后用温和的压力注入生理盐水。高压和水流从上颌窦渗出是可行且安全的。采用这一技术,无需控制生理盐水的注入量。

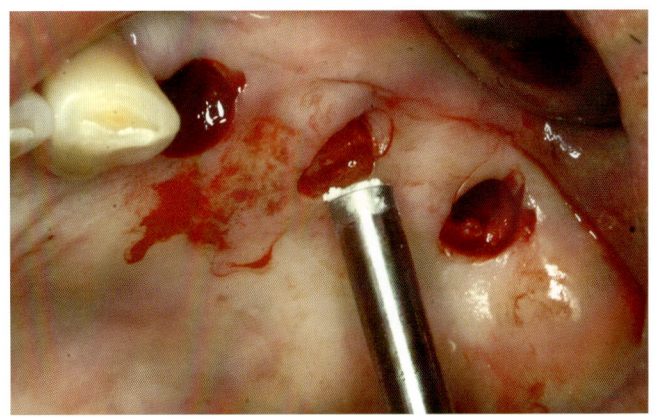

图5.11.10. 使用骨粉输送器将Calpore(β三磷酸钙60%+羟磷灰石40%)植入提升后的空腔中。

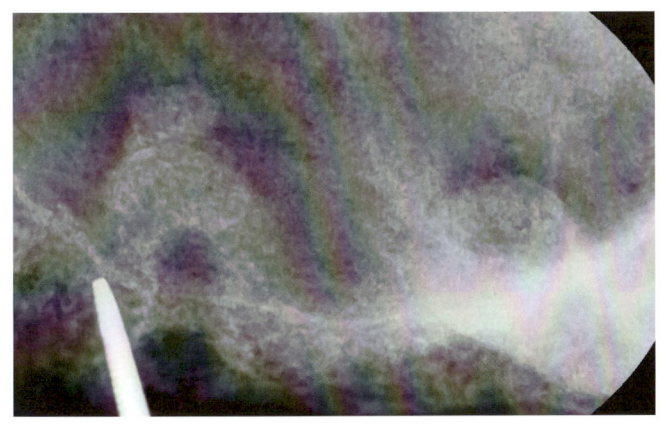

图5.11.11. #25和#26植骨后的根尖片,圆顶状的移植材料清晰可见。

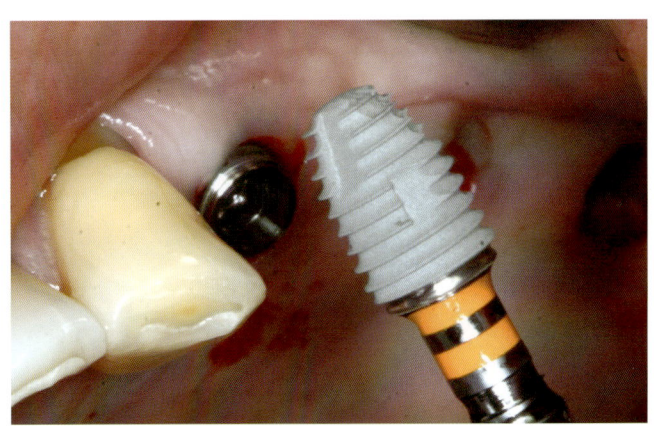

图5.11.12. 植入纽白特CMI IS II active Ø5.5X8.5mm种植体。

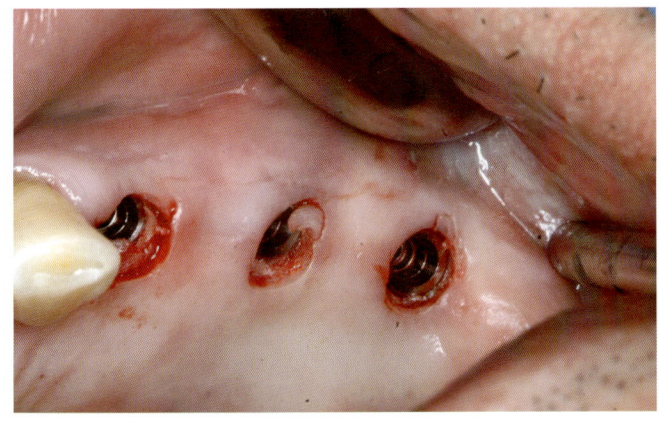

图5.11.13. #24、#25和#26植入后的临床照片,植体尺寸依次为Ø4.5×11.5mm、Ø5.5×8mm和Ø5.5×8mm。

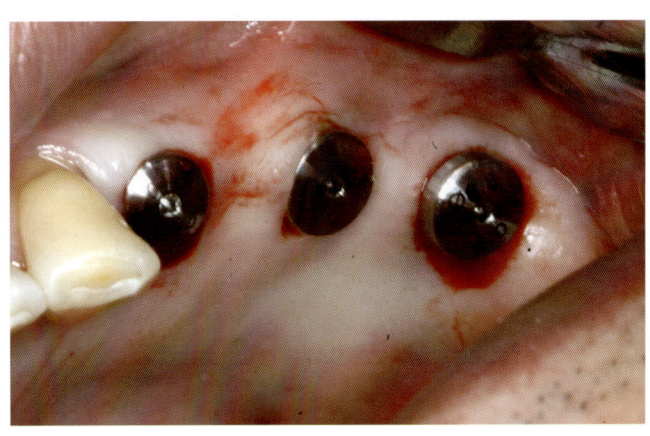

图5.11.14. 安装愈合基台后的临床照片。

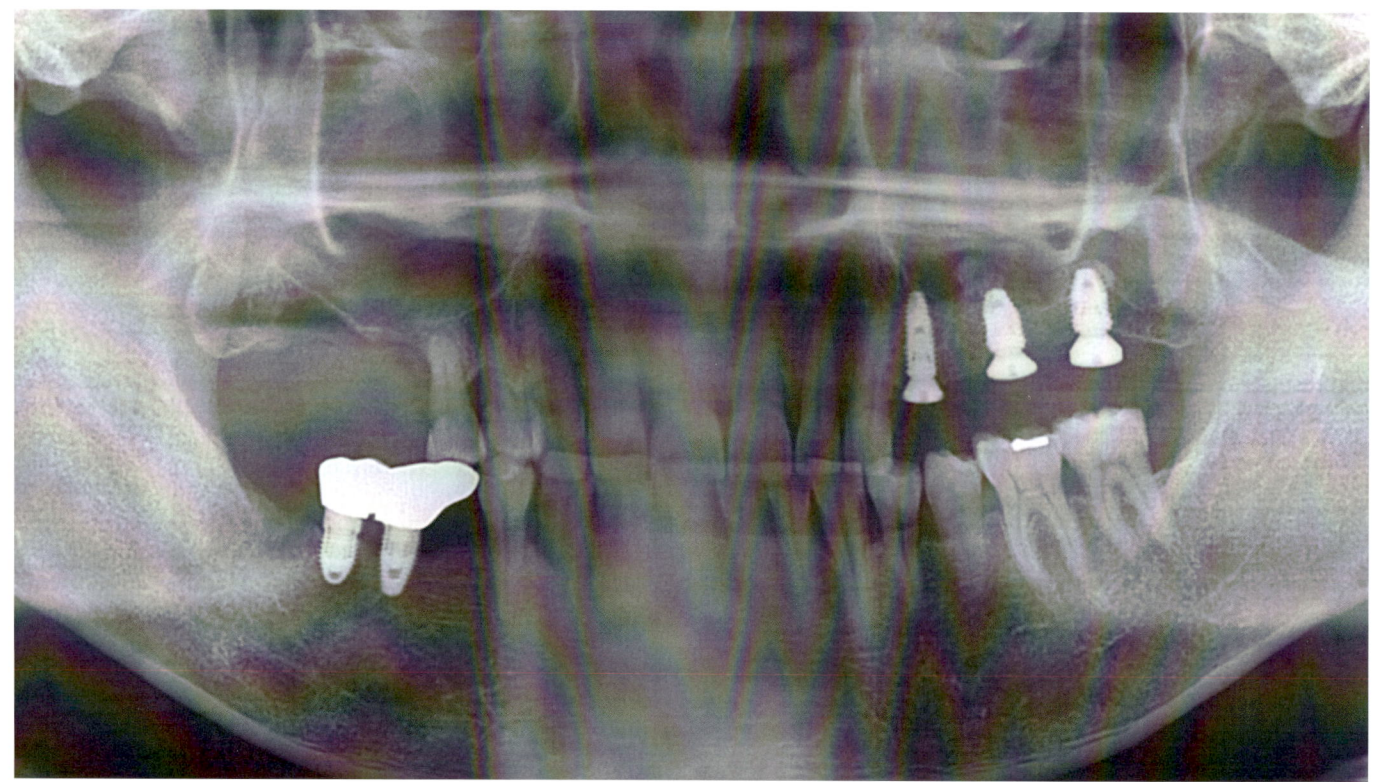

图5.11.15. 左上后牙区上颌窦提升同期种植体植入后的全景片,可见阻射的移植材料位于种植体的根尖部位。

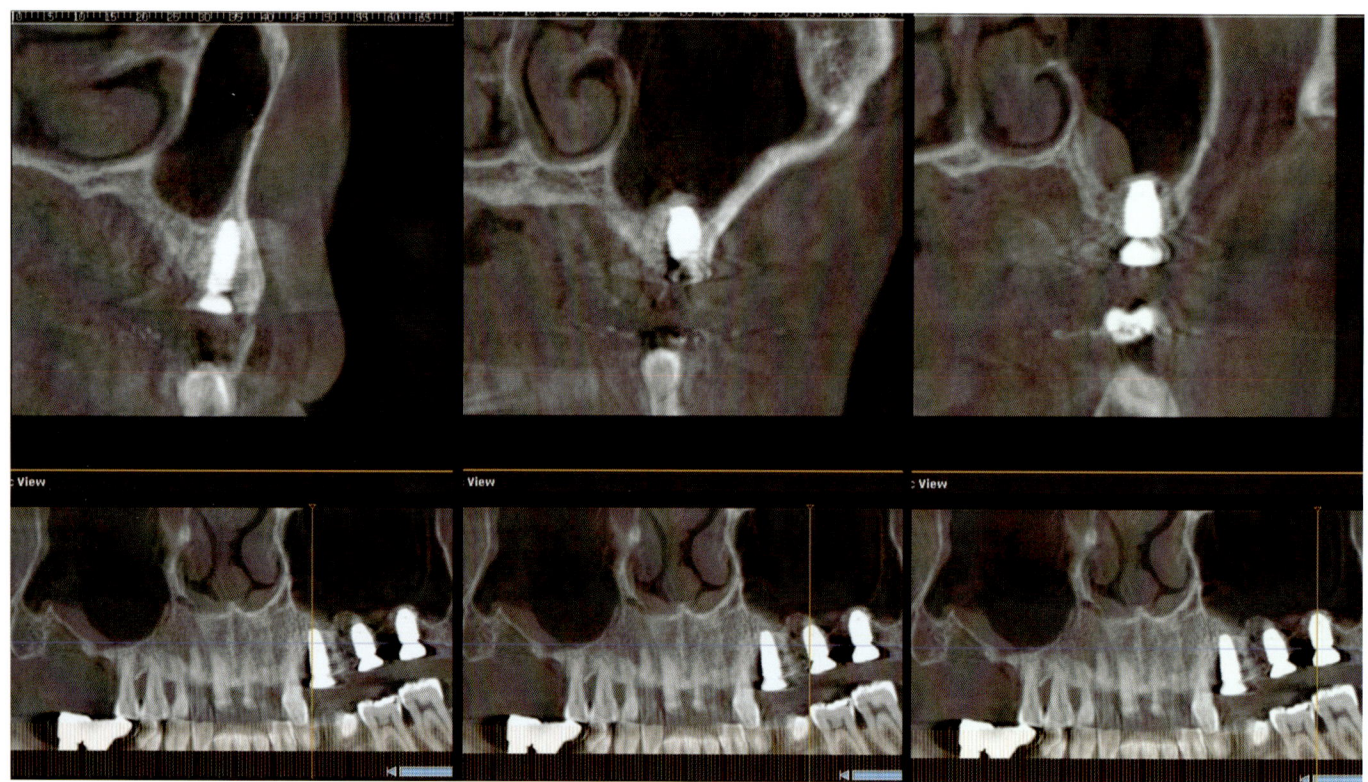

图5.11.16. 术后即刻CT显示#24种植体位于上颌窦内（I类CMI固位）。#25种植体植入后即刻CT显示移植材料包绕在种植体周（II类CM固位）。#26种植体植入后即刻CT显示移植材料包绕在种植体周（II类CM固位）。

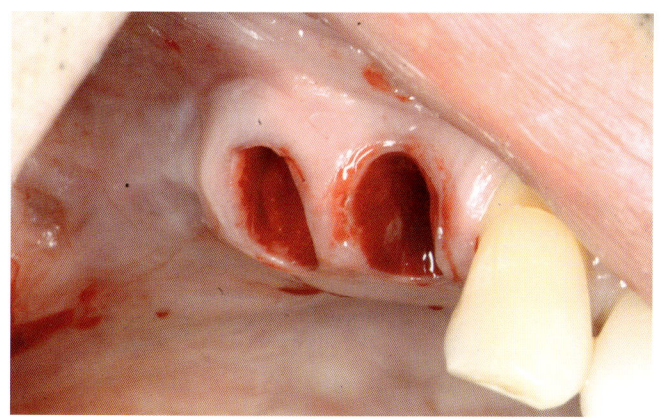

图5.11.17. #14和#15拔除后的拔牙窝。

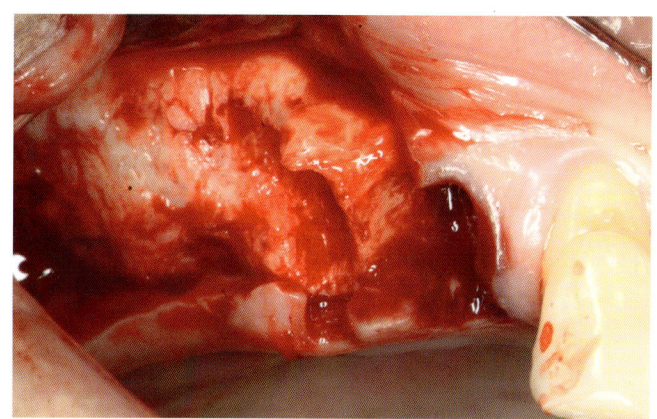

图5.11.18. 行延伸切口后,松弛龈瓣。

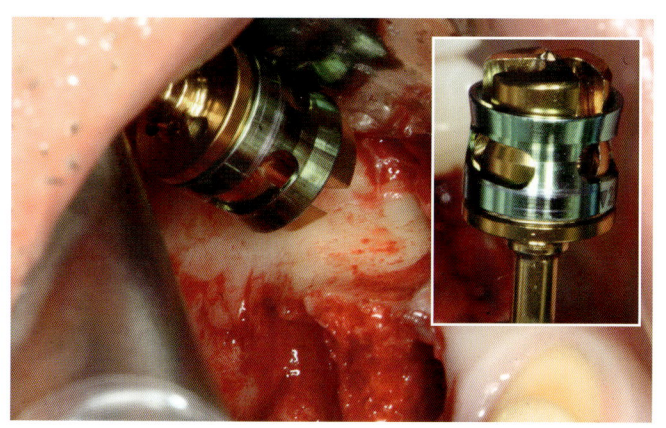

图5.11.19. 使用Sinus All工具盒中的LS绞刀搭配2mm停止环经外侧壁入路,钻孔时的转速为2000rpm。

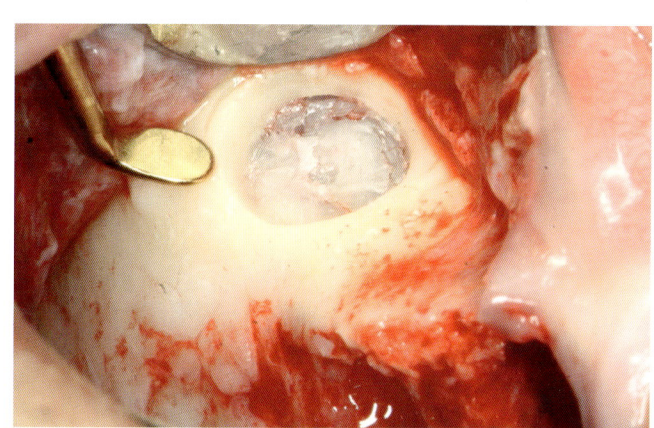

图5.11.20. LS绞刀搭配3mm停止环在窦膜上制造了一个骨盘,因此中央尖不会损伤窦膜。

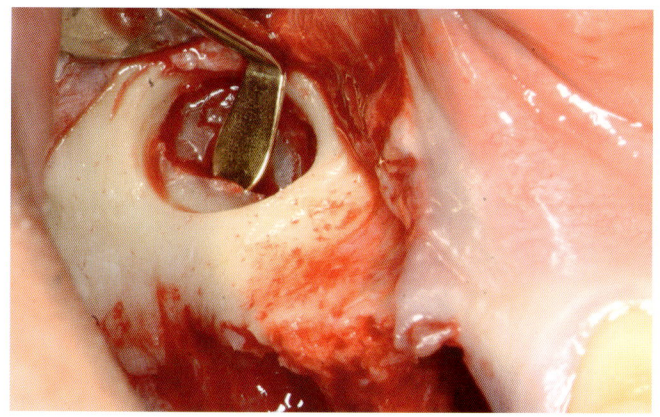

图5.11.21. 使用Sinus All工具盒中的剥离器接触并感受上颌窦内侧骨壁,同时小心翼翼地剥离窦膜。

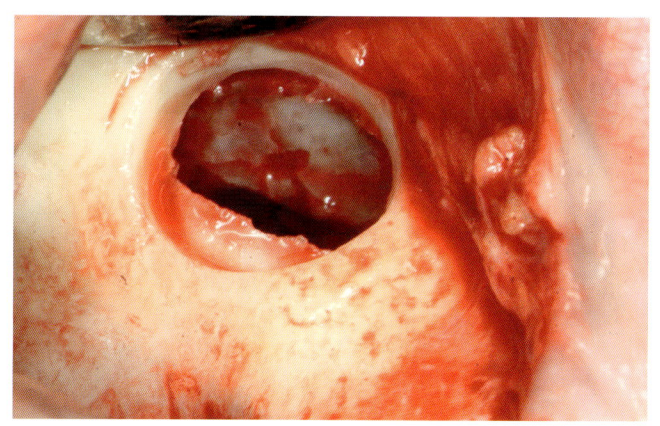

图5.11.22. 窦膜下部完全剥离且未穿孔,在患者呼吸时可观察到窦膜的移动。

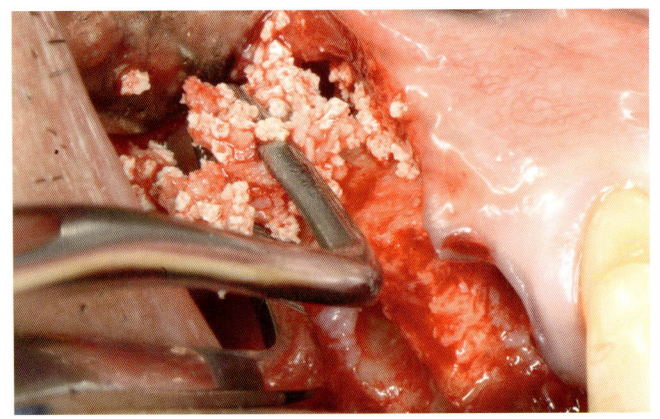

图5.11.23. 将混合的移植材料植入窦膜提升后形成的空腔中。

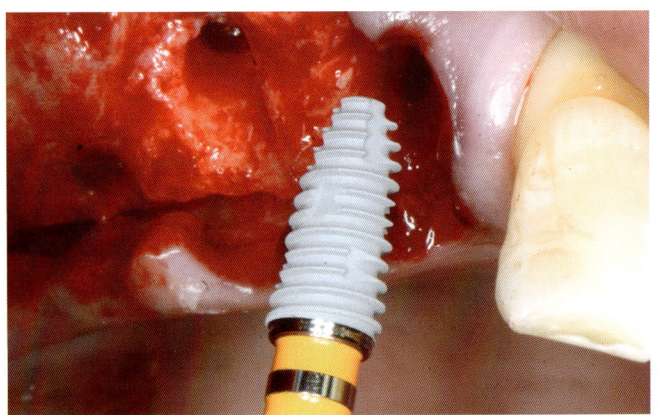

图5.11.24. 植入IS II active Ø4.5×10mm种植体。

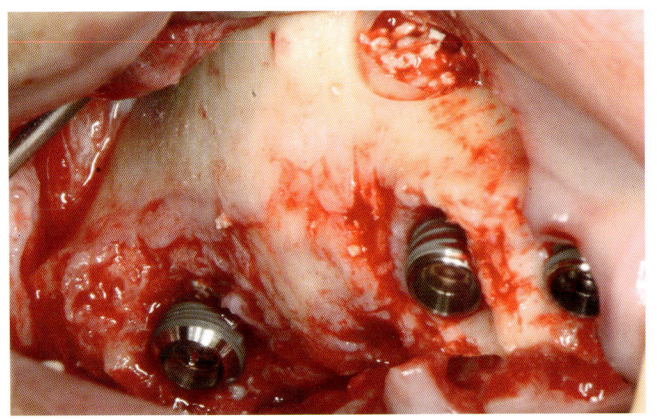

图5.11.25. 分别植入IS II active Ø5.0×8.5mm、Ø4.5×10mm，和Ø4.5×10mm种植体后，由于严重的垂直向骨缺损，植体的顶部螺纹暴露。

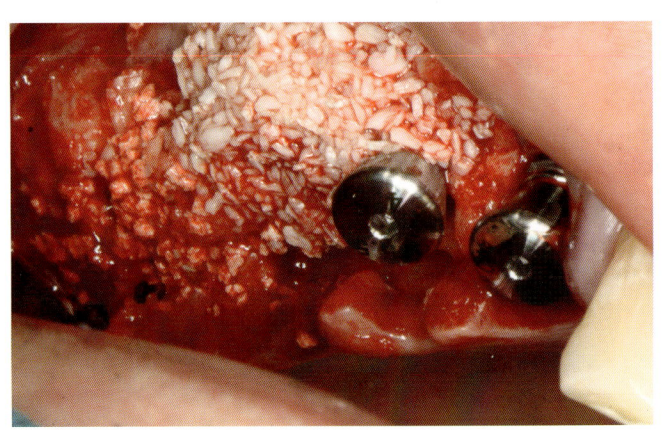

图5.11.26. #14和#15安装愈合基台，#16计划埋入。安装覆盖螺丝后在暴露的螺纹周围植入移植材料（同种异体骨）。

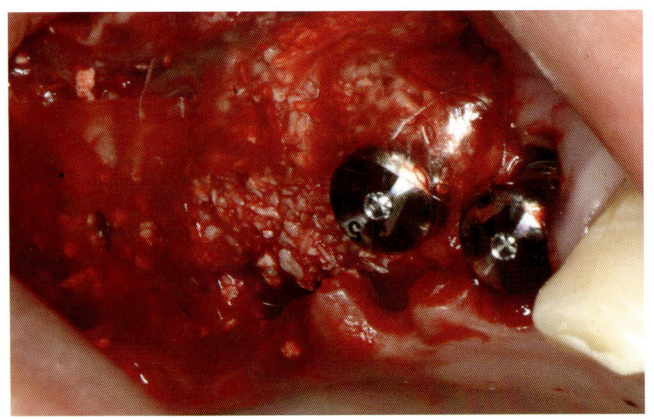

图5.11.27. 将可吸收胶原膜覆盖在移植材料上。

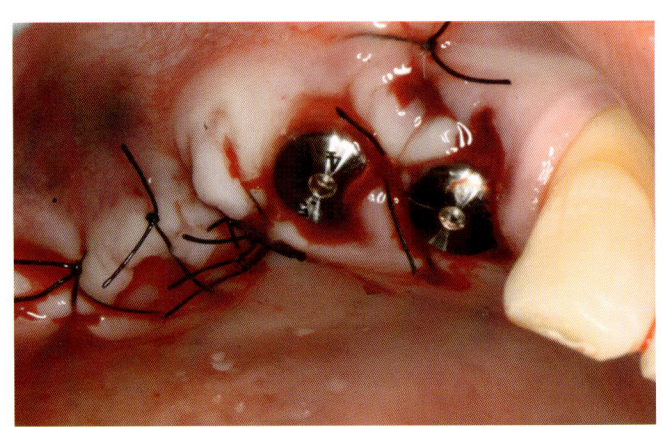

图5.11.28. 行简单间断缝合。

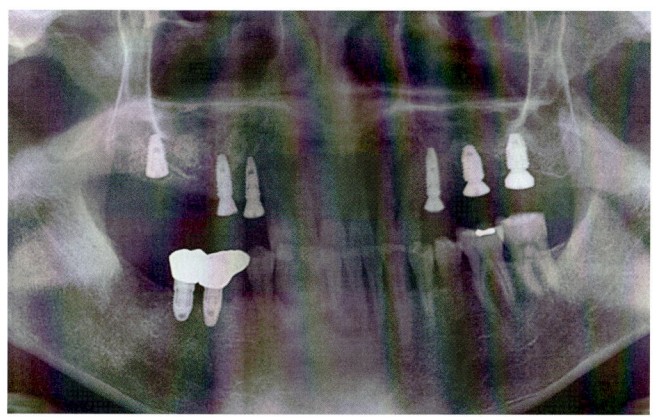

图5.11.29. 术后全景片。右侧上颌窦内阻射的移植材料呈橄榄形。同时，左侧的移植材料维持良好。

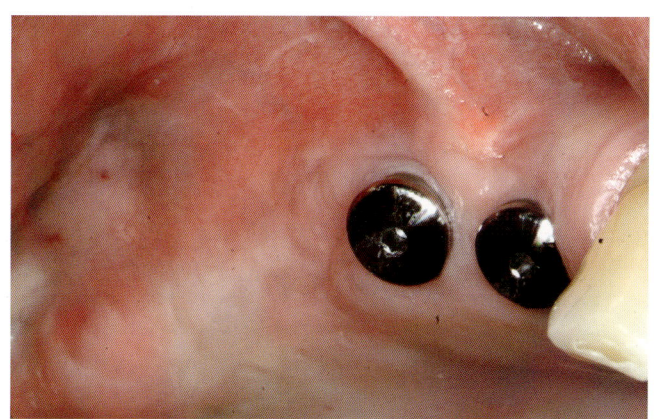

图5.11.30. 术后2个月，按计划暴露种植体。

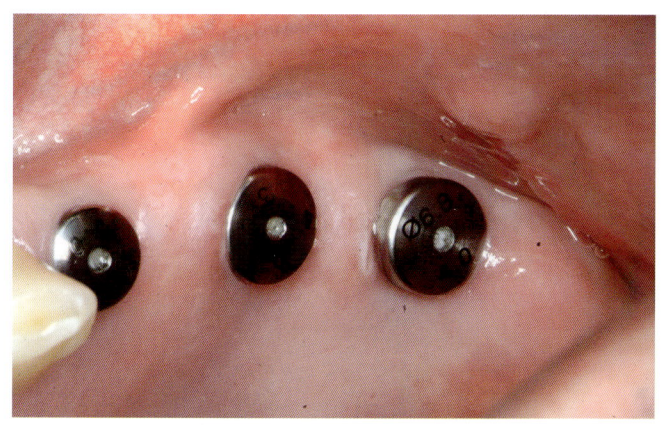

图5.11.31. 左侧术后4个月，可见充足的角化牙龈。

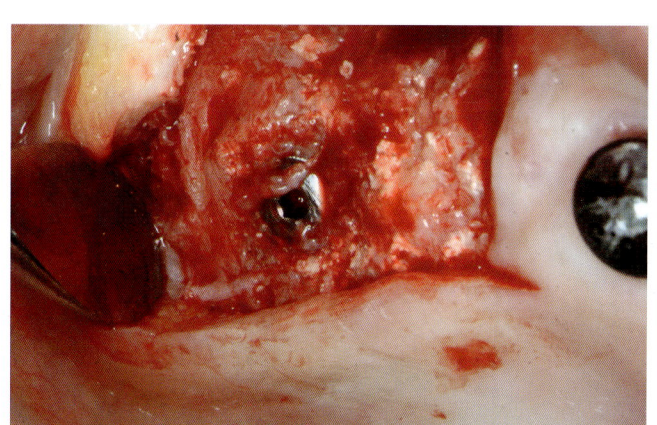

图5.11.32. 翻瓣后，可见种植体周骨移植材料结合良好。

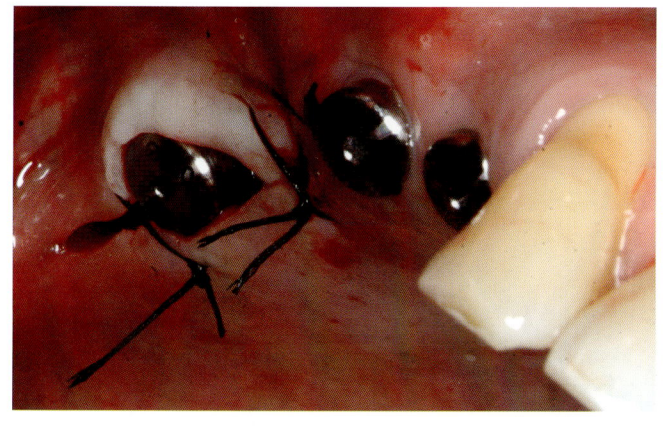

图5.11.33. 安装愈合基台并缝合。

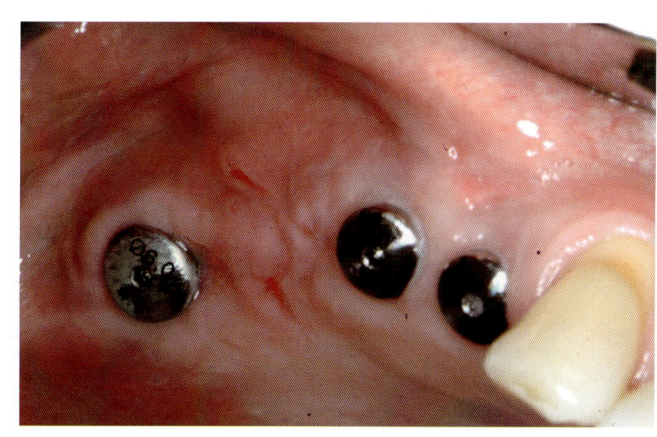

图5.11.34. 拆线后的临床照片。

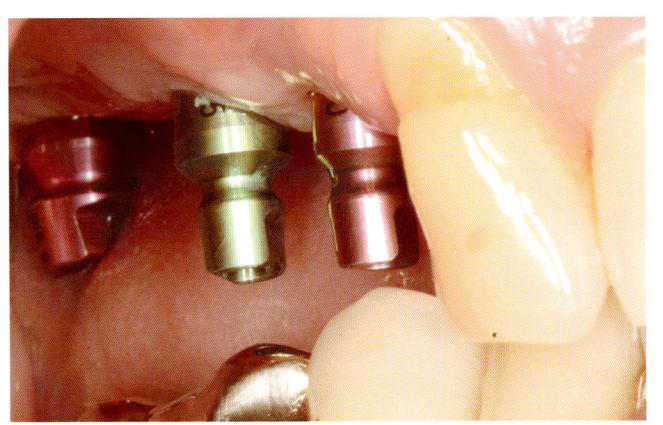

图5.11.35. 安装取帽印模转移杆（纽白特，首尔，韩国）用于制取修复体的印模。

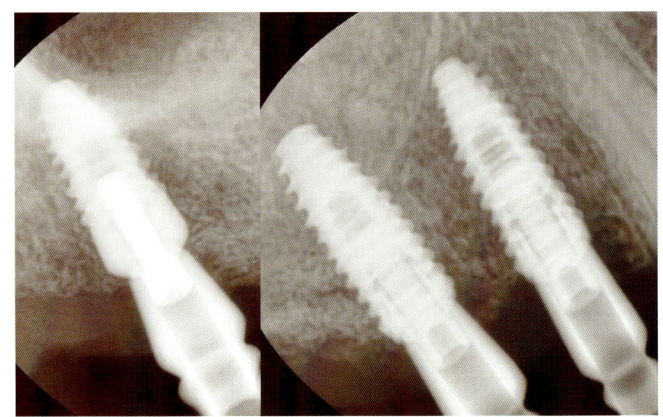

图5.11.36. X线片显示印模转移杆连接到位。

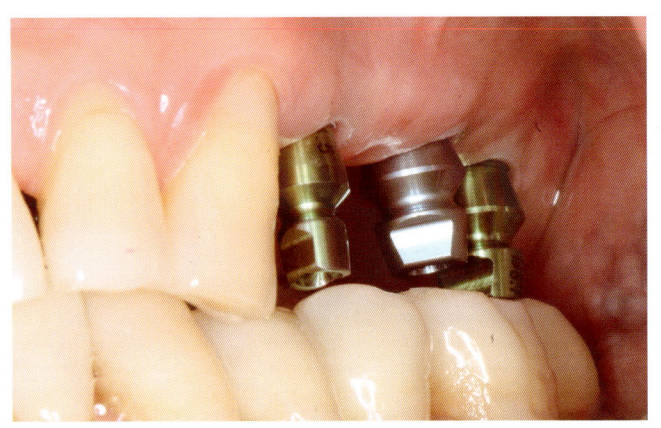

图5.11.37. 左侧安装取帽印模转移杆。

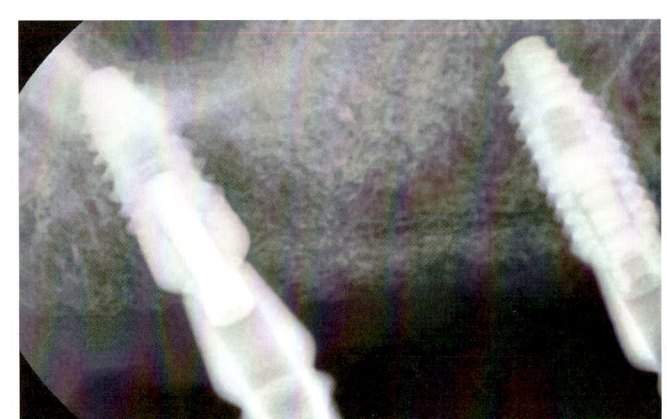

图5.11.38. X线片显示印模转移杆连接到位。

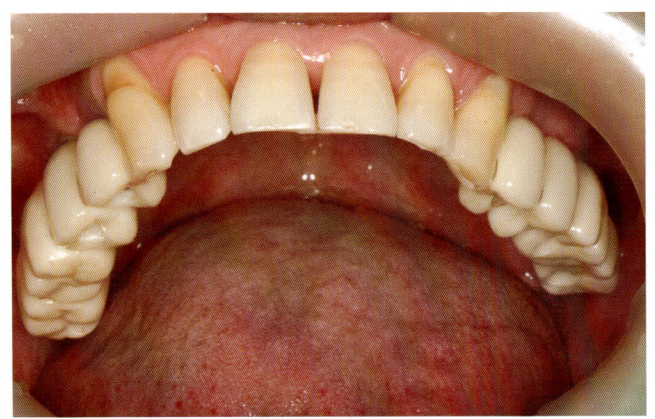

图5.11.39. 最终修复体戴入后。

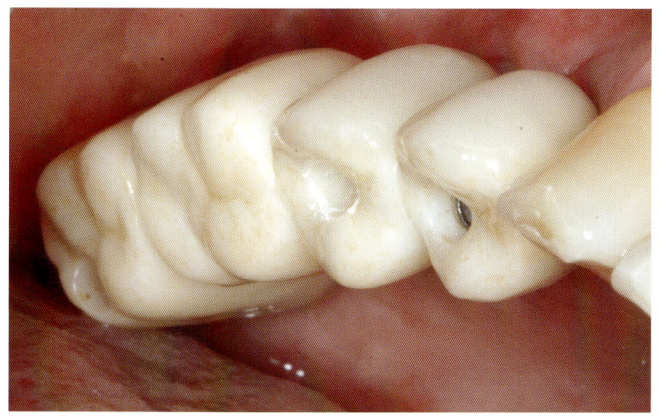
图5.11.40. 右侧种植体修复后的咬合面观。

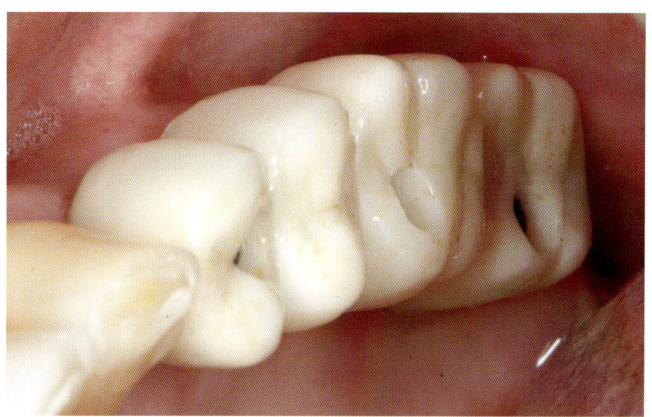
图5.11.41. 左侧种植体修复后的咬合面观。

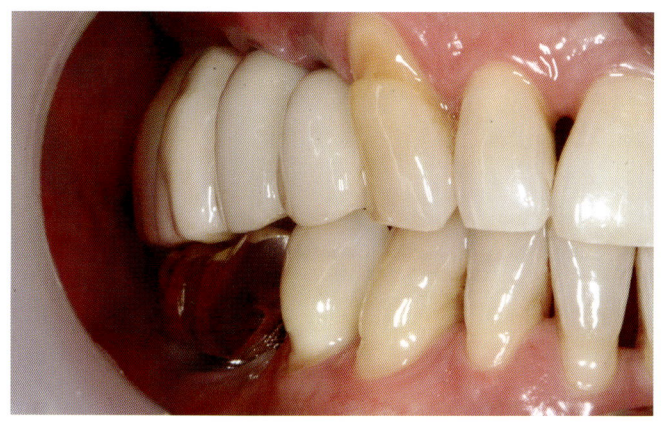
图5.11.42. 右侧咬合时的颊面观临床照片。

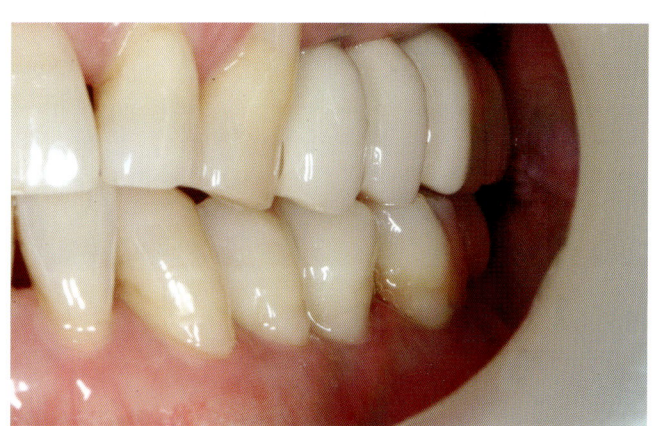
图5.11.43. 左侧咬合时的颊面观临床照片。

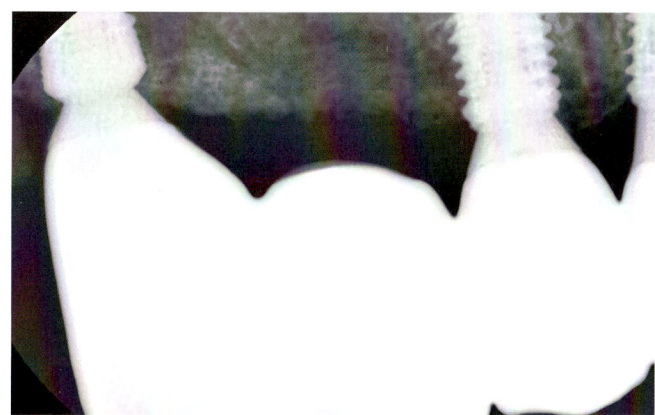
图5.11.44. 最终修复体戴入后的根尖片（右侧）。

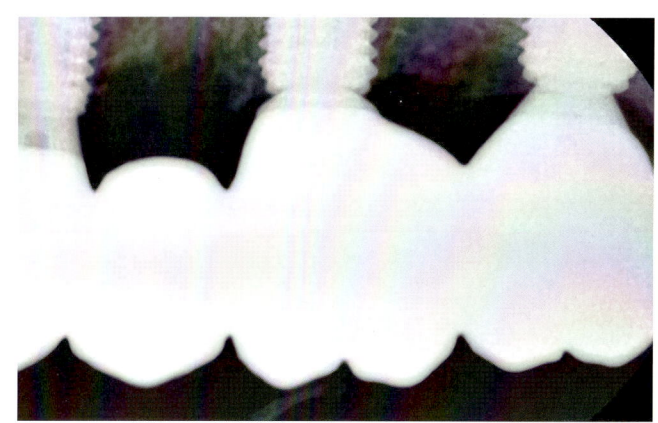
图5.11.45. 最终修复体戴入后的根尖片（左侧）。

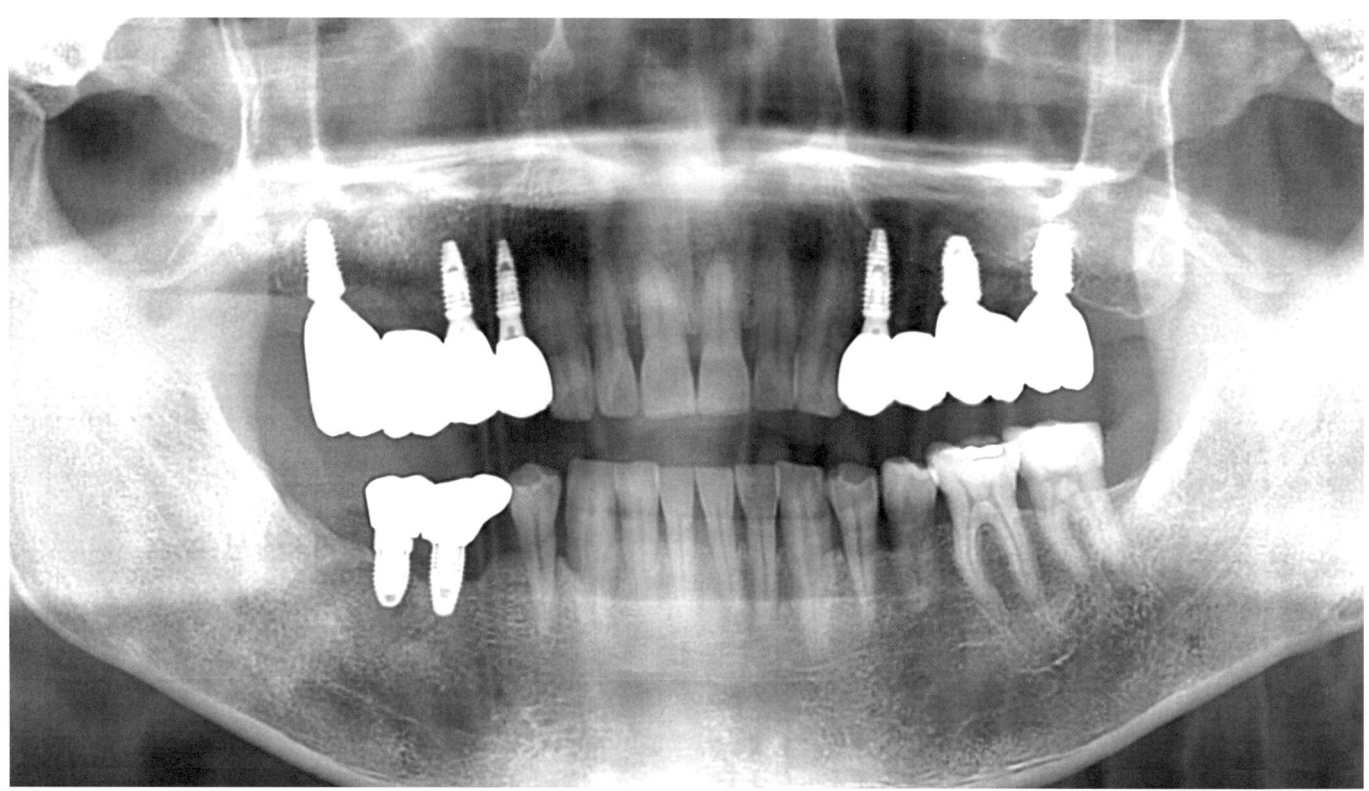

图5.11.46. 全景片显示种植修复体戴入后移植材料维持良好。

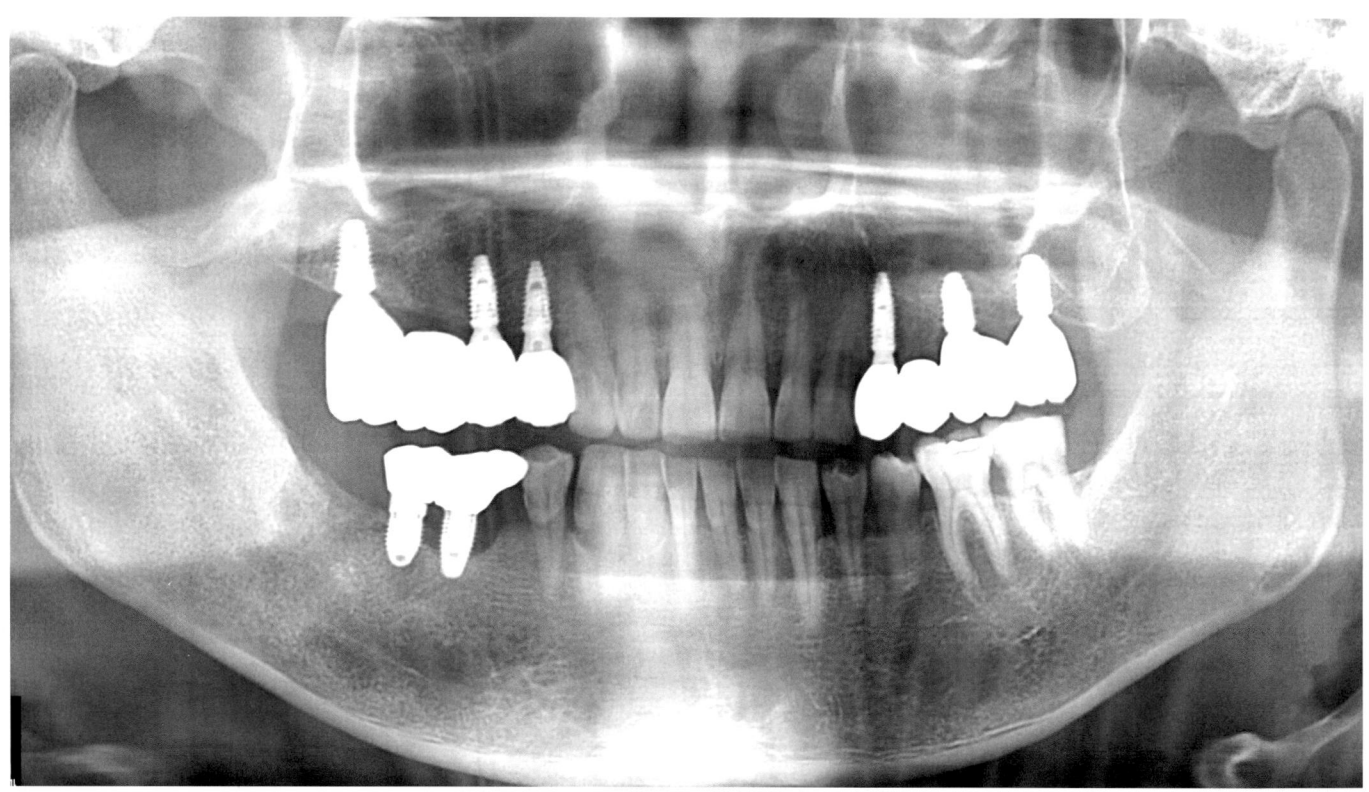

图5.11.47. 3年随访全景片显示上颌窦内移植材料和种植体周围边缘骨水平均维持良好。但是，#46和#47出现进展性种植体周围炎。那两颗Replace种植体由其他临床医师植入，且修复体是不可取戴的。患者拒绝接受治疗，但仍告知他需关注#46种植体的情况。

第六章

SLA技术

创新上颌窦外提升术

许永九

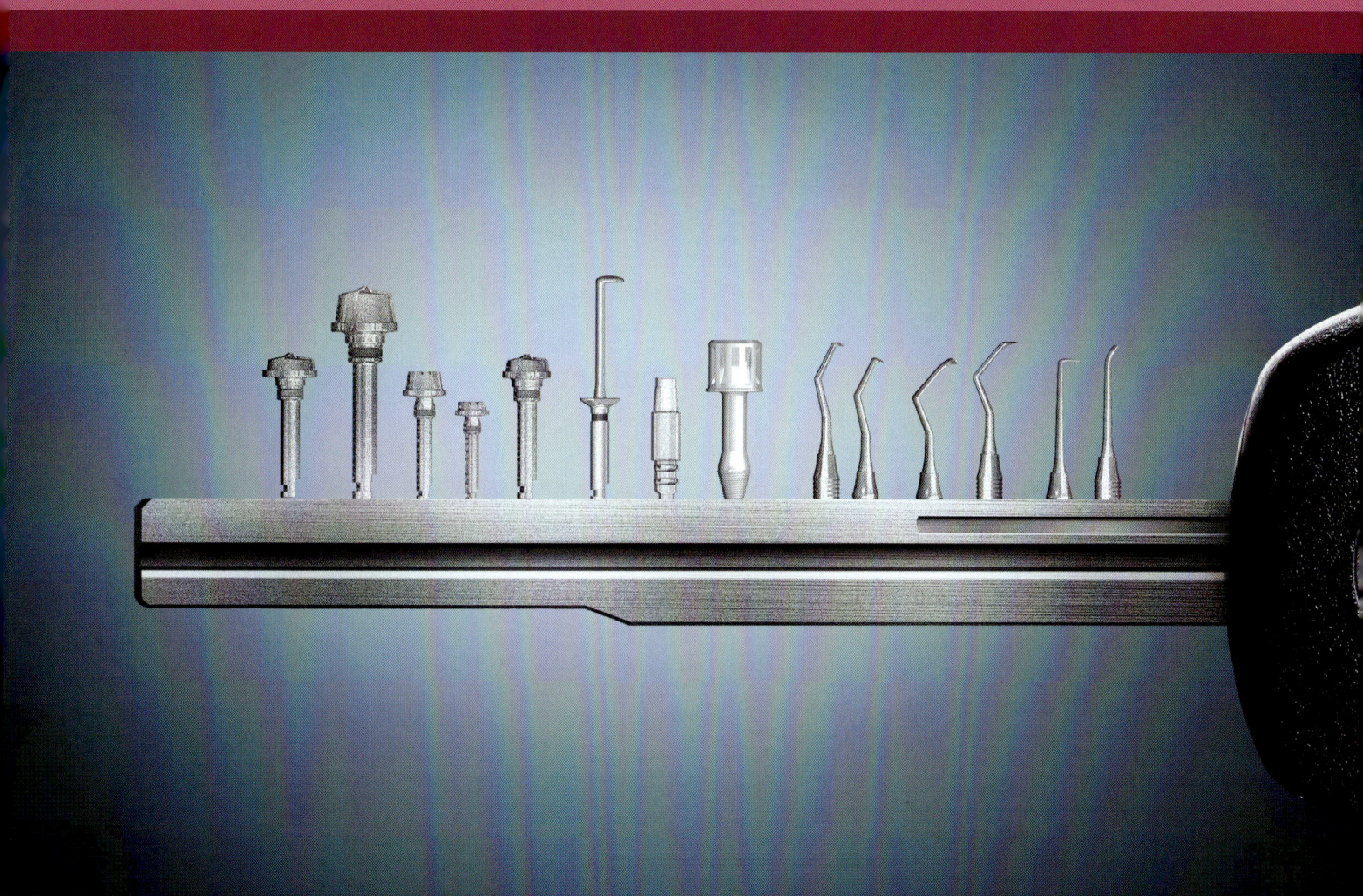

经外侧壁上颌窦提升植骨术是一项相当有难度的手术操作，可能引起一系列的术后并发症，例如水肿和出血。近年来，由于手术器械以及生物材料的发展，侧壁入路的上颌窦提升技术已经成为口腔骨移植手术操作中预后比较可靠的手术之一。在上颌窦提升术中，相对于无法直视下操作的经牙槽嵴顶入路，经外侧壁入路法在术区视野、长种植体的植入以及上颌窦膜一旦穿孔后的处理方面具有显著的优势。

多年来，临床医生为了获得更理想的外侧壁入路以及种植体植入的临床效果，选用了各种开窗手术方式，试用了不同的移植材料，尝试了各种愈合以及负载时间。本章将介绍一种经外侧壁上颌窦提升技术，它可以显著提高种植治疗的成功率。

传统的侧壁开窗技术

在外侧壁入路手术法器械出现之前，传统的手术方法是使用金刚砂或硬合金球钻（低速），直机头或超声骨刀（超声波发生系统）制备一个大骨窗。该方法要求翻瓣尽可能大，这样才能满足骨开窗的需要。在翻瓣后，观察到表面光滑，呈淡蓝色的区域就是上颌窦所在的位置。按照这个原则，术者可以假想出窦壁的轮廓。

在进行去骨制备骨窗前，首先应该粗略的标记骨窗所在的位置以及外形，开窗位置应该位于上颌窦底壁以上大约3mm，同时尽可能靠近前壁。窗口的尺寸大约为10mm×20mm。术者充分移除上颌窦侧壁直到上颌窦膜清晰可见。

有三种开窗区域骨片的处理方式：① 向上翻入骨片，使骨片成为新的上颌窦底壁。② 完全磨除开窗区域的骨片。③ 揭盖式，手术完成后将骨片重新覆盖至开窗处(图6.1)。术者可以根据患者的情况以及个人的喜好进行选择。

在骨窗制备完成后，小心地提升施耐德氏膜，防止窦膜的穿孔。提升过程中，应该保证剥离器的顶端始终与骨面接触，同时沿着骨面缓慢地移动，同时保持剥离器顶端向骨面用力使上颌窦膜可以安全的与骨面分离。

上颌窦膜的提升应该始于张力最小的位置。术者应该尽量充分提升整个上颌窦膜，并使其移向上颌窦的前壁以及内侧壁。在充分提升窦膜以后，为了防止空腔的形成，骨移植材料应该首先从上颌窦后部开始充填，接着是前部，最后是窗口区域。

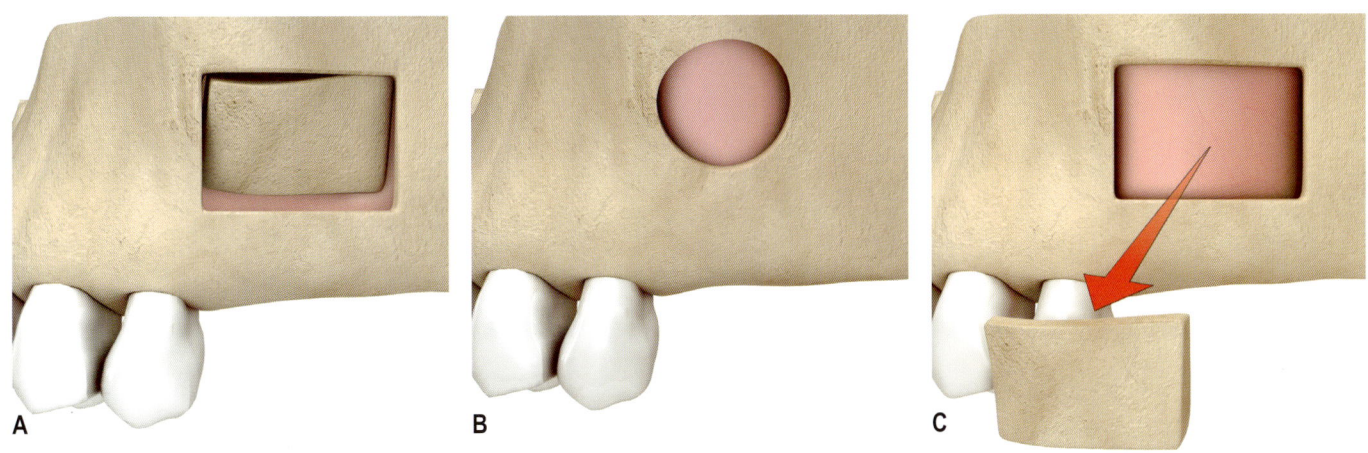

图6.1. 三种开窗部位骨片的处理方式。A：向上翻入式。B：完全磨除式。C：揭盖式。

外侧壁开窗术的适应症

经牙槽嵴入路的上颌窦提升术适用于剩余牙槽骨高度大于6mm的病例。但当上颌后牙区需要进行多颗牙种植时，外侧壁开窗术更加安全，同时相对于经牙槽嵴入路的上颌窦提升术，手术时间可以减少。Zitzmann和Scharer建议对于大范围牙槽骨吸收的患者，必须进行一步或两部法外侧壁开窗术[1, 2]。

本书作者建议以下这些情况适用于进行外侧壁开窗术。

① 当种植体可以植入的剩余骨高度少于3~4mm时。

② 当在同一术区需要植入多枚种植体时。

③ 当上颌窦区域剩余骨较薄，需要植入较长的种植体时。

④ 当上颌窦的外形或者解剖结构不适合经牙槽嵴顶窦底提升术时，例如上颌窦壁存在凸面，不规则或存在间隔。

⑤ 在经牙槽嵴入路的手术时，发生上颌窦膜的穿孔。

窦底黏膜穿孔的影响

当进行上颌窦腔骨替代材料植入时，应该控制材料推入的力量，避免窦膜的穿孔。窦膜穿孔是上颌窦提升最常见的并发症，据报道窦膜穿孔的发生率是10%~44%。上颌窦膜的穿孔最常发生于上颌窦移植材料植入时，但在窗口预备时同样也容易发生[3, 4]。

增加窦膜穿孔的危险因素包括剩余骨高度、大范围无牙、存在上颌窦间隔、上颌窦外侧壁的厚度、上颌窦黏膜的厚度、上颌窦腔内存在囊性病变、既往过敏反应累及上颌窦。除此以外，使用外科钻进行外侧壁窗口预备时，也容易导致上颌窦膜的损伤[5-7]。上颌窦膜的穿孔会对上颌窦内骨移植材料以及种植体的预后造成不良影响[8, 9]。

可以通过缝合的方式处理上颌窦黏膜穿孔或运用生物材料，例如Gelfilm(Pfizer)、CollaTape(Integra)、纤维蛋白凝胶或者最为常见的是用可吸收胶原膜进行上颌窦膜穿孔的修补[10-13]。

在进行外侧壁骨窗预备的时候，为了减少窦膜穿孔的发生率，在临床操作中发展和运用了各种技术以及器械。Wallace等报道在预备外侧壁骨窗过程中，相对于传统的旋转器械，超声骨刀的使用可以显著降低窦膜穿孔的发生率[14]。Sohn等报道使用铒、铬、钇、钪、镓、石榴石激光进行开窗切骨，操作仅须2~7min[15]。然而，碰到上颌窦外侧骨壁很厚的情况时，使用激光、超声骨刀器械或者相类似的工具，就需要花费很长的操作时间。

使用SLA工具盒（纽白特，首尔，韩国）进行外侧壁开窗，可以简化操作，增加手术安全性，同时窦膜穿孔的风险也会显著降低[16]。本章将会介绍使用SLA工具盒进行经外侧壁上颌窦提升术。这一技术可以减少手术并发症以及传统手术中由于大范围翻瓣或使用直机头造成的水肿、肿胀、出血等问题。

SLA技术

SLA技术，有别于传统的使用直机头操作技术，该技术是使用"LS"铰刀或"C"铰刀以及弯机机头在上颌窦外侧壁预备一个小的骨窗，从而克服传统侧壁开窗的诸多不便（视频6.1、视频6.2）。SLA技术是"经外侧壁上颌窦提升术"的缩写。该技术由本书作者命名，他也同时在2008年研发了SLA工具盒。这一外侧壁入路操作技术还包括了种植体的植入，如同在第三章介绍过的，将这种情况分为第Ⅳ类，C型或CM固位型。

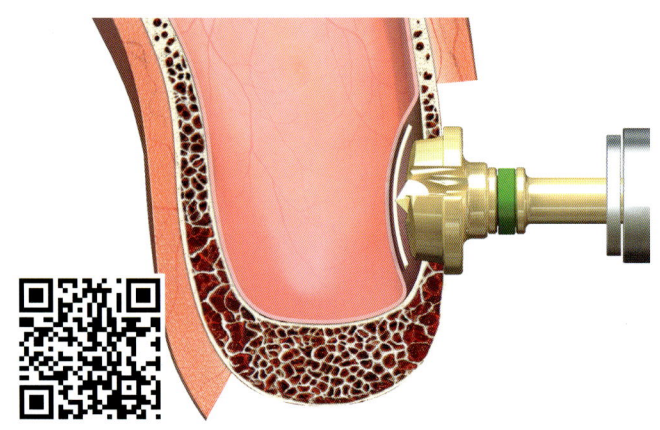

视频6.1. 运用SLA技术使用LS铰刀以及转角手机预备侧壁窗口3D视频。

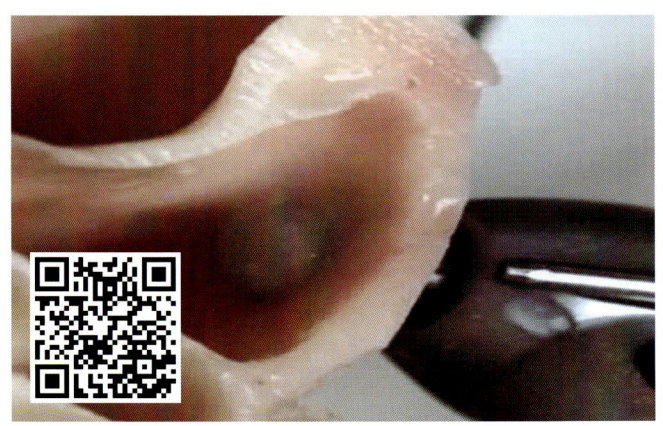

视频6.2. 使用低速转角手机以及LS铰刀在猪的上颌窦行外侧壁开窗。

SLA工具盒由LS铰刀（侧壁S铰刀），C铰刀（骨芯铰刀）以及三把微创窦膜剥离器组成（图6.2）。

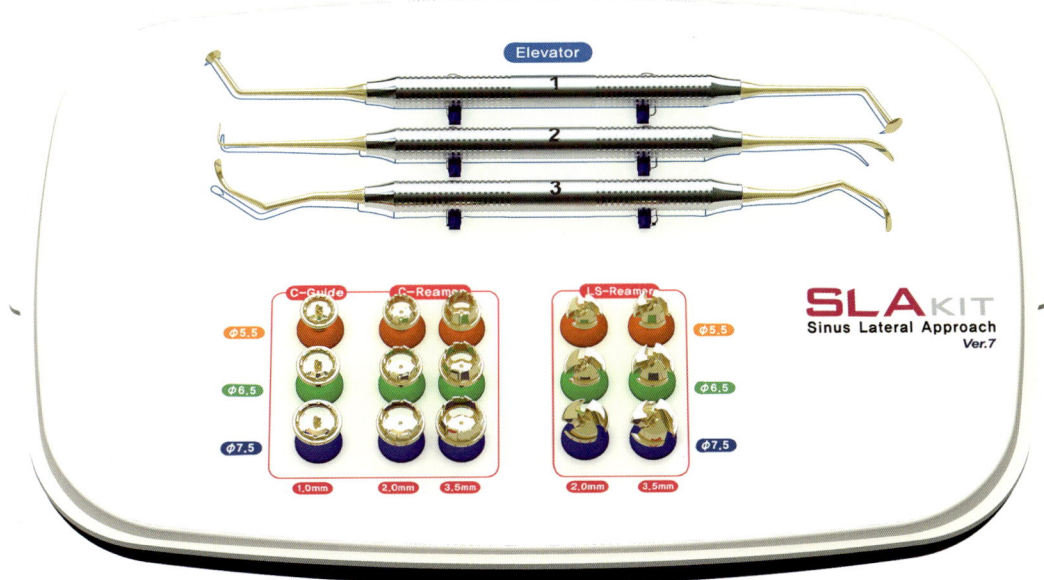

图6.2. SLA工具盒由LS铰刀，C铰刀，以及微创窦膜剥离器。

LS铰刀

LS铰刀，是SLA工具盒中的主要器械，是为经外侧壁上颌窦提升术专门设计的。它与S铰刀具有相似的外形，但是尺寸更大，具有3个切割边缘（图6.3）。LS铰刀磨削钻入上颌窦外侧壁，在侧壁形成圆孔。当铰刀钻入侧壁时，骨屑填充进入切割凹槽，使器械表面仍保持平坦光滑，从而防止窦膜损伤（图6.4）。

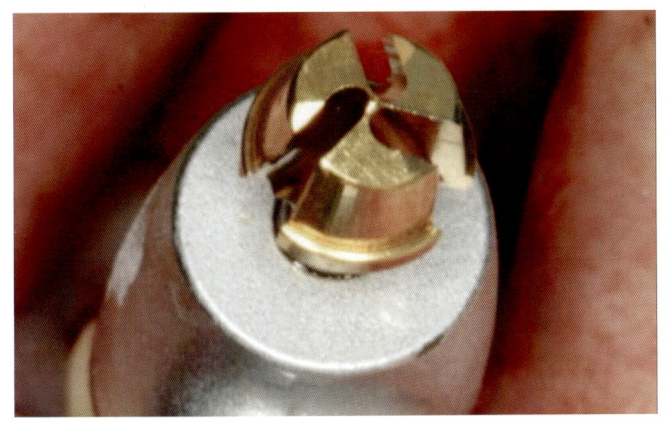

图6.3. LS铰刀与S铰刀外形相似，头部尺寸更大，同时具备3个凹槽。

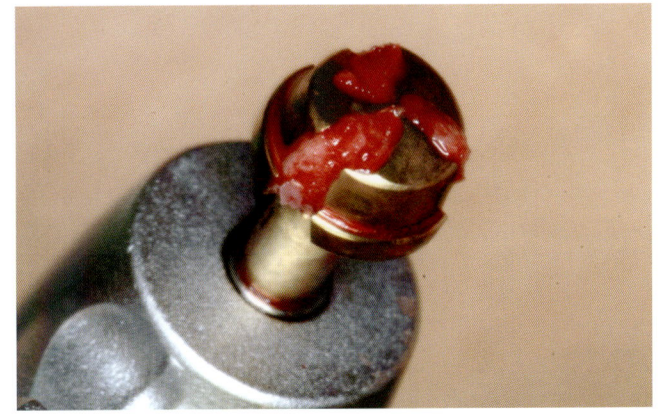

图6.4. LS铰刀最大限度降低了对上颌窦膜的损伤，该器械头部宽而平，骨屑填充进入切割凹槽，使器械表面仍保持平坦光滑，没有锋利的边缘，最终防止软组织损伤。

LS铰刀的组件

SLA工具盒中包括了三种不同直径的LS铰刀：Ø4.5mm、Ø5.5mm、Ø6.5mm（图6.5）。选择的铰刀直径越大，可以提升的上颌窦膜的范围就越广。正常情况下，LS铰刀Ø4.5mm用于植入一枚种植体，Ø5.5mm用于植入1~2枚种植体，Ø6.5mm用于植入2~4枚种植体。每种铰刀均有短款（2.0mm）长款（3.5mm）两种深度，分别适用于上颌窦外侧壁不同的厚度。

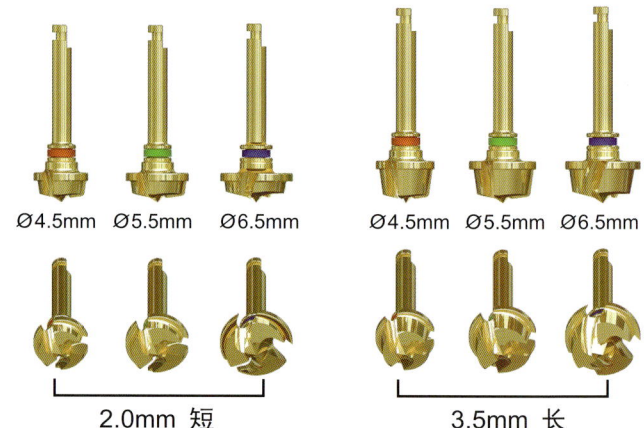

图6.5. 两款长度（2mm及3.5mm）多种直径尺寸的LS铰刀（Ø4.5mm,Ø5.5mm及Ø6.5mm））

高转速

LS铰刀的速度至少为2000rpm，否则会产生摆动，造成不利影响（图6.6）。20∶1的手机推荐转速为2000rpm，而1∶1的手机推荐转速为5000~10000rpm。

LS铰刀高转速的优势在于，它可以快速预备外侧壁窗口，减少患者和术者的不适感。与使用球钻进行外侧壁开窗相比，LS铰刀从外侧壁进入上颌窦的时间只需要10~60s，根据外侧壁骨质的厚度进入时间略有差异。同时由于使用了转角机头，LS铰刀更容易进入钻孔区域，减少了患者的不适。

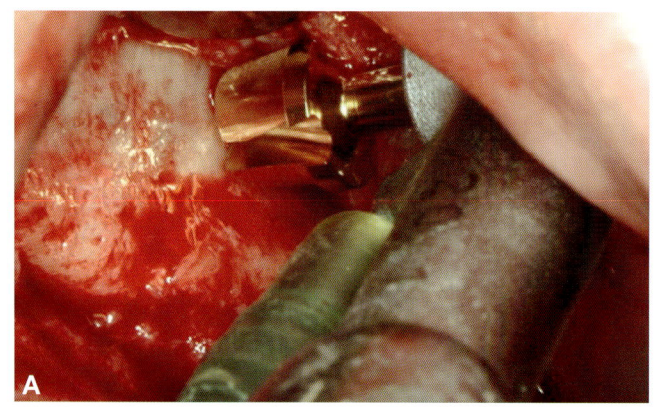 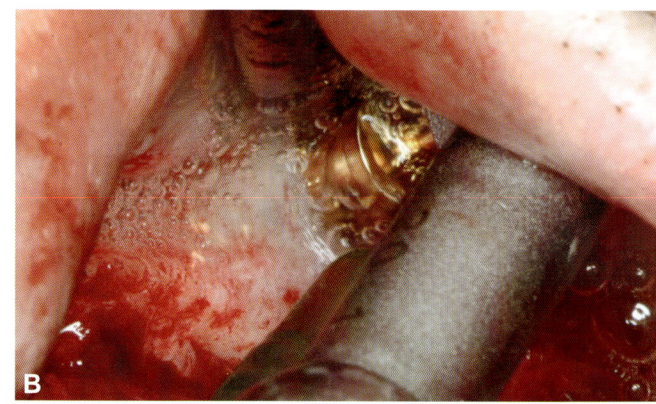

图6.6. A、B：使用LS铰刀以2000rpm的转速进行钻孔，钻孔过程中需充分注水。

薄骨盘

当LS铰刀直接与窦膜接触时，窦膜穿孔的可能性也非常低。该器械顶端被设计成仅可以切割硬组织，而对于软组织没有切割作用。当钻孔时，即便使用了较大的推力也是安全的。同时，LS铰刀顶部要比S铰刀更宽。当术者使用较大的推力进行钻孔时，铰刀顶端宽而平的表面更加有利于分离薄骨盘，使骨盘位于铰刀顶端和窦膜之间。

在95%外侧壁开窗的患者中，可以观察到薄骨盘。由于这个骨盘由较薄的骨质组成，有一定的硬度，可以被触及和推动，从而保护窦膜（图6.7）。骨盘可以降低开窗过程中窦膜穿孔的发生率。除此以外，锥形的LS铰刀在工作端有一个止点设计，可以防止铰刀突然坠入上颌窦（视频6.3）。

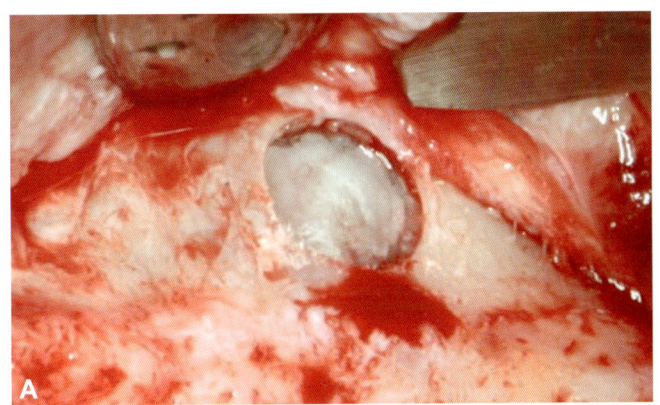
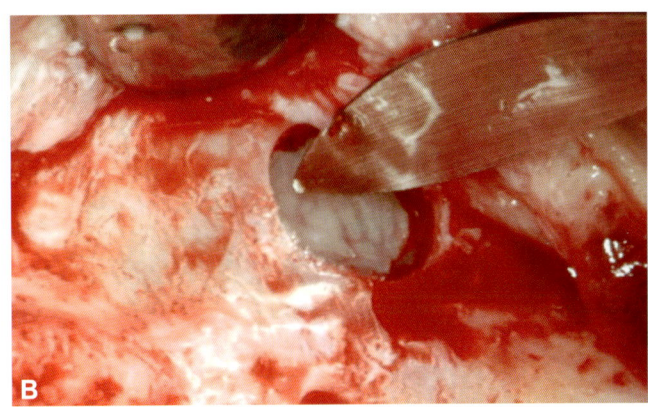

图6.7. A、B：使用LS铰刀预备形成的薄骨盘，它可以被触摸、推动以及吸引，同时此骨盘由较薄的骨质组成，有一定的硬度，用以保护窦膜。

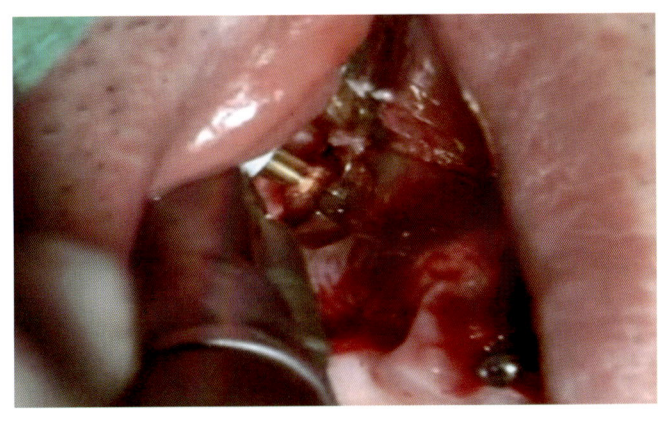

视频6.3. 使用LS铰刀在猪的上颌窦侧壁预备形成一块薄骨盘。在超过95%的病例中，可以使用铰刀以至少2000rpm的转速预备形成一个薄骨盘，在钻孔过程中可以使用一定的推力。此骨盘可以保护窦膜免于撕裂。

钻孔过程中使用的推力

对于初学者，由于担心窦膜的撕裂，他们在使用LS铰刀的时候，往往会使用低转速并施加较轻的推力。这会增加开窗的时间，同时，LS铰刀会直接与窦膜接触，无法形成一个薄骨盘（图6.8）。强烈建议操作者在使用LS铰刀时设置为高转速，同时在钻孔过程中使用尽可能大的推力，预备一个骨盘。这个方法不仅安全而且节约时间。

微创上颌窦提升技术

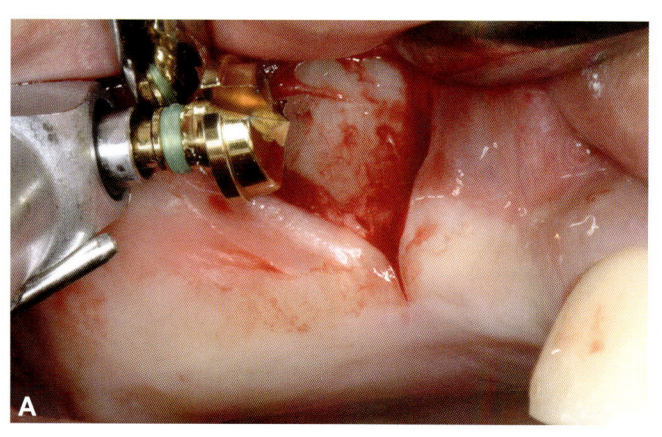
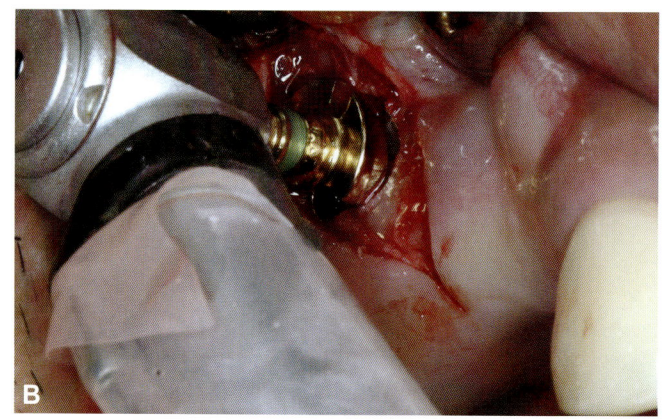

图6.8. A、B：有时，当运用LS铰刀进行钻孔时，仅使用非常轻的推力，无法预备形成骨盘，会使铰刀与窦膜直接接触。虽然这种情况导致窦膜撕裂的可能性非常低，但还是强烈建议预备过程使用高转速，尽可能大的推力，形成一个骨盘。

避免震动和摆动

在进行开窗过程中，LS铰刀工作端进入上颌窦侧壁时，重要的一点就是要稳稳地握持手机。当旋转的铰刀与上颌窦壁接触时，铰刀有可能发生震动和摆动。有时甚至可能发生铰刀工作端的滑动，偏离原计划的开窗区域。

为了避免摆动和滑动，操作者应该紧紧地握持住手机，在高转速情况下，稍稍倾斜LS铰刀，使其一边先接触外侧骨壁。先接触骨壁的一边会首先进入骨质，铰刀的位置就被固定了，接着将铰刀顶部整个面与骨面接触。可以交替更换至铰刀另一边，按压进入骨质，直到整个LS铰刀的位置被固定住，不再发生摆动，则可以进一步钻入外侧壁（新款LS铰刀顶部有一个尖锐的固定点可以防止铰刀工作端发生摆动）。

外侧壁窗口的位置

SLA技术最重要的一点就是外侧壁圆形窗口的位置。最理想的外侧壁开窗位置是上颌窦最前缘和最下缘处（图6.9）。由于通过外侧壁骨窗使用微创窦膜剥离器进行窦膜分离的区域是有限的，所以应该在最前端的种植体植入区域进行侧壁开窗。这可以帮助临床医生成功地从上颌窦前壁及底壁剥离窦膜。

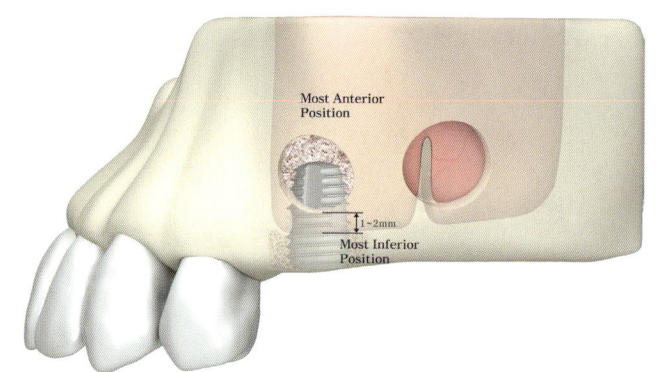

图6.9. 外侧壁开窗位置应该放置在上颌窦最前缘和最下缘处。如果存在上颌窦间隔，可以增加窗口。

将开窗区域放在上颌窦最前端的位置，同时也是最靠近种植体的植入位置以及上颌窦最下缘的位置（离开上颌窦底壁1~2mm），这会简化窦膜的分离以及窦腔内移植物的植入过程

（图6.10）。如果剩余骨高度足够，侧壁窗口位于上颌窦底壁皮质骨以上1mm，可以更多简化窦膜提升的操作难度。对于存在间隔或者窦腔表面不平整的病例，可以预备多个窗口（图6.11）。

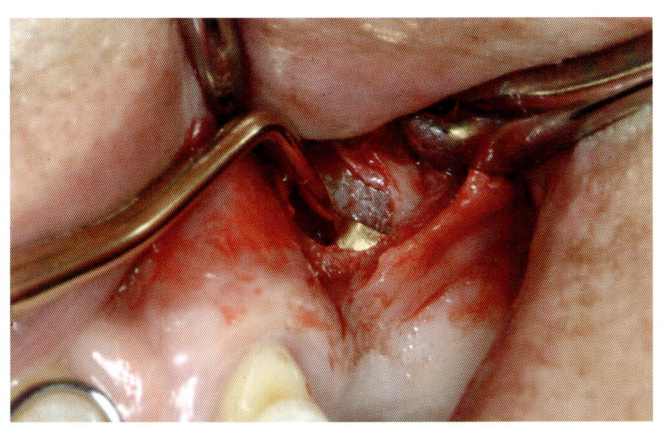

图6.10. 外侧壁窗口推荐预备在上颌窦最前缘和下缘。

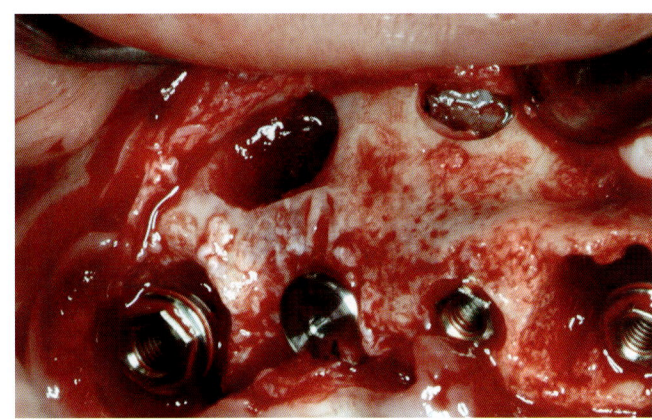

图6.11. 由于上颌窦间隔的存在，使用LS铰刀预备两个骨窗。

"最前端、最下端"的原则，即使只是在上颌窦外侧壁开了一个很小的骨窗，提升上颌窦膜也变得非常简单。

然而，愈合过程中，有时候软组织会长入侧壁骨窗中，尽管它的发生率非常低（小于1%）（图6.12）。如果术者担心这种情况发生，可以使用不可吸收骨替代物，如羟基磷灰石，放置在移植物材料的外侧，或者使用一张小的可吸收膜覆盖于骨窗表面（图6.13）。这一操作步骤不是必须的（图6.14）。

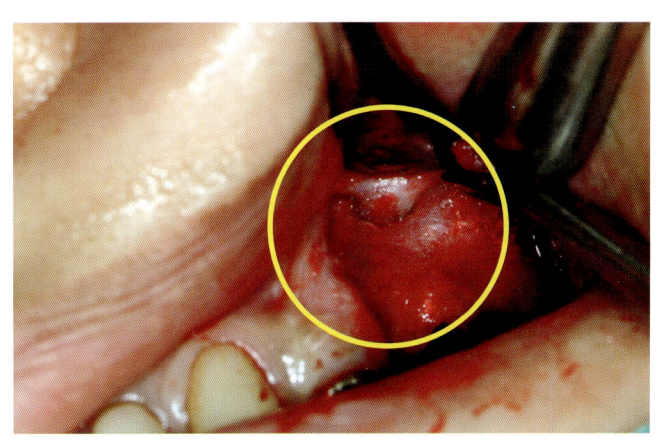

图6.12. 骨窗区域软组织代替新骨长入。需要完全去除表面的软组织，直到内层的新骨暴露，接着在骨窗表面充填不可吸收骨替代物（羟基磷灰石）。

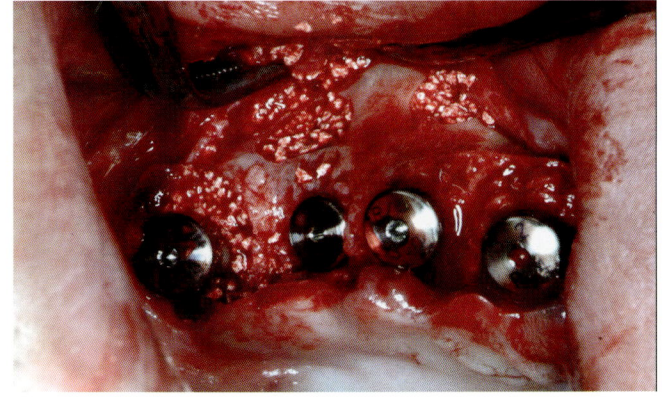

图6.13. 使用不可吸收骨替代材料充填两个骨窗减少软组织长入的机会。

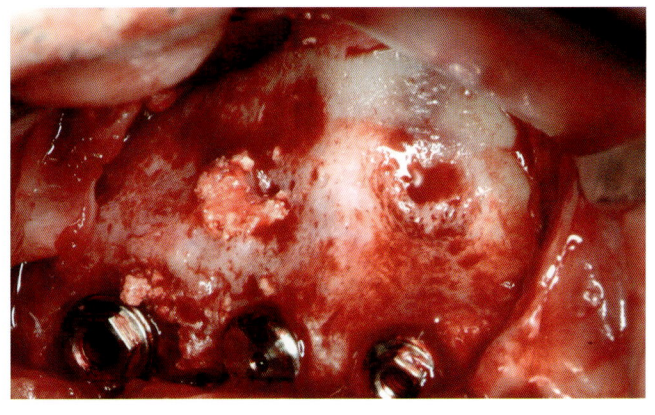

图6.14. 由于骨窗的尺寸非常小，即使不使用胶原膜覆盖，6个月后还是完全由新骨充填，这是LS铰刀的优势之一。

C铰刀

C铰刀，也是被设计用于经外侧壁上颌窦提升术的工具。但是不同于LS铰刀的作用方式，它可以切割分离骨窗与周围骨壁的边缘而不损伤窦黏膜，形成一个圆形骨片，类似于环钻。C铰刀只可切割硬组织，对软组织没有破坏作用，即使以高转速与软组织直接接触，也不会对软组织造成损伤。与LS铰刀所形成的薄骨盘相比，使用C铰刀所获得的圆形骨片可以被整体移除，在术后还可以复位至骨窗。

两类铰刀均各有优势，C铰刀用于需要圆形骨片的病例，如果不需要圆形骨片，LS铰刀则更加适用。

C铰刀组件

整套C铰刀组件是由3个C定位钻（图6.15）和6个C铰刀（图6.16）组成。C定位钻和C铰刀均有3个直径(Ø5.5mm、Ø6.5mm、Ø7.5mm)，分别为种植手术时植入1枚、1~2枚或多于2枚种植体设计。C定位钻为1mm长，C铰刀则有两种不同的长度，短款为2mm，长款为3.5mm。

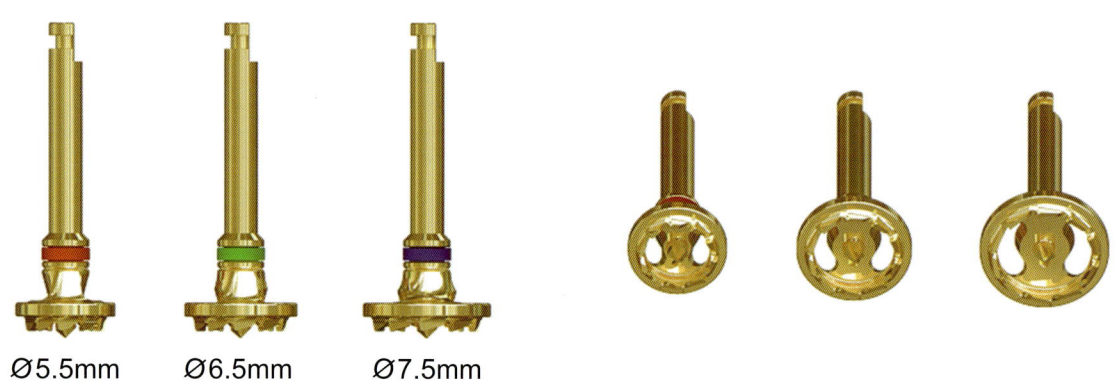

图6.15. C定位钻帮助初步勾勒出侧壁开窗区域。有三种不同的尺寸。

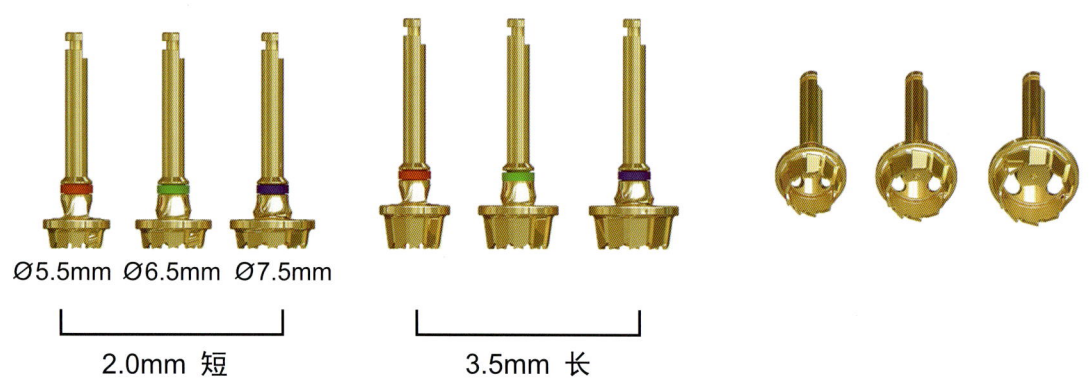

图6.16. C铰刀有各种不同的尺寸，长度分别为2mm和3.5mm。

C铰刀与环钻的不同

切割边缘设计

当铰刀开始钻孔与窦膜直接接触时，C铰刀的切割边缘设计更加安全。该钻头切割边缘之间存在空隙，可以允许骨屑填充，使钻头表面积变大而表面平滑，不易造成窦膜的损伤（图6.17）。

锥形侧切壁以及停止环位设计

C铰刀的侧切壁呈锥形，切削刃与LS铰刀相似。另外，在铰刀头部基底的位置，有一圈停止环位设计，可以防止器械突然进入窦腔，导致膜穿孔，增加操作的安全性（图6.17）。

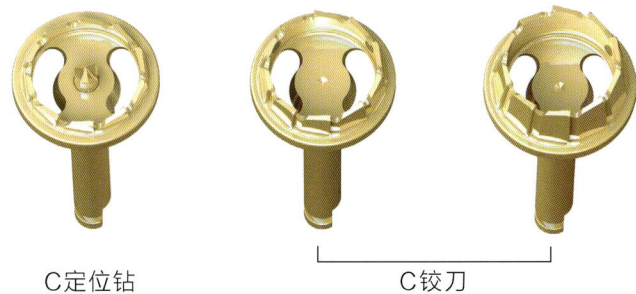

图6.17. C定位钻和C铰刀的设计。安全的切割边缘设计，锥形侧切壁以及止点设计，定位钻中心的凸出设计。

C定位钻

使用C铰刀进行侧壁开窗时，由于切割边缘大而且平坦，铰刀很容易发生滑脱，产生震颤以及晃动。为了防止这种现象的发生，在使用C铰刀之前，先利用C定位钻初步勾勒出开窗位置。在定位钻中心区域有一个尖锐的凸起，这个设计可以防止C定位钻发生摆动。钻头头部有1mm的止点设计，因此允许预备的深度仅为1mm。中心凸出区域要比止点区域长0.3mm，但是它几乎不会导致窦膜的穿孔。即使在该区域发生了窦膜的穿孔，穿孔点也非常小，不会引起窦膜的撕裂，剩余的边缘骨质也会防止窦膜的进一步撕裂。

使用C定位钻在预备区域形成凹槽，再使用C铰刀就会非常容易寻找到需要预备的区域，不会发生滑脱以及晃动。

如何使用C铰刀

尽管C铰刀相对于传统的，例如环钻、高转速的球钻预备方法更加安全，但相对于LS铰刀，它还是要求术者有一定的操作经验。因此，新手首先应该熟悉和掌握如何使用LS铰刀，再进行C铰刀的操作。

C定位钻的使用

先使用C定位钻以1000~2000rpm在外侧壁勾勒出圆形的凹陷。再使用C铰刀，避免发生钻头的滑脱以及晃动（图6.18）。

如果外侧壁骨质厚度大于1.1mm，使用1mm的C定位钻将无法将圆形骨片从骨壁分离。此时，术者就应该根据剩余骨厚度决定是否使用C铰刀进一步的切骨。如果剩余骨厚度小于0.2mm，环形凹槽的颜色就会变深。一旦颜色变深，就不需要进一步的切骨。如果确实需要进一步的深入，应首先选用2.0mm长的C铰刀，而不是3.5mm长度的。

当外侧壁骨质非常薄时（小于0.5mm），推荐使用LS铰刀，因为此时窦黏膜撕裂的风险非常高。

使用C铰刀

当操作者使用C铰刀时，应该不断直视、比较预备完成区域和还需进一步深入的钻孔深度，仔细观察切骨情况。完成圆形骨片预备后，须保证其与原始剩余骨仍轻轻相连接，避免圆形骨片与铰刀一起旋转，这可能引起窦膜损伤（图6.18）。

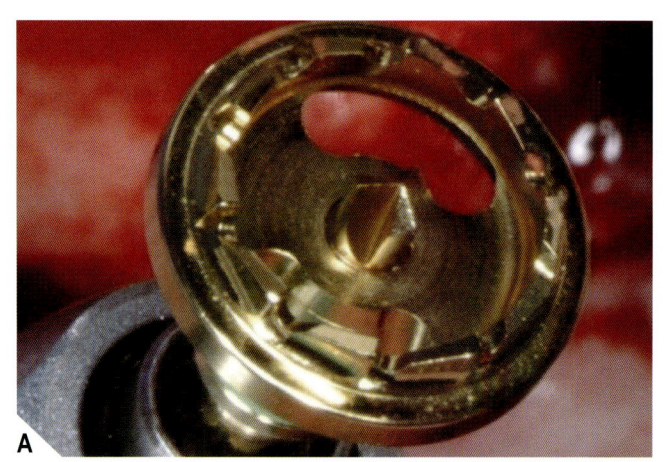
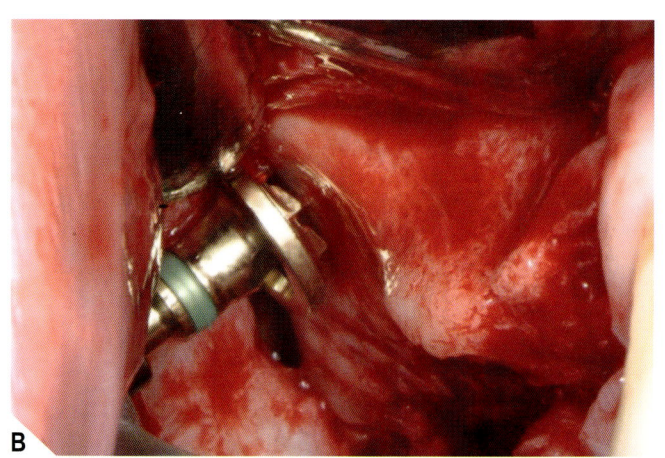
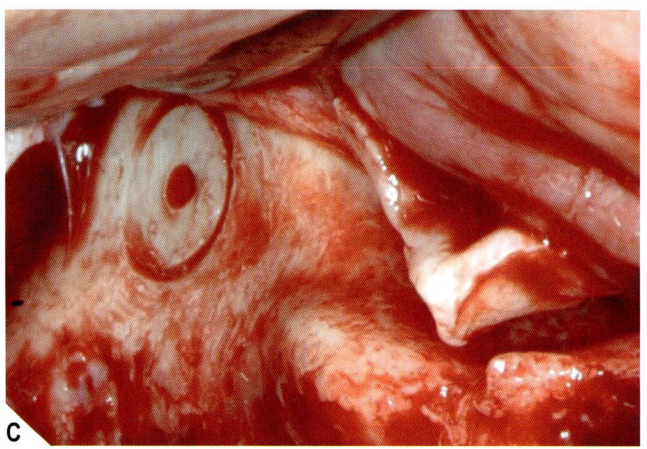

图6.18. 用C定位钻进行初步定位在上颌窦侧壁上。A：C定位钻中央凸出设计可以防止钻头在钻孔过程中发生移位。B：进行初步定位会在定位位置上附着圆形薄骨片。C：这可以减少窦黏膜撕裂的风险。

从窦膜上分离圆形骨片

将骨片从窦膜上剥离下来之前，可先轻轻地敲击骨片使之与周围的骨质分离。可以使用SLA操作盒中的1号窦膜剥离器或探针将骨片与上颌窦膜安全地分离（图6.19、图6.20）。有时，也可以将骨片推入上颌窦，起到帐篷的作用（图6.21）。

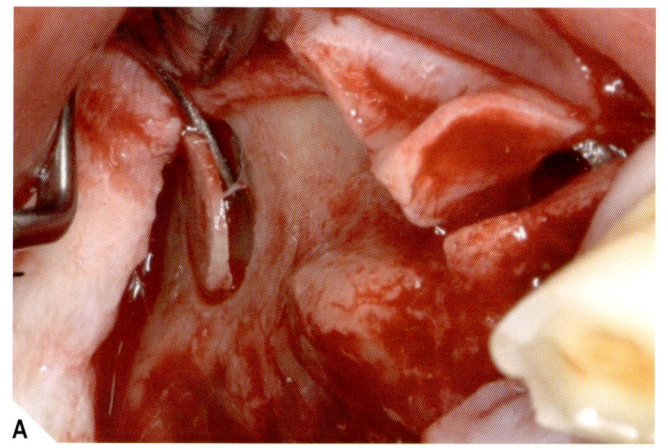

图6.19. A、B：使用探针将骨片与窦膜分离。

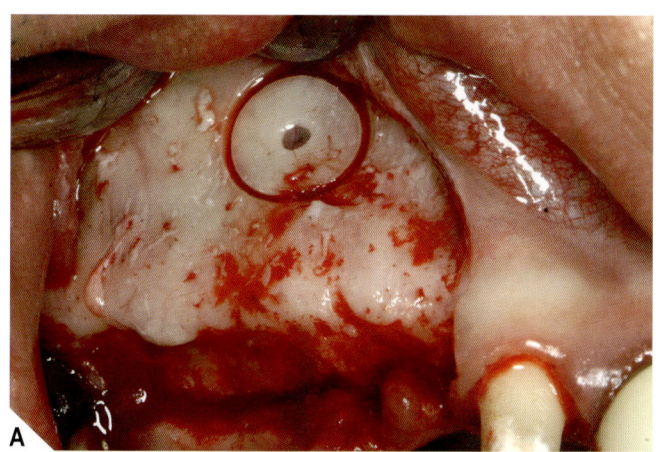
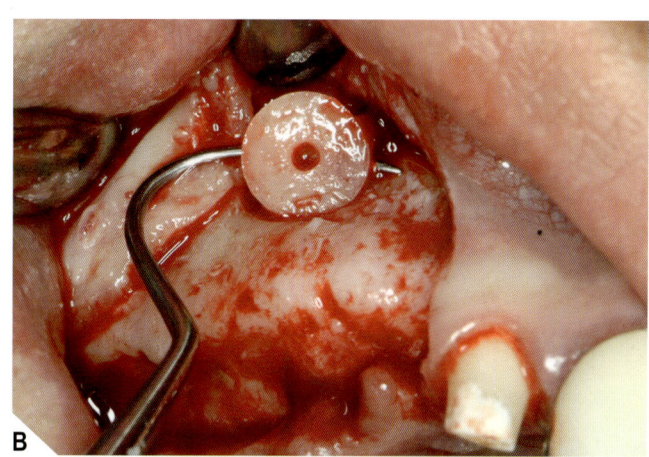
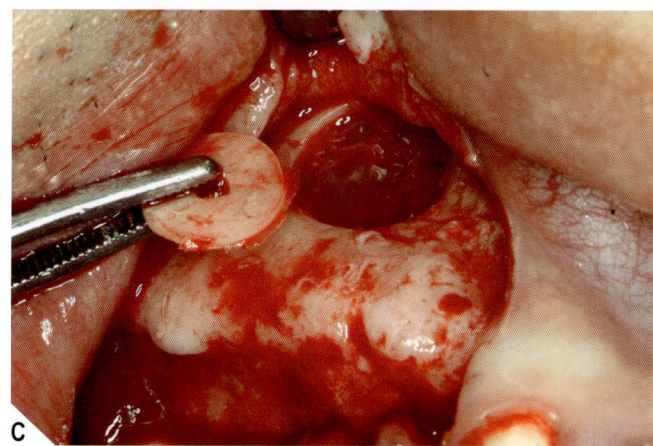
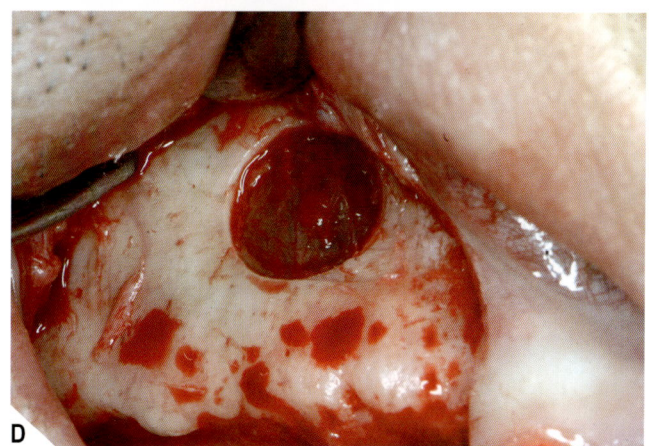

图6.20. 使用探针将骨片与上颌窦膜剥离。这个方法对于骨片薄的患者非常有效。A：在完成圆形切骨以后，轻轻敲击骨片，断开其与周围骨质的连接。B：将骨片与施耐德氏膜分离。C：当侧壁骨质非常薄时，可以使用探针将骨片从窦膜分离。D：可以观察到上颌窦膜。

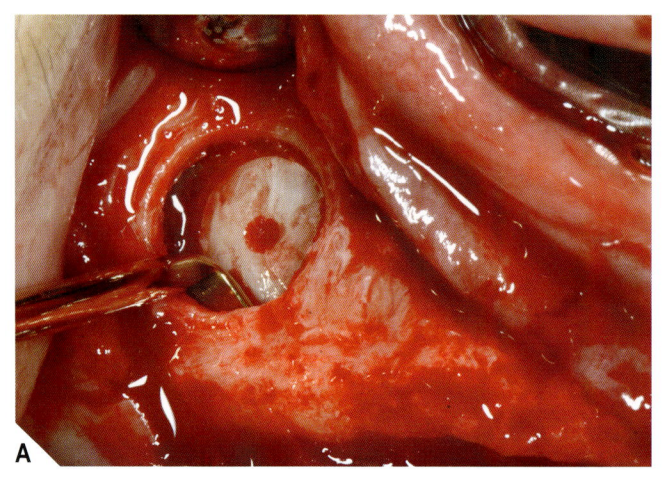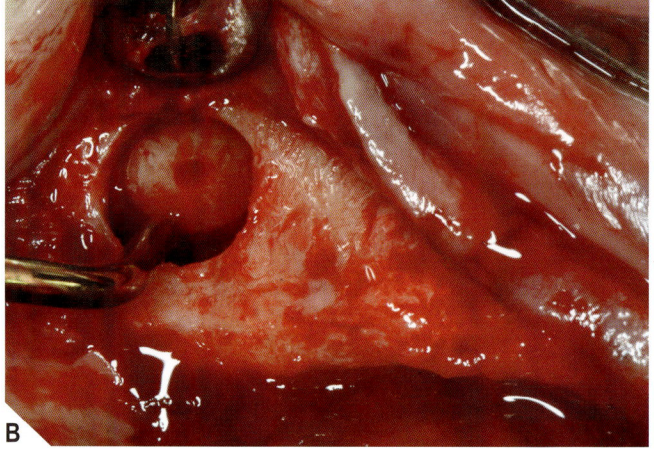

图6.21. 骨片可以与上颌窦膜一起被推入上颌窦，起到帐篷作用。

同时使用LS铰刀以及C铰刀

外侧壁的骨质厚度通常小于2mm。但是有些病例，外侧壁的骨质厚度可能大于2mm。然而LS铰刀以及C铰刀的最大深度为3.5mm，这就会对操作造成麻烦。针对这样的病例，操作者可以使用最大直径的LS铰刀(Ø7.5mm)预备3.5mm深的窝洞，再更换一个较小直径的C铰刀，例如Ø5.5mm，在更深的位置预备骨窗。如果侧壁骨质足够厚时，使用C铰刀钻入深度达2~3mm时，就可以获得骨片。此时可以使用骨凿或者骨膜剥离器分离骨片。如果单纯使用LS铰刀，可以不断地将剩余骨质磨出，直至上颌窦。

骨片复位

使用C铰刀预备骨窗的目的是在进行上颌窦提升植骨后，可以将获得的骨片复位至骨窗区域。骨片不需要固定于切骨区域，只需要将其放置于骨窗平面，使用龈瓣覆盖（图6.22）。将骨片放置于骨窗移植物表面，即使不做任何固定，骨窗间隙仍可以完全由新骨充填（图6.23、图6.24）。

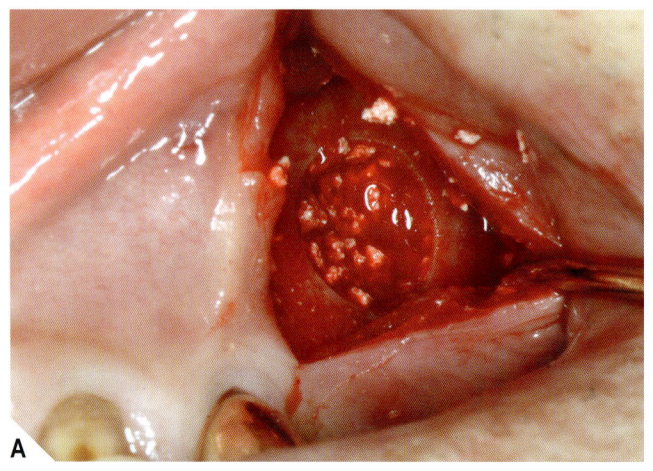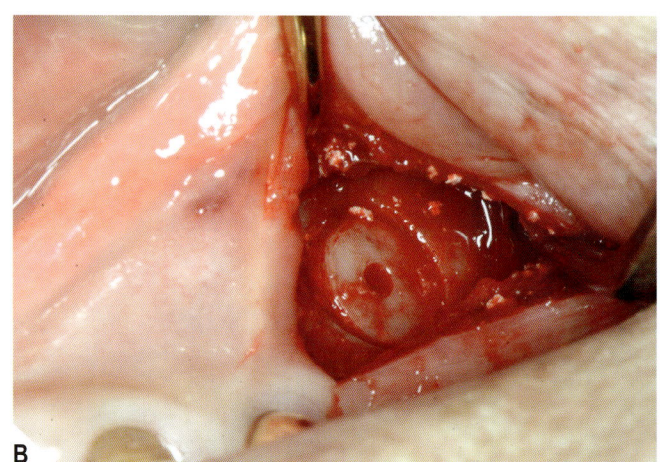

图6.22. A：骨移植后将骨片覆盖于骨窗区域。B：不需要与周围骨质固定。

第六章 | SLA技术：创新上颌窦外提升术

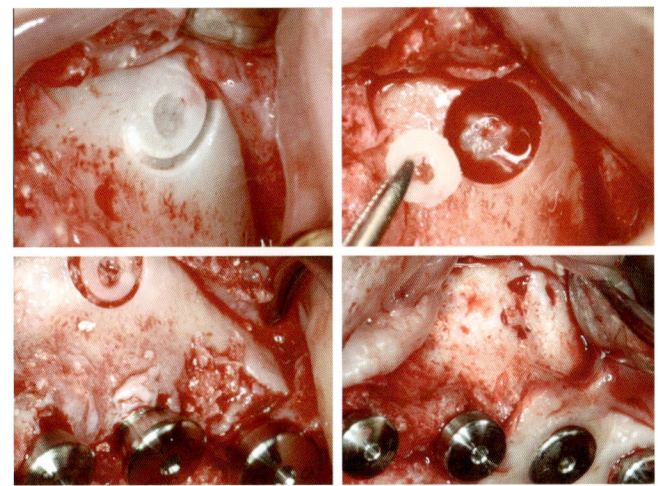

图6.23. 图中一侧已经预备完成，另一侧未预备完成。未预备完成侧需要预备至仅剩下一层薄骨层。接着轻轻敲击，将骨片剥离下来。骨片覆盖在骨窗移植材料表面，不需要固定，在6个月后该区域会完全愈合，由新骨充填。

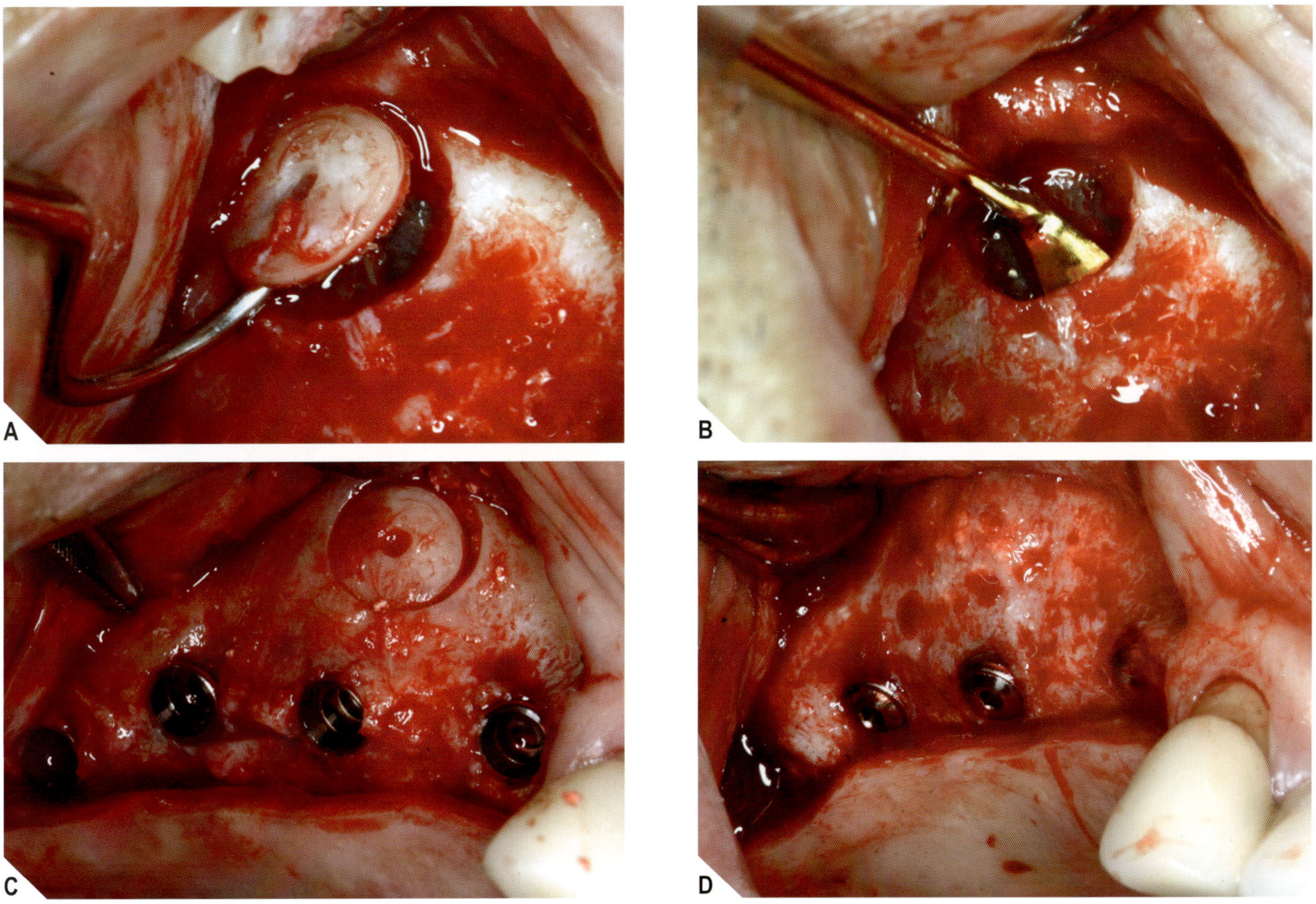

图6.24. A：可以使用探针将C铰刀预备形成的骨片从窦膜上剥离下来。B：也可以使用微创的窦膜剥离器将骨片与窦膜分离。C：骨片重新覆盖至窗口植骨材料表面。D：6个月后，骨窗区域骨片与周围骨质完全融合。

149

SLA工具盒中的窦膜剥离器

在SLA器械盒中有三种类型的微创窦膜剥离器。每种型号的窦膜剥离器均有各自的功能。

1号剥离器：用于最初分离近中和远中窦壁黏膜

在剥离窦黏膜的最初阶段有可能发生窦黏膜的穿孔。因此，在骨窗周围剥离上颌窦黏膜的时候，需要特别仔细。推荐使用#1剥离器进行近远中窦黏膜的剥离（图6.25）。

操作柄的角度设计，便于器械进入上颌窦的近远中壁（图6.26、图6.27）。

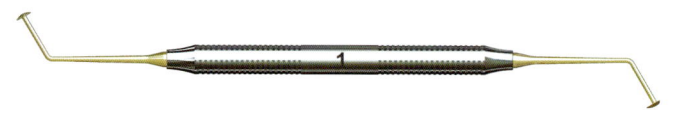

图6.25. #1剥离器。一端设计用于剥离近中窦壁黏膜，另一端用于剥离远中窦壁黏膜。

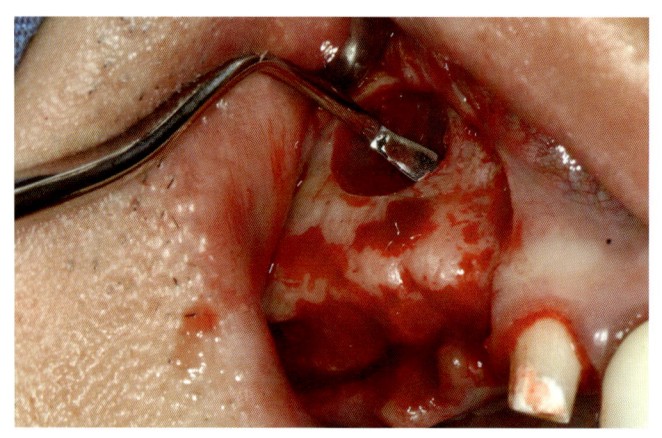

图6.26. 使用#1剥离器剥离远中侧窦壁黏膜。

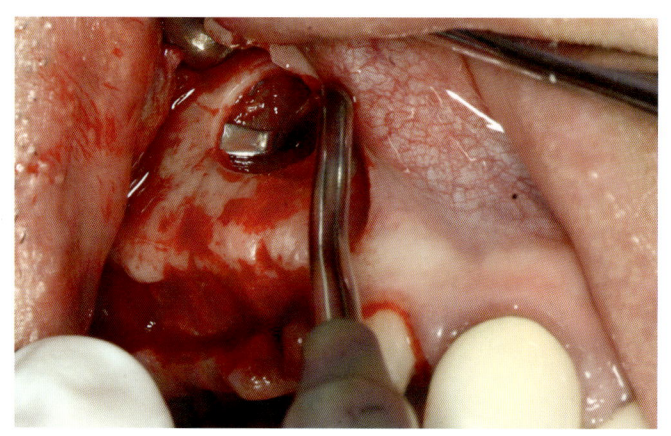

图6.27. 使用#1剥离器剥离近中侧窦壁黏膜。

2号剥离器：用于分离下缘、底壁以及近中窦壁黏膜

在分离了近中和远中窦膜以后，使用#2剥离器（图6.28），该器械具有90°角的工作头，可用于骨窗下缘窦膜的分离（图6.29）。

当骨窗距离底壁过高时，使用器械通过如此小的窗口区域分离窦黏膜是非常困难的。这就是

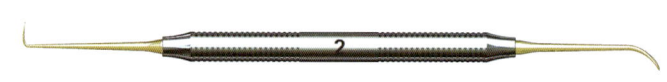

图6.28. #2剥离器90°角工作头用于提升上颌窦侧壁下缘的窦黏膜。

为什么尽量要把窗口区域开在靠近底壁的位置。

30°角的工作头用于分离底壁黏膜，提升整个上颌窦黏膜，包括近中壁以及后壁窦黏膜（图6.30）。该器械可以进入窦腔30mm，直达后壁区域。

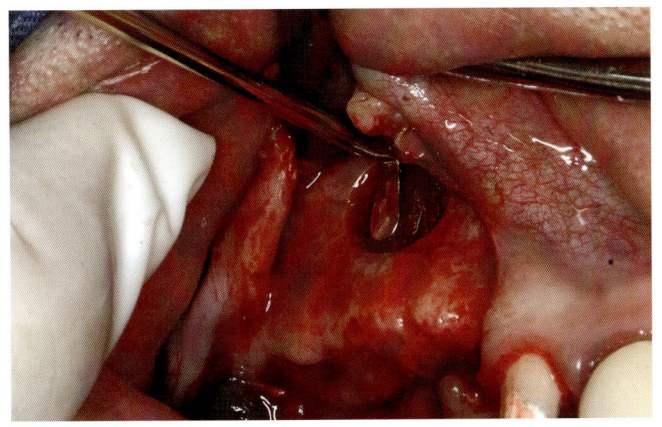

图6.29. #2剥离器90°角工作头用于剥离上颌窦侧壁下缘的窦黏膜。

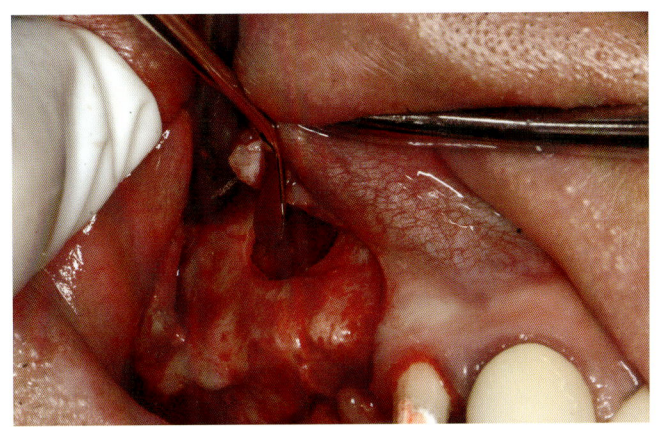

图6.30. #2剥离器30°角工作头用于提升上颌窦的底壁以及近中壁窦黏膜。

3号剥离器

当需要进入上颌窦更深区域（前部或后部）时，经常使用#3剥离器（图6.31），这些区域#1和#2器械往往无法到达（图6.32）。只有#3器械才可以分离骨窗前部的窦膜。

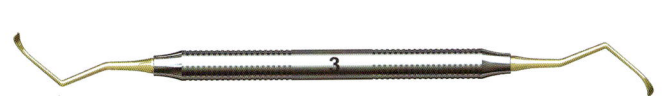

图6.31. #3剥离器可以分离所有#1、#2器械无法到达的区域。

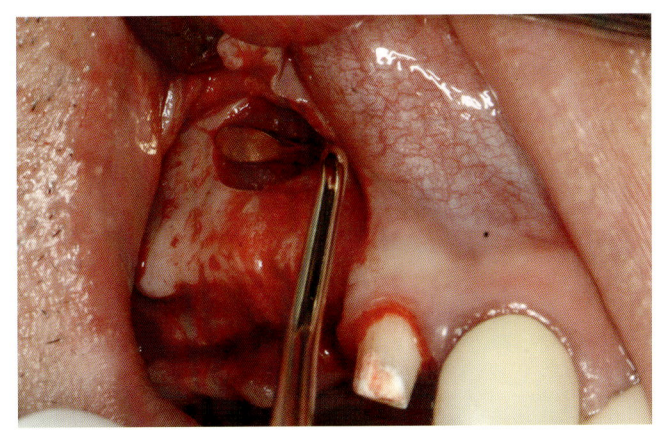

图6.32. #3剥离器可以进入到上颌窦后部以及前部区域。

窦膜提升时要记住的操作技巧

① 剥离器尖端较宽区域应该与窦膜平行放置。从侧面看时，剥离器和上颌窦骨壁之间的夹角应保持在5~30°的锐角。慢慢推动剥离器边缘末端，使其进入需要提升的区域，保证剥离器末端始终与骨壁接触，避免剥离器直接抬起窦膜。始终保证窦黏膜被动抬起。

② 如果使用剥离器较大一侧工作端进行操作，将窦膜从不规则的上颌窦底壁剥离时，撕裂窦膜的风险非常高。因此，推荐使用有较小工作端的剥离器。SLA工具盒中的剥离器工作端均较小，可以精确地从不规则底壁上分离窦膜。

③ 剥离器的设计原则应该遵循尽可能减少操作者身体和手腕移动的原则。对于上颌窦窦膜剥离器来说，工作端以及角度的设计非常重要。如果角度设计不准确，操作者为了更方便地进入术区，会移动身体，窦膜撕裂的风险就会增加。因此，器械的整个设计以及尖端的角度设计是非常重要的，应该尽量减少操作者身体的运动。SLA工具盒中的剥离器的角度均是为了满足这些条件而设计的。

④ 如果操作者感觉提升窦膜的过程中体位不舒适，使用这三把器械无法将窦膜完全提升时，很有可能骨窗的位置不准确。大多数情况下，开窗区域可能过上或者过于远、中了。要始终记住最佳的开窗区域应该位于最前部以及最低的位置。

SLA技术同期植入种植体的基本流程

步骤1：预备小的侧壁骨窗

使用LS铰刀或者C铰刀进行侧壁窗口的预备。骨窗应位于上颌窦最前缘的位置或者至少位于最前端种植体的前方。开窗区域同时也应该位于上颌窦底壁最下缘的位置（图6.33）。

步骤2：上颌窦黏膜的提升

使用微创窦膜剥离器提升上颌窦膜。应该使用各种剥离器将窦膜从骨壁彻底剥离。剥离器的工作端应始终与骨壁呈锐角，保持接触（图6.34）。

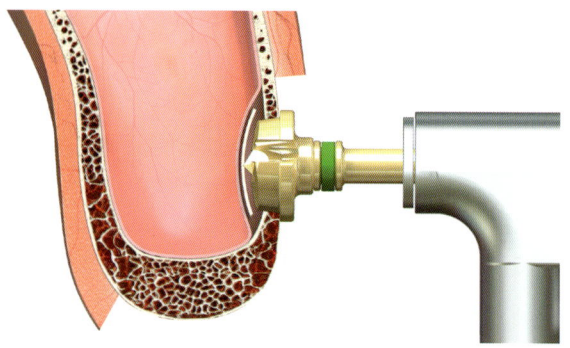

图6.33. 使用LS铰刀进行侧壁开窗。

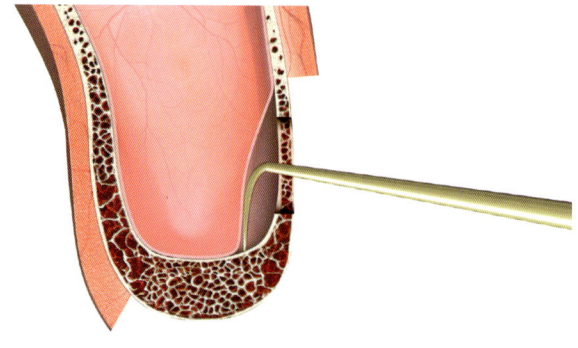

图6.34. 使用#2剥离器时，选用正确角度的工作端进行窦膜提升。

步骤3：骨移植

使用骨移植材料从上颌窦远中区域向近中区域充填（图6.35）。这种方法可以将中央区域的深部也完全填满。

步骤4：先锋钻

使用⌀2.0先锋钻确定各深度的牙槽骨质量（图6.36）。

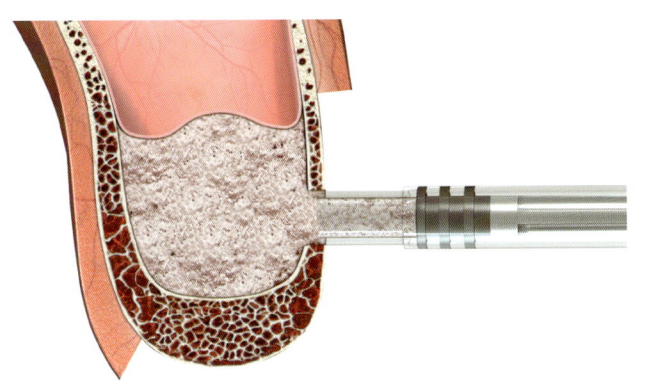

图6.35. 必要时植入骨移植材料。

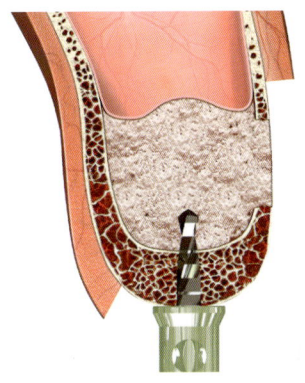

图6.36. 使用⌀2.0先锋钻确定各深度的牙槽骨质量。

步骤5：最终钻

使用常规扩孔钻逐级预备种植体窝。在上颌窦区域，大多数情况下需要使用小直径的扩孔钻进行最终预备，利用牙槽骨的自挤压能力。此时，需要使用窄直径的一步成型钻作为最终成型钻使用（图6.37）。

步骤6：种植体的植入

在大多数情况下，如果剩余骨高度大于2mm，种植体可以同期植入（图6.38）。

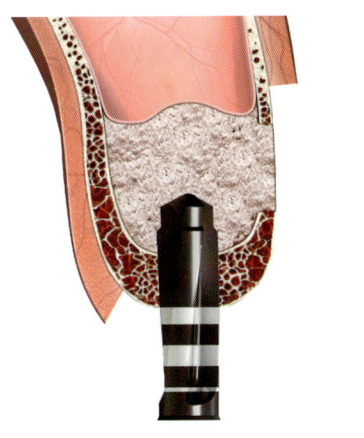

图6.37. 选用小直径的扩孔钻一步法预备种植窝。

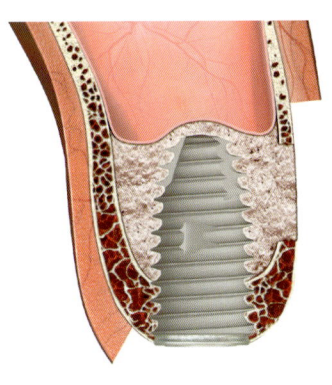

图6.38. 种植体同期植入。

SLA技术的优势

相对于传统的上颌窦开窗技术，SLA技术有很多优势。

最小限度的翻瓣

SLA技术的一大优势是最小限度地减少了翻瓣范围，在进行传统的外侧壁开窗时，必须大范围的翻瓣。SLA技术是基于上颌窦最前端以及最下端骨窗进行窦膜提升的技术，不需要扩大翻瓣范围。除此以外，LS铰刀以及C铰刀的最大直径是7.5mm，这个范围足以满足上颌窦窦膜剥离器以及骨移植材料的进入（图6.39－图6.41）。

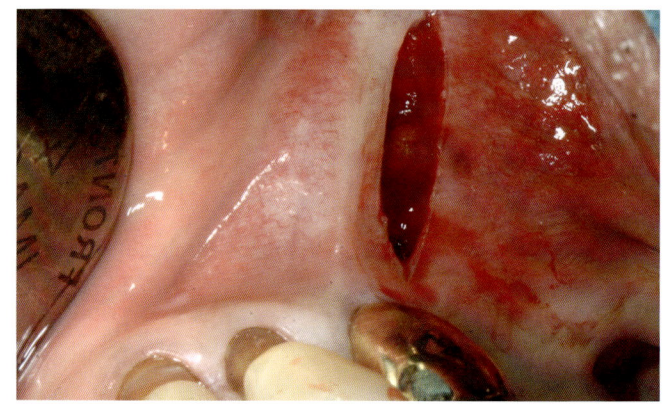

图6.39. 较小的垂直切口。

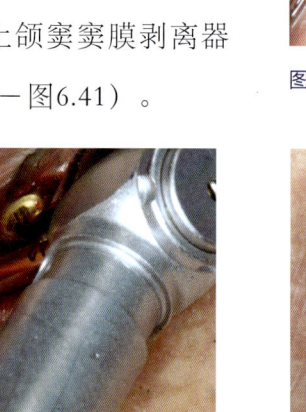

图6.40. 小范围翻瓣后使用C铰刀开窗。

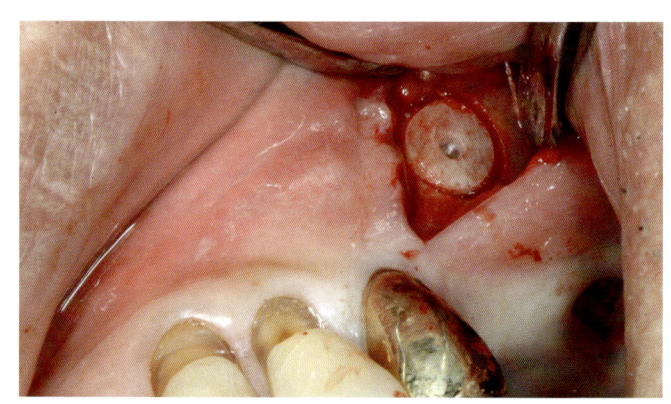

图6.41. 使用C铰刀后获得的圆形骨片。

当然，如果需要进行GBR手术或大范围的植骨，采用SLA技术时也可以扩大翻瓣范围（图6.42）。

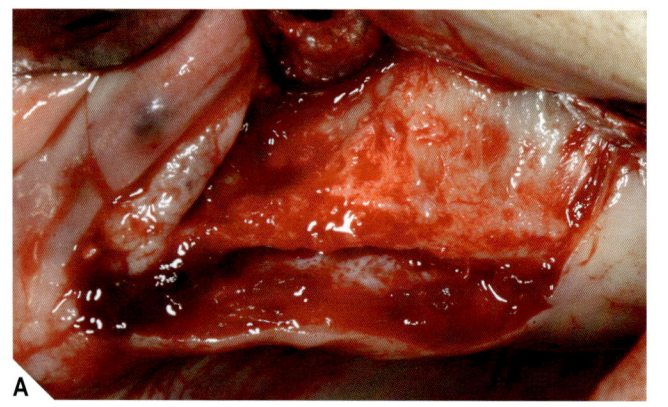
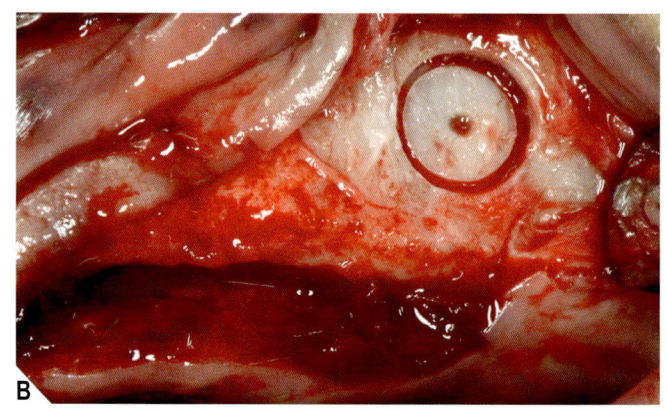

图6.42. A：采用传统的翻瓣技术。B：翻全厚瓣行GBR手术。

小范围的骨开窗

SLA技术的另一个优势是它使用LS铰刀以及C铰刀预备形成一个合适的、标准化的骨窗，传统的开窗技术往往会形成一个不规则的、大尺寸的骨窗（图6.43）。通过SLA技术即使制作一个小范围的骨窗，对于操作者来说也足够进行进一步的操作。同时，它可以减轻术者和患者的精神压力。

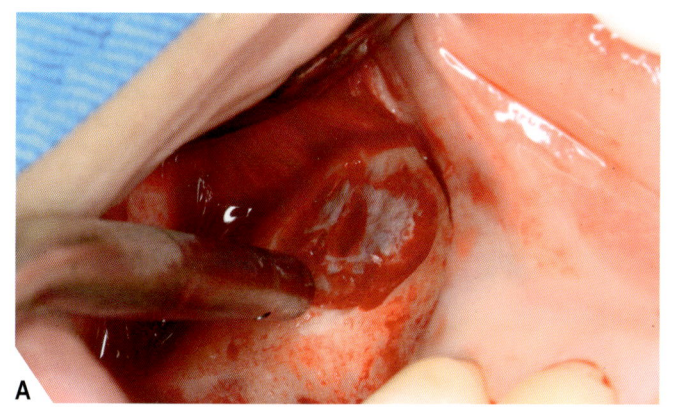 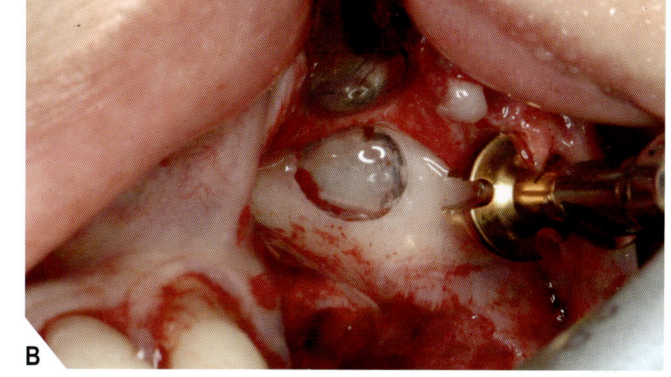

图6.43. A：传统的大尺寸窗口。B：小范围标准化的骨窗。

简单的操作流程和较少的术后肿胀以及疼痛

术后肿胀最主要的原因是较长的种植操作时间，较大的手术操作范围以及持续的出血。如果进行传统的侧壁开窗术，需要预备大的骨窗，扩大翻瓣范围，这会增加手术时间，出血变得严重。延长手术操作时间，会导致术后更加严重的肿胀（图6.44）。SLA技术减小了翻瓣以及开窗范围，最大限度地降低了发生问题的可能性。

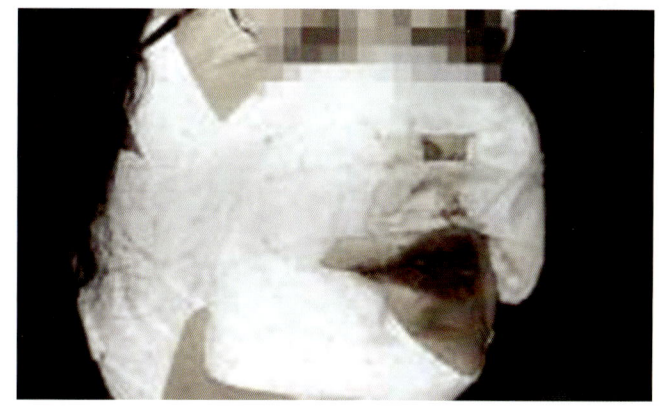

图6.44. 术后需要进行大范围的加压包扎以减轻由于大范围翻瓣开窗造成的面部肿胀。

不再需要直机头和球钻

如果使用小型球钻进行窗口预备时，窦膜非常容易撕裂。在手术过程中使用一个直机头非常不方便（图6.45）。LS/C铰刀所使用的是20：1或1：1的转角手机，这使手术操作时器械更容易进入术区。相对于直机头，它可以减少患者的不适感（图6.46）。

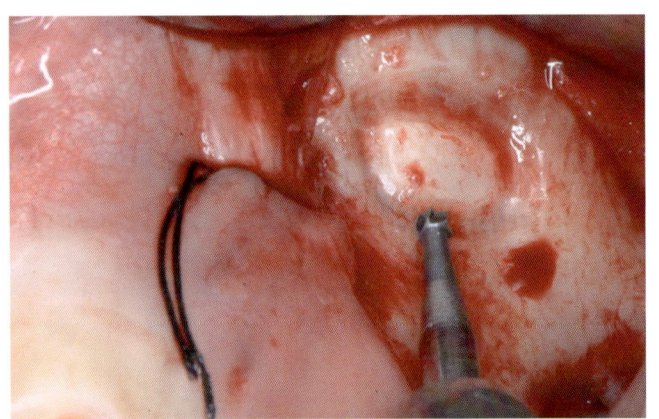

图6.45. 使用直机头以及球钻进行预备。

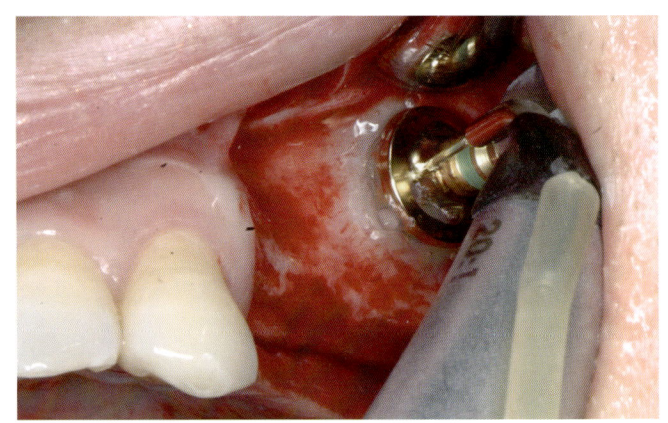

图6.46. SLA技术中使用转角手机。

在预备窗口时减少动脉出血的发生率

侧壁开窗术中最需要关注的问题之一就是动脉出血。然而，SLA技术大大降低损伤动脉的可能性，因为该技术骨窗位于上颌窦的较低位置。我们都知道，上颌窦动脉通常位于牙槽嵴以上平均19mm的位置[17]（图6.47）。有时候，术者可以观察到穿行于骨内的动脉（图6.48）。上颌窦下缘小窗口可以降低动脉出血的发生率。

除此以外，在上颌窦前部进行骨窗的预备更加安全，因为位于上颌窦前部的血管更细。然而，万事皆有例外，所以在手术前需要进行CBCT检查以获得更加准确的信息。

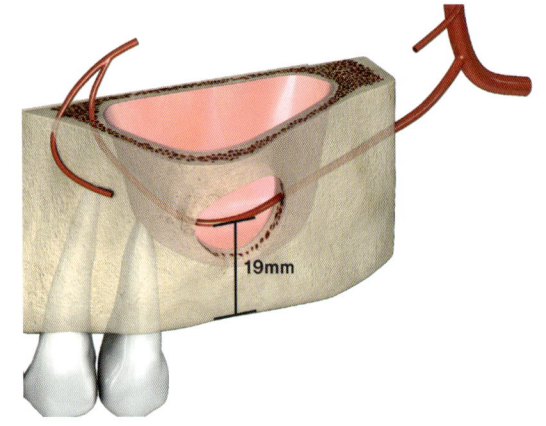

图6.47. 上颌窦动脉的走行。上颌后动脉一个分支进入软组织，另一个分支进入上颌窦外侧骨壁，建立前动脉吻合支。上颌窦骨壁内的动脉通常位于牙槽嵴以上平均19mm的位置。

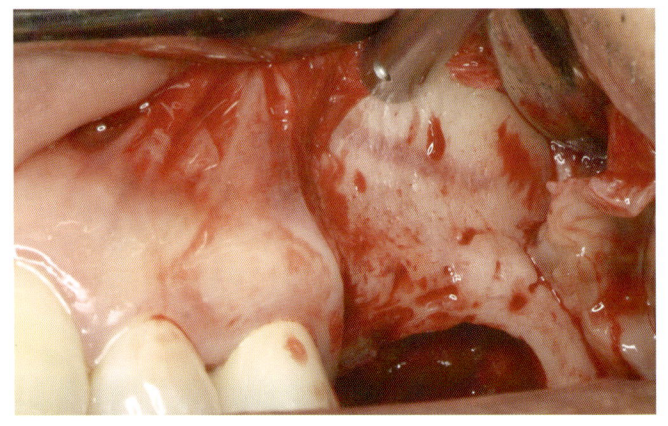

图6.48. 在上颌窦骨外侧壁可以观察到上牙槽后动脉。

LS铰刀vs.C铰刀

有两种方法预备小的骨窗。一种方法是使用LS铰刀预备一个薄骨盘，另一种方法是使用C铰刀预备一个圆形骨片（图6.49）。

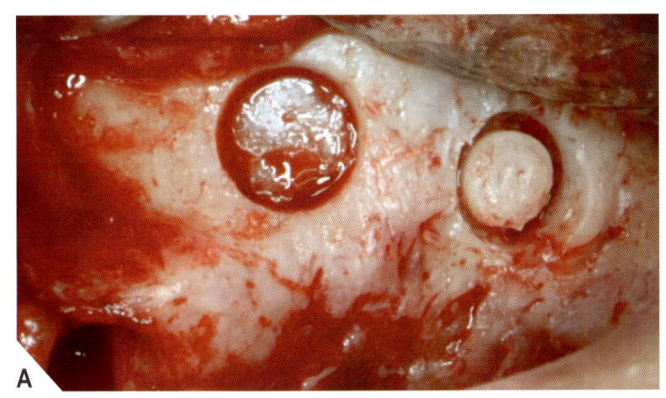
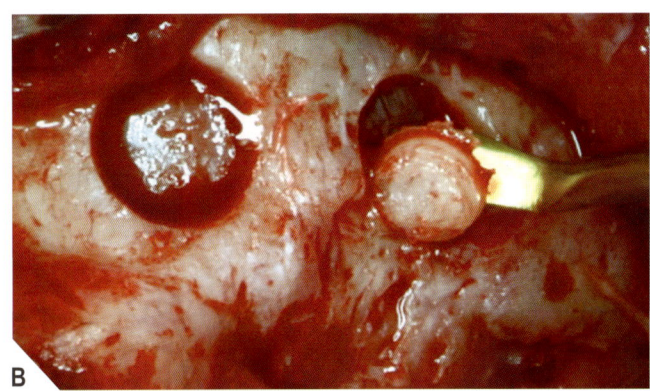

图6.49.比较LS铰刀和C铰刀的使用。A：使用LS铰刀形成薄骨盘。B：使用C铰刀形成一个圆形骨片。

对于初学者，LS铰刀的使用要比C铰刀更加安全，它可以直接磨除骨壁，术者可以不时地观察是否已经钻至窦膜。使用LS铰刀的另一个优势是它可以让术者有机会在切骨时观察到动脉（图6.50）。当术者看到动脉时，可以将开窗位置移至远离动脉的区域，或者将动脉与骨盘一起推动（图6.51、图6.52）。如果可以将动脉从骨壁上分离开来，就可以将其移位进上颌窦，如果动脉走行属于3类，则可以将动脉与骨盘一起推动进入上颌窦（视频6.4、视频6.5）。

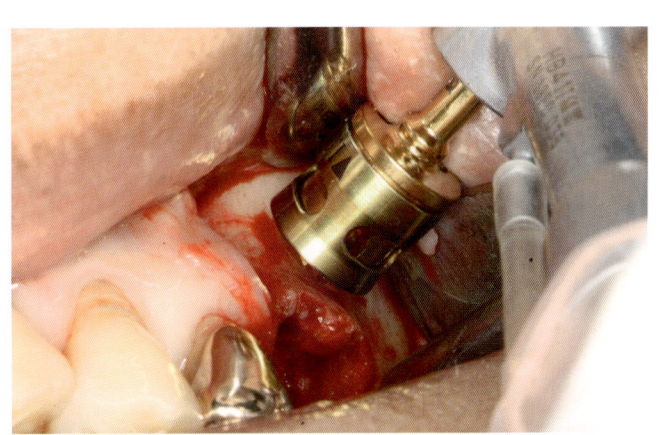

图6.50.LS铰刀的一个优势是在切骨术中，LS铰刀一层层磨除骨面，术者可以察觉动脉的存在。

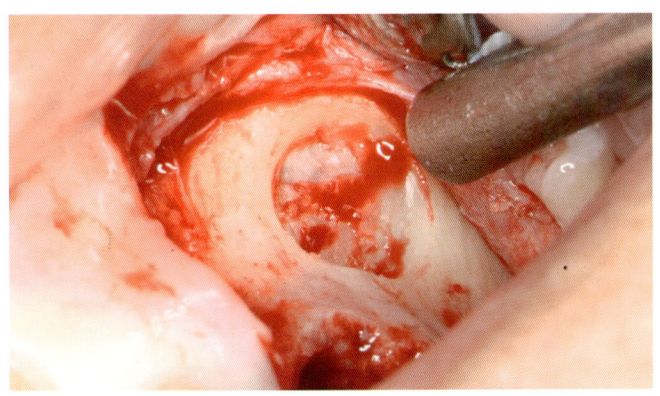

图6.51.术者在预备过程中应该不停地观察切骨区域是否有动脉的存在。

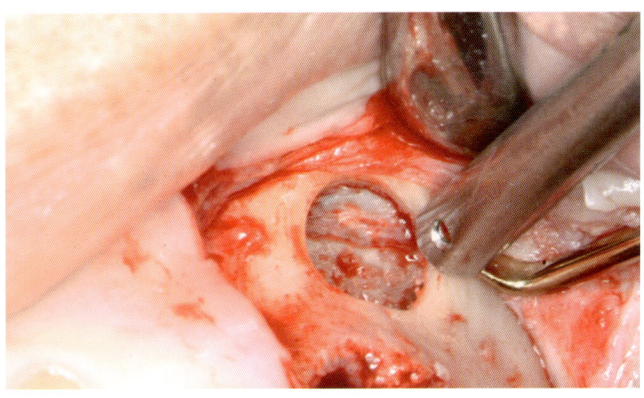

图6.52.当动脉属于开放型时，即使使用LS铰刀向下磨除，动脉也不会撕裂。

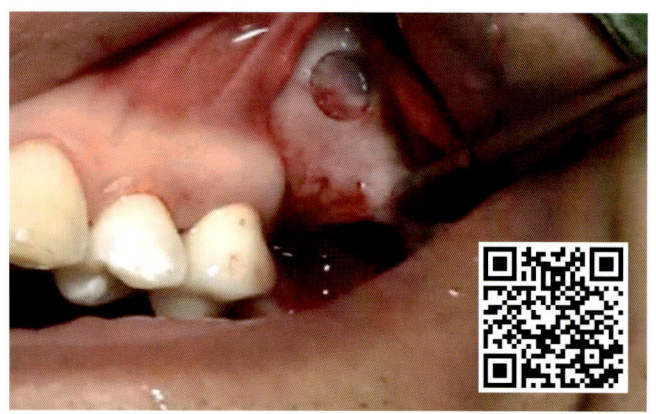
视频6.4. 仔细分离动脉后,使用LS铰刀将动脉推入上颌窦腔内。然后进行上颌窦内植骨。

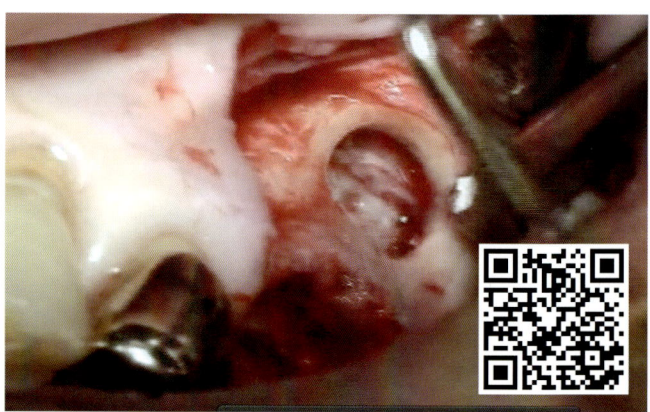
视频6.5. 使用LS铰刀进行动脉的分离。

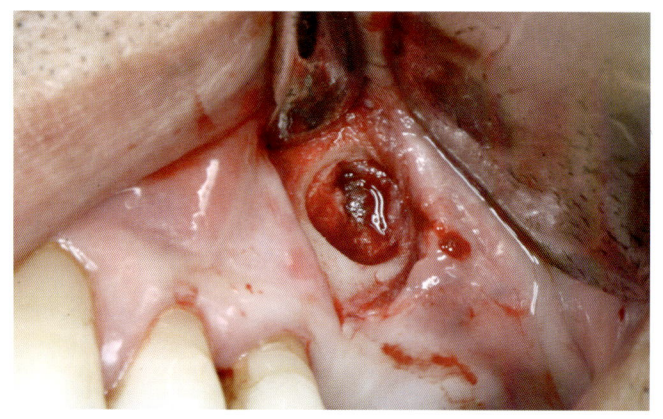
图6.53. 在使用LS铰刀后,用剥离器进行窦膜剥离时可以观察到多个出血点(照片拍摄于动脉刚开始出血时)。

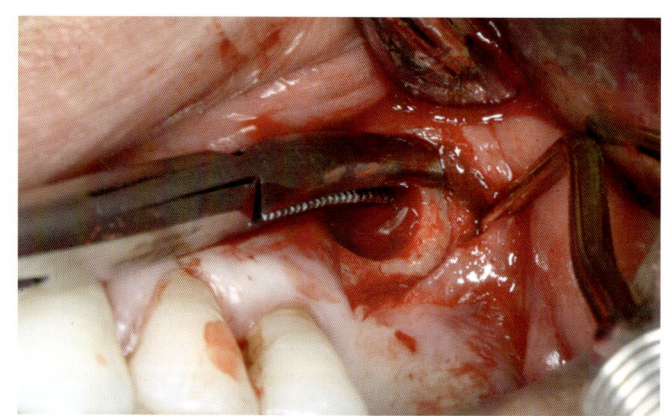
图6.54. 使用吸唾器找到出血点,使用止血钳夹住出血点。进一步检查出血是否停止。

提示！如何处理动脉出血

1. 使用LS铰刀出现出血现象时

（1）外侧壁开窗前发生出血（图6.53），按压出血部位15min。

（2）出血发生于外侧壁窗口预备后，薄骨盘发生松动，可以使用吸唾器，同时使用止血钳夹住出血点大约5min进行止血（图6.54）。检查裸露动脉另一端是否出血。如果有出血，进行相同的处理。不要害怕窦膜的撕裂。应该首要解决出血问题。

（3）在窦膜撕裂的情况下，也可以使用相同的方法解决出血问题。如果出血过多，继续使用吸唾器，同时防止血液进入咽喉，并寻找出血区域。然后，夹住出血点。

2. 在使用C铰刀过程中发生出血时

如果骨片与外侧壁仍连接，先使用纱布从外侧包裹出血区域5min。

如果血液进入患者鼻腔以及咽喉，进一步钻孔完全去除骨片，使用止血钳夹住出血点。

上颌窦综合工具盒

上颌窦综合工具盒提供了经牙槽嵴入路以及外侧壁入路的所有器械,以及种植体植入器械。它是一个多功能套件器械盒,包括了全新SCA工具包、SLA工具包、水压工具包以及种植手术钻(图6.55)。术者可仅凭此工具盒在术中选择任一术法——上颌窦内提升术或上颌窦外提升术。

SCA技术的新组件

SCA方法的新组件包括了4个S铰刀($\varnothing$2.8mm、$\varnothing$3.2mm、$\varnothing$3.6mm及$\varnothing$3.9mm),12个停止环(1~12mm),两种尺寸的深度测量器,骨粉输送器和两种尺寸的手动骨粉挤压器(图6.56)。对于S铰刀的直径选择,原来最小直径的$\varnothing$2.4mm铰刀已经被淘汰,增加了一个更大直径为$\varnothing$3.9mm的铰刀。这个最大尺寸的铰刀有助于微创窦膜剥离器通过嵴顶至窦底的开孔剥离窦膜。

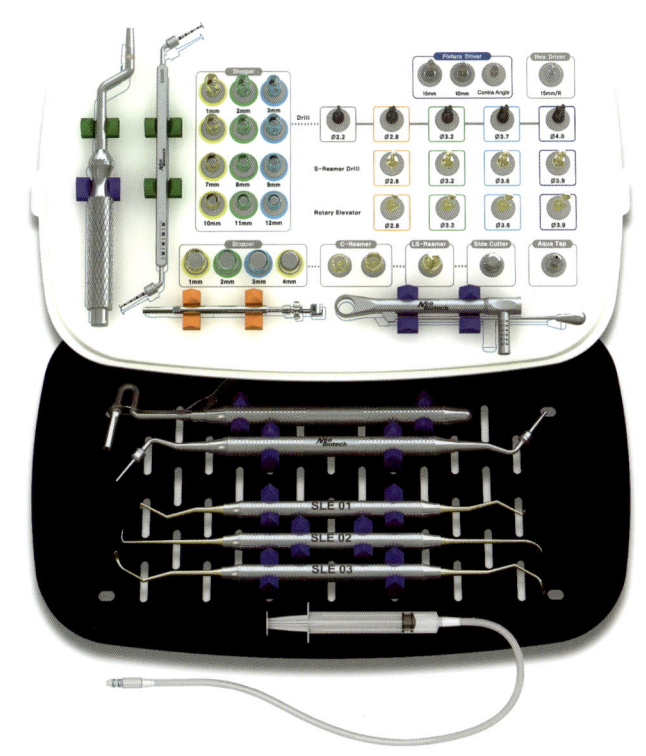

图6.55. 上颌窦综合工具盒。

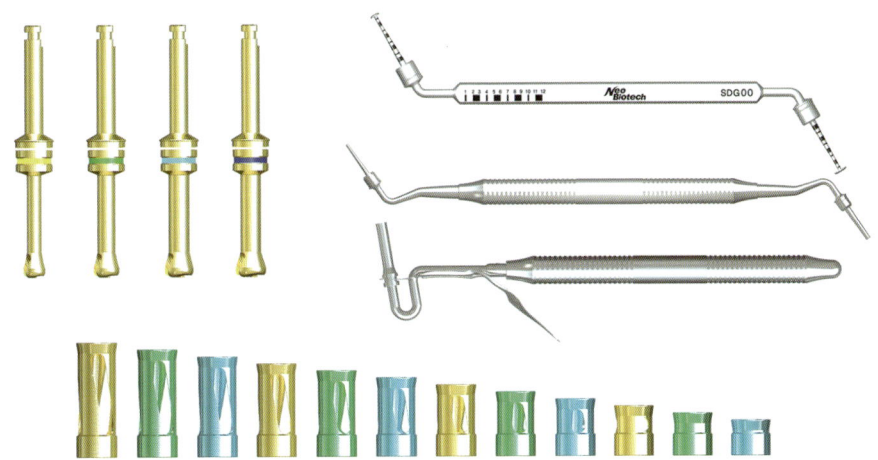

图6.56. SCA技术全新组件。

旋转剥离器用在植骨前，用于经牙槽嵴顶提升术在窦底剥离窦膜。工作端的宽度为Ø2.8mm、Ø3.2mm、Ø3.6mm及Ø3.9mm，它与S铰刀的工作头尺寸相匹配（图6.57）。使用Ø3.9mm窦膜剥离器，可以将窗口周围7mm的窦膜进行分离，这可以防止植入骨移植材料时发生窦膜穿孔。旋转剥离器可以与钻柄或与转角机头搭配使用，当与转角机头搭配使用时，转速应小于50rpm（视频6.6）。

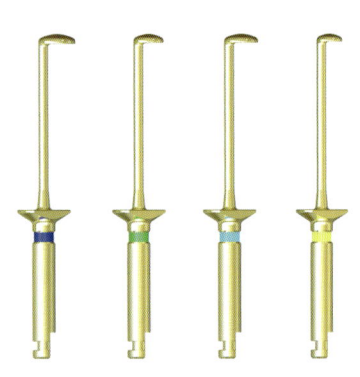

图6.57. 4种不同尺寸的旋转剥离器，与S铰刀尺寸相匹配。

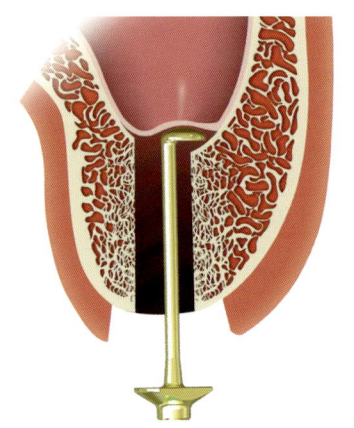

视频6.6. 使用50rpm转速，旋转剥离器剥离窦膜，不损伤黏膜。

水压提升组件

上颌窦综合工具盒中的水压提升组件包括了一个水压连接器，连接有软管的水压阀以及一个注射器（图6.58）。这个水压连接器被拧入预备过的种植窝并旋紧（图6.59）。在实际操作过程中，水压连接器不需要完全封闭种植窝，故意留有一点空隙，让水可以流出，可以预防窦膜穿孔。水流首先进入上颌窦，剥离窦膜，接着自然流出，可以防止对窦膜施加过大的压力。

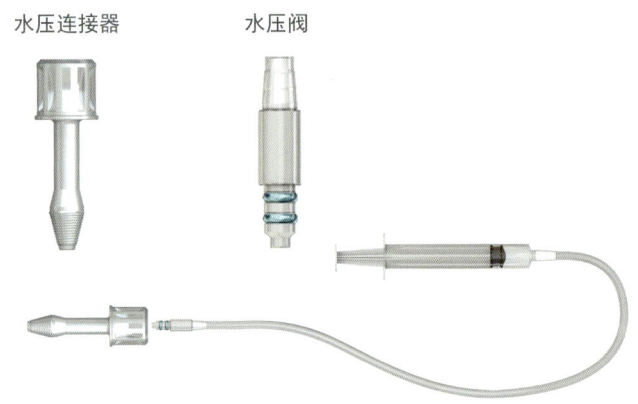

图6.58. 水压提升套装。

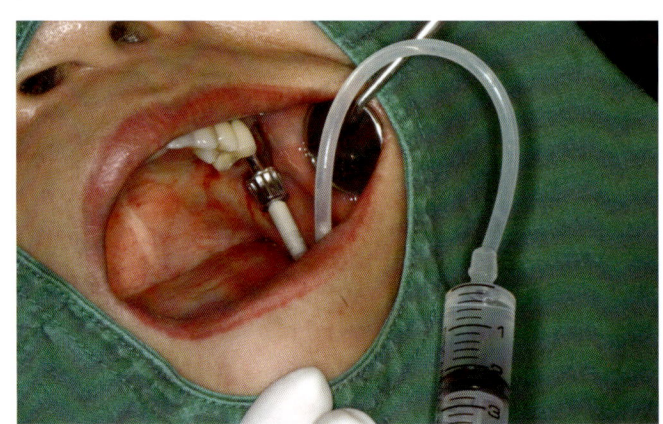

图6.59. 水压提升技术的临床照片。

种植组件

种植钻是专门为种植体植入上颌窦所设计的（图6.60）。它与常规的先锋钻最大不同是种植钻的指示长度即为实际长度。例如，种植钻10mm指示线处的长度为10mm，它钻入的深度也是10mm，而不是传统种植钻的11mm。

另外，有一个钻柄专门用于传统的骨挤压技术。将种植钻与手柄相连接，在预备区域逆时针旋转，可压实松软的骨质。

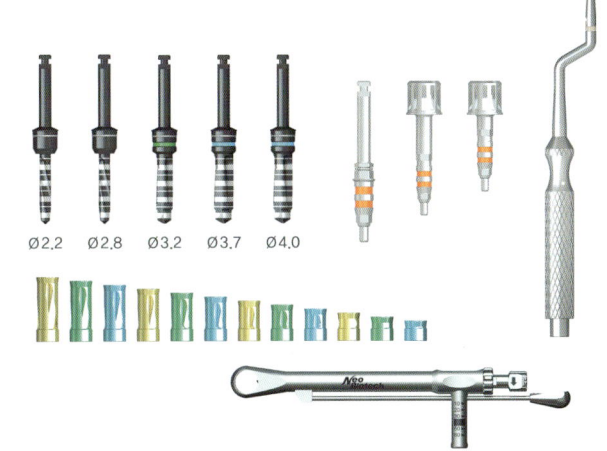

图6.60. 上颌窦综合工具盒中的种植体植入工具。

SLA技术全新组件

传统的SLA工具盒提供了不同尺寸、不同长度的LS铰刀以及C铰刀，而上颌窦综合工具盒内统一工作头直径为Ø6.5mm，并使用停止环（1~3mm）控制工作长度（图6.61）。停止环深度以1mm递增，术者可以更好地控制钻孔的深度，在上颌窦侧壁完成安全的窗口预备（图6.62－图6.64）。除此以外，侧壁窗口可以使用工具盒中提供的侧切钻进行扩大。

总的来说，上颌窦综合工具盒使上颌窦提升变得更加安全简便，它不仅仅是将SCA以及SLA技术联合起来，同时也提供了旋转窦膜剥离器以及水压提升系统。使用这个工具盒，还可以完成种植体的植入。

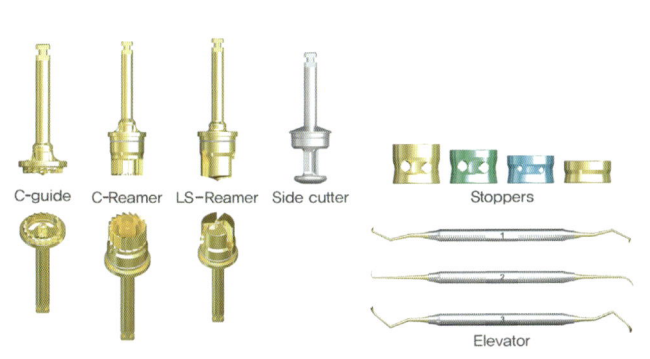

图6.61. SLA新组件，包括了一个LS铰刀，一个C定位钻、C铰刀以及一个侧切钻。配有三个停止环（1mm、2mm、3mm）。

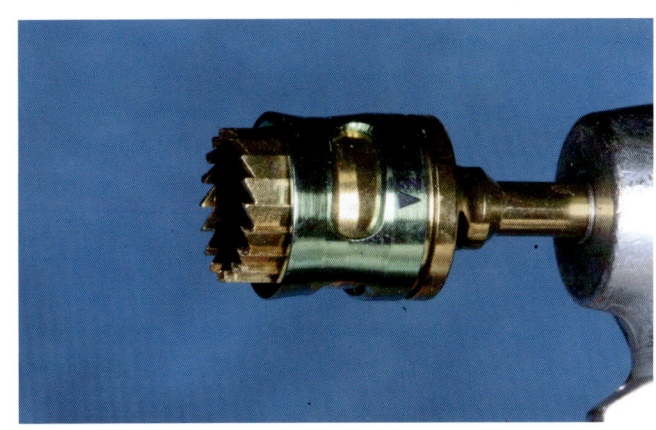

图6.62. C铰刀与2mm停止环。

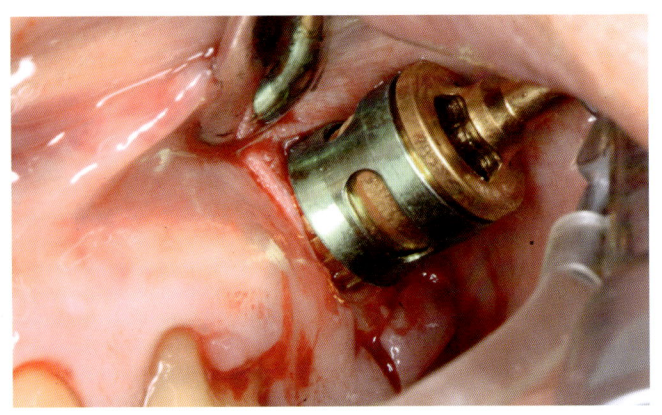
图6.63. 在上颌窦颊侧壁上预备窗口。相比传统技术更加安全。

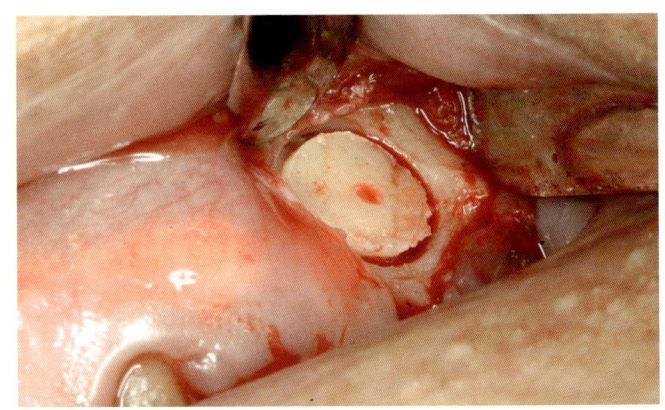
图6.64. 外侧壁窗口预备完成。

上颌窦手术的并发症及处理

窦膜的穿孔

如果在操作过程中发生窦膜的穿孔，首先应该检查穿孔的位置以及大小。Vlassis等人提供了一个复杂的分类系统，来区别窦膜穿孔的位置[11]。后来，Fugazzotto等人针对窦膜穿孔提出了一个更加简化的分类方法以及修复系统，同时得出结论：窦膜穿孔的类型以及严重程度不会影响上颌窦术后的骨增量效果。如果穿孔小于2mm，术者应该在远离穿孔的区域继续剥离窦膜（图6.65）。如果需要，在植骨前可以使用PRF或者可吸收胶原膜覆盖穿孔区域（图6.66）。通过这些方法，可以取得满意的骨增量效果（图6.67、图6.68）。

如果穿孔区域大于2mm，或者在剥离窦膜过程中，穿孔进一步扩大，建议停止手术，等待3~4个月，伤口愈合后再次手术。

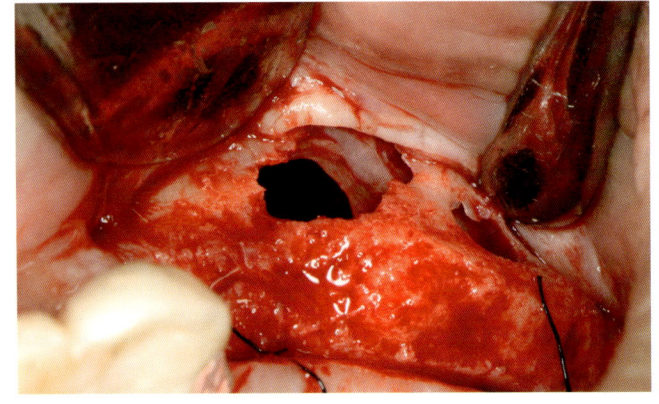
图6.65. 发生了较大窦膜穿孔。继续谨慎剥离窦膜。

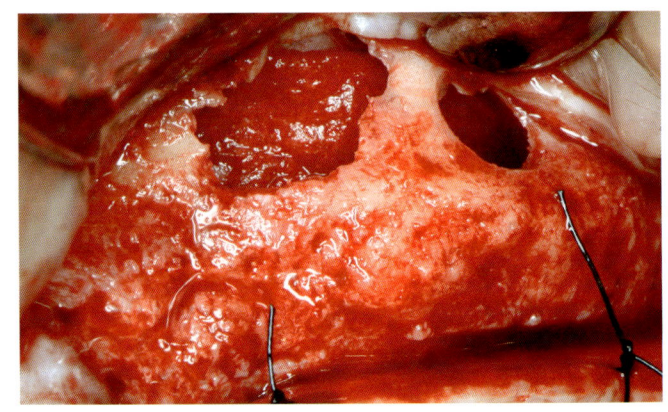
图6.66. 使用一张大胶原膜覆盖撕裂的窦膜，在膜下充填骨移植材料（合成骨）。

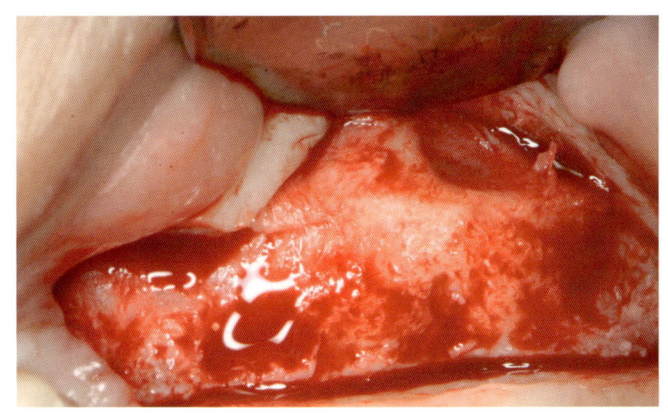

图6.67. 6个月后,上颌窦完全由新骨充填。

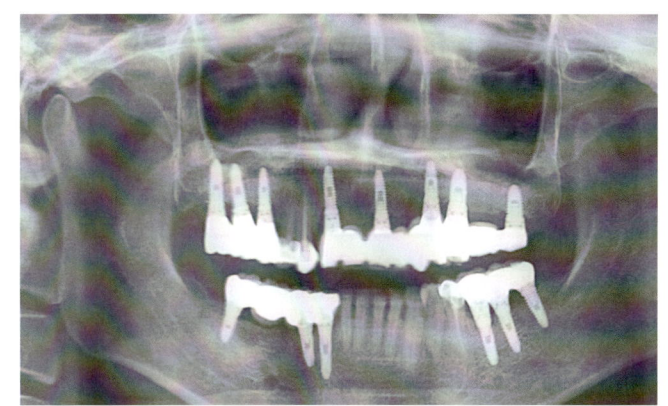

图6.68. 修复治疗后4年随访观察。

在窦膜提升过程中,有时会由于没有正确使用器械导致了窦膜的大范围穿孔。为了避免穿孔范围扩大,须进一步剥离窦膜(图6.69)。将一块海绵状的胶原膜(CollaTape)覆盖于窦膜表面(图6.70、图6.71)。从胶原膜和底壁之间填入骨移植材料(图6.72-图6.74)。如果骨移植材料充填过多,它们有可能通过穿孔区域进入上颌窦,因此,注意不要过量充填。

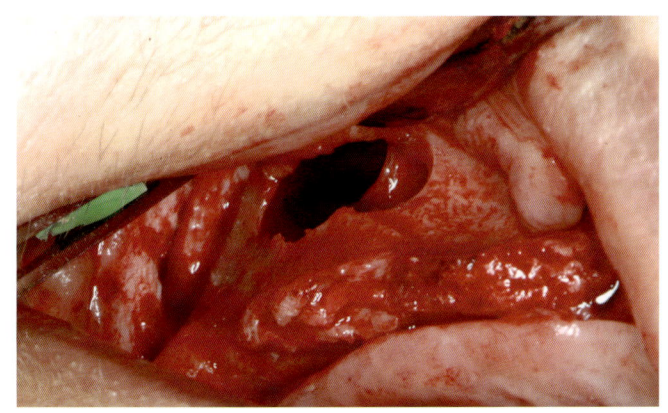

图6.69. 上颌窦膜大的穿孔。穿孔周围区域的窦膜分离,避免穿孔范围扩大。

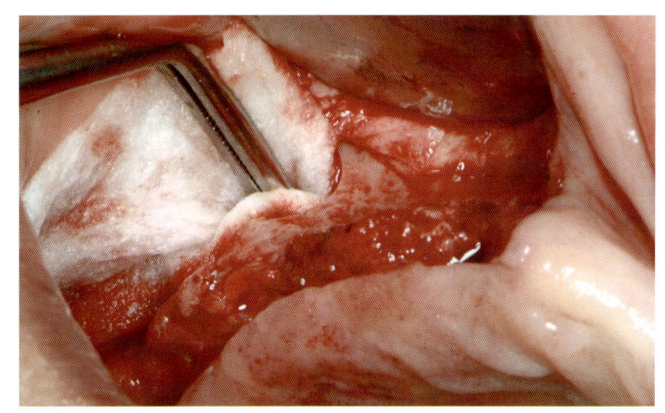

图6.70. 穿孔区域覆盖胶原膜。

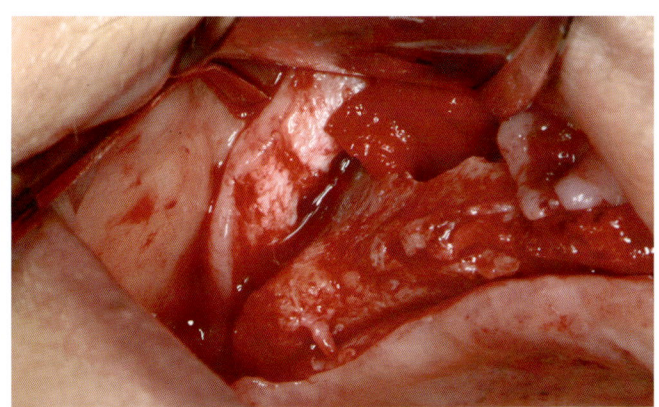

图6.71. 一部分胶原膜被固定于上颌窦外侧,防止其掉入上颌窦。

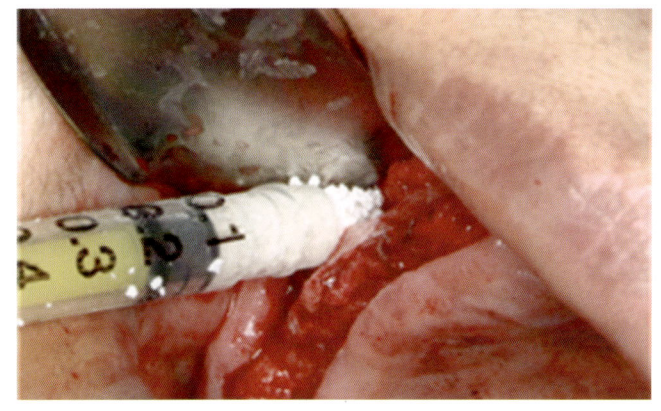

图6.72. 使用注射器将骨移植材料小心地植入上颌窦。

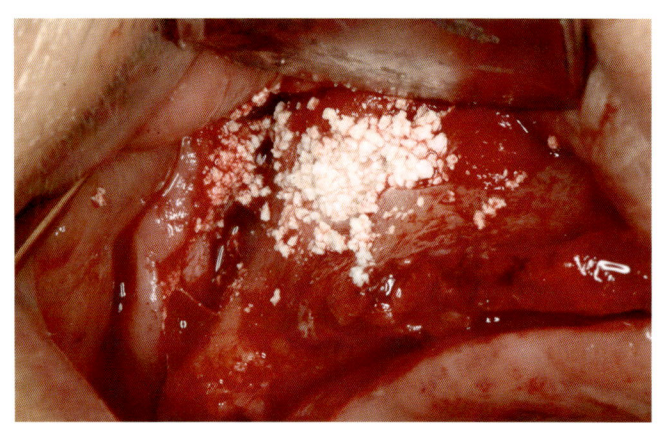

图6.73. 无压力填充移植材料。6个月愈合情况。

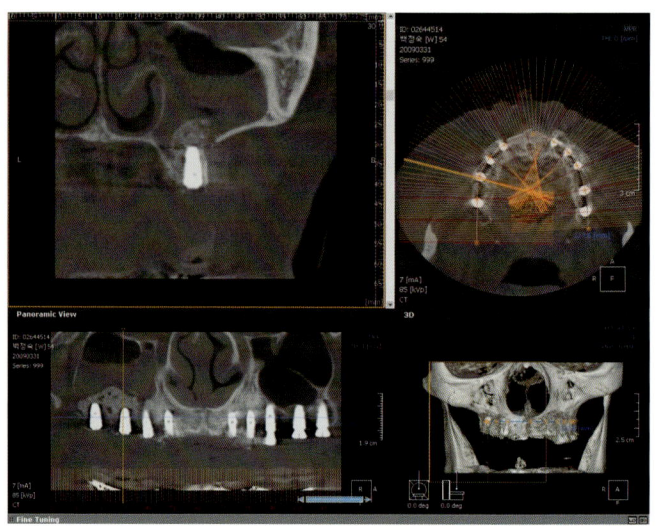

图6.74. 术后CT影像学检查。移植材料仍保持在原位,没有进入窦膜区域。

上颌窦炎的处理

健康的上颌窦对于手术非常关键,如果存在上颌窦炎症,那么手术感染的风险大大增加。急性上颌窦炎通常是由于病毒感染,在两周后就会康复。然而,慢性上颌窦炎可能造成麻烦,因此应该咨询耳鼻咽喉科医生,预防上颌窦炎引起的感染。

上颌窦骨移植后可能发生术后的上颌窦炎症。尽管它的发生率非常低(2%~5.6%),但是结果却是毁灭性的。因此应该非常谨慎,术前充分考虑牙源性因素,防止术后感染的发生。

我们会通过两个病例进一步讨论如何处理上颌窦炎。

病例1:Ⅲ类种植体植入后发生上颌窦炎

55岁男性患者,#26经牙槽嵴植骨同期植入种植体。手术后两周发生上颌窦炎,发现炎症后立刻去除种植体。然而,术区没有愈合,该患者转诊(图6.75)。CT显示,上颌窦充满了积液,鼻内不断流出恶臭的脓液(图6.76)。

使用3cc的注射器从嵴顶入路抽吸出大量脓液(图6.77),再用生理盐水反复注射冲洗该区域。这个过程不断重复直到生理盐水变清澈。

将1g注射用头孢菌素稀释在1~3cc生理盐水中(图6.78),随后注射入上颌窦(图6.79)。患者每天复诊重复此项操作。每天均排出等量的脓液,治疗后第四天CT显示上颌窦内部变干净(图6.80)。

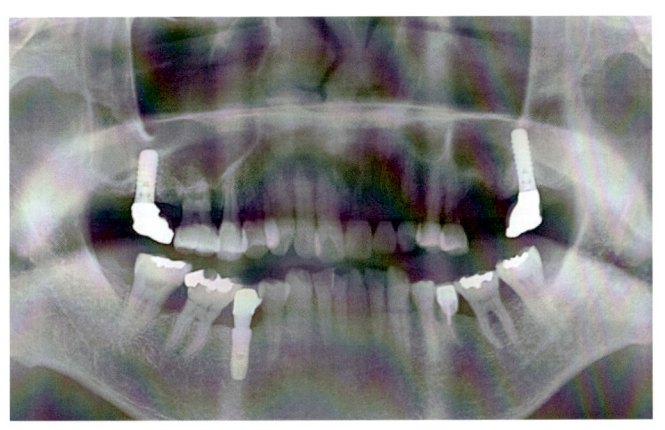

图6.75. #26植入种植体后,发生了严重的上颌窦炎。尽管发生上颌窦炎后,种植体马上被去除,但是移除2个月后术区仍没有愈合。

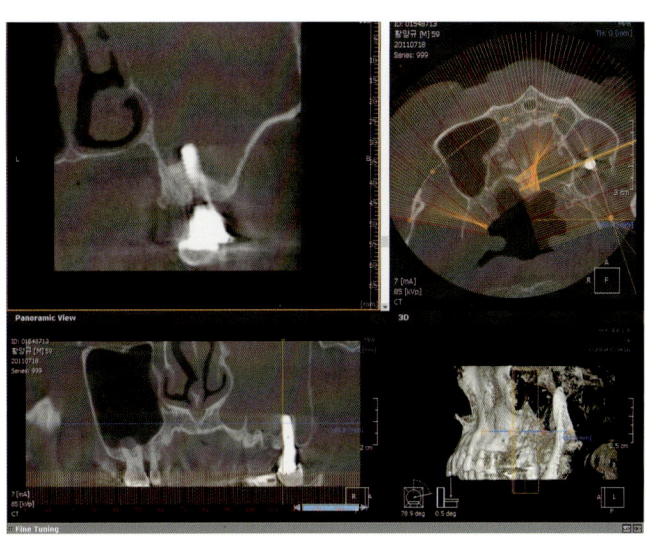

图6.76. 左侧上颌窦内充满了脓液。

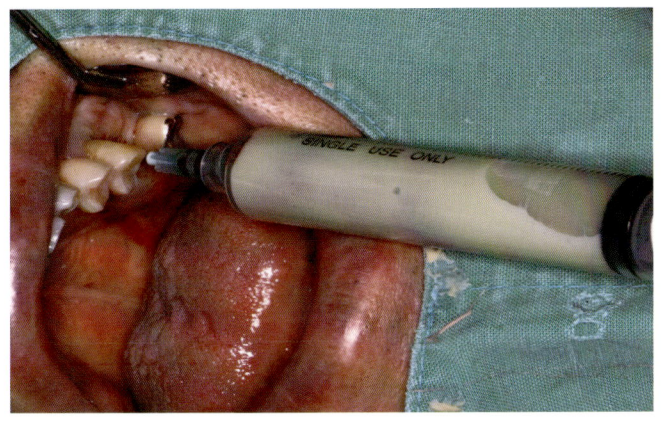

图6.77. 使用注射器将脓液从上颌窦内完全吸出,从牙槽嵴顶入路使用生理盐水冲洗上颌窦,直到脓液停止流出。

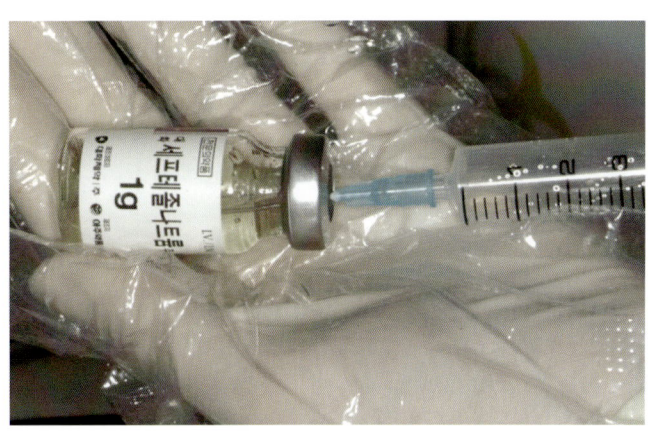

图6.78. 1g注射用头孢菌素稀释在1cc生理盐水中。

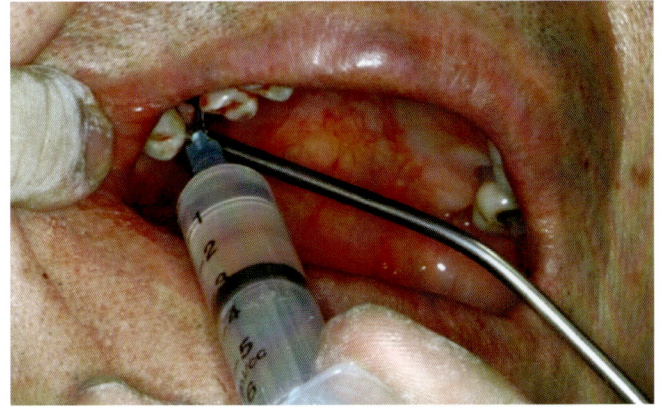

图6.79. 将抗生素直接注射进入上颌窦。每天重复此操作,持续3~4天,直到上颌窦变干净。

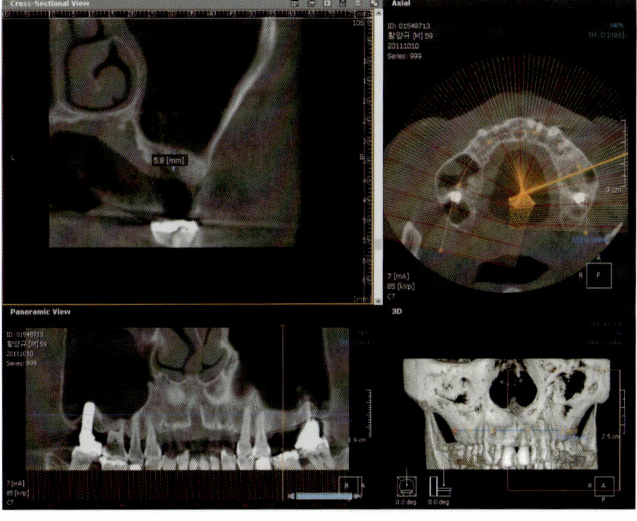

图6.80. 治疗3天后可以观察到健康的上颌窦以及窦膜。

1个月后,上颌窦膜厚度恢复至正常厚度。最后,上颌窦炎开始治疗4个月后,使用SLA工具盒进行上颌窦提升植骨,同期种植体植入(图6.81、视频6.7)。

种植体植入4个月后,行冠修复(图6.82)。4年后,全景片以及标准X线片显示上颌窦炎治疗成功(图6.83)。

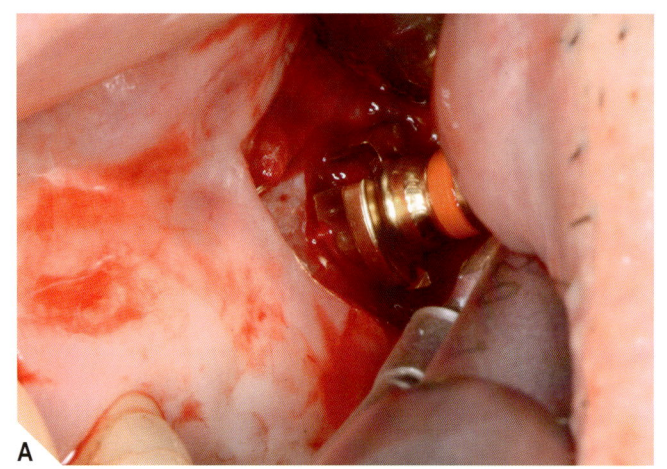
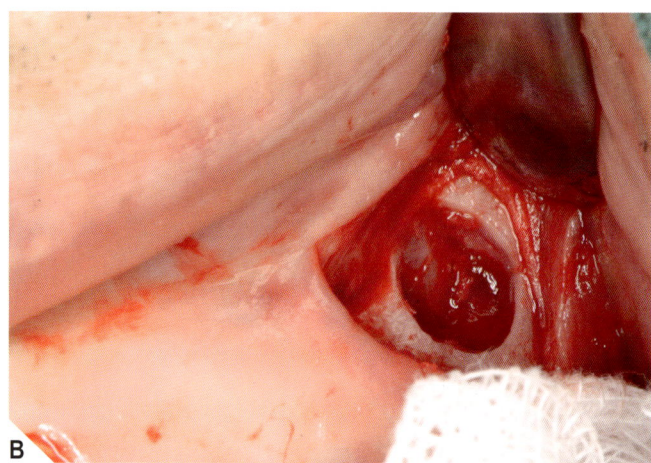
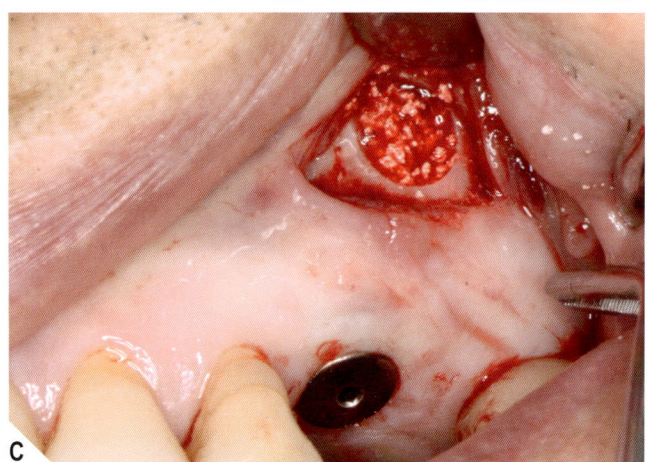

图6.81. A、B: 使用LS铰刀进行侧壁开窗。C: 植骨后同期植入种植体。

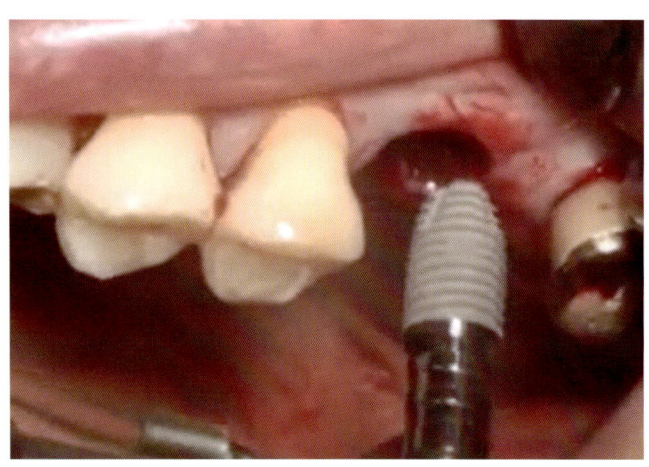

视频6.7. 上颌窦炎完全愈合后植入种植体。

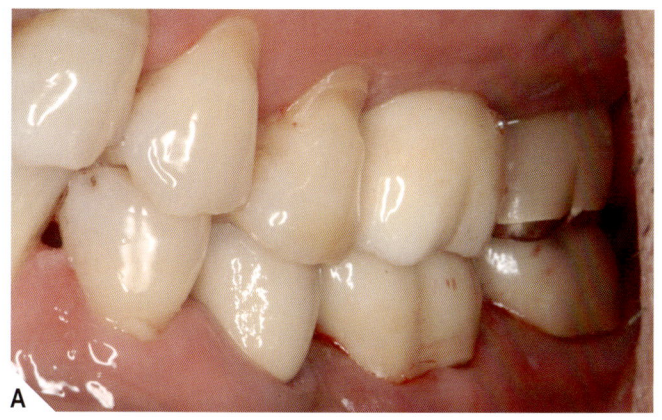
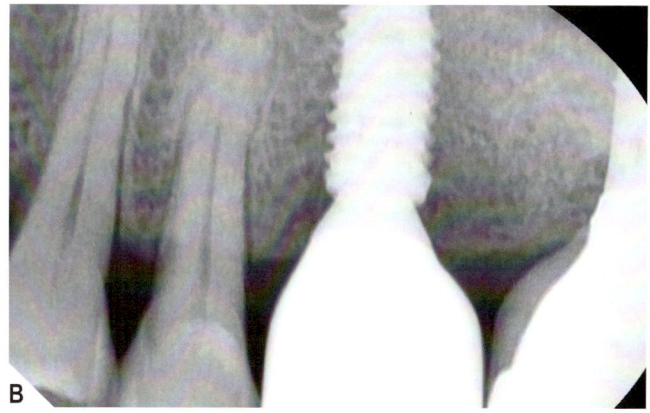

图6.82. 种植4个月后行冠修复。A：戴入氧化锆冠。B：戴冠后拍摄标准X线片。

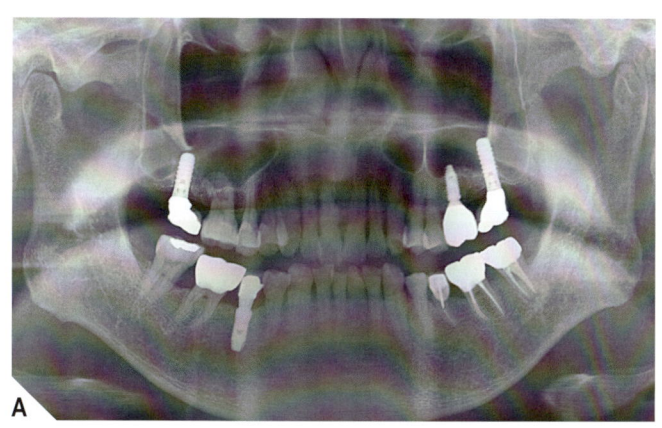
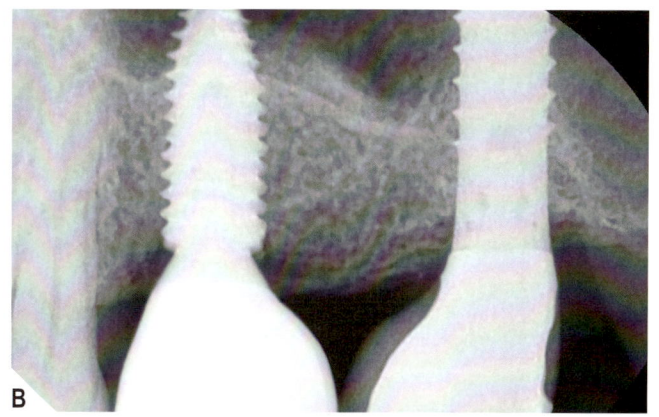

图6.83. 术者4年随访。A：全景片显示上颌窦炎没有复发。B：标准X线片。

病例2：II类种植体即刻种植12固定后发生上颌窦炎

42岁女性患者，左侧上颌第二磨牙发生严重的龋坏，2012年1月拔除患牙后即刻植入种植体。剩余牙槽骨高度8~9mm，种植体仅靠上颌窦下缘1~2mm的皮质骨固位。使用S铰刀切骨，植入宽颈6mm×10mm植体。植入扭矩为15Ncm。植入骨移植材料后，连接愈合基台，采用一步法完成手术（视频6.8）。

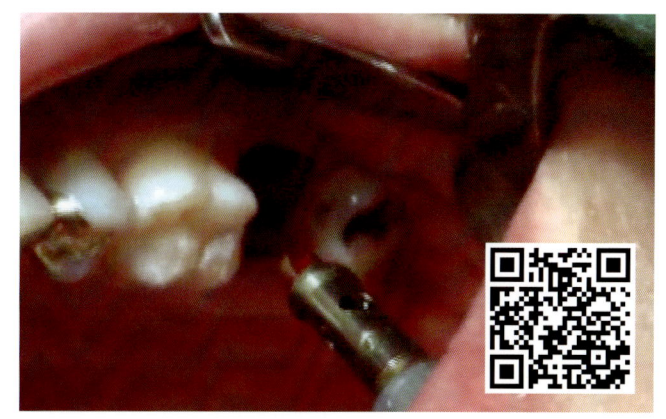

视频6.8. 左侧上颌第二磨牙即刻植入种植体。

一周后患者复诊，发现上颌窦炎症（图6.84、图6.85）。上颌窦侧壁行5mm垂直切口，（图6.86），使用1mm球钻进行窗口预备（图6.87）。将20GA针头与5cc注射器相连接，将针头插入上颌窦腔内进行抽吸，抽出约3cc的脓液（图6.88）。

使用生理盐水冲洗上颌窦，此操作重复3~4次，直到生理盐水变得清澈。接着将1g的头孢菌素与1cc生理盐水混合，注入上颌窦内。整个过程每天重复，持续4天。全身口服抗生素7天（Augmentin 375mg，每日3次）。治疗后第4天，没有脓液抽出，患者症状消失（图6.89）。CT显示，上颌窦变得干净，没有积液，施耐德氏膜的厚度正常（图6.90）。

5个月后上颌窦炎没有复发。戴入修复体（图6.91）。3年后，放射学检查发现上颌窦内种植体周围新骨形成，边缘骨稳定（图6.92）。共9名上颌窦炎的患者使用这种方法治疗，所有患者一周内康复。没有患者复发。

相同的治疗方法用于III类，IV类上颌窦病例，这些病例均进行了骨移植，该方法不需要去除骨移植材料。所有上颌窦炎患者均恢复健康。尽管需要进一步的临床研究证明，但是从目前有限的病例来看，使用全身性抗生素，局部引流，上颌窦内注入抗生素等方法可以用来治疗上颌窦炎。

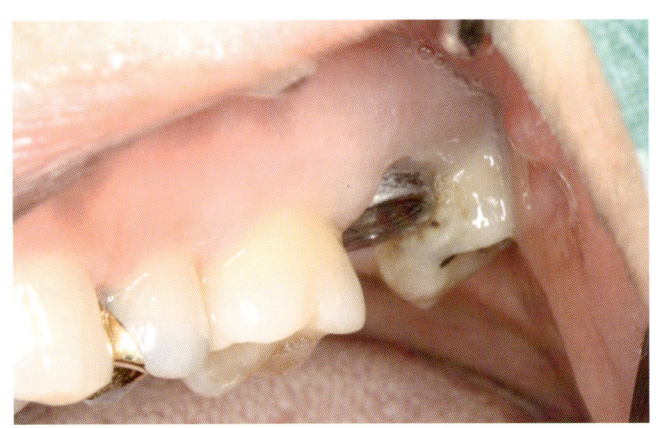

图6.84. 术后1周。

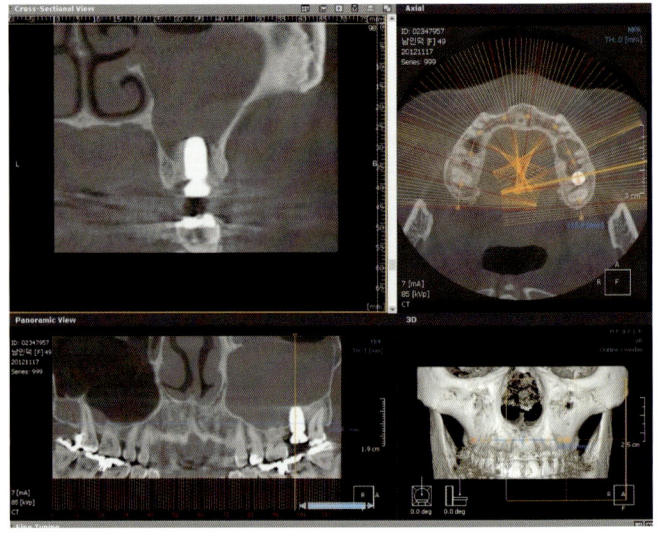

图6.85. CT显示种植体植入1周时发生上颌窦炎。

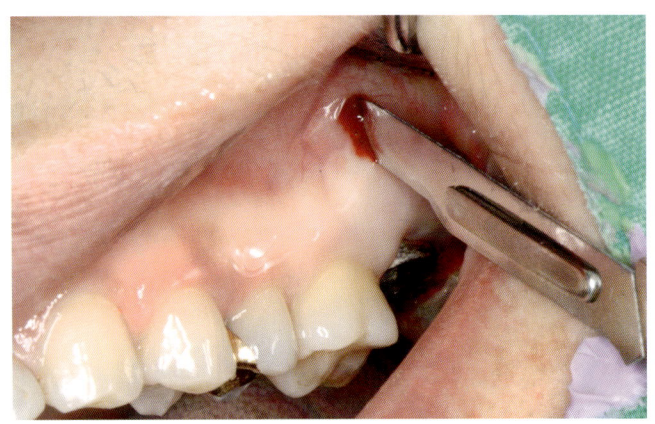

图6.86. 种植体颊侧区域行5mm垂直切口。

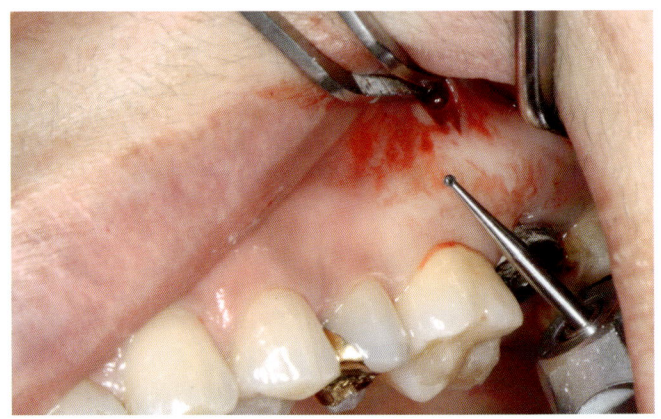

图6.87. 在种植体尖端上方使用1mm球钻预备小窗口进入上颌窦。

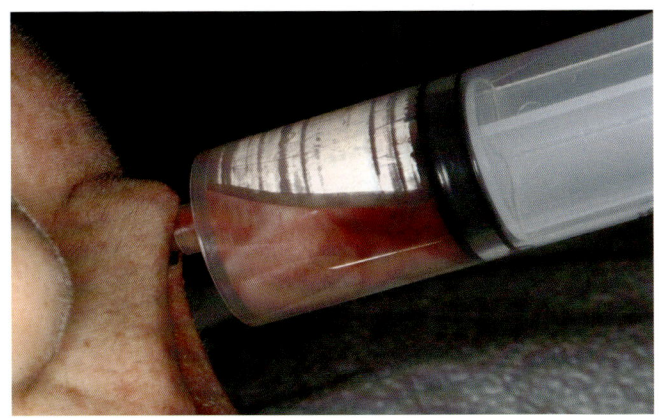

图6.88. 使用注射器抽吸脓液,配以生理盐水冲洗,直到流出的液体清澈。

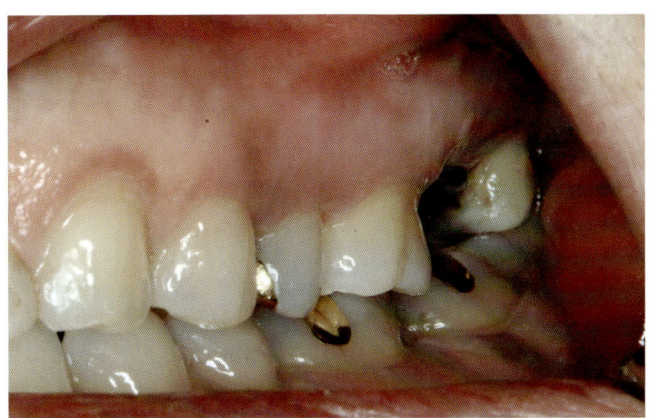

图6.89. 不需要移除种植体,切口区域4天后完全愈合。

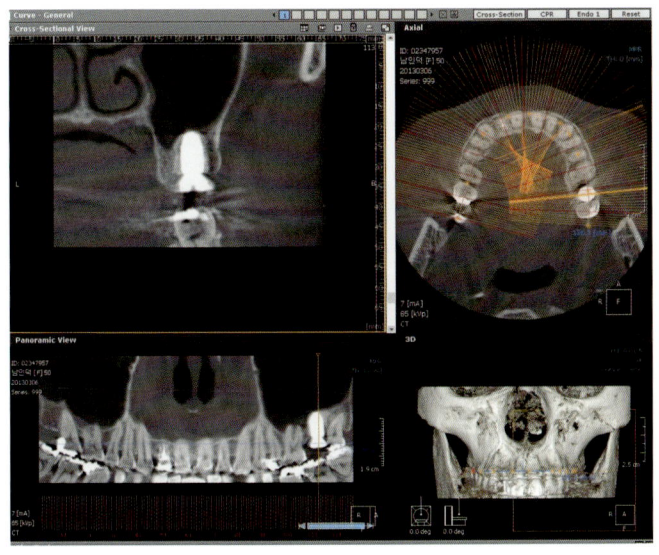

图6.90. CT显示治疗后第4天,上颌窦内完全愈合。

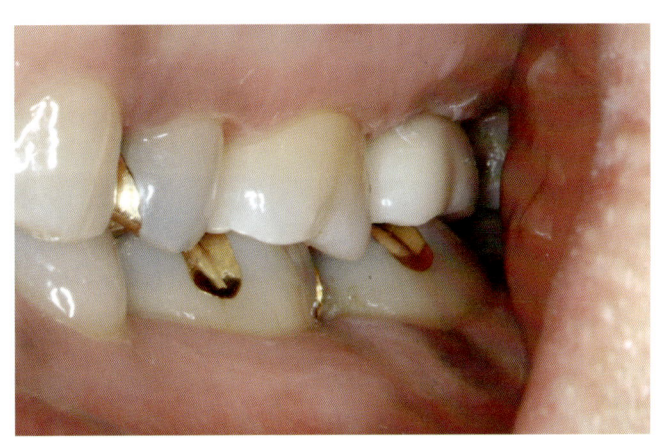

图6.91. 5个月后戴入永久冠。

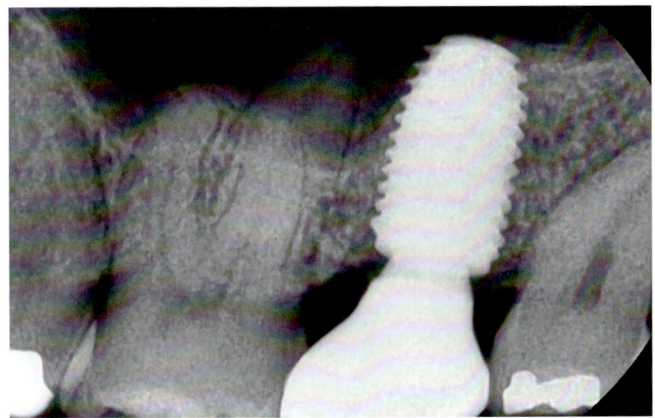

图6.92. 最终修复后3年随访根尖片。

参考文献

[1]. Zitzmann NU, Schärer P, Sinus elevation procedures in the resorbed posterior maxilla. Comparison of the crestal and lateral approaches. Oral Surg Oral Med Oral Pathol Oral Radiol Endod, 1998. 85(1): p. 8-17.

[2]. Kim YK, A new crestal approach for sinus floor elevation: Case reports. The Journal of the Korean Academy of Implant Dentistry, 2009. 28(41).

[3]. Schwartz-Arad D, Herzberg R, Dolev E, The prevalence of surgical complications of the sinus graft procedure and their impact on implant survival. J Periodontol, 2004. 75(4): p. 511-6.

[4]. Ardekian L, Oved-Peleg E, Mactei EE, Peled M, The clinical significance of sinus membrane perforation during augmentation of the maxillary sinus. J Oral Maxillofac Surg, 2006. 64(2): p. 277-82.

[5]. Chan HL, Wang HL, Sinus pathology and anatomy in relation to complications in lateral window sinus augmentation. Implant Dent, 2011. 20(6): p. 406-12.

[6]. van den Bergh JP, ten Bruggenkate CM, Disch FJ, Tuinzing DB, Anatomical aspects of sinus floor elevations. Clin Oral Implants Res, 2000. 11(3): p. 256-65.

[7]. Cho SC, Wallace SS, Froum SJ, Tarnow DP, Influence of anatomy on Schneiderian membrane perforations during sinus elevation surgery: three-dimensional analysis. Pract Proced Aesthet Dent, 2001. 13(2): p. 160-3.

[8]. Hernández-Alfaro F, Torradeflotmm, Marti C, Prevalence and management of Schneiderian membrane perforations during sinus-lift procedures. Clin Oral Implants Res, 2008. 19(1): p. 91-8.

[9]. Proussaefs P, Lozada J, Kim J, Rohrer MD, Repair of the perforated sinus membrane with a resorbable collagen membrane: a human study. Int J Oral Maxillofac Implants, 2004. 19(3): p. 413-20.

[10]. Fugazzotto PA, Vlassis J, A simplified classification and repair system for sinus membrane perforations. J Periodontol, 2003. 74(10): p. 1534-41.

[11]. Vlassis JM, Fugazzotto PA, A classification system for sinus membrane perforations during augmentation procedures with options for repair. J Periodontol, 1999. 70(6): p. 692-9.

[12]. Pikos MA, Maxillary sinus membrane repair: report of a technique for large perforations. Implant Dent, 1999. 8(1): p. 29- 34.

[13]. Proussaefs P, Lozada J, The "Loma Linda pouch": a technique for repairing the perforated sinus membrane. Int J Periodontics Restorative Dent, 2003. 23(6): p. 593-7.

[14]. Wallace SS, Mazor Z, Froum SJ, Cho SC, Tarnow DP, Schneiderian membrane perforation rate during sinus elevation using piezosurgery: clinical results of 100 consecutive cases. Int J Periodontics Restorative Dent, 2007. 27(5): p. 413-9.

[15]. Sohn DS, Lee JS, An KM, Romanos GE, Erbium, chromium:yttrium-scandium-gallium-garnet laser-assisted sinus graft procedure. Lasers Med Sci, 2009. 24(4): p. 673-7.

[16]. Kim YK, Kim SG, Sinus bone grafting technique using special reamers and microelevators. Implant Dent, 2012. 21(5): p. 387-9.

[17]. Rosano G, Taschieri S, Gaudy JF, Weinstein T, Del Fabbro M, Maxillary sinus vascular anatomy and its relation to sinus lift surgery. Clin Oral Implants Res, 2011. 22(7): p. 711-5.

[18]. Testori T, Drago L, Wallace SS, Capelli M, Galli F, Zuffetti F, Parenti A, Deflorian M, Fumagalli L, Weinstein RL, Maiorana C, Di Stefano D, Valentini P, Gianni AB, Chiapasco M, Vinci R, Pignataro L, Mantovani M, Torretta S, Pipolo C, Felisati G, Padoan G, Castelnuovo P, Mattina R, Del Fabbro M, Prevention and treatment of postoperative infections after sinus elevation surgery: clinical consensus and recommendations. Int J Dent, 2012. 2012: p. 365809.

[19]. Akhlaghi F, Esmaeelinejad M, Safai P, Etiologies and Treatments of Odontogenic Maxillary Sinusitis: A Systematic Review. Iran Red Crescent Med J, 2015. 17(12): p. e25536.

第七章

SLA技术临床病例

金南允　金锺晔
许永九　金钟华
李成福　金重敏
朴正哲　金南允

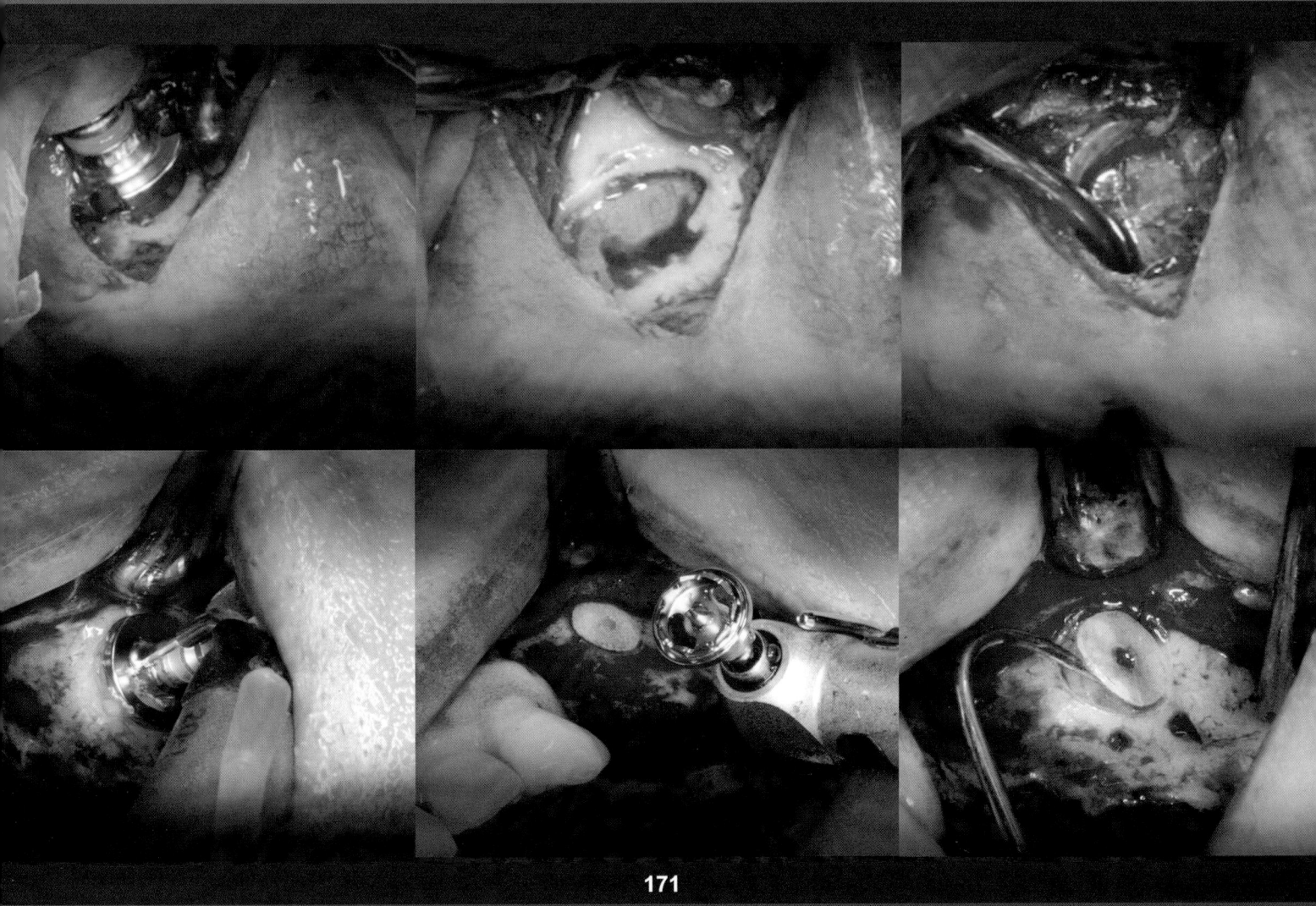

SLA 病例 1

翻半月瓣、LS铰刀外侧壁开窗术后8年随访

金南允

67岁女性患者，修复右上颌缺牙区。患者曾患过胃癌，但通过手术和化疗战胜病魔。无其他系统性疾病。

患者右上颌缺牙很长时间，且未经可摘义齿修复。#15、#16和#17缺失，牙槽嵴宽度足够，角化龈充足，可以行不翻瓣手术（图7.1.1、图7.1.2）。由于对颌牙缺失，右下第一、第二磨牙伸长。左下第一磨牙近期完成了RCT和冠修复。从全景片看，左下第二磨牙存在大面积根面龋。

右上颌剩余骨高度为2~7mm（图7.1.1）。

治疗计划如下：

① 拔除#37。

② 牙髓治疗和冠修复：#46、#47。

③ 采用SLA技术行上颌窦提升植骨术，并同期行 #15、#16和#17种植术。

做水平长切口、使用LS铰刀行SLA技术，种植采取不翻瓣手术。切口长度本可以再小一些，但由于术者当时对SLA技术了解不多，因此对小切口还有些担心。

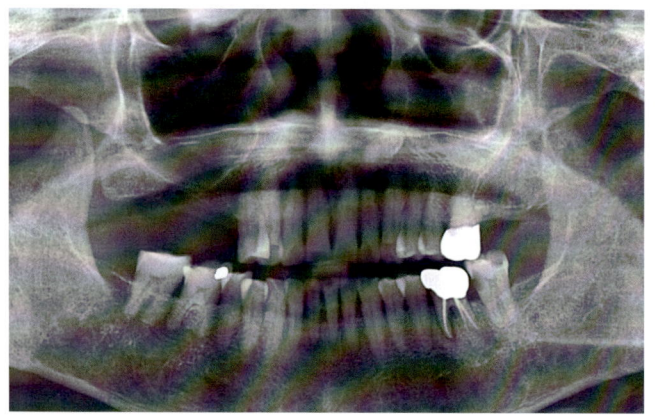

图7.1.1. 术前全景片。可以看到右上缺牙区。#15、#16和#17的剩余骨高度分别为6mm、2mm和7mm。

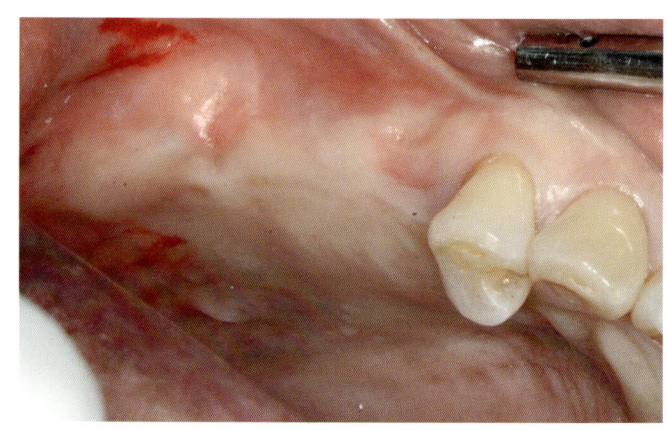

图7.1.2. 初诊时右上后牙区颌面观。附着龈充足，牙槽嵴很厚，能够行不翻瓣种植术。

第七章 | SLA技术临床病例

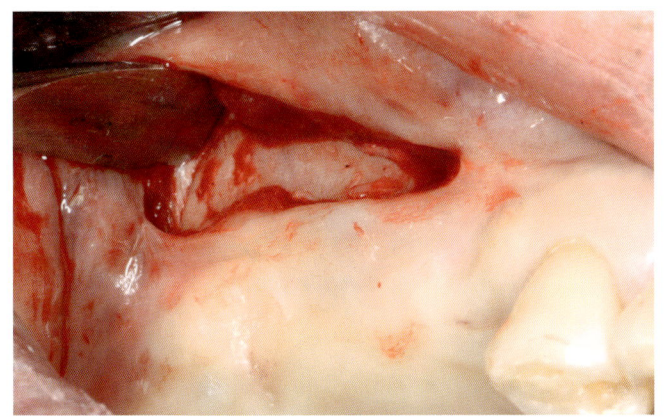

图7.1.3. 水平切口位于膜龈联合线根方。骨膜剥离器分离骨膜，轻微上提，暴露手术入路（暴露术区）。

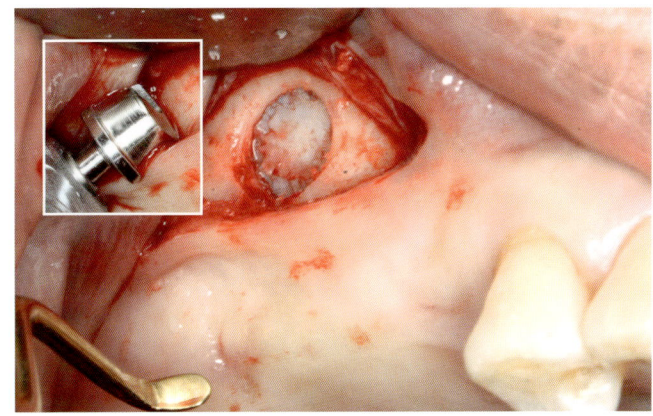

图7.1.4. 使用直径最大的7.5mm LS铰刀，2000rpm，预备外侧壁孔。图片清晰显示了薄层骨盘和蓝灰色的上颌窦膜（见视频7.1）。该孔应该做得更近中些，原因是靠近中的窦膜更易分离。

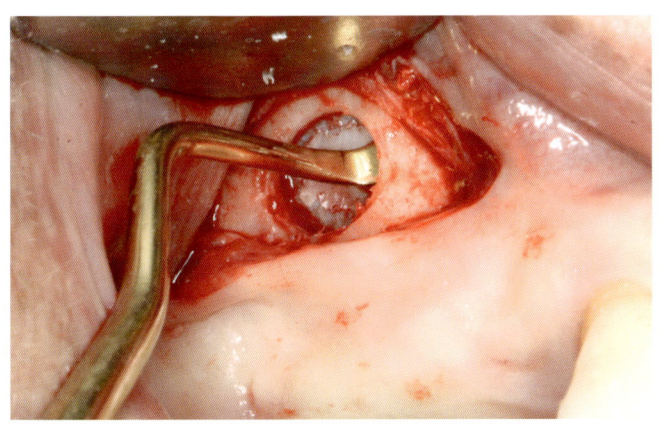

图7.1.5. 使用SLA工具盒中的#01窦膜剥离器，小心剥离窗口近远中的窦膜。始终保持剥离器尖端与骨面接触，防止窦膜穿孔。

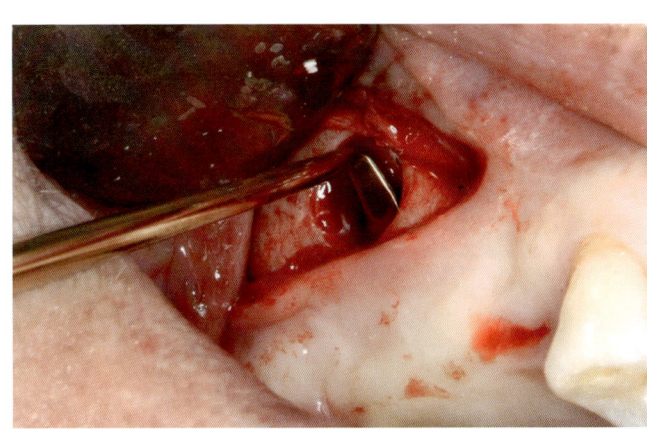

图7.1.6. 使用SLA工具盒中#02窦膜剥离器的直角工作端剥离上颌窦外侧壁开窗下方的窦膜。

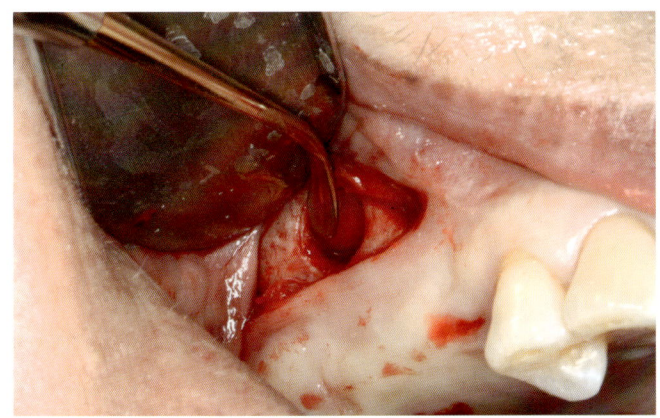

图7.1.7. 使用SLA工具盒中#02窦膜剥离器的30°工作端剥离上颌窦底壁和后牙区窦壁的膜。

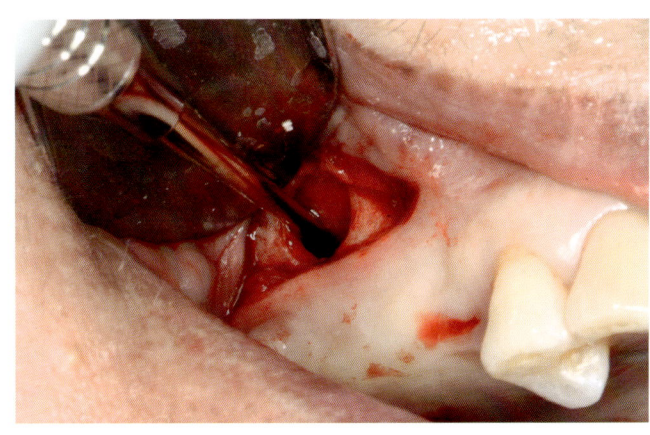

图7.1.8. #02窦膜剥离器的30°工作端分离的区域。

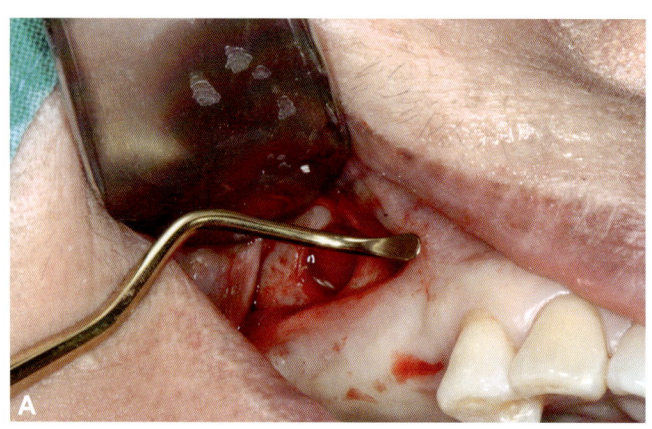
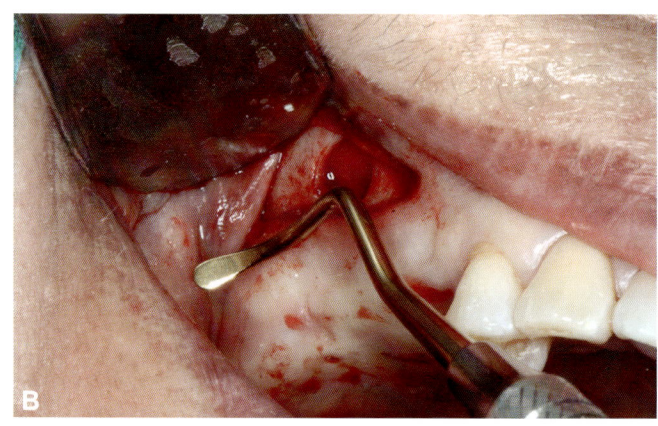

图7.1.9. A、B：#03窦膜剥离器的设计是为了到达其他剥离器难以到达的区域，尤其是远中或近中深部区域。

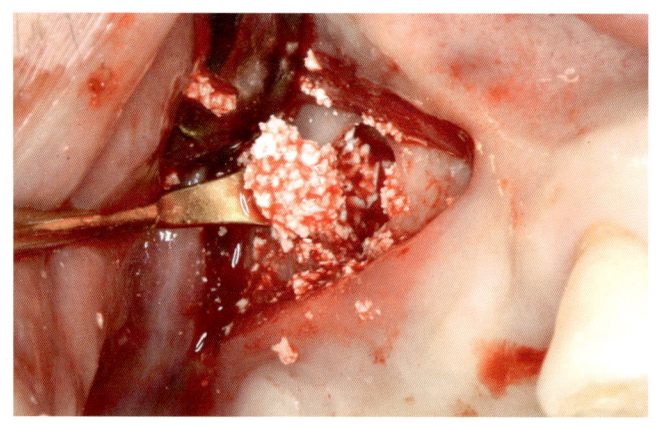

图7.1.10. 2cc Calpore®（40%β三磷酸钙和40%羟磷灰石）植入上颌窦提升后窦膜下方空间。使用轻力将骨粉推入空间内；从后牙区开始，再是前牙区，最后中间区域；这样做能防止形成空隙。

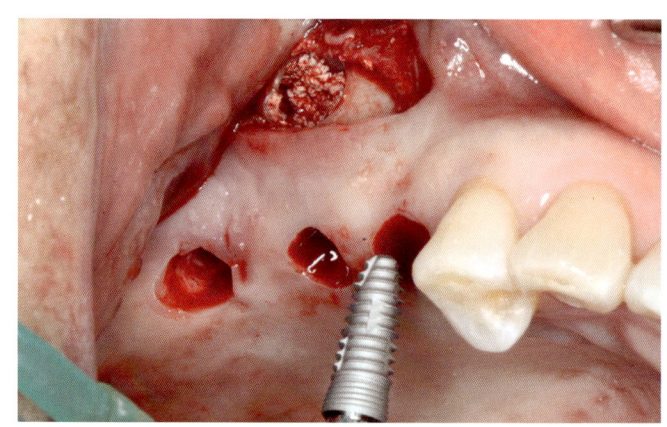

图7.1.11. #15区域以最佳植入扭矩植入4.0×11.5mmCMIIS种植体（纽白特，首尔，韩国）。

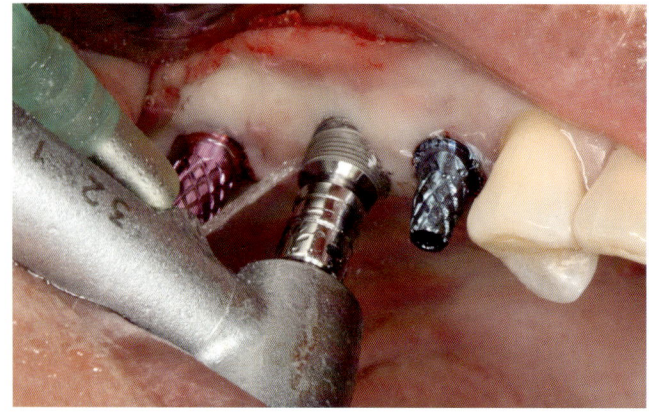

图7.1.12. #16和#17区域植入5.0×11.5mmCMIIS种植体。使用咬合指示杆确保植入种植体平行。

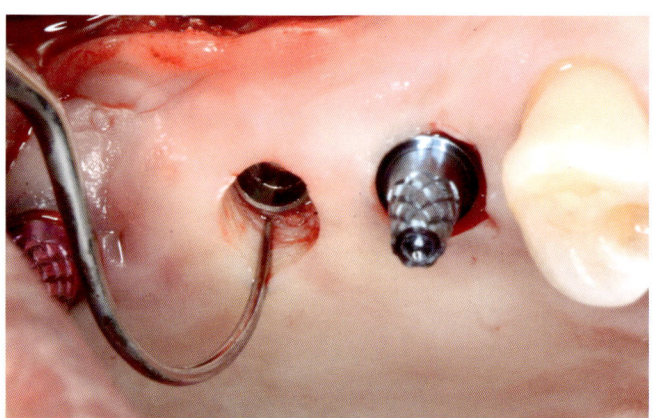

图7.1.13. 使用探针检查种植体边缘与周围牙槽骨关系。种植体边缘应位于骨下0.5~1mm。种植体固位情况分别为：#15：D332、35Ncm，#16：D200、30Ncm，#17：D320、30Ncm。

第七章 | SLA技术临床病例

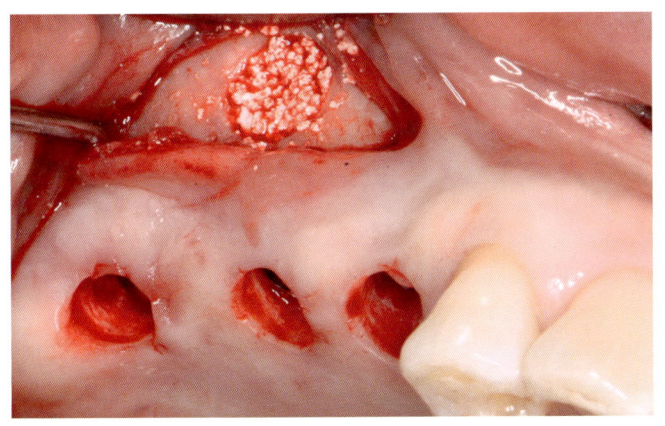

图7.1.14. 显示#15、#16和#17区域植入种植体后,上颌窦外侧开孔植入的骨材料。

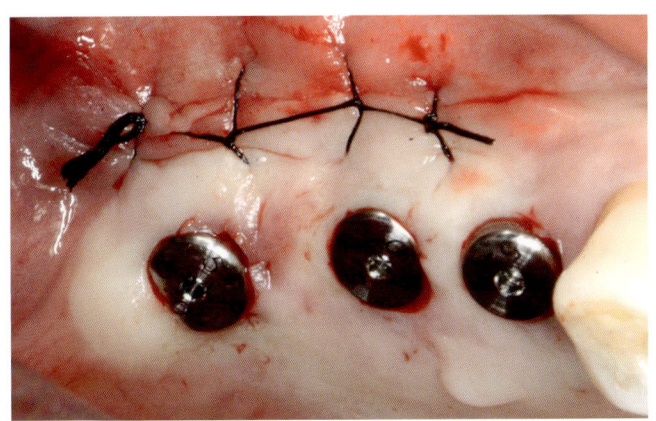

图7.1.15. 放置愈合基台。水平切口由连续锁边缝合关闭。

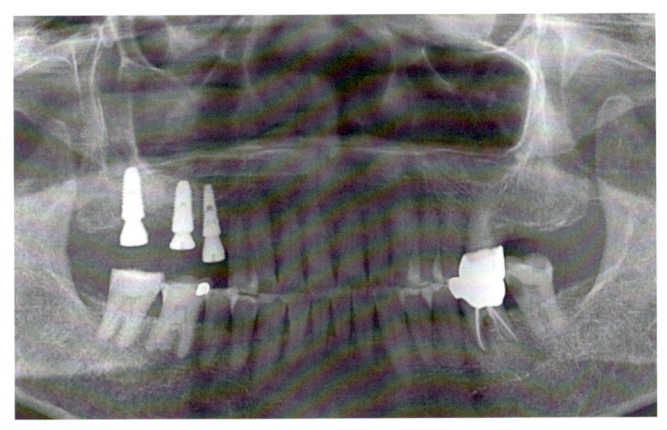

图7.1.16. 种植后全景片显示#16和#17周围阻射的团块为植入骨材料。

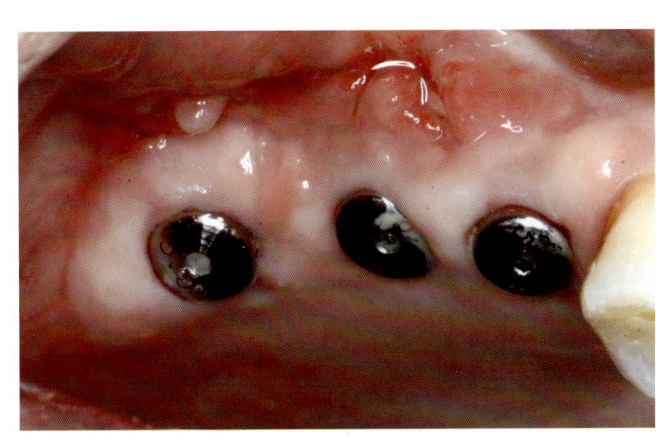

图7.1.17. 术后10天,软组织愈合良好,术后无疼痛、无肿胀。

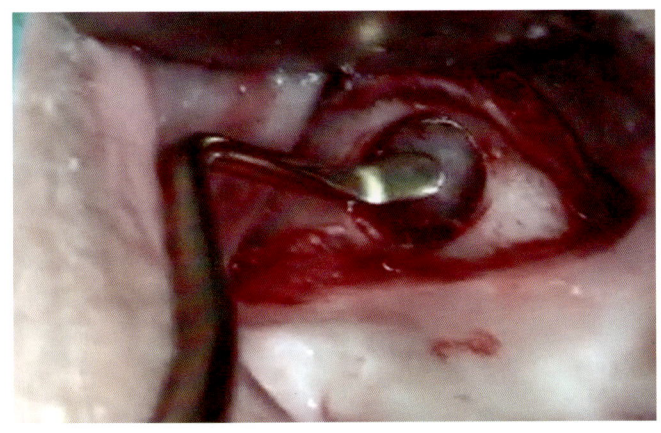

视频7.1.1. 半月形切口和同期种植的SLA技术步骤。

175

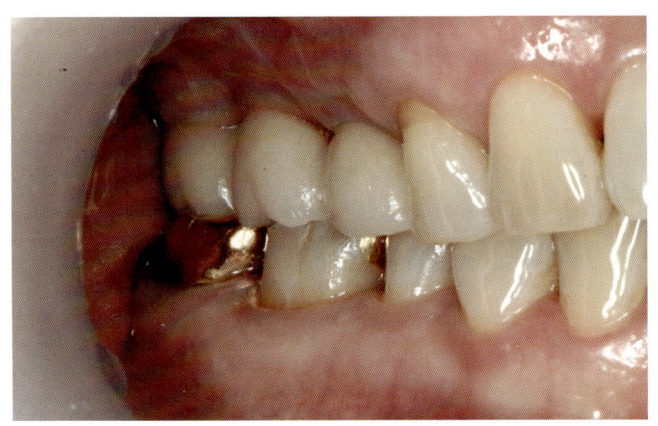
图7.1.18. 术后5个月安装最终修复体。

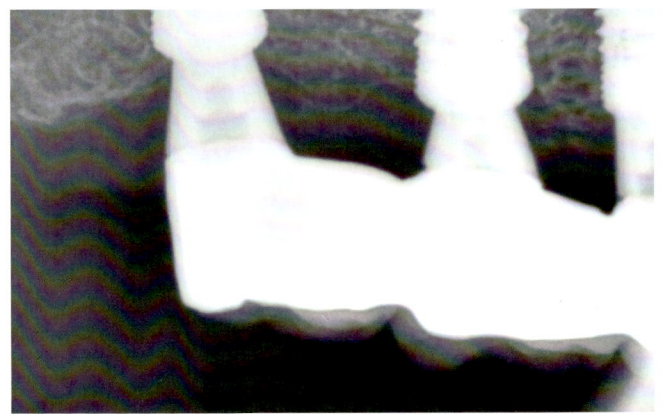
图7.1.19. 安装最终修复体后的根尖片显示种植体周围骨组织维持稳定。

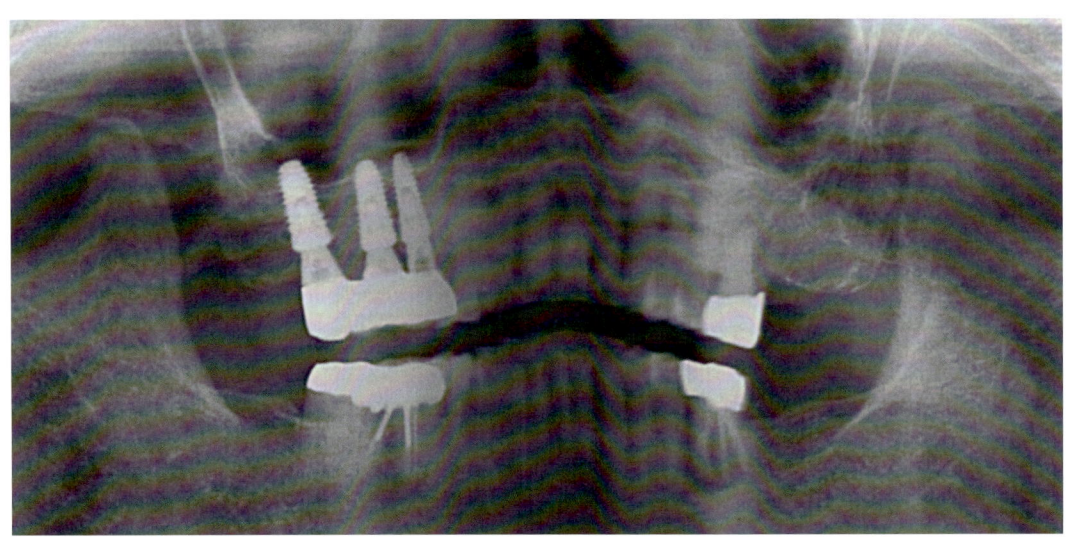
图7.1.20. 术后2年全景片显示上颌窦底壁的改建。

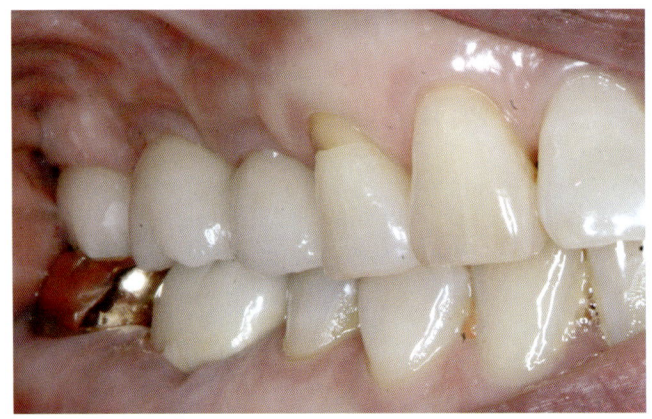
图7.1.21. 术后8年颊侧观,种植体周围软组织健康且稳定。

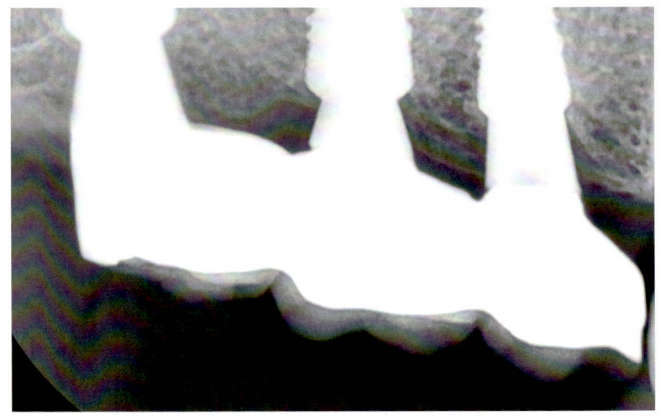
图7.1.22. 术后8年根尖片显示边缘骨有生长。

SLA 病例 2

垂直小切口、LS铰刀外侧壁开窗术后8年随访

许永九

56岁的男性患者，主诉：牙痛无法进食，且#26和下前牙有些不适。无系统性病史，否认吸烟史。

口腔既往史：由于成人慢性牙周炎，#15、#16、#17、#27、#36、#37、#47牙缺失；#45-#46-X为带悬臂的固定修复体（图7.2.1、图7.2.2）。

临床检查：#26腭侧PD8mm，III度松动；#31、#32、#41、#42也松动。#14牙备外形，有龋。

全景片显示：右侧上颌窦严重气化，左侧黏膜增厚，鼻腔狭窄。左侧骨高度最低处为4mm，右侧为6mm（图7.2.2）。

治疗计划：① 拔除#26、#31、#32、#41和#42。

② #14、#35、#45和#46行RCT和冠修复。

③ 右侧借助SLA技术行上颌窦外提升术。

④ 左侧借助SLA技术行上颌窦内提升术。

⑤ #31和#43植入一段式迷你种植体，种植体支持的冠/FPD：#15-#16-#17，#26-#27，X-#31-X-X-#43，#47。

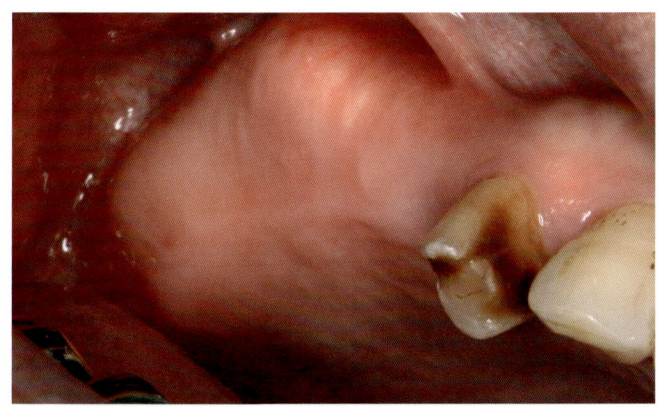

图7.2.1. 上颌左侧第二前磨牙和第一、第二磨牙缺失。牙槽嵴骨量足够，附着龈充足。第一前磨牙需行RCT和冠修复。

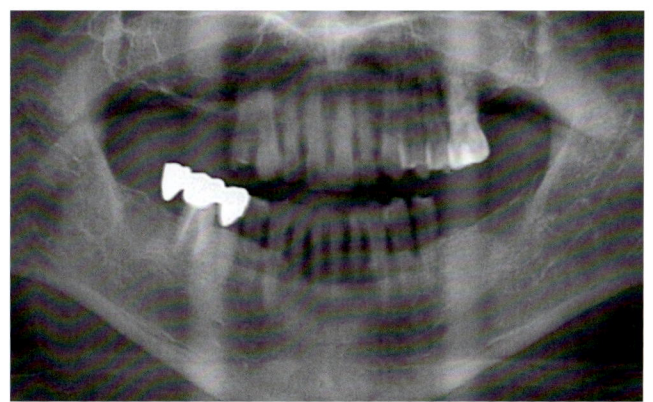

图7.2.2. 全景片。#15和#16剩余骨高度为4mm，#27为6mm。拟采取不翻瓣种植体植入术、以及通过垂直小切口使用LS铰刀行上颌窦外提升术。

微创上颌窦提升技术

图7.2.3-图7.2.25和视频7.2为如何通过小的垂直切口进行外侧壁开窗和上颌窦提升植骨,以及其术后8年随访。

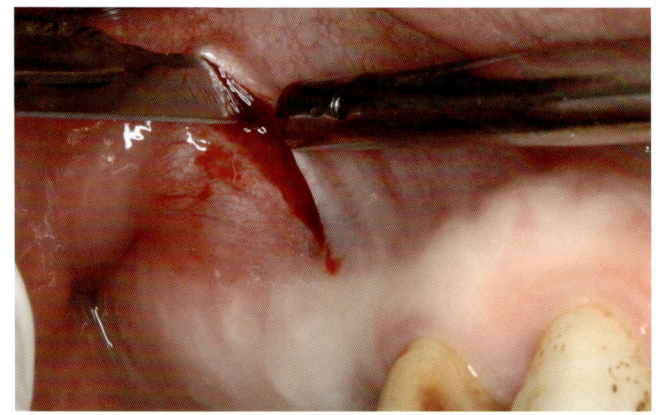

图7.2.3. 在第二前磨牙上方行10mm垂直切口。上颌第二磨牙区域是外侧壁开孔最佳位置,切口位于最近中种植体的最前缘和最下缘位置。

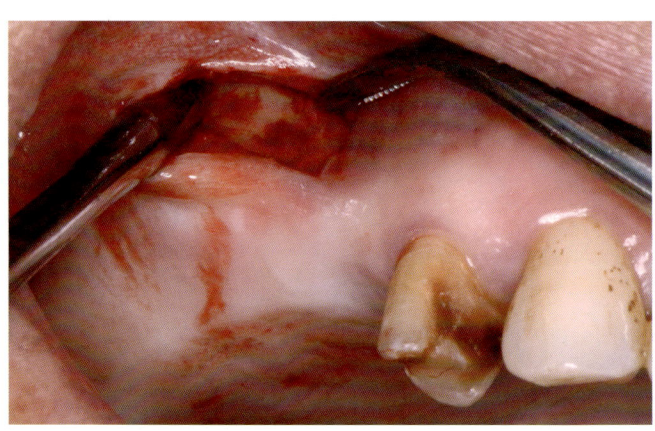

图7.2.4. 牵拉龈瓣以放入LS铰刀。从这个小开口可以看到上颌窦外侧壁。为了提升窦膜、植入3枚种植体,需要选择直径最大的铰刀(Ø7.5mm)。

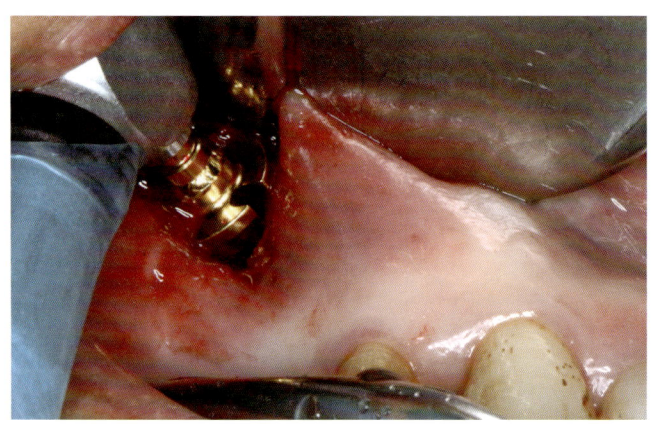

图7.2.5. 外侧壁开孔由Ø7.5mm的LS铰刀以2000rpm转速制备,同时用大量生理盐水冲洗。外侧壁大开孔,能使从近中向远中提升窦膜变得简单。

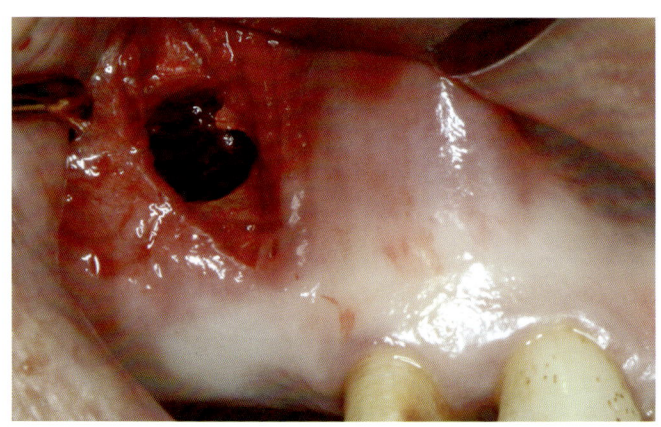

图7.2.6. 外侧壁开孔后,使用SLA工具盒中的微创窦膜剥离器剥离窦膜。#17剩余骨高度为9mm。该区域不需植骨,只需将窦膜分离,取得II类CMI固位。

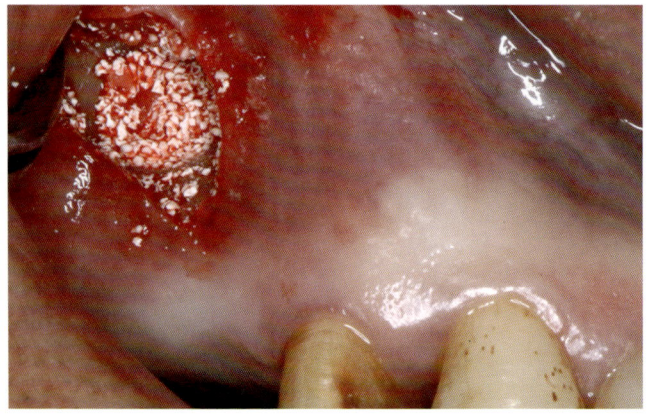

图7.2.7. 将骨移植材料(合成骨)植入上颌窦。外侧壁孔过大,未用屏障膜覆盖。

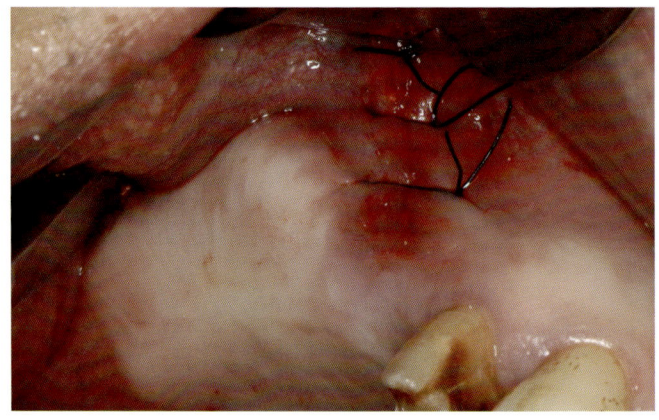

图7.2.8. 缝合为间断缝合。因为附着龈足够,牙槽嵴够宽,所以同期用环切技术植入种植体。

第七章 | SLA技术临床病例

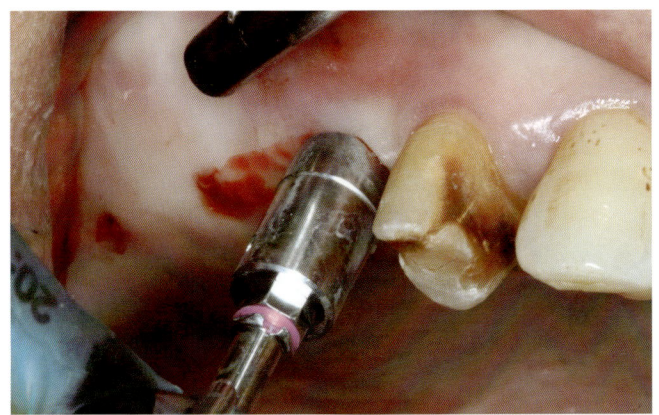

图7.2.9. 用5mm牙龈环切钻在嵴顶正中环切牙龈。要使用环切技术的话，需保证种植体周围至少有2mm附着龈。

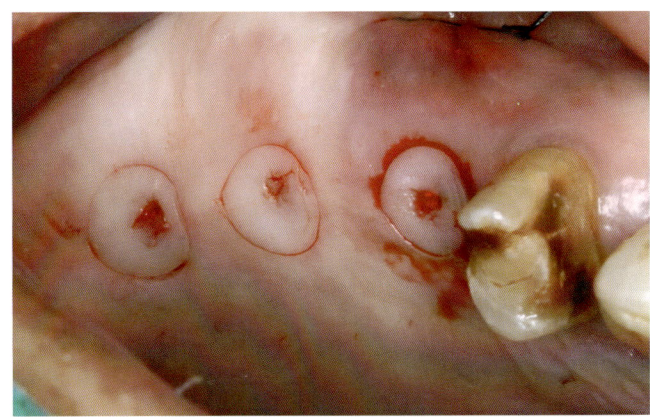

图7.2.10. 用环切技术预备好3个种植位点，去除圆形软组织后同期植入种植体。

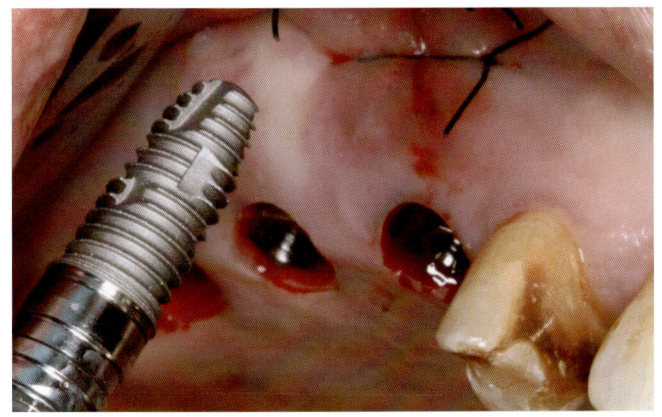

图7.2.11. 植入3枚CMI EB种植体（纽白特，首尔，韩国）；#15：EB4511，#16：EB510，#17：EB5010。#15、#16和#17的骨密度和植入扭矩值分别为：D320、35Ncm，D320、40Ncm和D342、35Ncm。

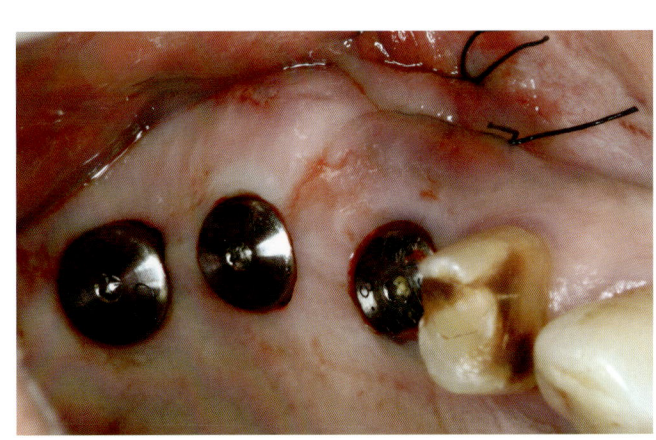

图7.2.12. 放置愈合基台。愈合基台周围附着龈宽度大于2mm。

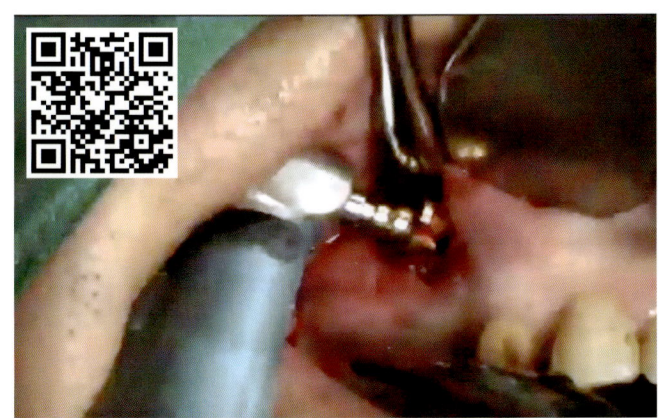

视频7.2.1. LS铰刀外侧壁开窗和种植体同期植入。

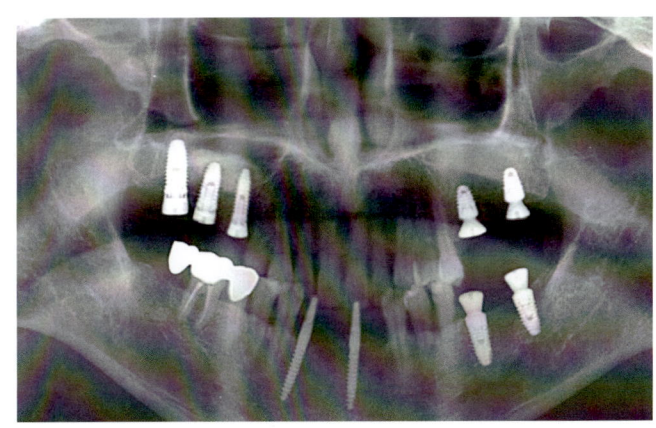

图7.2.13. 上颌窦提升植骨并在右侧种植后的全景片显示：#15和#16有充足的骨移植物。#17仅提升了窦膜，植入种植体，未植骨。

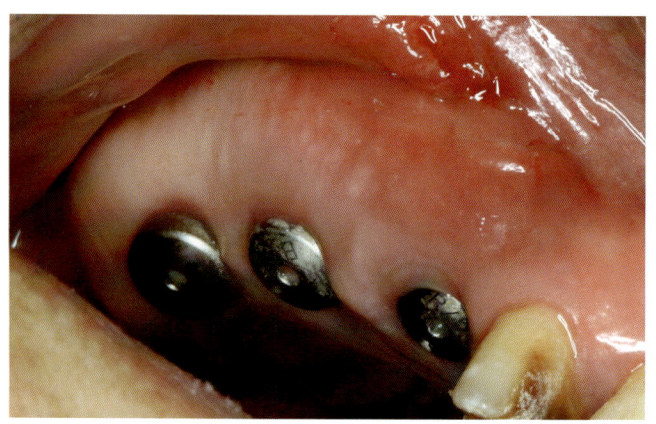
图7.2.14. 10天后,切口区域完全愈合。患者几乎无痛、无肿胀。这是微创垂直切口SLA技术的最大优势。

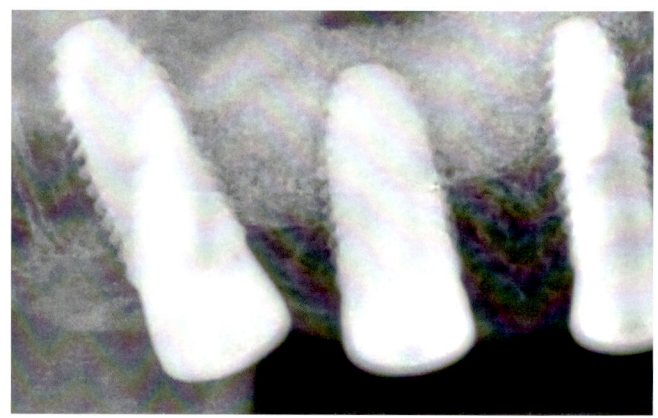
图7.2.15. 术后3个月根尖片。ISQ值为75~80。本次复查行最终修复体取模。

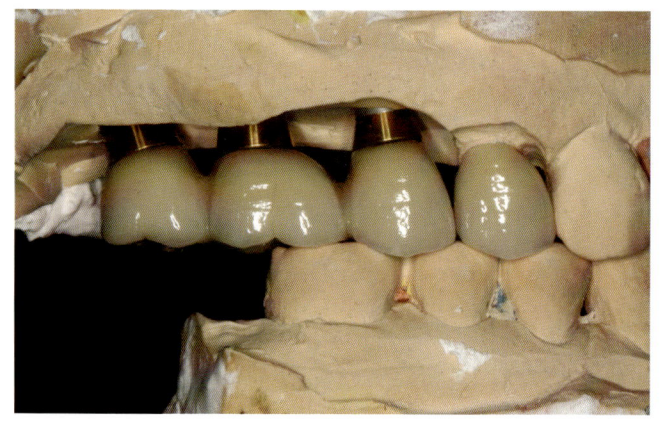
图7.2.16. 制作3单位的最终修复体PFM FPD(SCRP)。

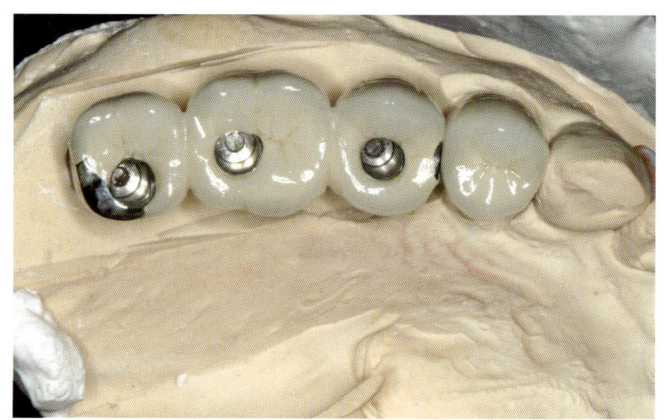
图7.2.17. SCRP面观。为了美观,该设计有螺丝孔,但无金属管帽。

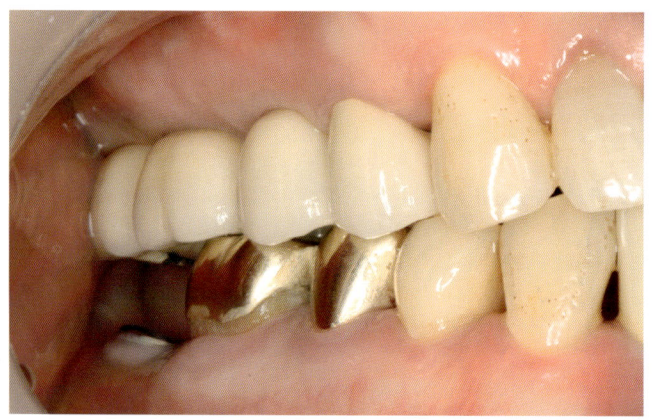
图7.2.18. 最终,SCRP上部结构由永久性树脂黏接剂黏接于口腔内。

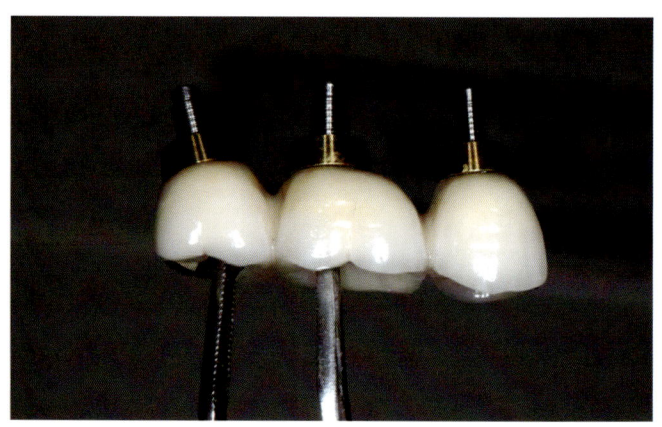
图7.2.19. 通过旋出螺丝将整个SCRP拆下。在体外去除冠边缘多余的黏接剂。SCRP有很多优点:其冠边缘可以位于龈下,穿龈轮廓可由冠外形重塑。

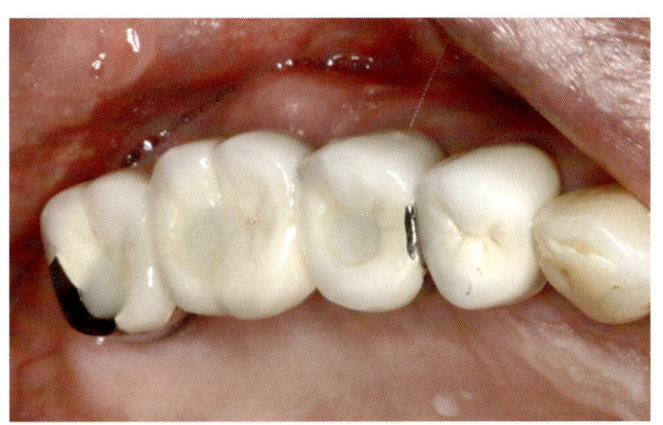

图7.2.20. 面螺丝孔由复合树脂封闭。这是类似螺丝固位修复的可摘修复体。

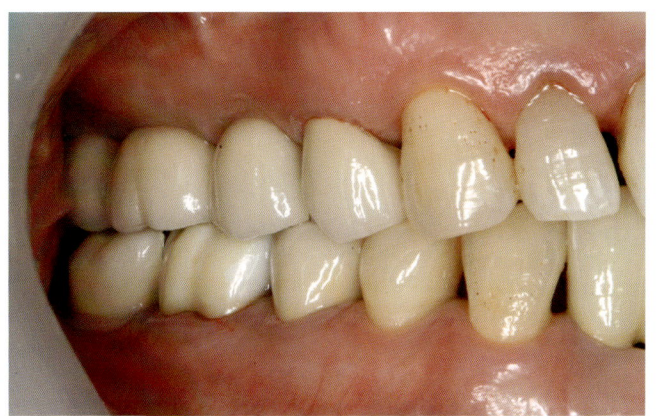

图7.2.21. 修复体完成后颊面观。

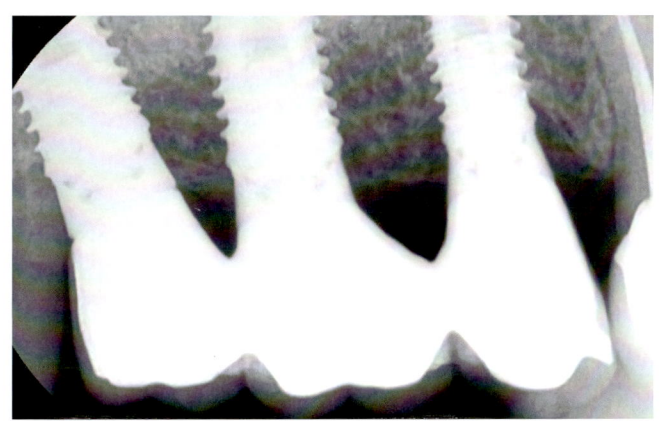

图7.2.22. 最终修复体完成后的根尖片。

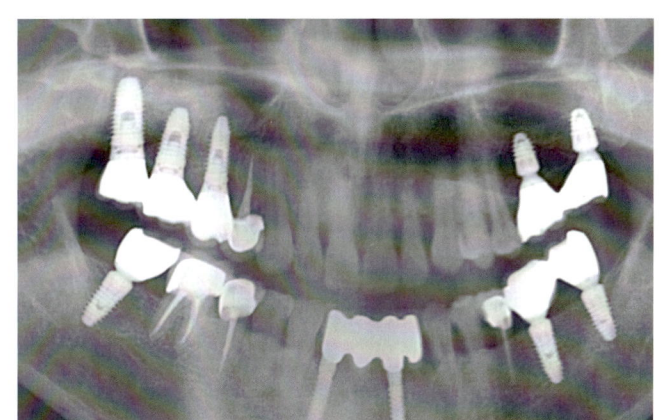

图7.2.23. 最终修复体完成后的全景片。

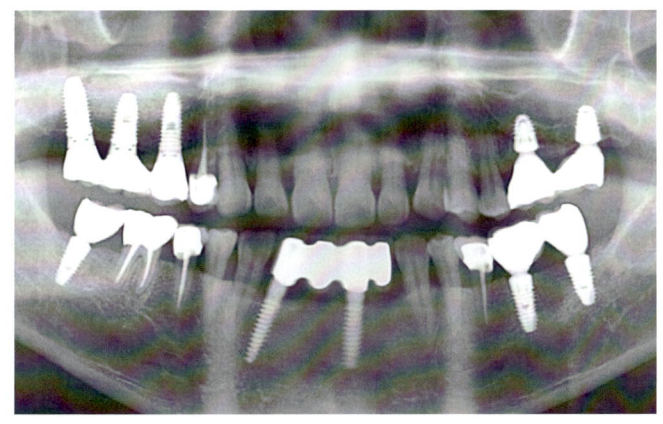

图7.2.24. 术后8年全景片,所有种植体维持稳定,无明显骨吸收。

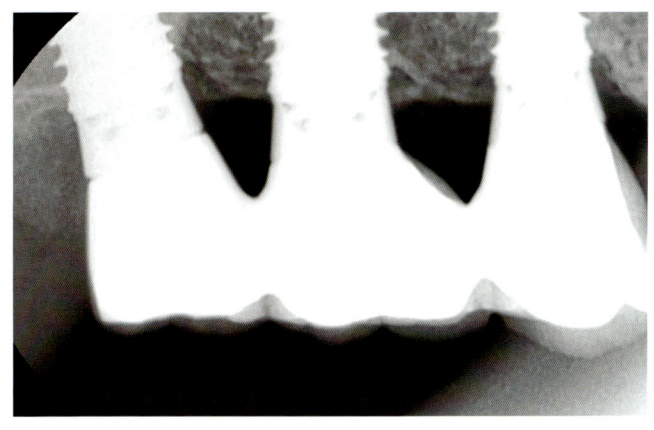

图7.2.25. 术后8年根尖片。骨水平很好的维持在生物封闭水平。

SLA 病例 3

使用SCA&SLA技术于上颌后牙区行CMI种植手术

李成福

62岁俄罗斯男性患者，主诉：由于上下后牙缺失多年而影响咀嚼（图7.3.1）。基于自上而下理念[Top-Down concept（Leesungbok，2004）]为其制定了详细的治疗计划。患者全身情况良好，糖尿病控制良好维持5年以上，但重度吸烟（每天超过20支）。

全景片显示：#26垂直骨高度大量丧失，根管内见充填物（图7.3.2、图7.3.3）。和患者仔细讨论病情后，对以下治疗计划达成一致：

① 建议戒烟，每天10支以下。

② #17 SCA技术（经牙槽嵴顶上颌窦提升术）即刻种植，不植骨（图7.3.4－图7.3.9）。

③ #36，#37和#47种植术。

④ 拔除#26。等3个月拔牙创愈合后，#26、#27使用上颌窦SLA技术（经外侧壁上颌窦提升术）植骨增量，同期植入种植体（图7.3.10－图7.3.19）。

⑤ 无需手术再入路，术后4月行氧化锆修复（图7.3.20－图7.3.23）。

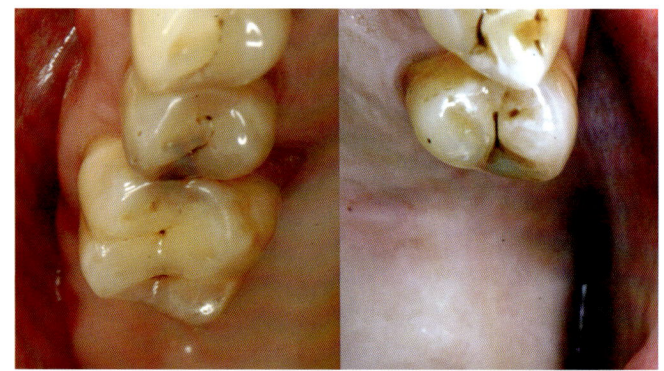

图7.3.1. 62岁俄罗斯男性。主诉为上下后牙缺失影响咀嚼。

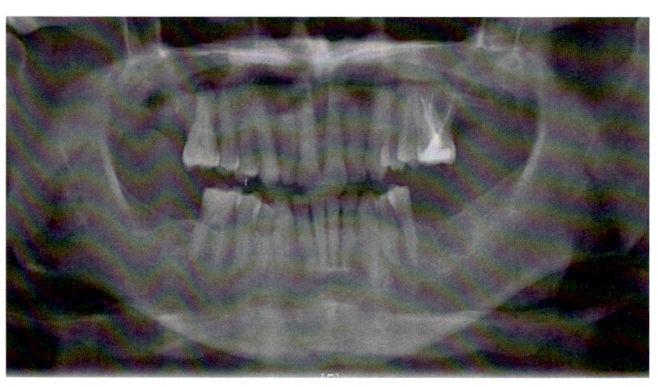

图7.3.2. 患者2011年7月14日初诊时全景片。#26大量垂直向骨吸收。

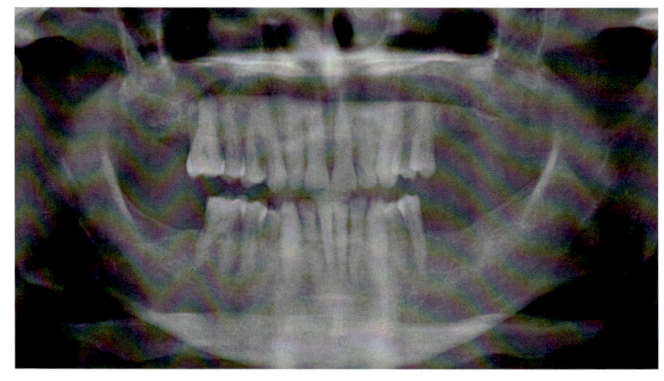

图7.3.3. 2011年10月26日，拔除预后无望的#26后的全景片。

第七章 | SLA技术临床病例

因为#17位点角化黏膜很宽,所以手术流程为环切去除黏膜,也就是"微创(不翻瓣)手术"。然后使用S铰刀(纽白特,首尔,韩国)行上颌窦内提升术(图7.3.5、图7.3.6)。

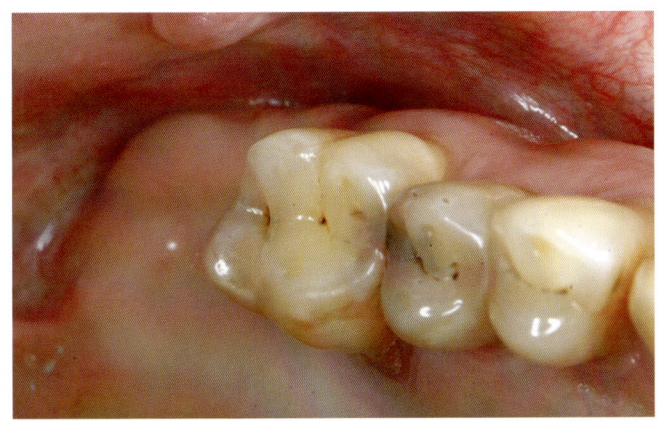

图7.3.4. #17治疗计划:SCA技术(经牙槽嵴顶上颌窦提升术),不植骨,同期植入种植体。

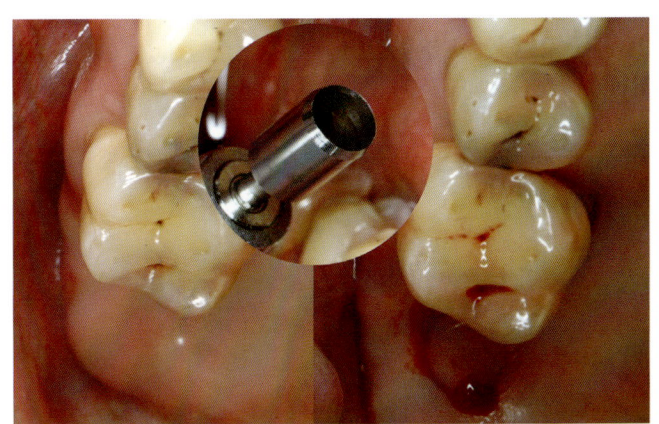

图7.3.5. #17环切去除黏膜,该区域角化黏膜很宽。

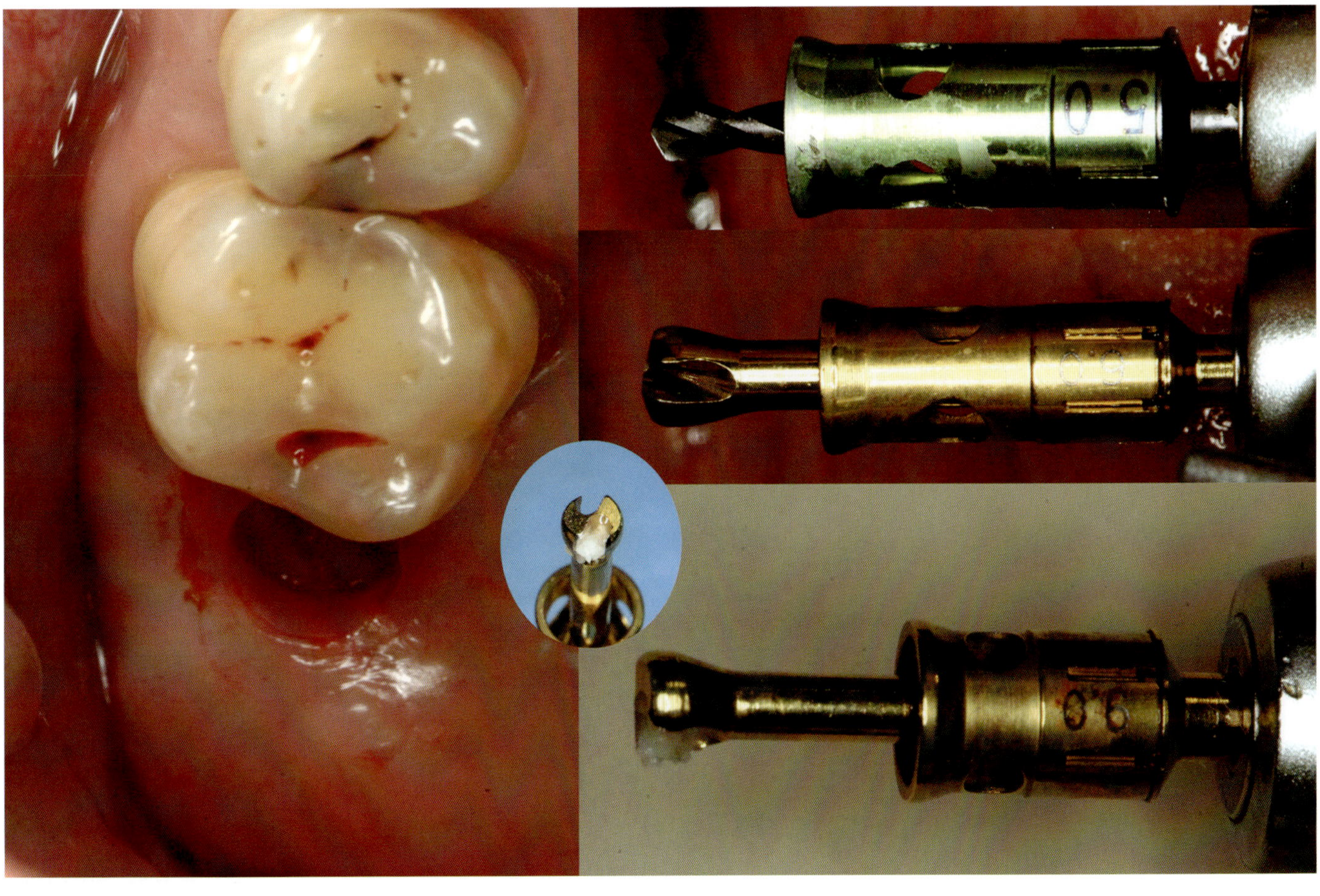

图7.3.6. S铰刀SCA技术的手术流程,不植骨。

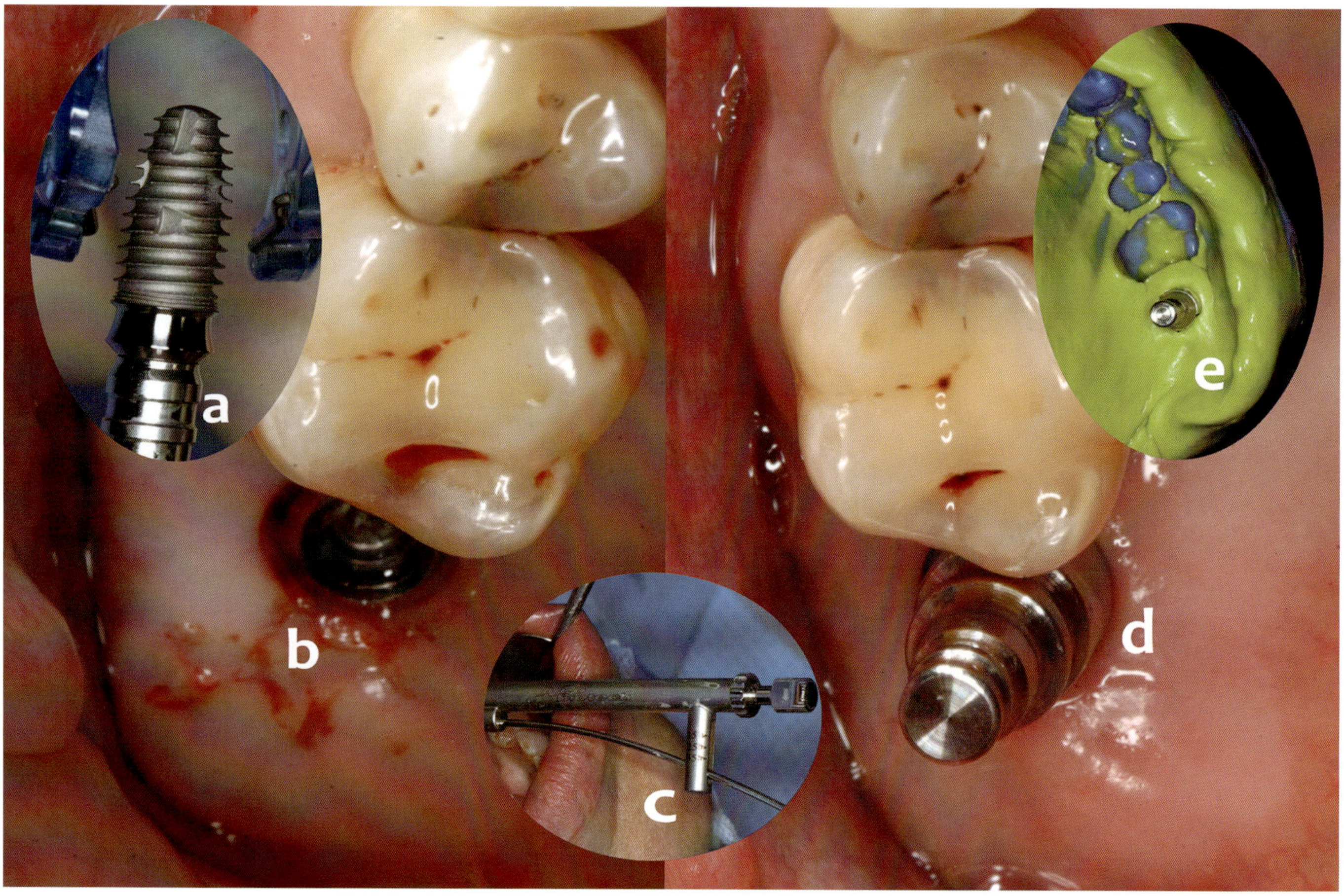

图7.3.7. a、b：植入种植体（CMI-IT，5.0×10mm）。c：双皮质固位（CMI固位）植入扭矩值为50Ncm。d、e：取模。

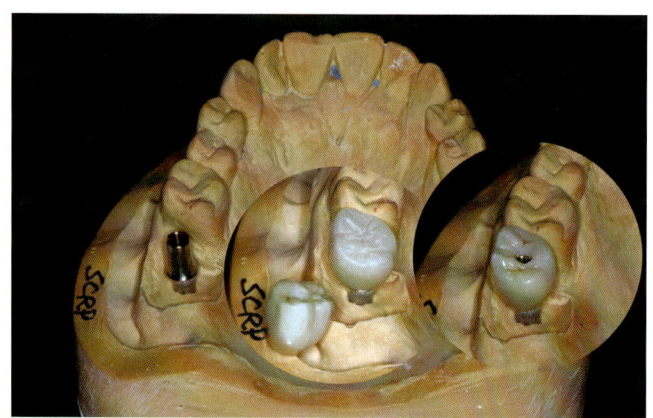

图7.3.8. 种植体植入后立即取模，1周内CAD-CAM制作完成氧化锆冠。

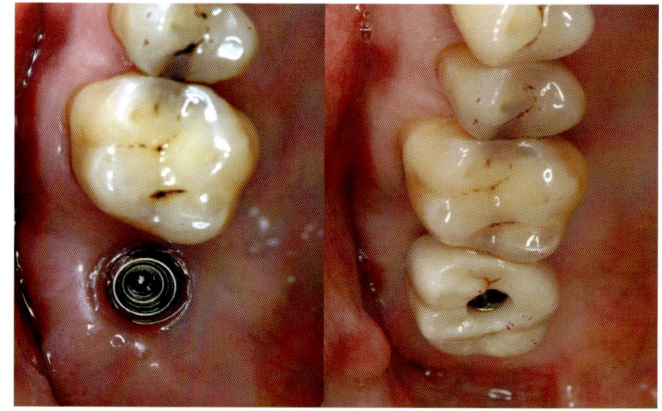

图7.3.9. 术后10天，氧化锆冠由𬌗面固位螺丝固位，扭矩为30Ncm。

患者签署知情同意书后，#26、#27的手术流程与SLA（经外侧壁上颌窦提升术）即刻种植原则一致。愈合3个月后拔牙创角化黏膜宽度增加，局麻后行种植术，术前1小时口服抗生素。首先行梯形瓣，即牙槽嵴顶偏腭侧行水平切口，两垂直减张切口位于#24，#27远中线角处。翻全厚瓣，完全暴露缺牙区颊侧骨面（图7.3.11）。颊侧骨面垂直高度足够，对外侧壁开窗很重要（图7.3.12、图7.3.13）。

LS铰刀（纽白特，首尔，韩国）预备两个小外侧壁窗口（直径大约8mm）。#26、#27区域安全剥离窦膜，避免穿孔（图7.3.14）。

同期预备#26、#27种植床，植入2枚种植体（CMI-IT，10mm，#26直径4.0mm，#27直径5.0mm），扭矩25Ncm（图7.3.15、图7.3.16）。骨移植物（HA-TCP，Osteon注射型0.5g，Dentium，水原，韩国）从两个开窗口植入（图7.3.17），然后颊侧覆盖胶原膜（Dentium，水原，韩国）（图7.3.18）。

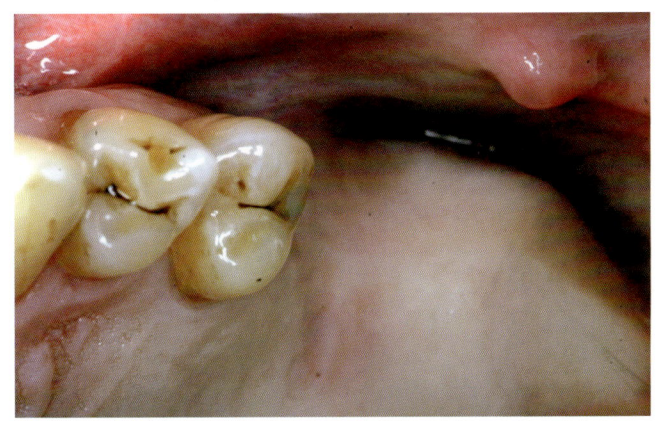

图7.3.10. #26、#27治疗计划。拔除#26，3月后拔牙创愈合。#26、#27行上颌窦提升植骨增量，同期植入种植体。

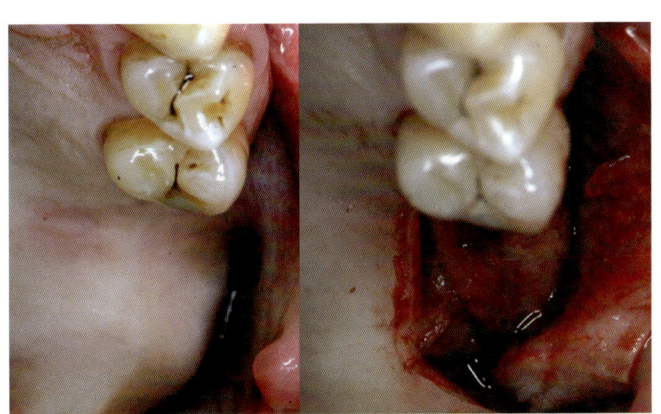

图7.3.11. 梯形瓣设计，缺牙区偏腭侧切口，两个颊侧垂直减张位于#24、#27远中线角处。

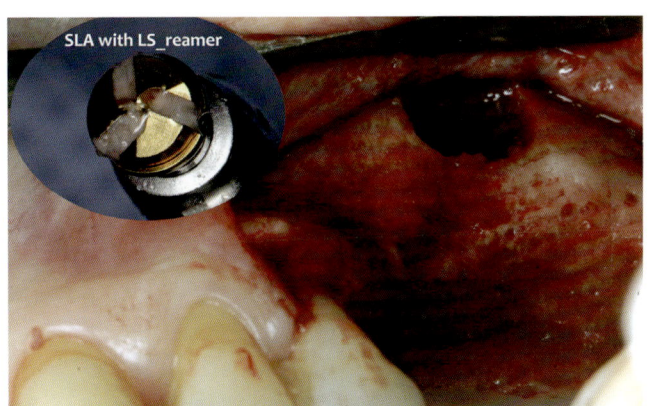

图7.3.12. 颊侧骨面垂直高度足够，对外侧壁开窗很重要（使用LS铰刀行上颌窦外提升术）。

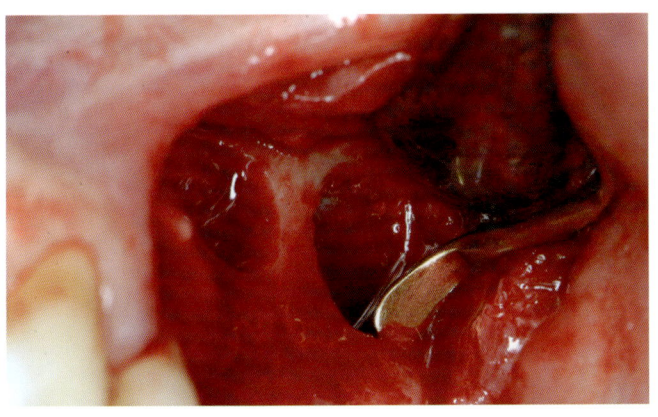

图7.3.13. 开窗无需很大。2~3个外侧小窗口就足够在上颌后牙区种植3~4枚种植体。

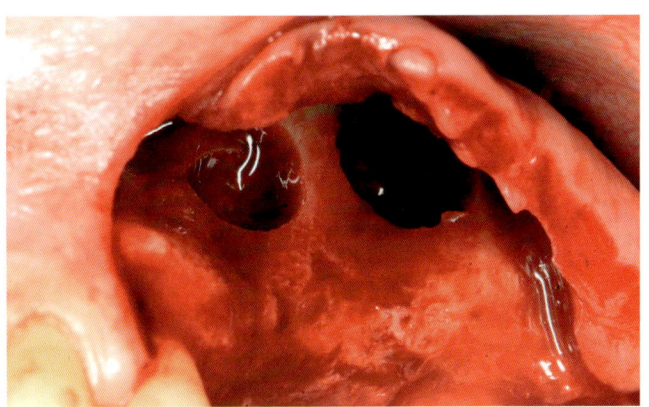

图7.3.14. 用LS铰刀制备2个小（直径8mm）（纽白特，首尔，韩国）窗口。#26、#27区域安全剥离窦膜，避免穿孔。

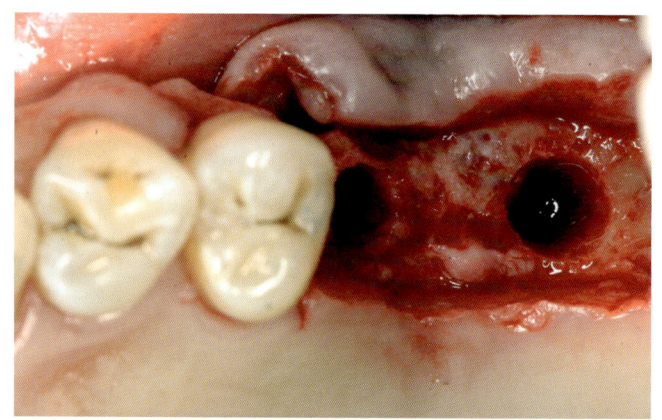

图7.3.15. #26、#27同期预备2个种植床。

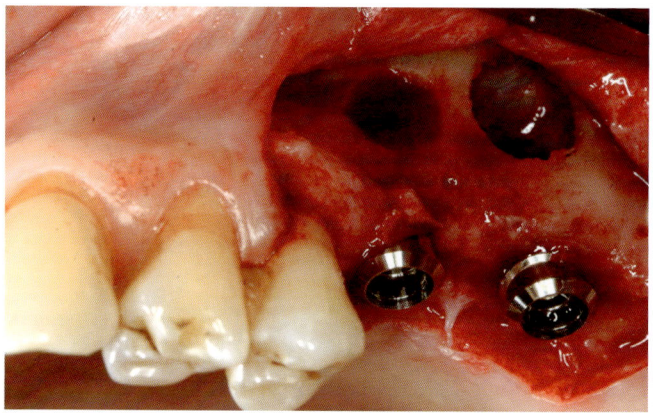

图7.3.16. #26、#27同期植入2枚种植体（CMI-IT，直径4.0、5.0，10mm），扭矩25Ncm。

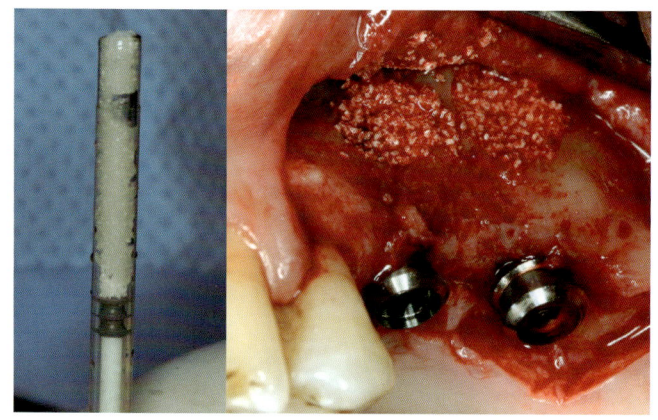

图7.3.17. 从两个开窗口植入骨移植物（HA-TCP, Osteon 注射型0.5g, Dentium, 水原, 韩国）。

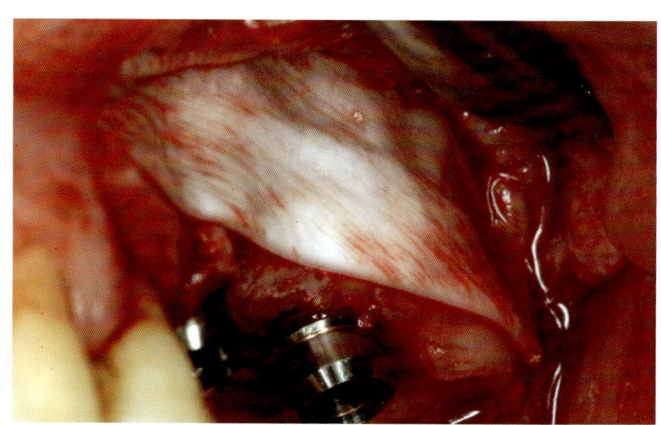

图7.3.18. 颊侧覆盖胶原膜（Dentium, 水原, 韩国）。

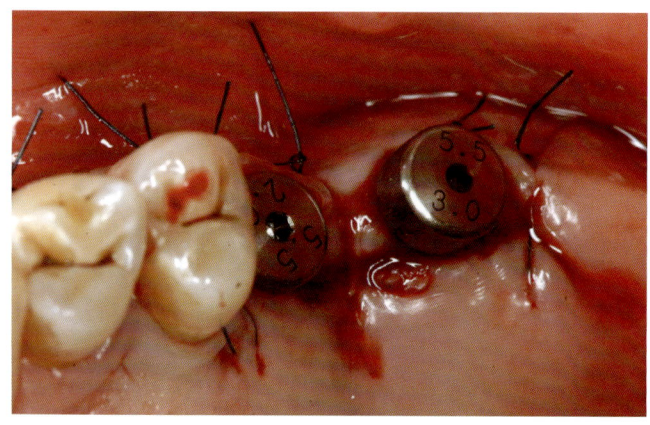

图7.3.19. 3mm愈合螺丝，创口由缝线关闭。

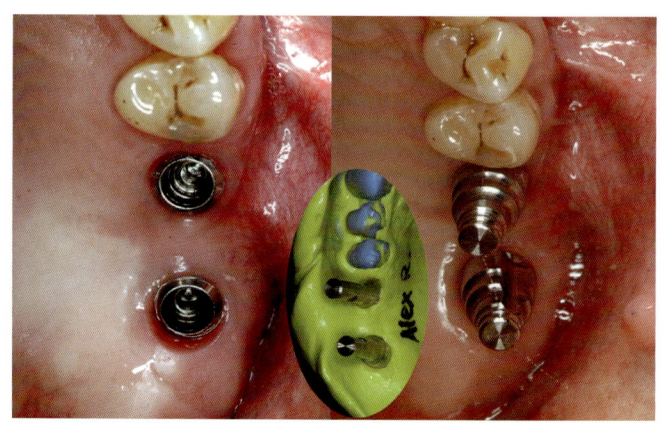

图7.3.20. 愈合5个月后，用硅橡胶材料取终印模。

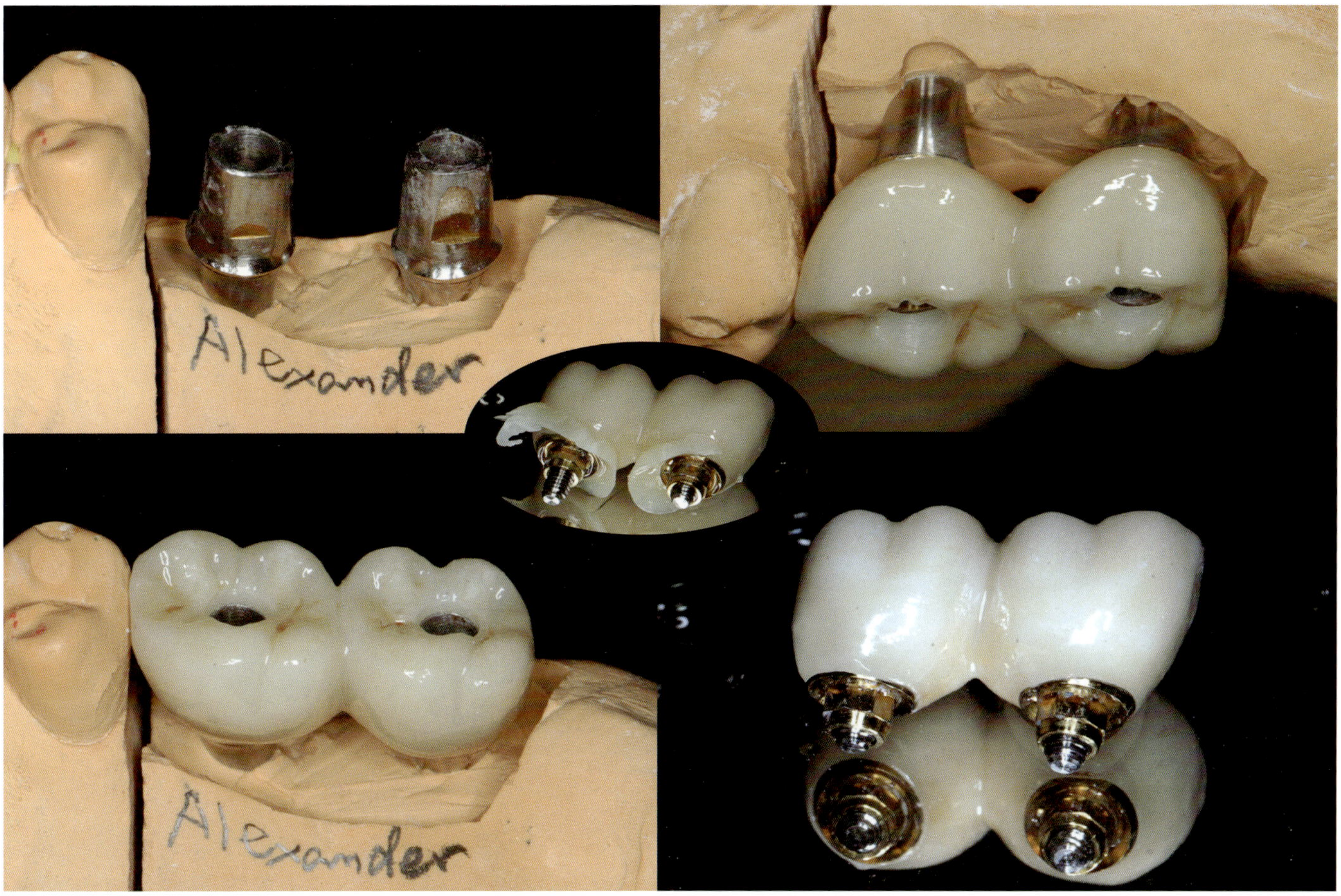

第七章 | SLA技术临床病例

图7.3.21. 最终的氧化锆冠是通过CAD-CAM制作的。采用SCRP（螺丝黏接固位修复体）固位。

最终的氧化锆冠由SCRP方法固位，螺丝孔由光固化树脂封闭（图7.3.22）。

#17、#26、#27的2年随访面观（图7.3.23）。

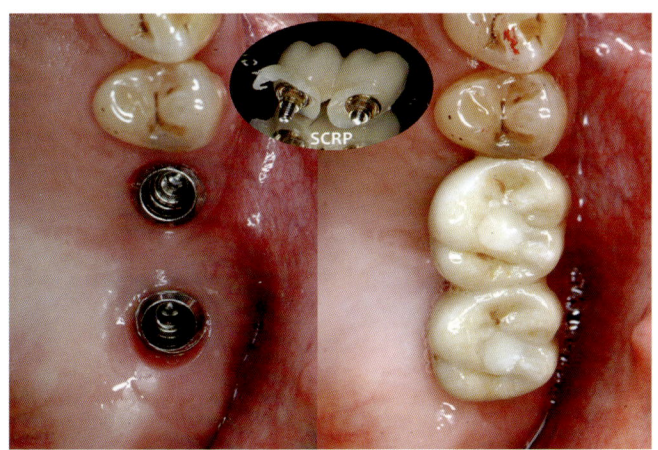

图7.3.22. 最终的氧化锆冠由SCRP方法固位，螺丝孔由光固化树脂封闭。

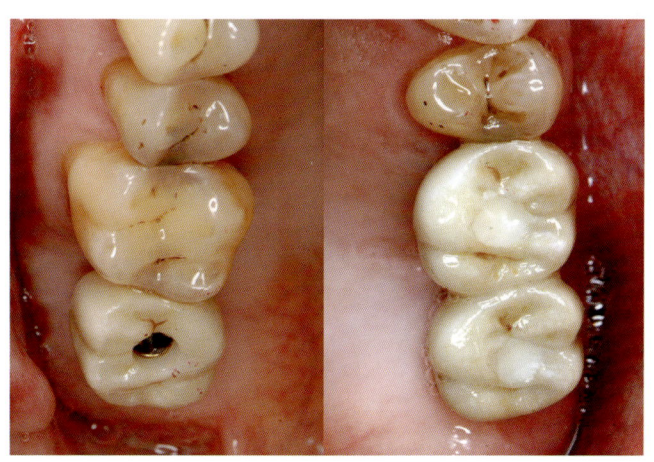

图7.3.23. #17、#26、#27的2年随访颌面观。

所有治疗，包括拔牙，下颌3枚种植体和上颌3枚上颌窦提升植骨后植入的种植体，都在1年内完成（图7.3.24）。

4年随访时，临床状况为：功能行使良好，种植体周围软组织稳定。影像学检查证实种植体周围骨水平稳定，无骨吸收迹象。

当然，还是需要上颌窦增量5~10年的长期随访研究，来更好地总结这个植骨技术的长期稳定性。

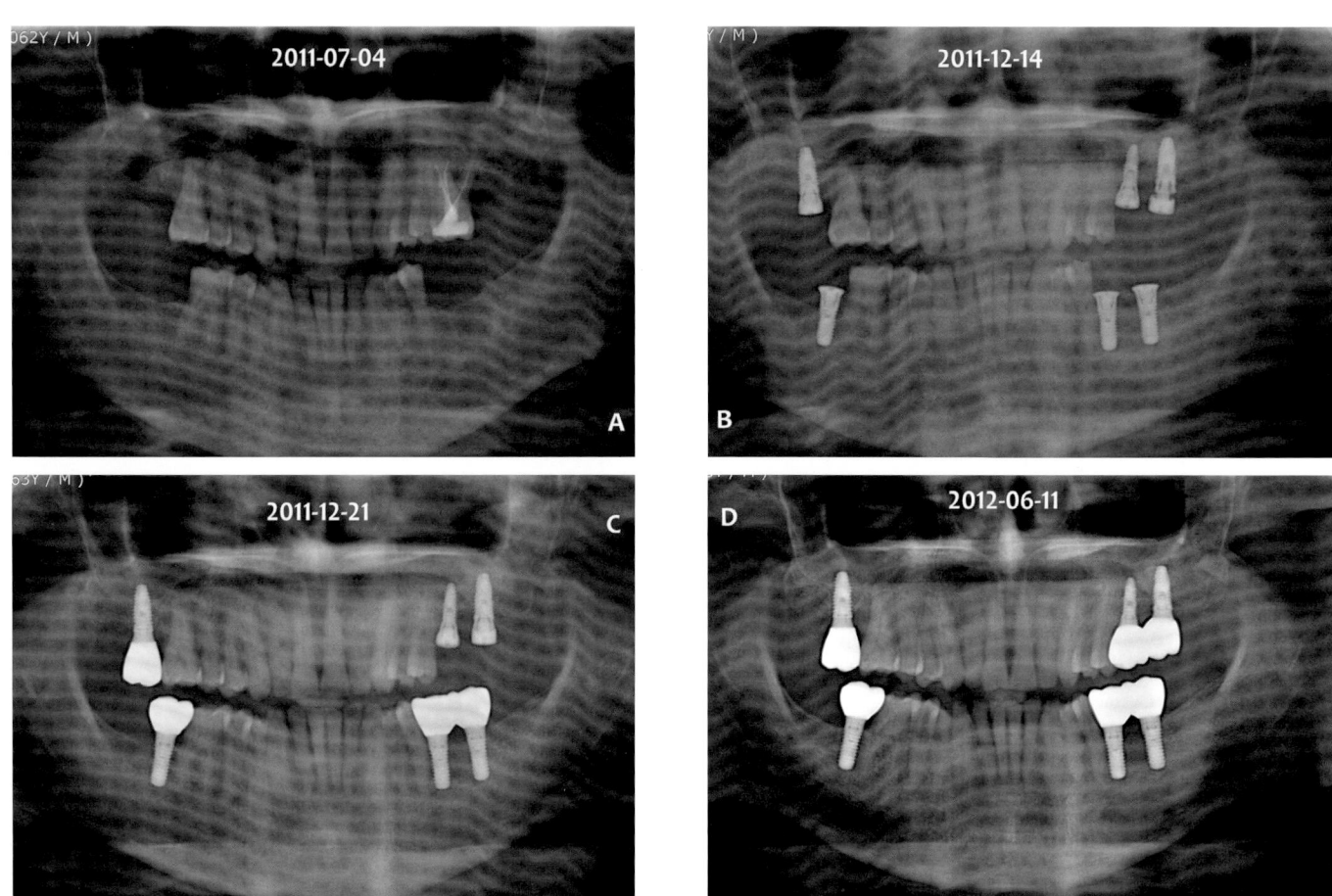

图7.3.24. A-D：所有治疗，包括拔牙，下颌3枚种植体和上颌3枚上颌窦提升植骨后植入的种植体，都在1年内完成。

SLA 病例 4

SCA和SLA技术用于上颌窦III类CM固位和IV类CM/C固位

金锺晔

54岁男性患者，要求修复上颌牙。患者高血压控制良好，家庭医生建议其服用β受体阻滞剂。

口内和影像学检查：#12、#13、#14和#22重度牙周炎，预后无望；#23和#25可以修复(图7.4.1、图7.4.2)。由于上颌窦气化，后牙磨牙区剩余骨量有限，需要行上颌窦提升以植入种植体。

CT显示：上颌窦腔干净，窦膜厚度正常，未见异常表面或间隔。两侧牙槽嵴宽度都足够植入宽颈种植体。左侧剩余骨高度为5~6mm，右侧为3~5mm(图7.4.3)。这是对同一患者使用SCA工具盒行经牙槽嵴顶提升和SLA工具盒行经外侧壁提升的一例很好的病例。(图7.4.4－图7.4.31)

在此仅关注此病例后牙区的治疗。

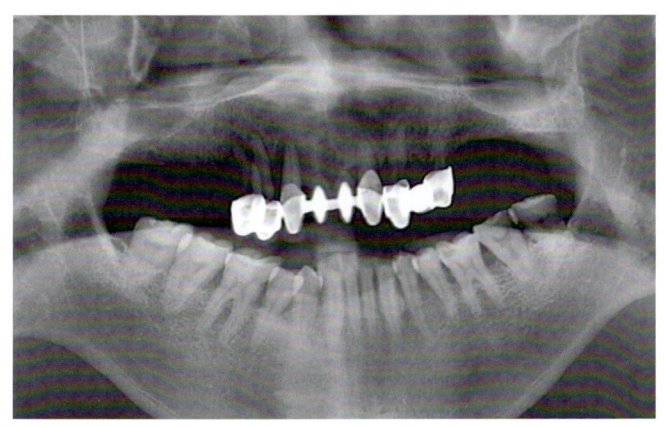

图7.4.1. 初诊全景片；#12、#13、#14和#22重度牙周炎，垂直向骨吸收。两侧剩余骨高度有限。

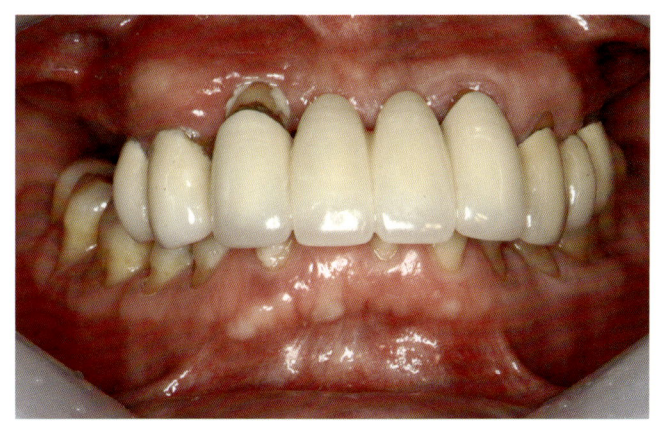

图7.4.2. 初诊临床照片；上颌前牙FPD松动，前牙深覆。#9龈沟溢脓。

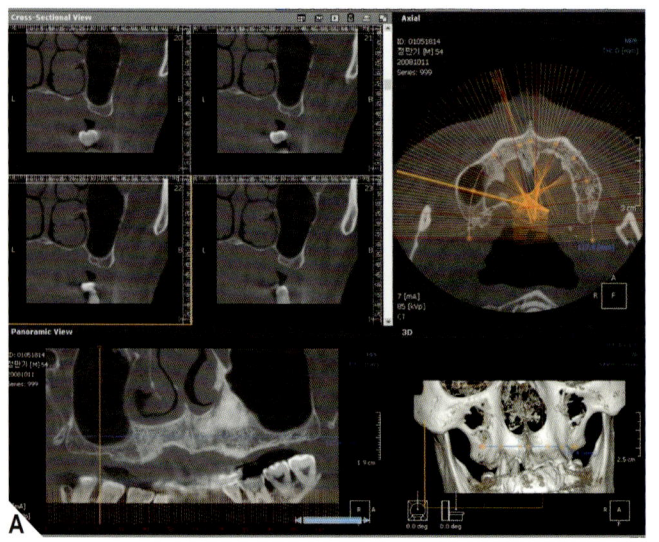 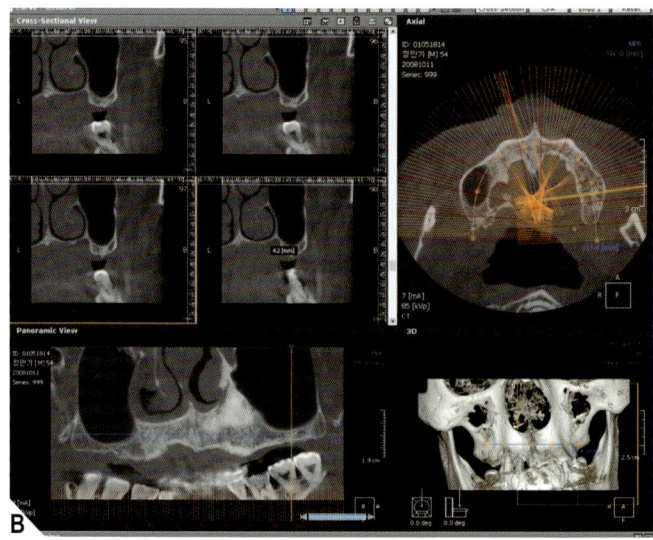

图7.4.3. CT检查。A：右上后牙区剩余骨高度3~5mm，窦腔正常。B：左上后牙区剩余骨高度5~6mm，窦腔正常。

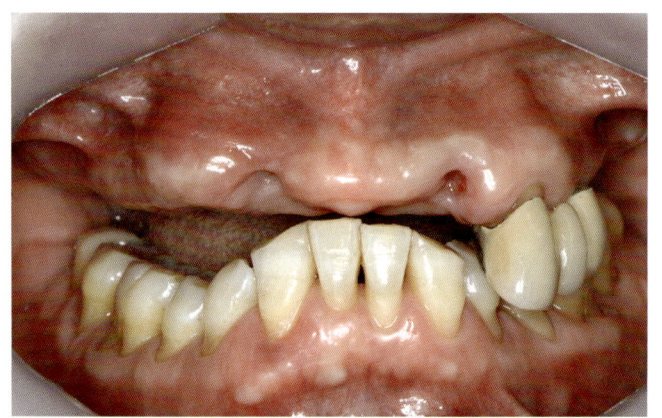

图7.4.4. 拔除#12、#13、#14和#22后2周咬合时正面观。拔牙区重度垂直向骨吸收，下前牙重度伸长。

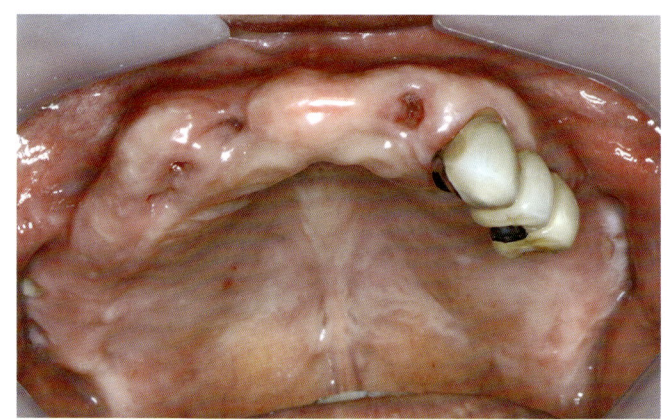

图7.4.5. 正面颌面观。后牙槽骨面宽厚，右侧尖牙区严重骨缺损。

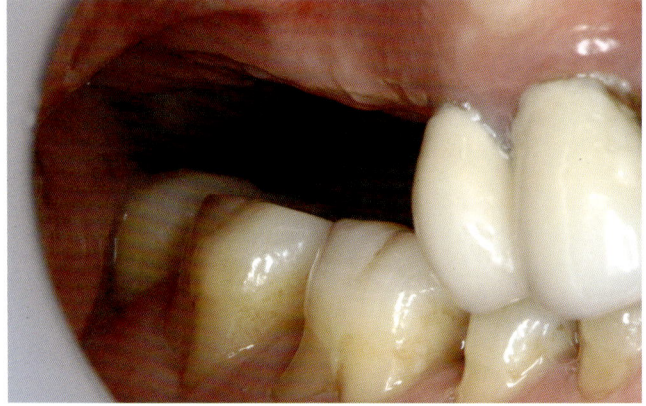

图7.4.6. 初诊时右侧颊面观。

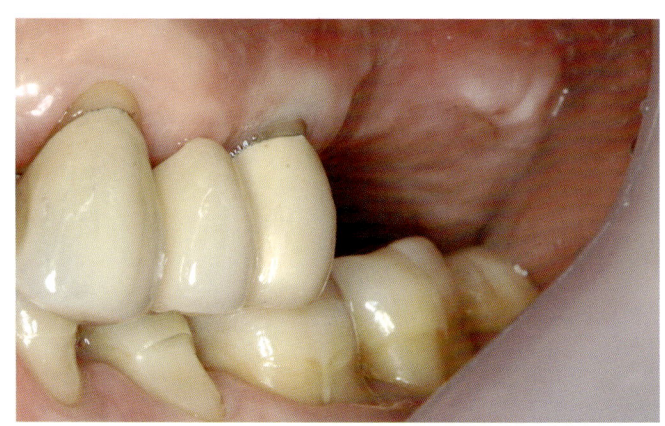

图7.4.7. 初诊时左侧颊面观。牙槽嵴宽而平。

第七章 | SLA技术临床病例

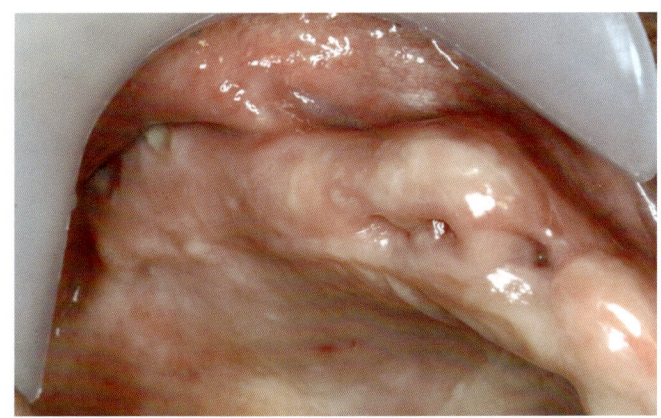

图7.4.8. 右上后牙区颌面观。#14-#17缺牙区牙槽嵴宽平，附着龈充足，#13缺损严重。后牙颊侧可见义齿引起的炎

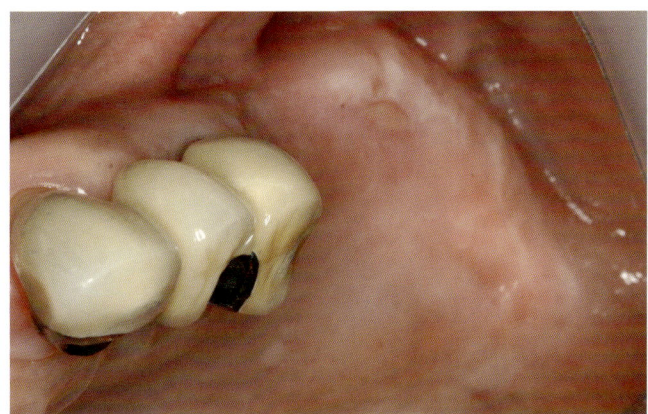

图7.4.9. 左上后牙区颌面观。#26、#27缺牙区牙槽嵴宽平，附着龈充足。

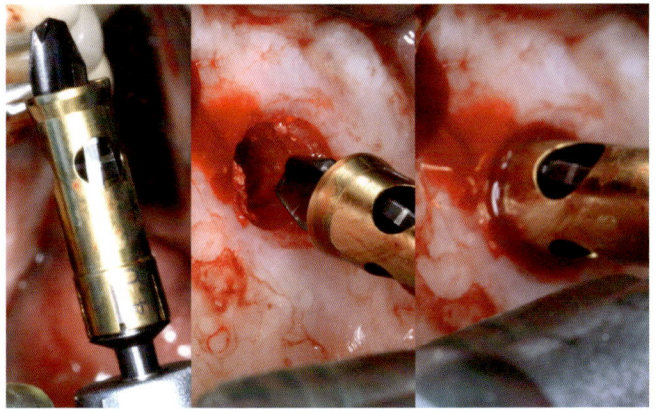

图7.4.10. 剩余骨高度评估为5mm，使用4mm停止环将预备窝直径扩孔至3.8mm。

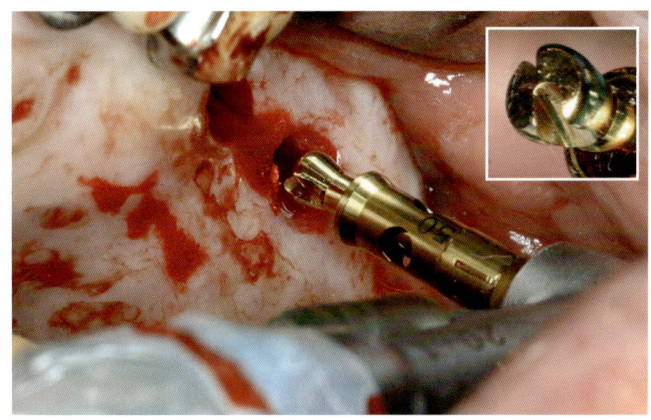

图7.4.11. Ø3.2mm直径S铰刀用于打开上颌窦底壁，搭配长度为5mm停止环开始钻孔。钻孔深度每次增加1mm，直到铰刀到达上颌窦底壁。S铰刀的直径根据植入种植体在上颌窦底壁处的直径来确定，以期达到理想的植入扭矩和固位。

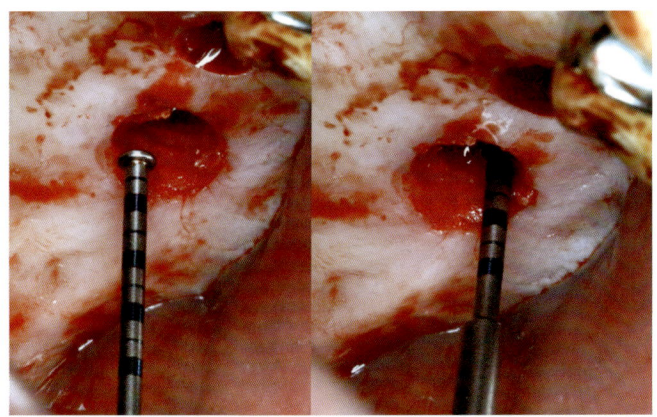

图7.4.12. SCA工具盒中较窄的平头深度测量器探查上颌窦底壁开放情况。深度测量器应接触骨开孔外侧壁，并沿外侧壁探入。当深度测量器到达底壁并被骨壁所阻挡（底壁未开放）时，则继续钻深1mm后再检查，直到底壁开放。将深度测量器挂在上颌窦底壁上，可以测量剩余骨高度。

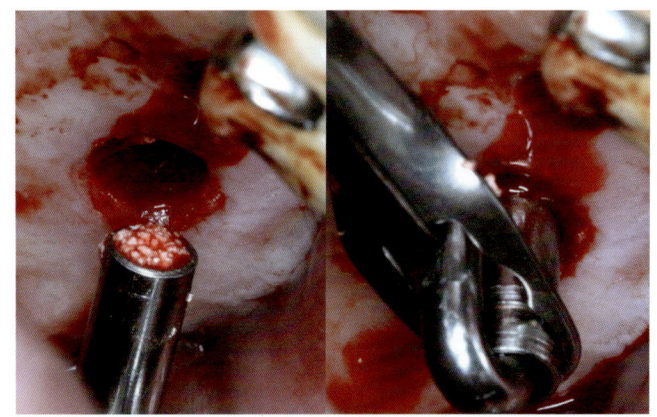

图7.4.13. 在植入植骨材料之前，嘱患者经鼻呼气，检查窦膜是否撕裂（Valsalva Maneuver动作）。如窦膜未撕裂，则行植骨。使用骨粉输送器和骨粉平推器骨移植材料（合成骨，0.5cc）经骨开孔植入上颌窦内。当能感觉到植入骨材料的压力时，建议停止继续植骨，因为这个压力代表了上颌窦膜的张力。

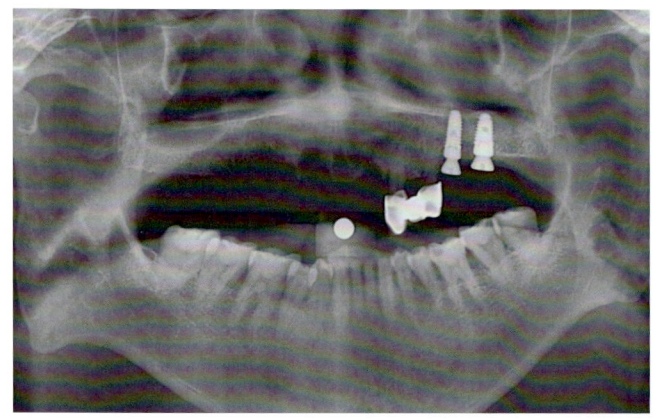

图7.4.14. 全景片示: #26、#27植骨后植入2枚种植体。上颌窦提升大约5mm, 植骨材料呈圆顶状阻射团块围绕于#27根尖。#26为II类C3M3I2固位, 40Ncm; #27为III类C3M2固位, 30Ncm。

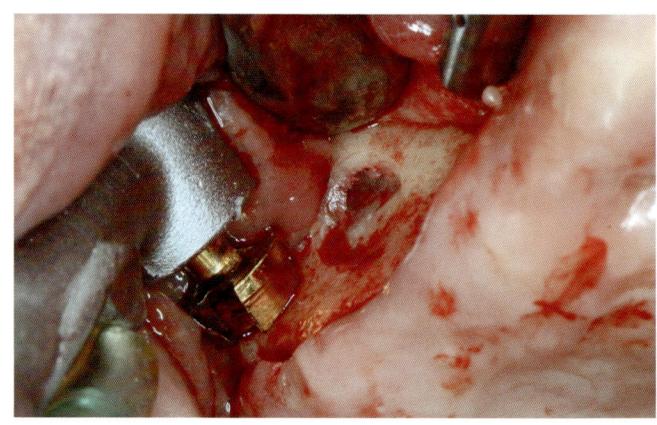

图7.4.15. 右上颌#16、#17缺牙区行SLA技术植骨。上颌窦膜上方可见小块半圆形蓝灰色区域。首先由LS铰刀的一边开骨窗, 在铰刀打开完整圆形窗口前, 可经该小窗剥离窦膜。

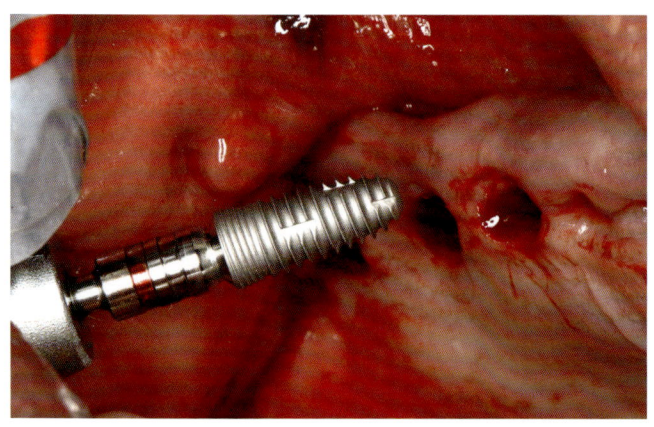

图7.4.16. #14、#15和#16区域上颌窦提升植骨后, 不翻瓣植入种植体(CMI IS种植体)。

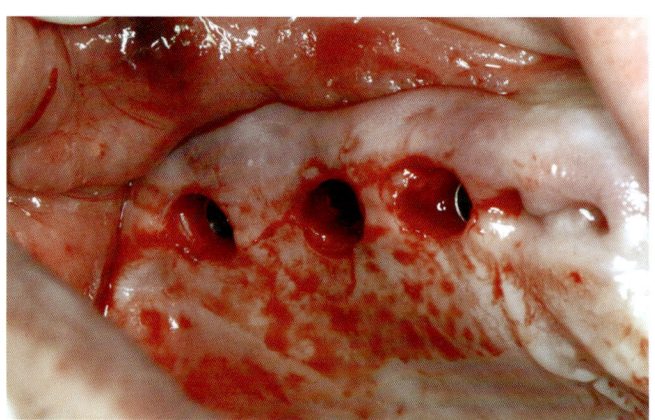

图7.4.17. #15、#16、#17种植体固位分别为D333、30Ncm, D320、30Ncm和D200、25Ncm。

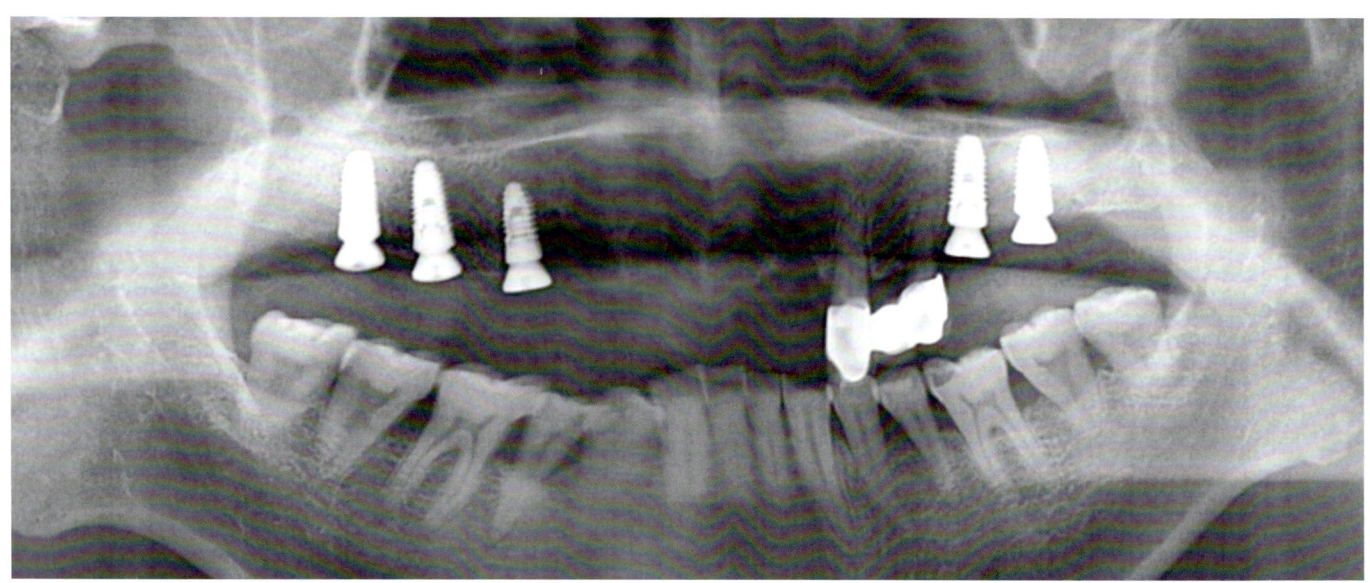

图7.4.18. 左右上颌后牙区术后全景片; 植骨材料呈圆顶状阻射团块, 包绕在#16、#17和#27种植体周围。

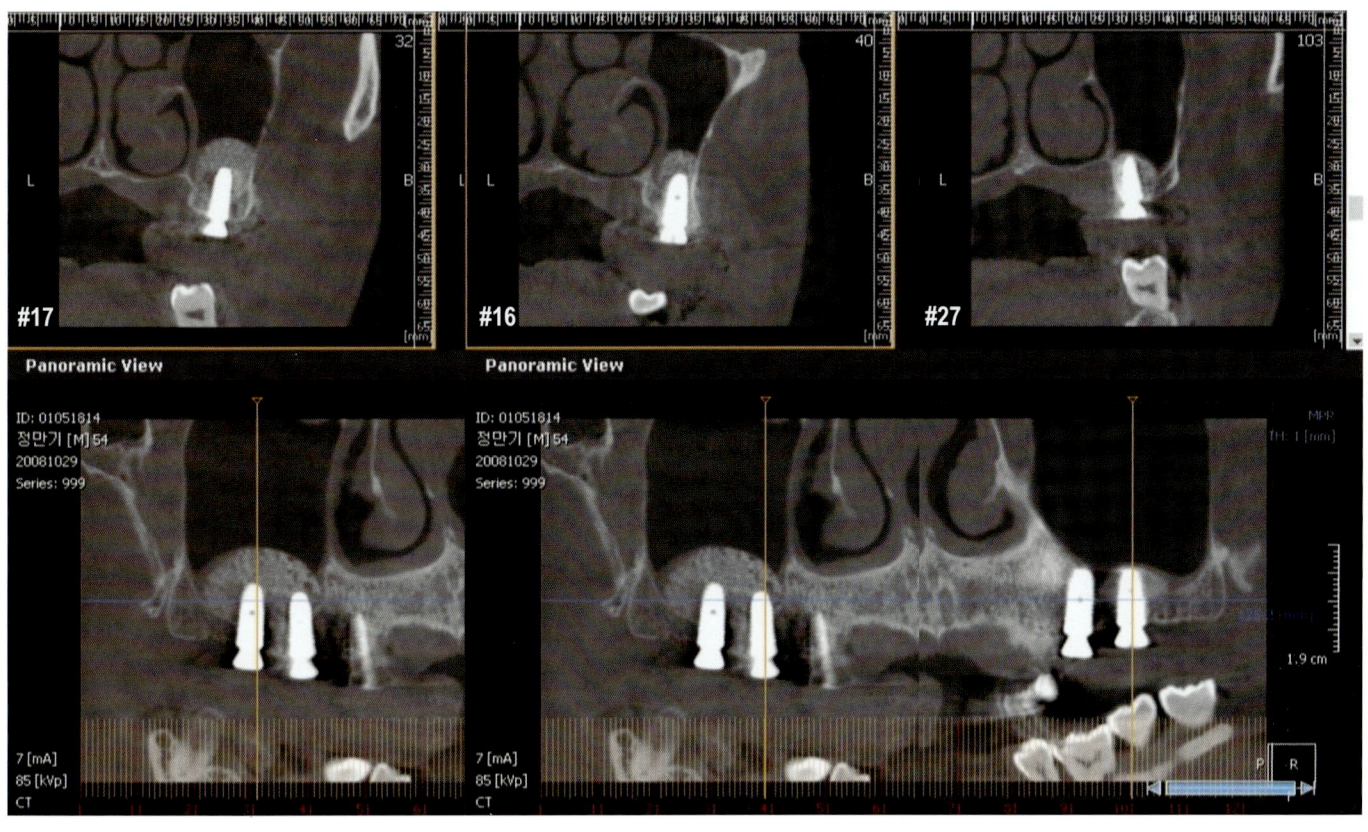

图7.4.19. #16、#17术后CT: 种植体周围植骨材料呈圆顶状。若行同期种植，植骨材料不必提升至大于种植体长度的高度。

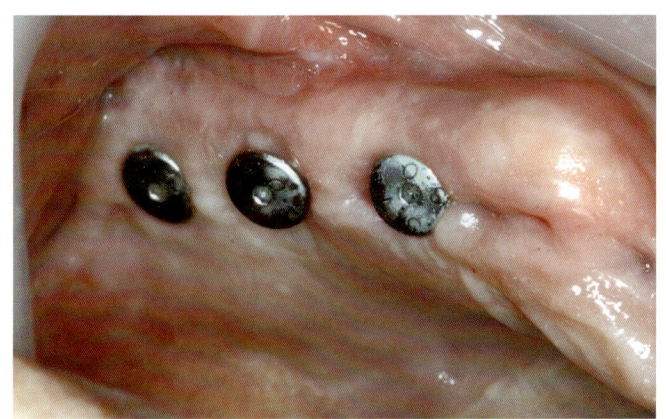

图7.4.20. 术后4个月颌面观；可见充足附着龈。

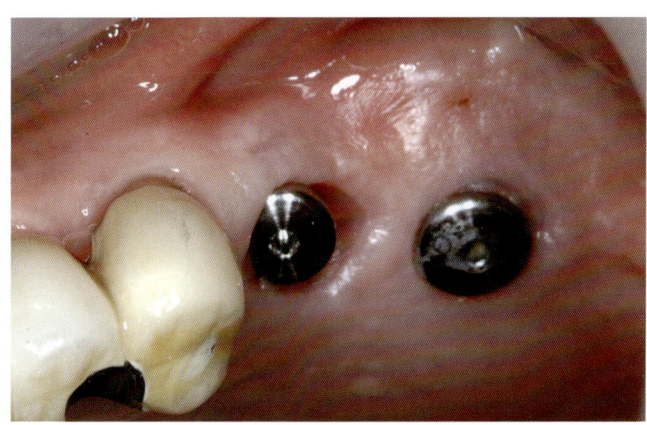

图7.4.21. 术后4个月临床照片；软组织愈合良好。

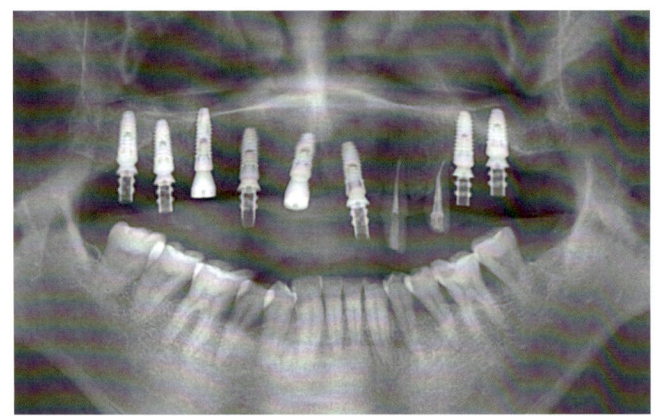

图7.4.22. 种植术后8个月全景片；#17-#16-#13-#22和#26-#27种植体已负载临时修复体。

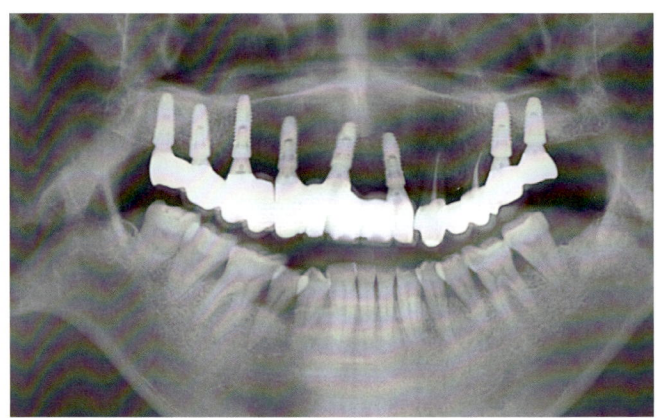

图7.4.23. 种植术后13个月全景片；种植体周围的骨和植骨材料维持良好。

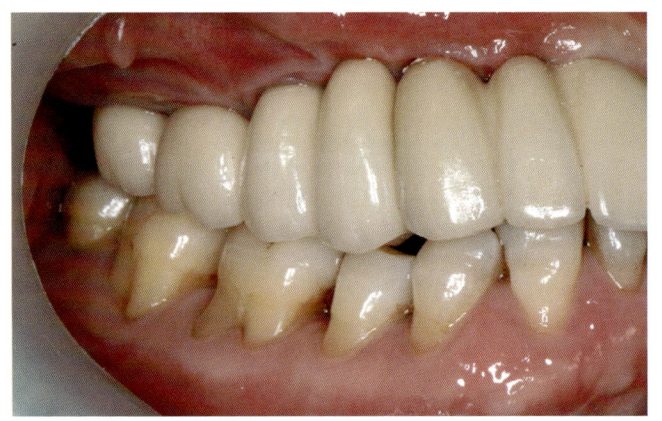

图7.4.24. 完成最终修复时的右上后牙区颊侧观。

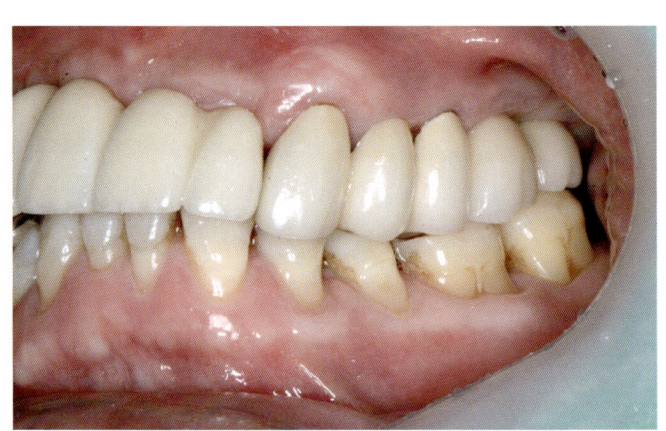

图7.4.25. 完成最终修复时的左上后牙区颊侧观。

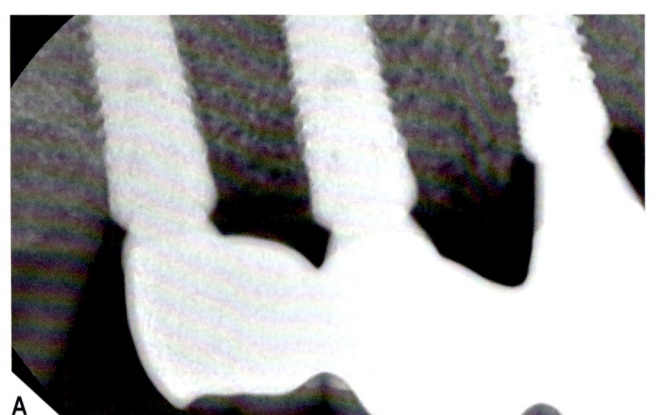

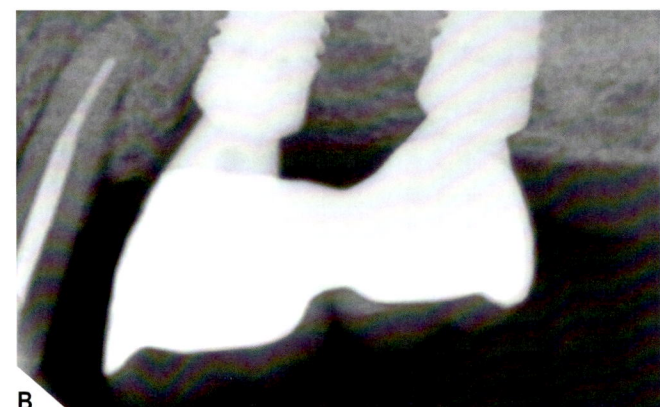

图7.4.26. 种植术后13个月右侧（A）和左侧（B）上颌后牙区根尖片；种植体边缘骨维持稳定。

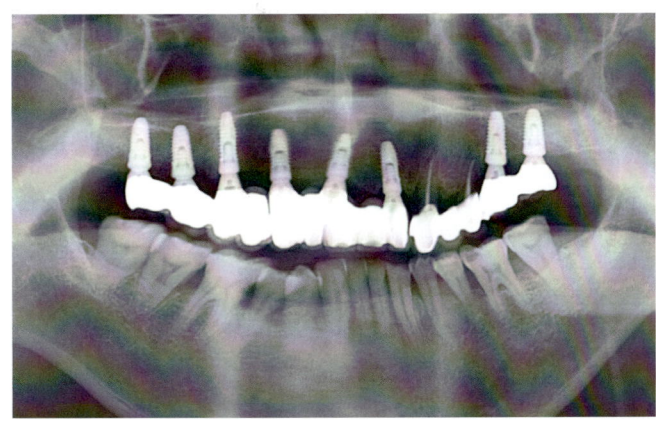

图7.4.27. 7年复查时的全景片;种植体周围骨组织和植骨材料维持稳定。

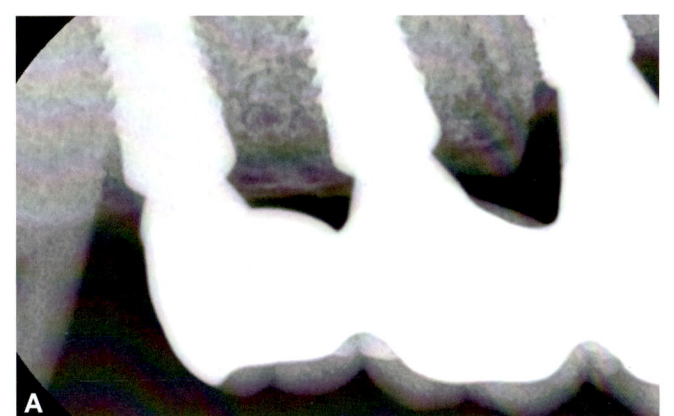 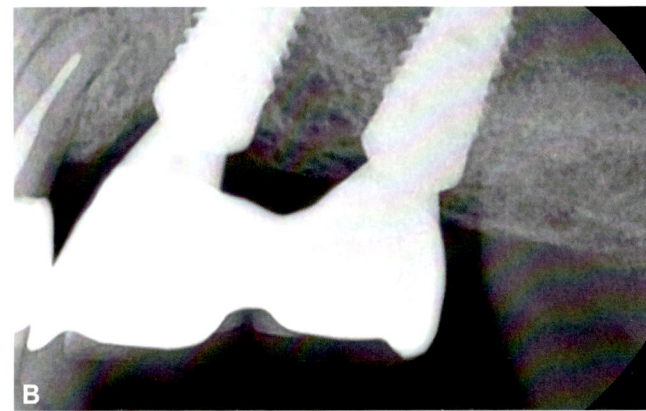

图7.4.28. A、B:种植术后8年的根尖片;种植体边缘骨维持稳定,甚至有生长。

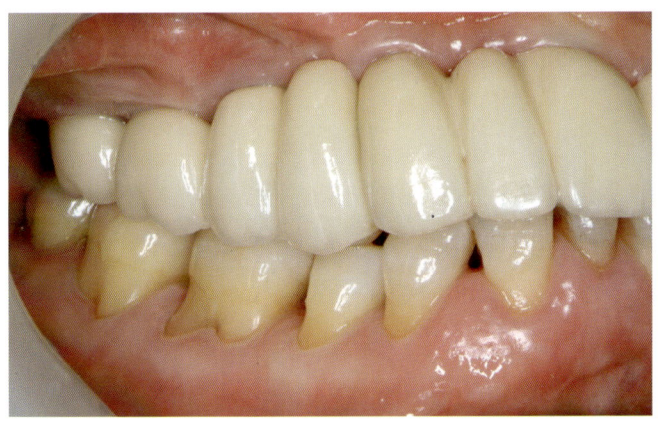 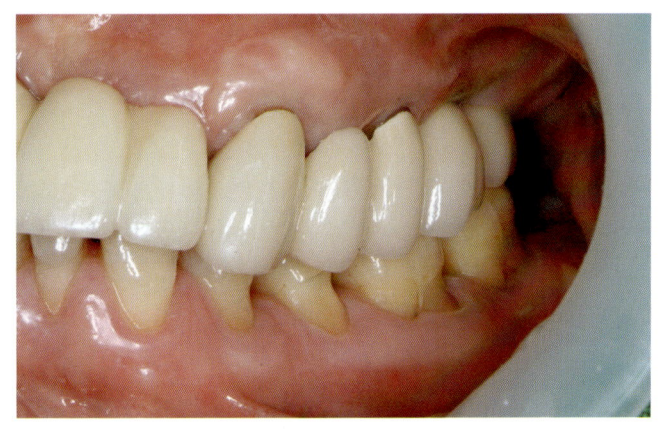

图7.4.29. 8年复查时右上后牙区临床照片。

图7.4.30. 8年复查时左上后牙区临床照片。

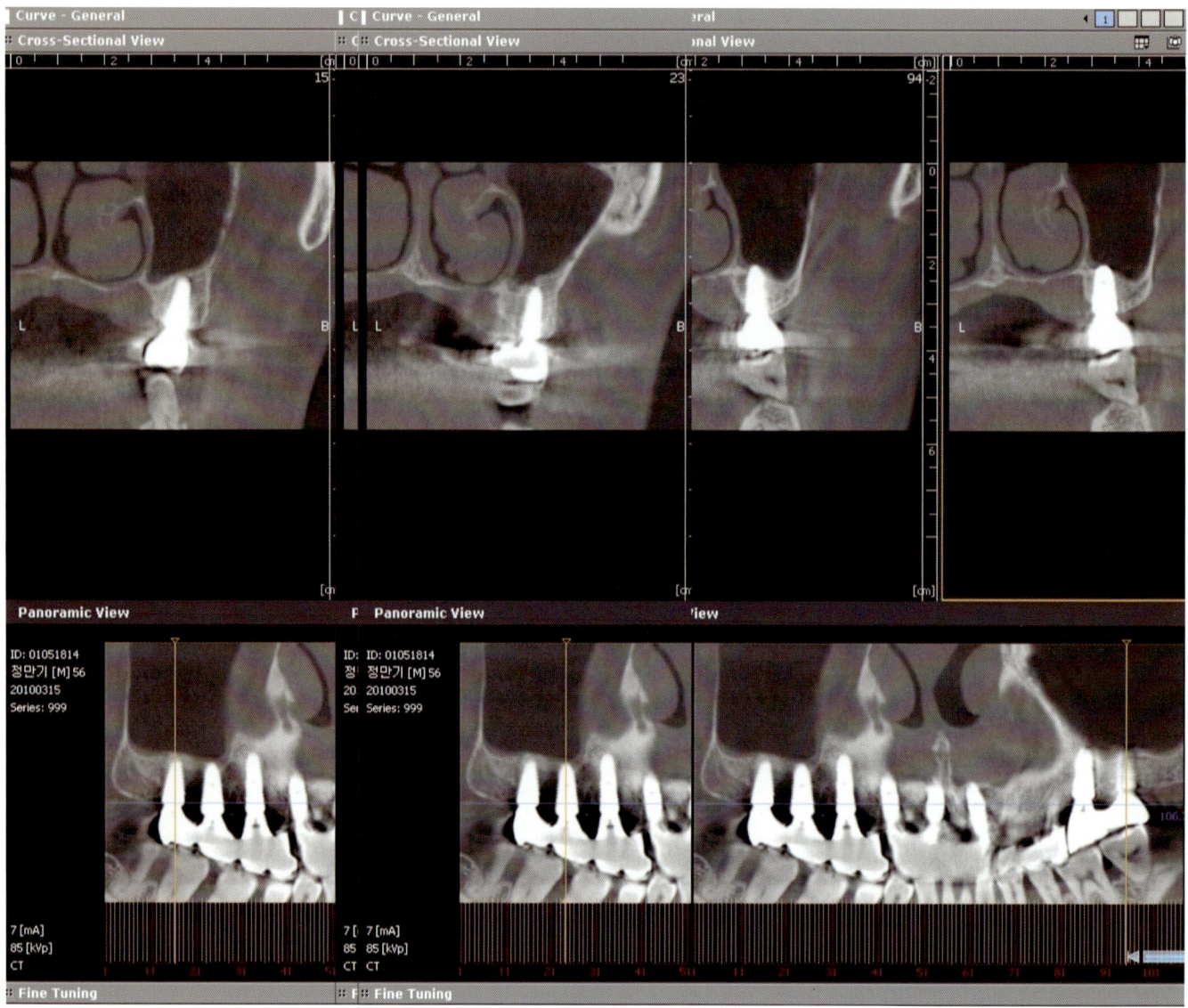

图7.4.31. 8年复查时的CT;#16、#26和#27种植体周围骨组织维持稳定。

SLA 病例 5

SLA技术联合垂直小切口的即刻种植

金钟华

62岁女性患者，经转诊要求种植。患者糖尿病控制良好，无其他系统性疾病。口内检查：#17和#27缺失，#16牙周损伤（图7.5.1）。

根据患者要求，拔除第一磨牙（#16）后即刻种植（图7.5.2、图7.5.3）。#16和#17经外侧壁上颌窦提升植骨。近第一磨牙根尖处行单个垂直切口，LS铰刀外侧壁开窗（图7.5.4－图7.5.6）。提升起上颌窦膜后，膜下空间内植入自体骨和异体骨混合物（图7.5.7）。上颌窦提升植骨后，#17不翻瓣植入种植体（图7.5.8－图7.5.13)。在第一磨牙位点，也将自体骨和异体骨混合物植入种植体和拔牙窝的间隙内（图7.5.14－图7.5.16）。待3个月后制作最终修复体（图7.5.17－图7.5.29）。

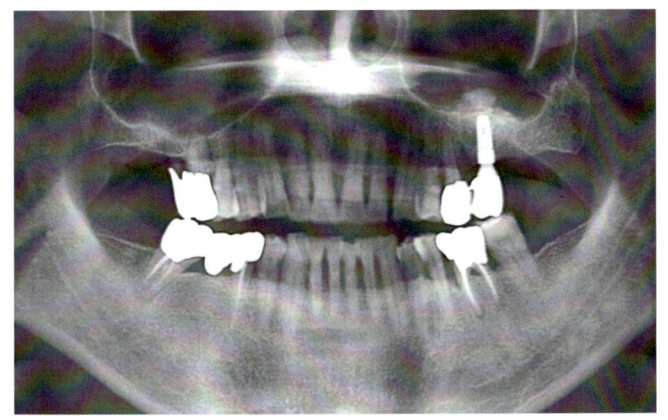

图7.5.1. 术前全景片：右上第二磨牙（#27）缺失。邻牙第一磨牙重度骨吸收和牙周膜增宽。

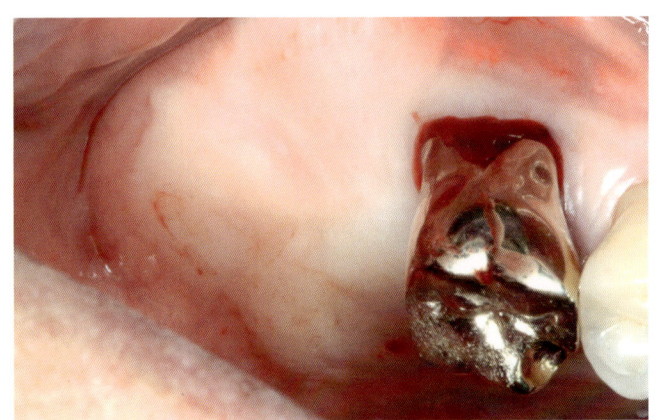

图7.5.2. 术前颌面观：第一磨牙周围角化龈充足。检查发现松动严重(+2-3)，探诊出血。

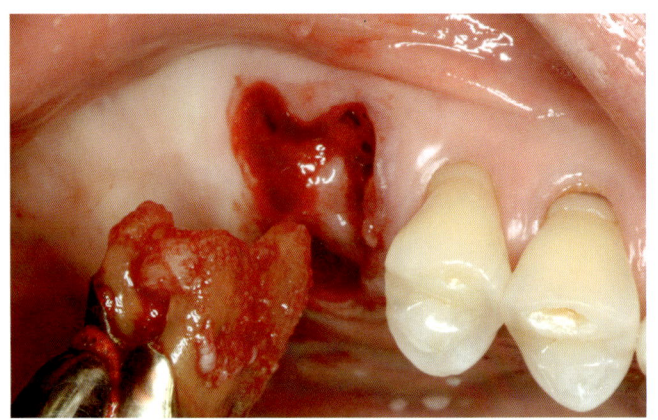

图7.5.3. 拔除患牙，避免损伤。

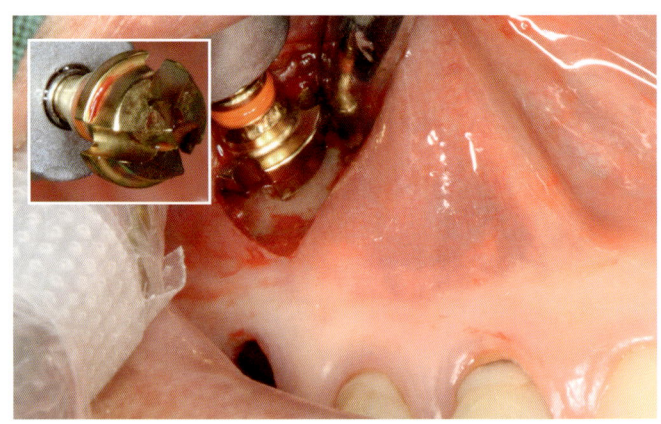

图7.5.4. 剩余骨高度为4~5mm。第一磨牙根尖处黏膜行垂直切口后，将LS铰刀用于上颌窦外侧壁。LS铰刀专为钻穿上颌窦骨壁设计，并避免窦膜穿孔。钻头设计使其在工作时保持稳定。

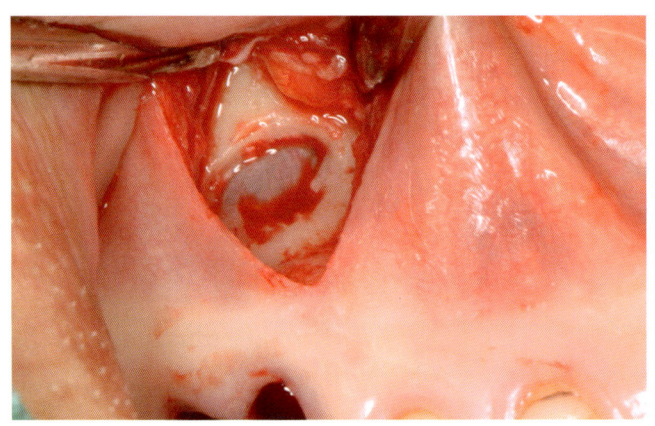

图7.5.5. 使用LS铰刀后的上颌窦外侧壁。此时可以通过膜外侧薄层骨盘看到窦膜。

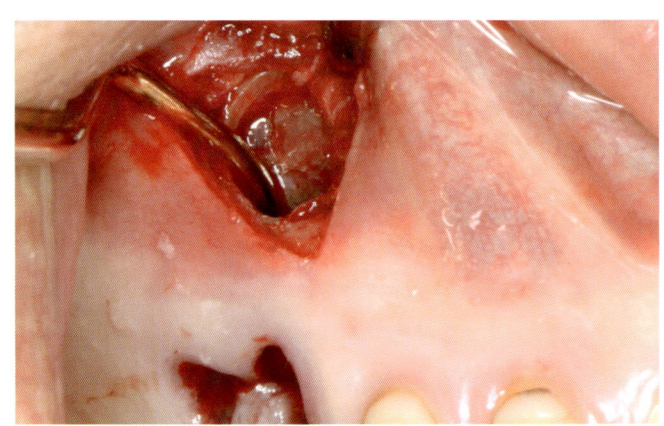

图7.5.6. 用窦膜剥离器（SLA工具盒）提升窦膜，为植骨创造空间。

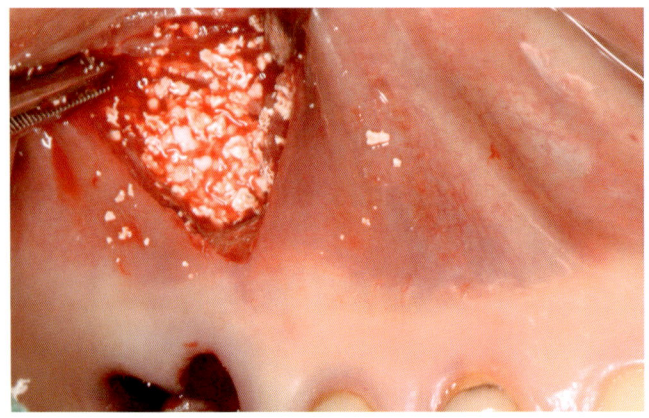

图7.5.7. 窦膜提升后的空间内填入自体骨和异体骨混合物。

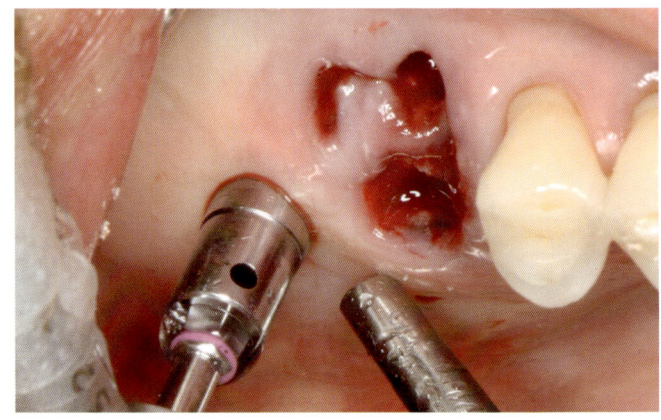

图7.5.8. 右上后牙区角化龈充足，能够在种植位点使用牙龈环切钻。

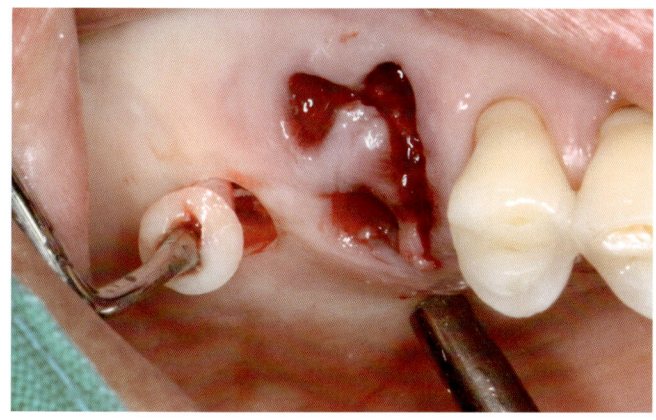

图7.5.9. 在计划种植位点（第二磨牙）的牙龈上环切，并用刮治器去除组织。

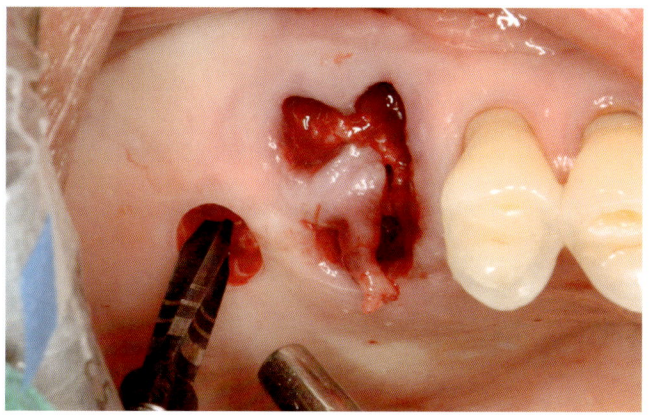

图7.5.10. 由于骨密度低（D320），预备时采取级差预备。

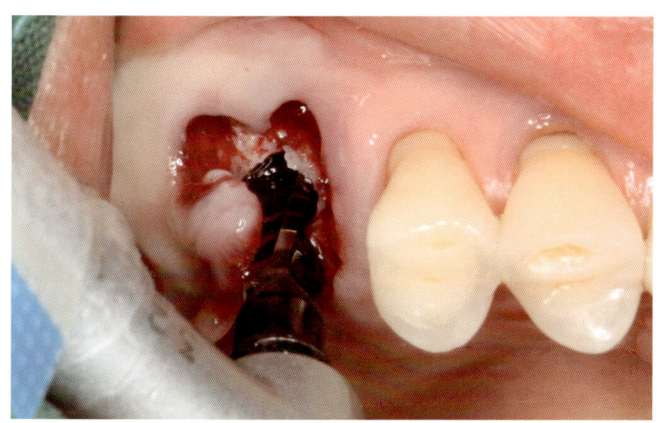

图7.5.11. 拔牙窝也行级差预备。

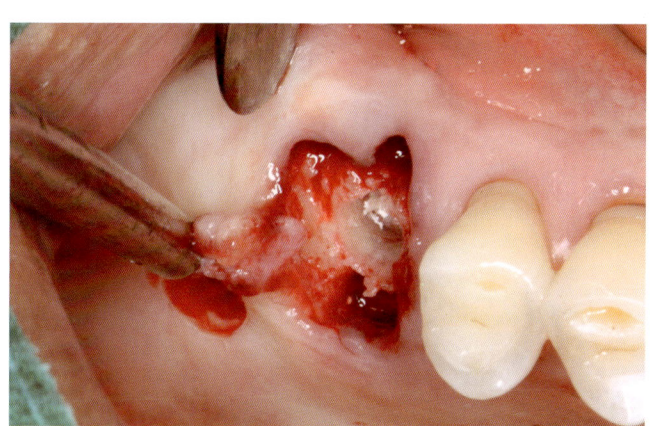

图7.5.12. 第一、第二磨牙位点预备完成。#16剩余骨约为3~4mm。

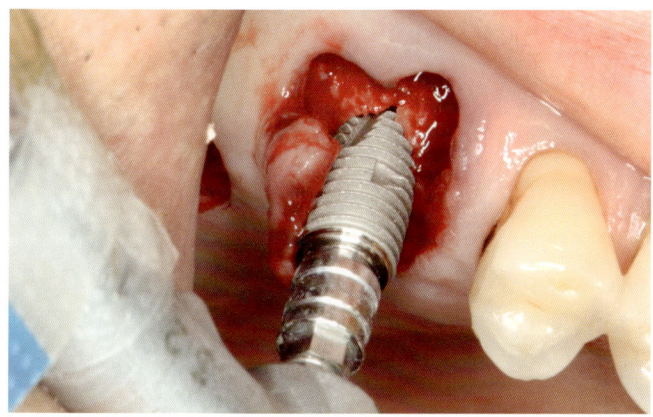

图7.5.13. 植入2枚5.0×10mm的CMI IS-II active种植体。

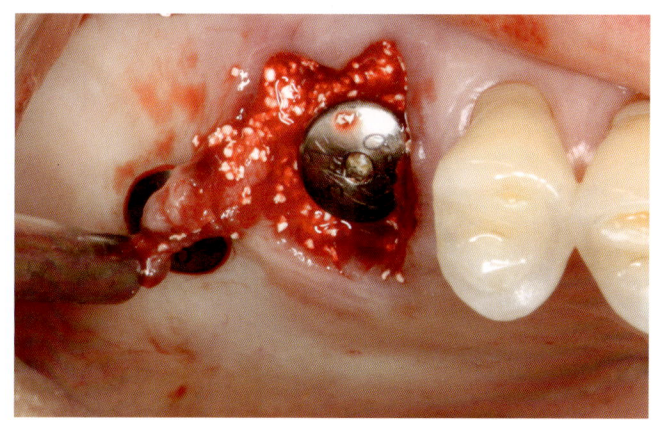

图7.5.14. 第一磨牙位点，在种植体和拔牙窝间隙内植入自体骨和DM骨混合物。

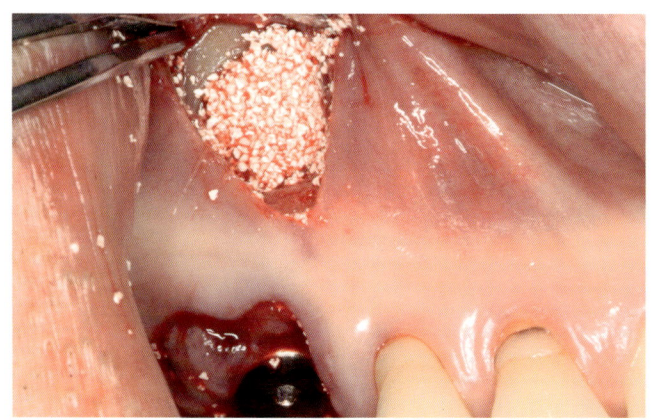

图7.5.15. 缝合前先行上颌窦底植骨。未使用膜覆盖植骨材料。

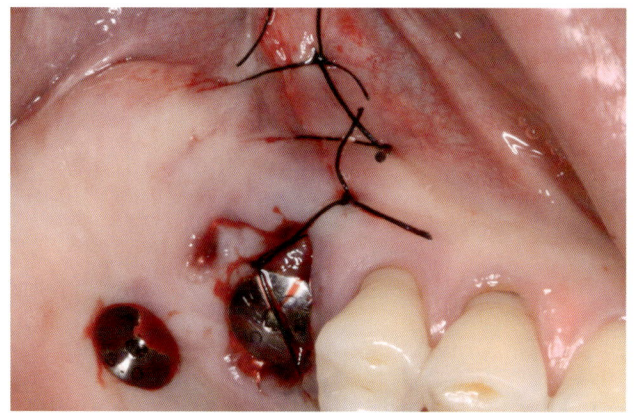

图7.5.16. 垂直切口用4-0多股尼龙线间断缝合关闭。

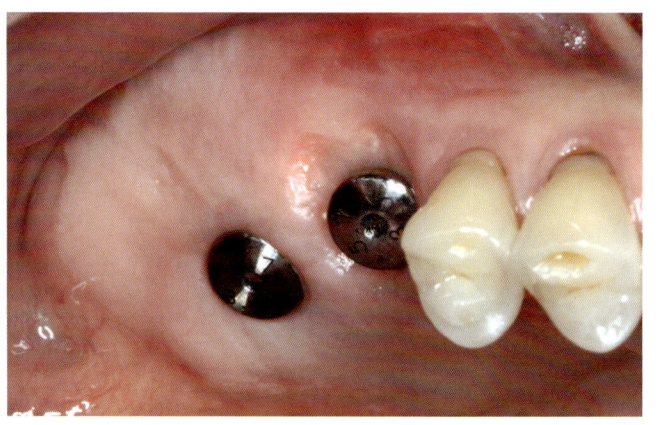

图7.5.17. 术后4周；基台周围软组织愈合良好。

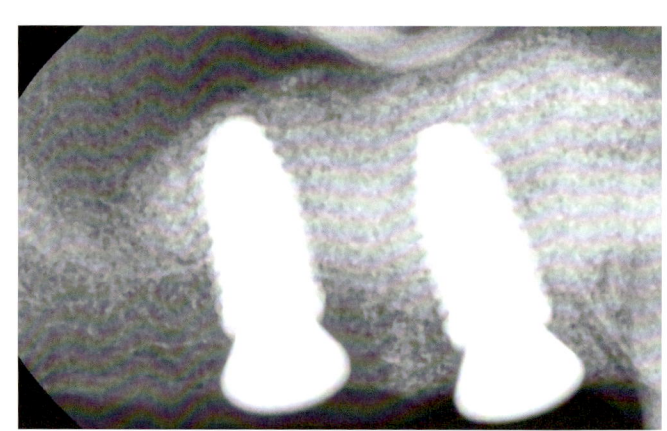

图7.5.18. 术后4周根尖片：植入骨材料位置稳定。

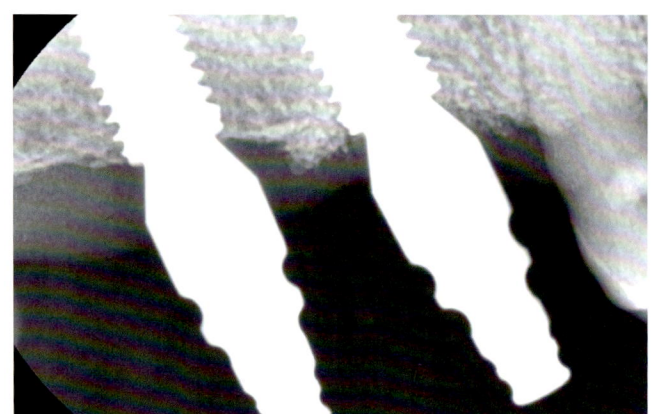

图7.5.19. 术后5个月根尖片：转移杆正确就位。

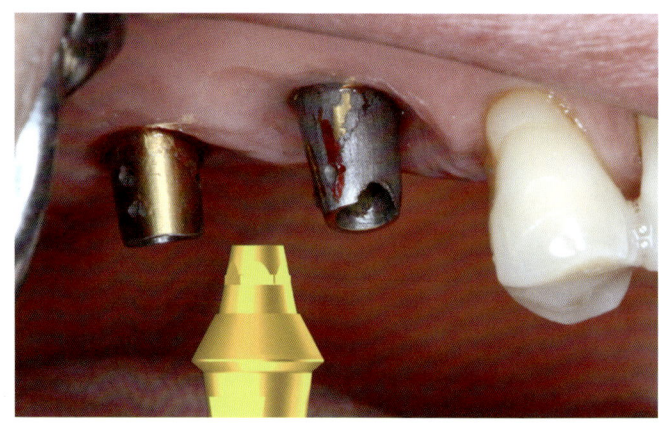

图7.5.20. 在最终修复体就位前，SCRP口内多功能基台先加力至20Ncm。2枚种植体间角度小于22°，多功能基台不仅能改变基台位置，还使整个修复体可取下。

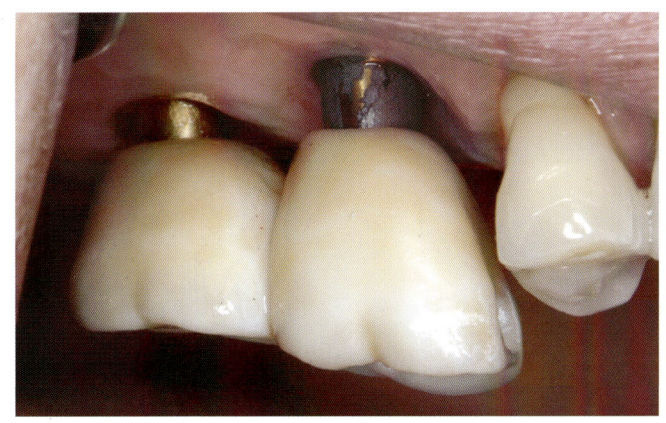

图7.5.21. 近中面解除,试戴时调整最终修复体咬合。

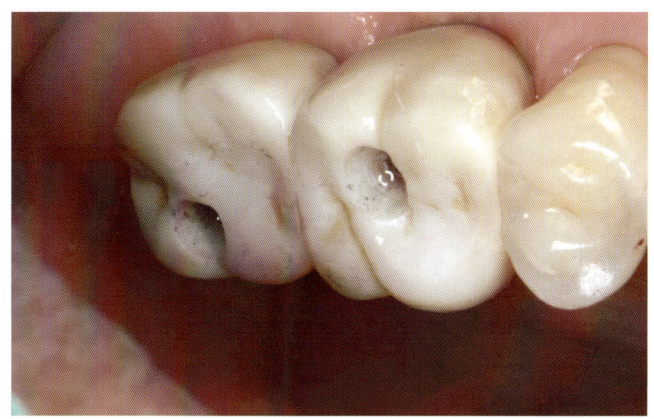

图7.5.22. SCRP技术;螺丝孔应以棉球填塞,防止黏接剂进入。黏接固位完成前须取出棉球,以清除多余黏接剂。

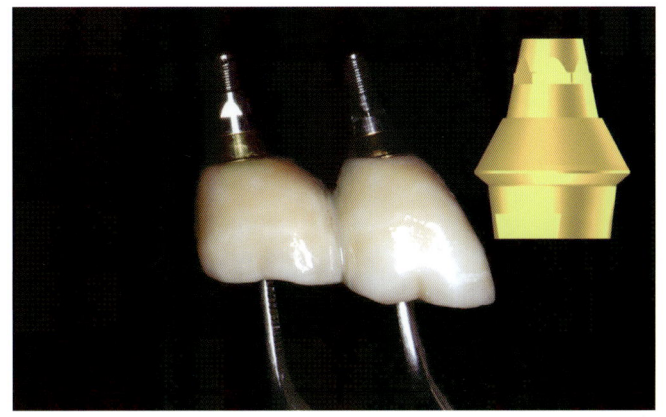

图7.5.23. 旋松并取下最终修复体,去除龈下多余黏接剂。

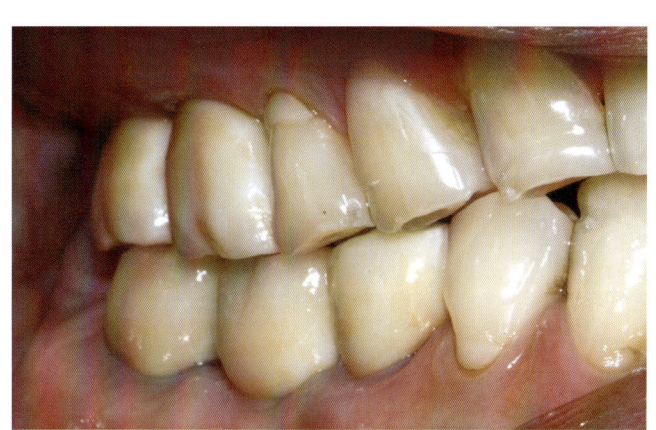

图7.5.24. 最终修复体咬合时的侧面观。

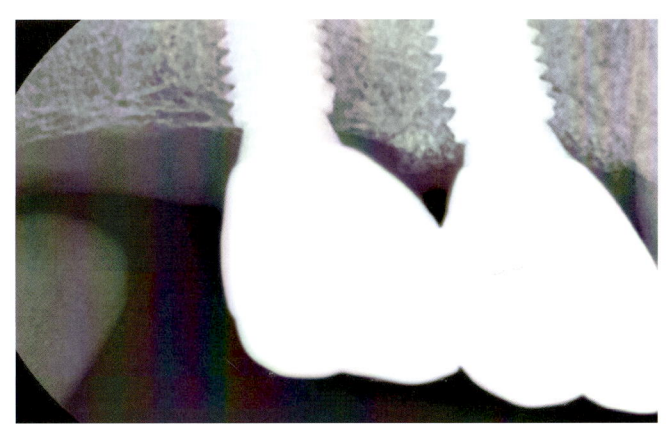

图7.5.25. 术后影像学检查;基台和最终修复体之间连接正确,种植体周骨水平稳定。

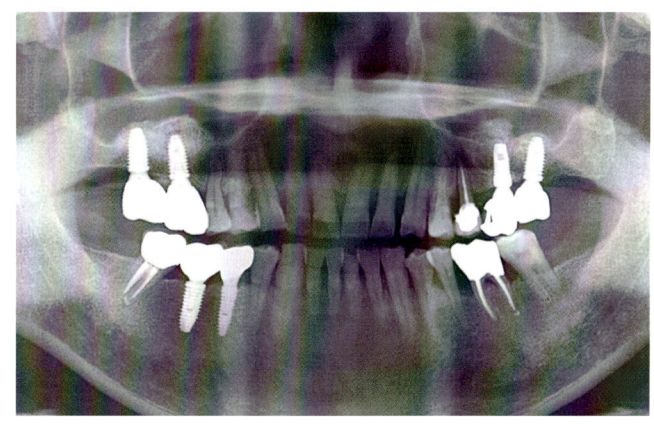

图7.5.26. 负载1年后全景片;#16、#17种植体周围植入的骨维持稳定。

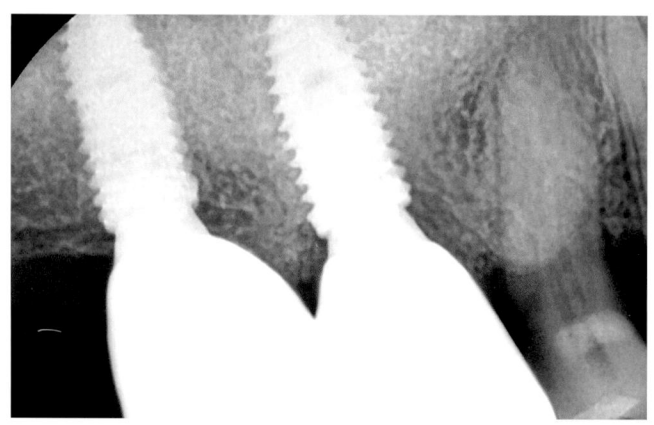

图7.5.27. 2年复查;#16、#17上方沿着上颌窦底壁的阻射线提示:植骨材料充填了气化空腔。

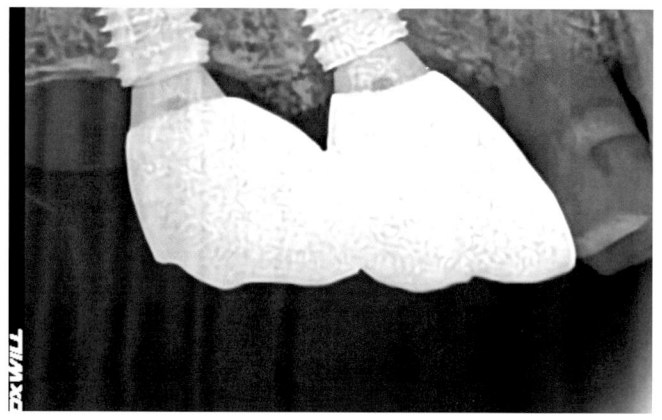

图7.5.28. 5年复查;种植体周围骨组织维持在基线水平。

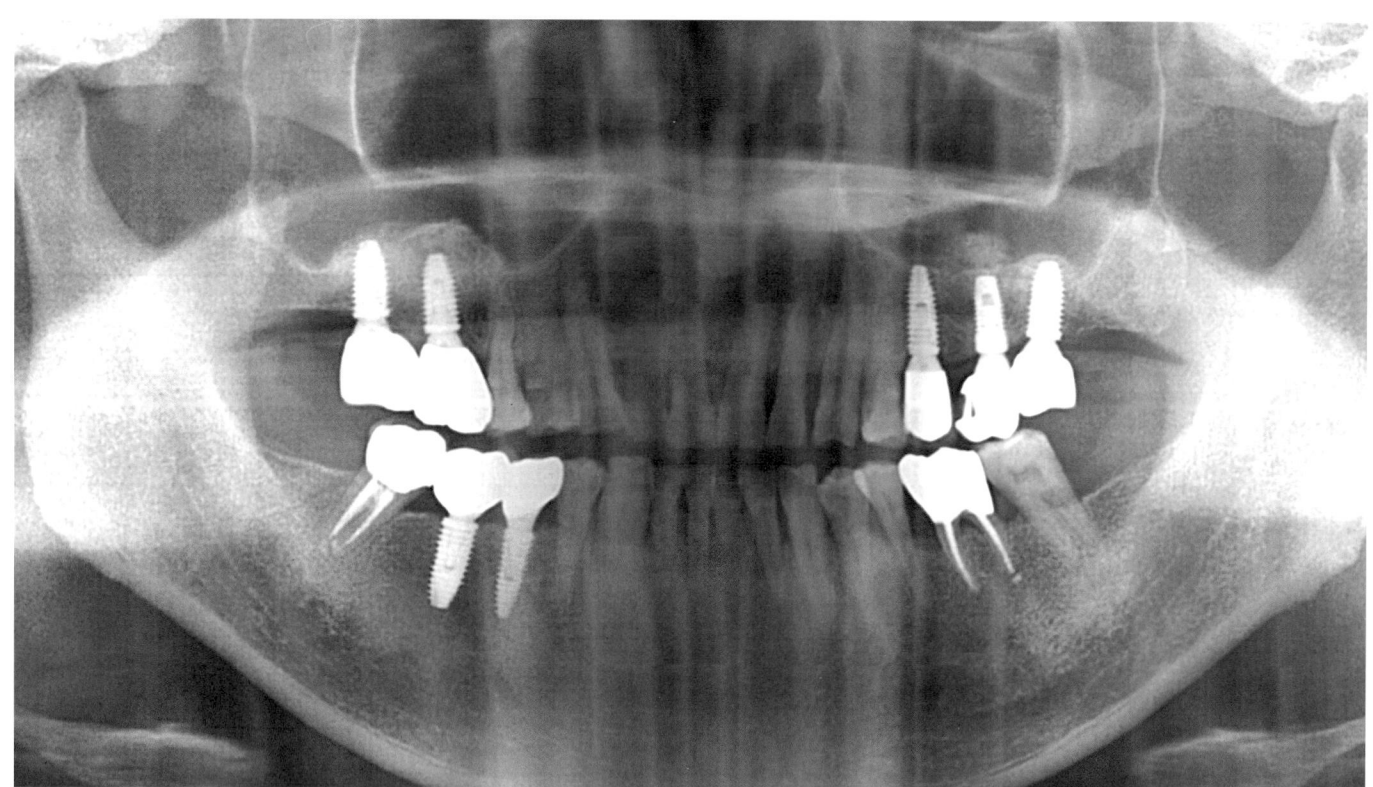

图7.5.29. 5年复查全景片:上下颌种植体均维持良好。

SLA 病例 6

翻全厚瓣、C铰刀开窗后同期植入种植体的5年随访

金重敏

67岁女性患者，佩戴局部可摘义齿，主诉：希望能像以前一样咀嚼。患者全身情况良好；由于缺失上颌后牙，其咀嚼能力有限（图7.6.1、7.6.2）。很多临床医生都对她进行过评估，并告诉她剩余骨量不足，无法种植。

和患者谈了两个治疗方案，传统卡环RPD或上颌窦提升植骨及种植修复。最终患者接受种植方案。

考虑患者的经济情况，决定先修复左侧，恢复一侧的咀嚼力。左上后牙牙槽嵴宽度和高度都不足以进行种植（图7.6.3、7.6.4）。

通过经外侧壁上颌窦提升植骨术。SLA工具盒中的C铰刀用于在外侧壁开窗，提升窦膜创造植骨空间，植入异体骨。在#24、#25、#26、#27植入4枚非埋入式种植体。另外2枚种植体植入下颌#36、#37位点（图7.6.5—7.6.11）。

在2个月的愈合期后进行最终修复（图7.6.12—7.6.16）。

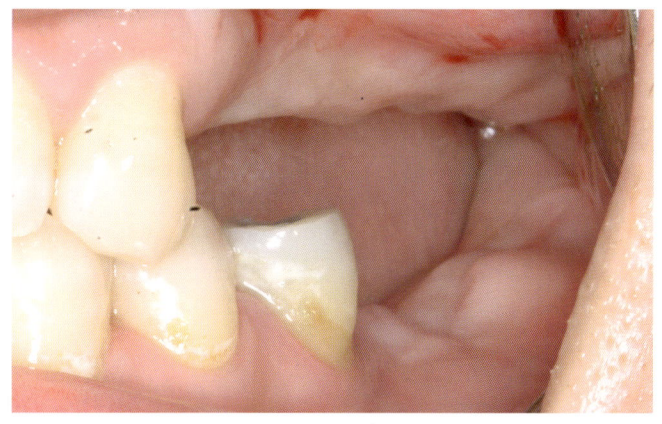

图7.6.1. 术前上颌左侧缺牙区牙槽嵴侧面观。垂直距离足够，但可见牙槽嵴颊侧水平向缺损。

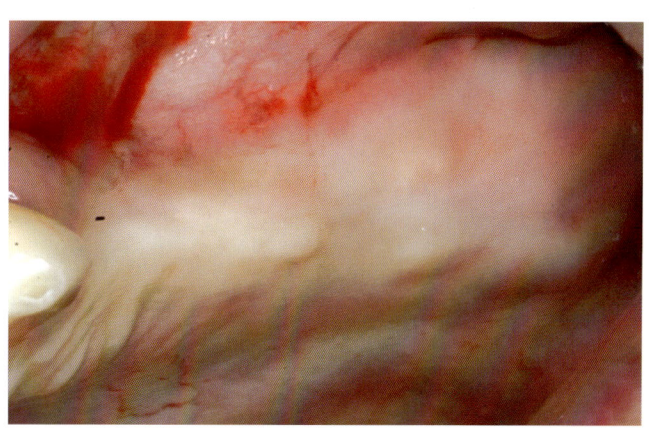

图7.6.2. 水平向缺损在面观看得更清楚。

微创上颌窦提升技术

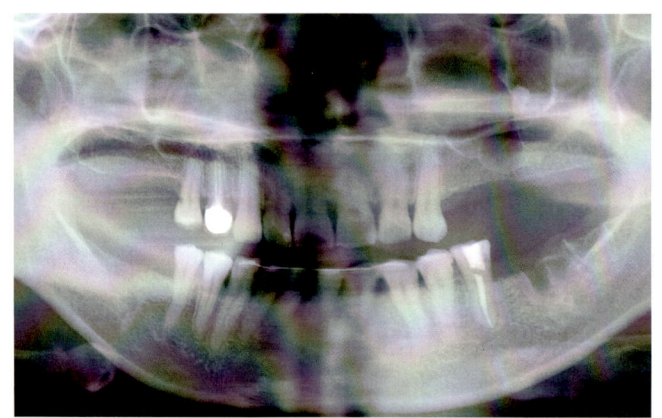

图7.6.3. 全景片；右侧和左侧上颌窦内都可见多个间隔。由于需要大量植骨材料，前牙区行经牙槽嵴顶技术和后牙区经外侧壁技术。后牙区植入种植体数量需与缺牙数相同。

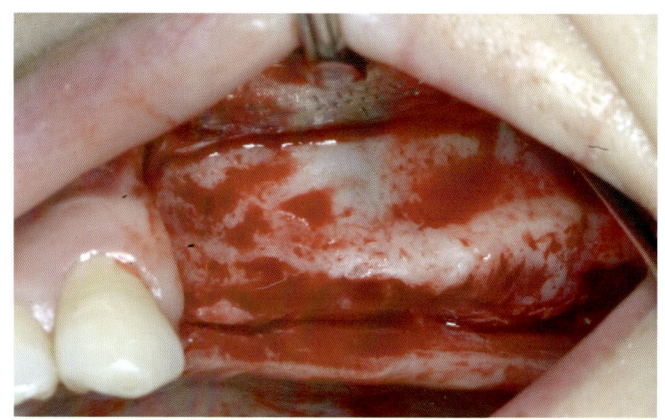

图7.6.4. 翻瓣后，颊侧骨缺损并不需要进一步行骨增量。颊侧灰色阴影提示上颌窦外侧壁非常薄。

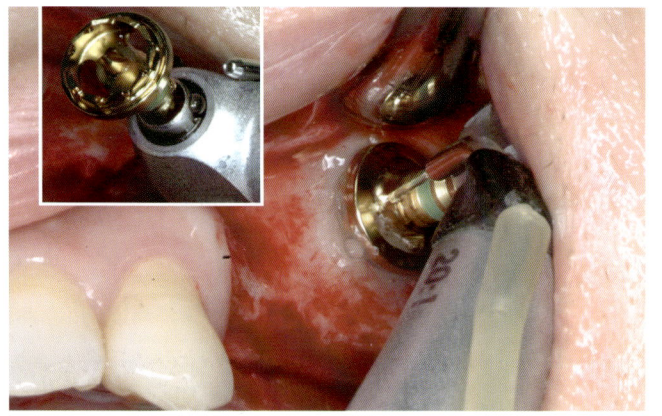

图7.6.5. C铰刀用于经外侧壁上颌窦提升植骨。建议使用2000rpm或更快转速。

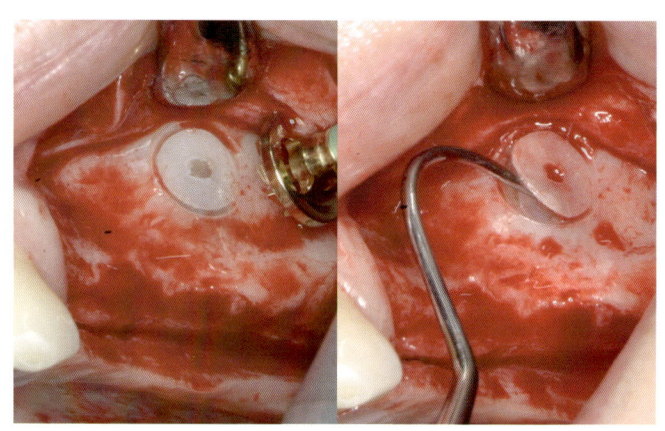

图7.6.6. C铰刀外缘可见灰色阴影。在使用C铰刀预备时，铰刀不能直接接触窦膜。为了防止窦膜撕裂，不能全段切骨，骨板应通过青枝骨折去除。当阴影变深，提示铰刀接近窦膜（左图）。将切除的骨板敲骨折，再用探针从膜上去除（右图）。

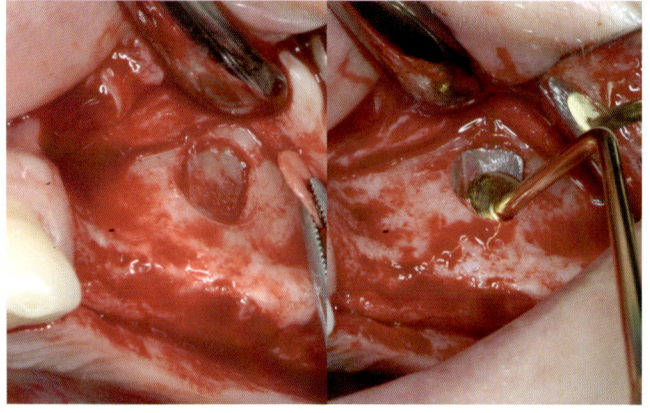

图7.6.7. 可见骨板非常薄，通过开窗可以看到窦膜。蘑菇形窦膜剥离器剥离窗口周围窦膜，但如果上颌窦壁有异常或尖锐的表面、或有间隔，则此过程可能导致窦膜撕裂。这种情况下，就需要使用#01微创窦膜剥离器。

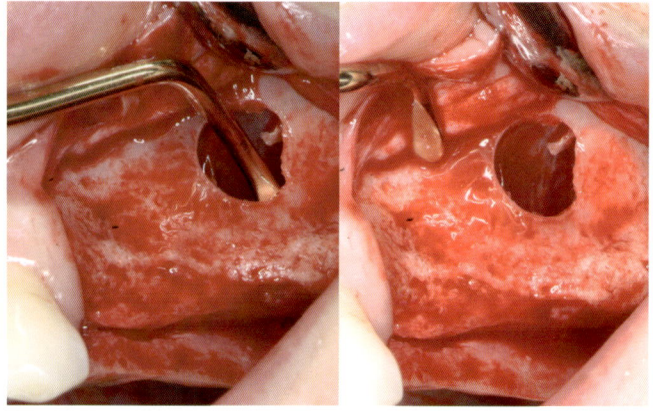

图7.6.8. 用#03窦膜剥离器精细剥离窦膜。剥离窦膜后看到窦内间隔。这种情况用小号窦膜剥离器会很方便（左图）。窦膜完全分离，从骨面抬起（右图）。

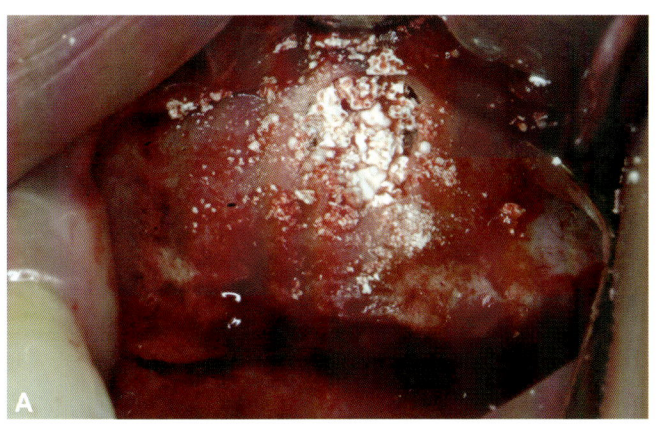
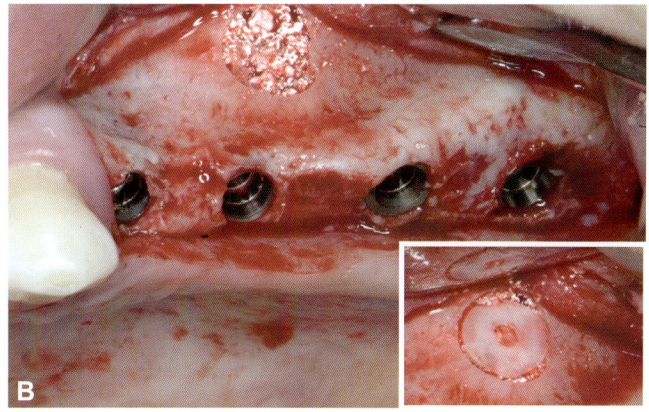

图7.6.9. A、B：上颌窦内植入骨移植材料（合成骨）。植骨后同期植入4枚种植体（CMI IS-II active, 纽白特, 首尔, 韩国）。每枚种植体的植入扭矩大约都是40Ncm，即使骨高度2~3mm的区域也是如此。骨板放回原处，未固定。放回原处的骨板能使骨愈合更好、更快，这也是C铰刀的优势之一。#25外侧和舌侧的植骨材料为上颌结节取的自体骨与同种异体骨的混合物。

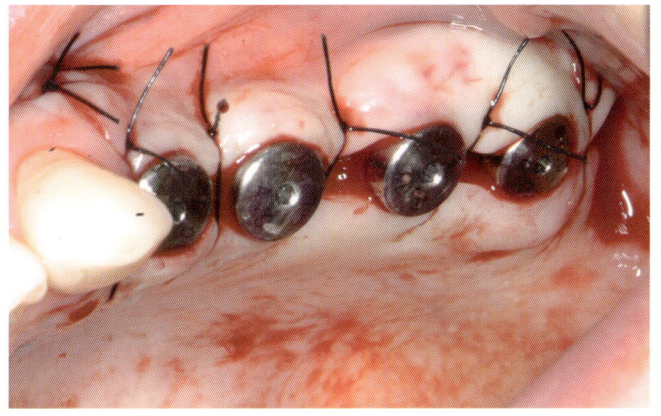

图7.6.10. 安装愈合基台，在其间行间断缝合。

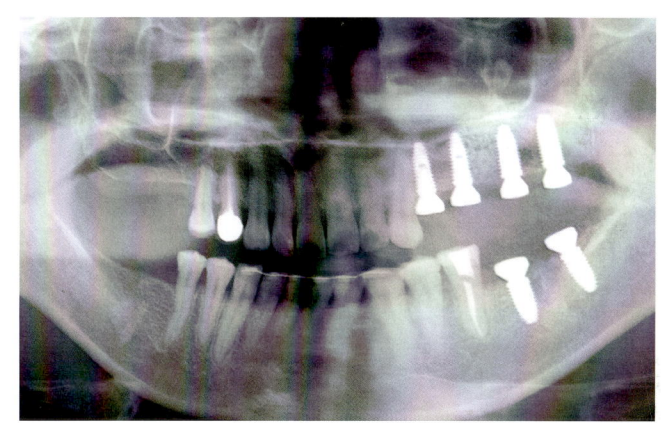

图7.6.11. 上颌窦提升植骨和种植体植入后的全景片。

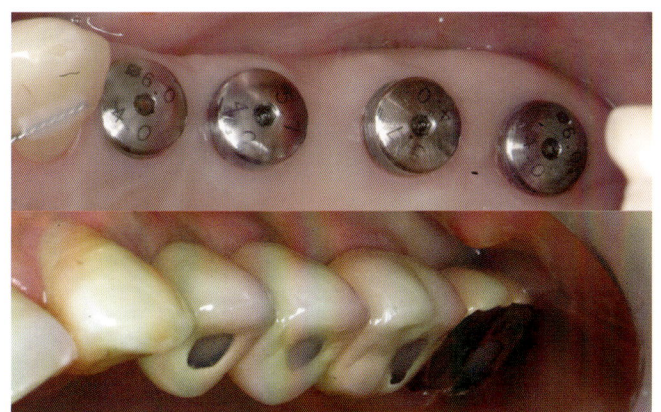

图7.6.12. 术后2个月软组织愈合情况。牙槽嵴颊侧有充足的角化龈。种植后4个月制作完成4单位PFM FPD（SCRP）。

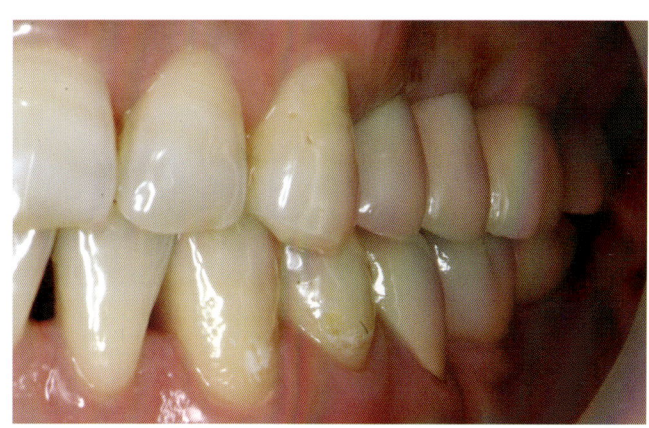

图7.6.13. 最终修复体颊面观。

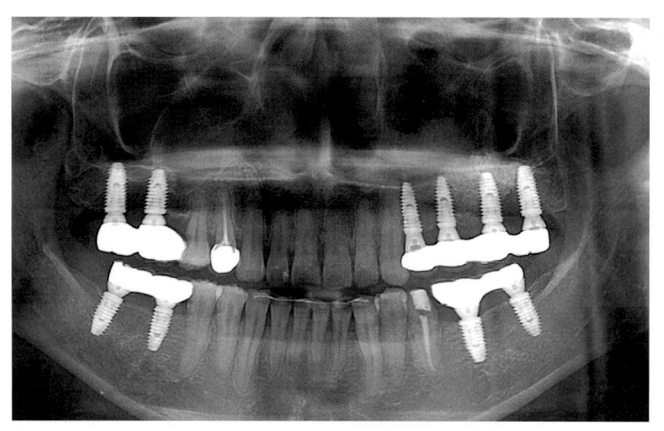

图7.6.14. 最终修复体完成2年后复查情况。

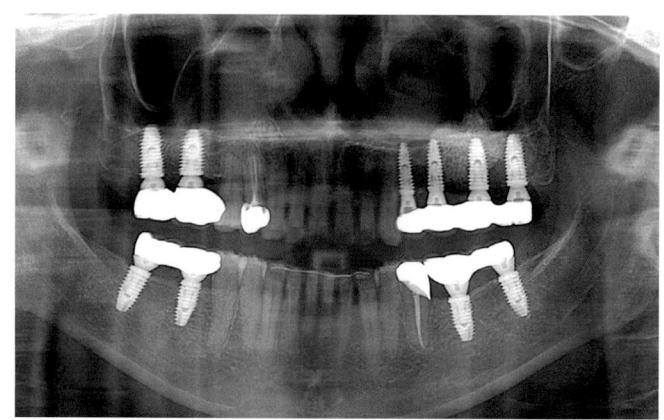

图7.6.15. 全景片(5年复查)。

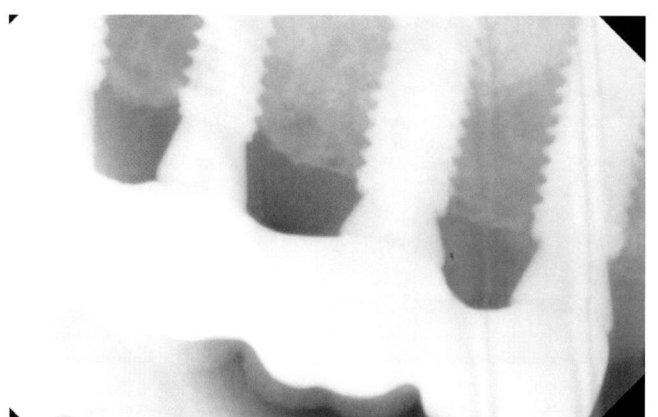

图7.6.16. 5年复查的根尖片。种植体周骨吸收非常少。

SLA 病例 7

使用SLA技术行上颌窦IV类CM/C固位并即刻种植

金钟华

64岁的男性患者，主诉：右侧咀嚼疼痛。患者患有高血压、糖尿病，曾发生心肌梗死。高血压和糖尿病通过锻炼和饮食得到控制，但他装了一个心脏支架，且服用阿司匹林。

患者口腔卫生差，广泛型牙周炎。右上第二磨牙重度松动（III+），叩诊（+）。右下第二磨牙牙周膜增宽，轻度松动，冷诊敏感。#12松动III+，深牙周袋。#16，#17剩余骨高度大约3~4mm（图7.7.1、图7.7.2）。

根据诊断，患者接受以下治疗计划：

① 术前牙周基础治疗。
② SLA技术上颌窦骨增量。
③ 上颌窦提升植骨同时拔除#17，#16、#17行种植术（IV类CM/C固位）。

嘱患者术前1周开始停用阿司匹林，预防出血。小心拔除#17，避免损伤剩余牙槽嵴。用手术刮治器清除全部肉芽组织，彻底冲洗拔牙窝，控制交叉感染（图7.7.3）。

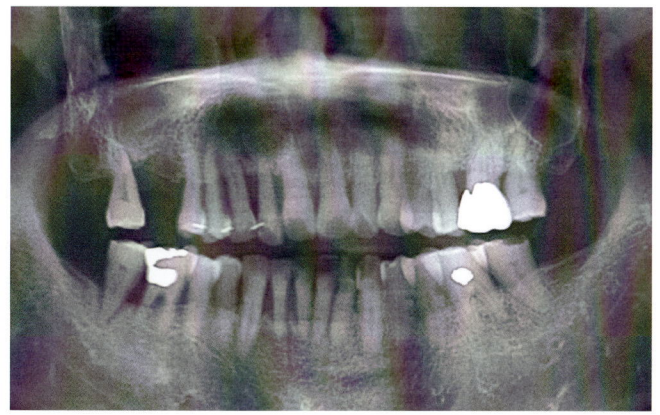

图7.7.1. 初诊全景片：右上颌窦重度气化，#17、#12、#46、#47可见牙周破坏。

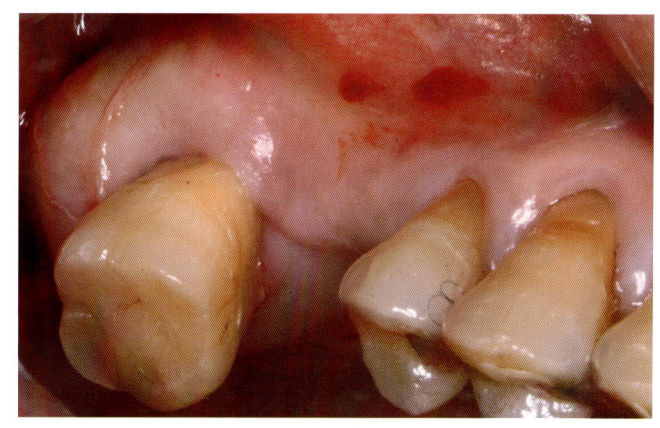

图7.7.2. 术前照片（局麻后）：角化龈充足。颊侧和舌侧位点分别有7mm和8mm的深牙周袋。

微创上颌窦提升技术

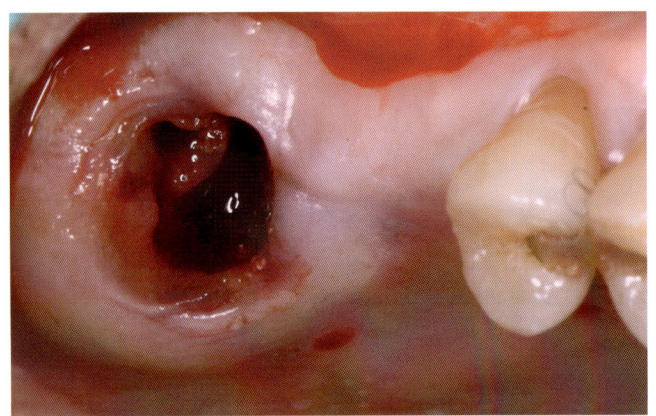

图7.7.3. 拔除#17后彻底清创。

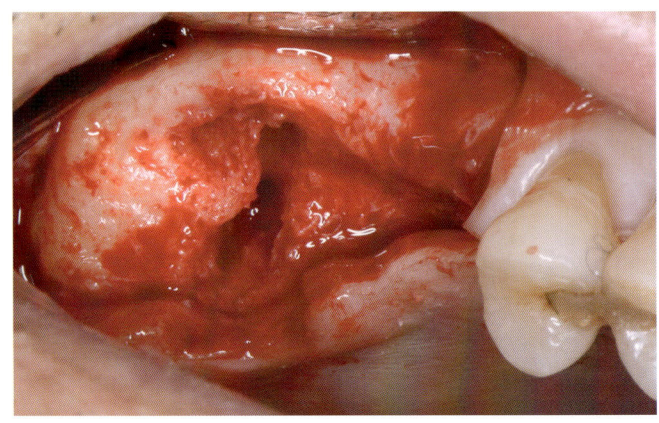

图7.7.4. 龈乳头保护切口，翻全厚瓣。使用12号刀片将瓣延伸至后牙区，上颌结节取自体骨。水平切口稍偏腭侧，防止对种植窝预备的阻挡。

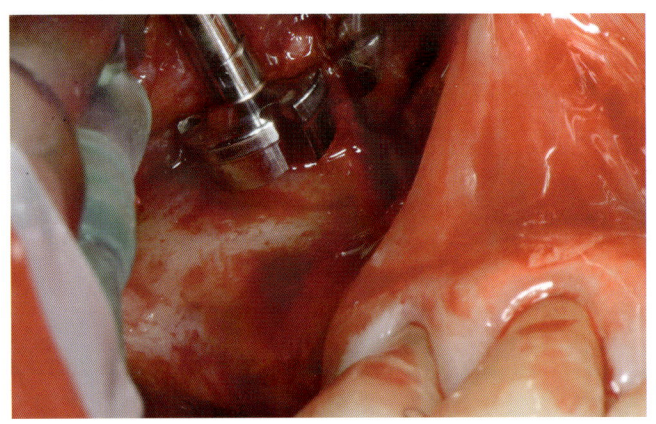

图7.7.5. Ø6mm的LS铰刀置于#16、#17间上颌窦底壁最低处，利于从窦底进行窦膜提升。由于铰刀在工作时不稳定，所以最好握紧手机。

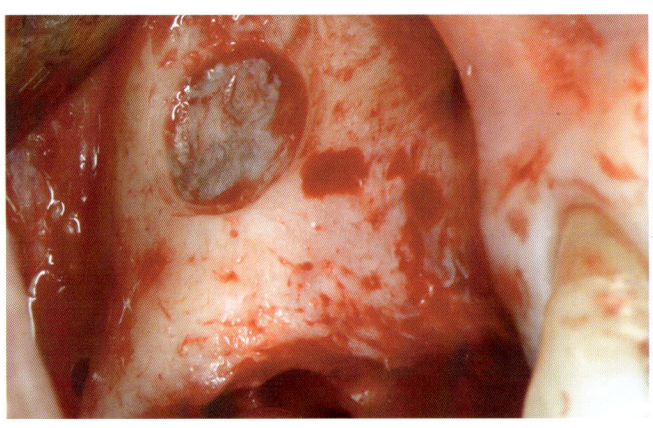

图7.7.6. 在#16、#17牙槽嵴顶根方约5mm处开窗。薄层骨壁下方可清楚看见施耐德氏膜。即使铰刀在大于2000rpm转速工作时直接碰到窦膜，仍不会造成窦膜撕裂。用SLA工具盒中的微创窦膜剥离器剥离提升窦膜。

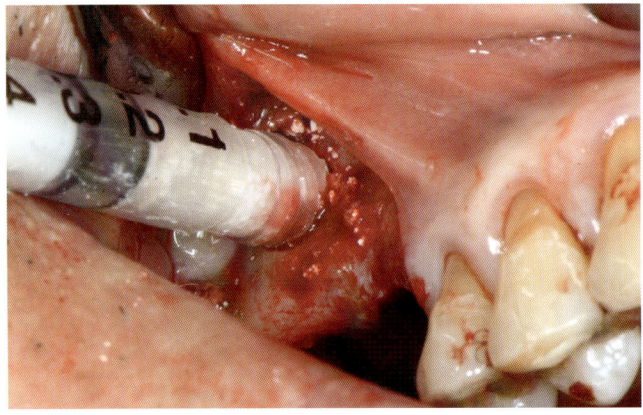

图7.7.7. 将充分湿润的注射型同种异体骨材料植入提升起的窦膜下方。上颌窦后侧先充填，然后是前方，最后是中间区域。由于患者处于仰卧位，前方可能存在空腔；将骨移植材料推入前方能帮助防止空腔形成。

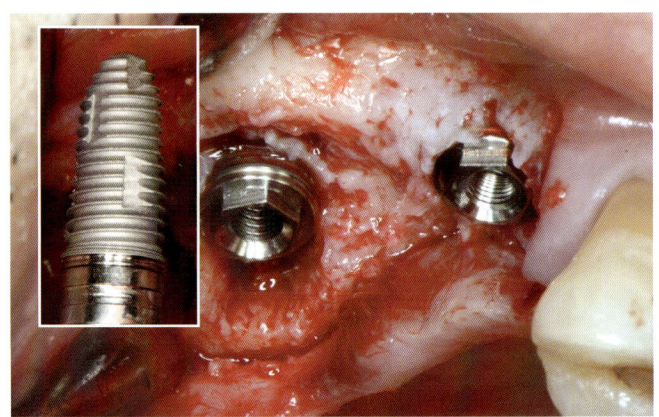

图7.7.8. #16、#17种植体初期稳定力为40Ncm。#17种植体周围可见骨缺损。

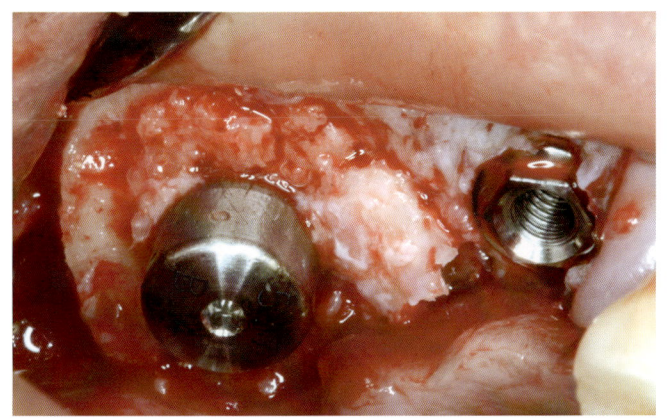

图7.7.9. 安装愈合基台后将上颌结节取得的自体骨植入拔牙窝和种植体间。

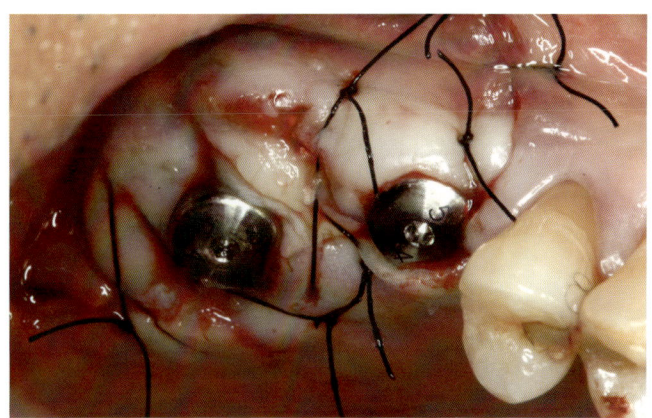

图7.7.10. 术后临床照片。可见非埋入式(一段式)种植。处理软组织,完全覆盖拔牙创。

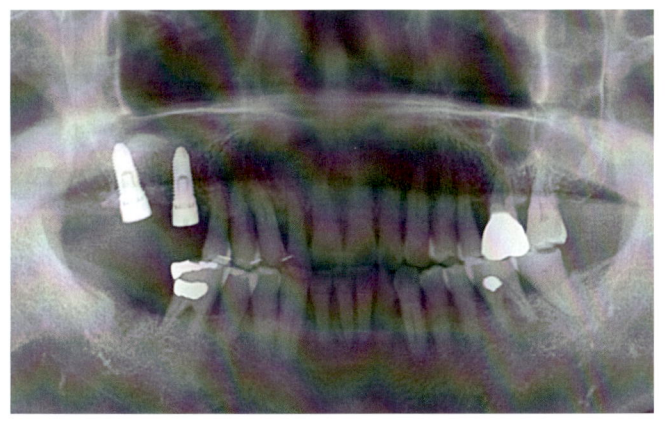

图7.7.11. 术后全景片;植骨情况良好,#16、#17种植体周围见圆顶状骨移植材料。

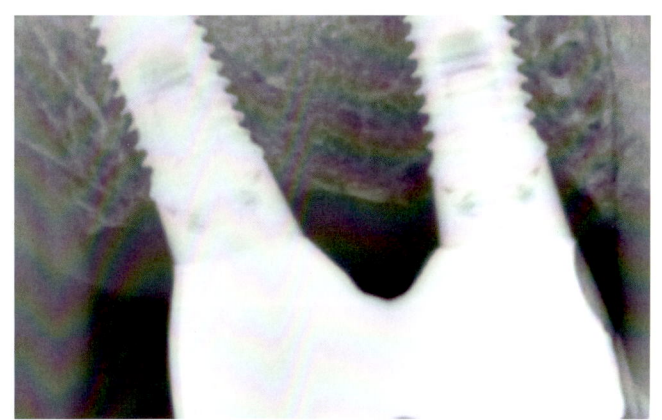

图7.7.12. 术后4个月完成最终修复体(2单位PFM SCRP)时的根尖片。

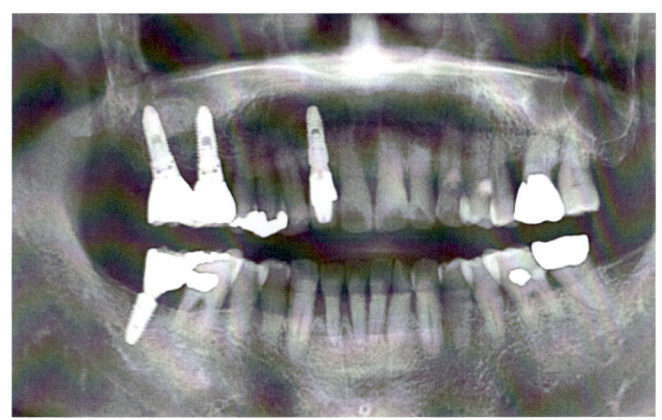

图7.7.13. 利用等待愈合的时间,完成#12和#47的种植和修复。完成最终修复体(2单位PFM SCRP)时的全景片。

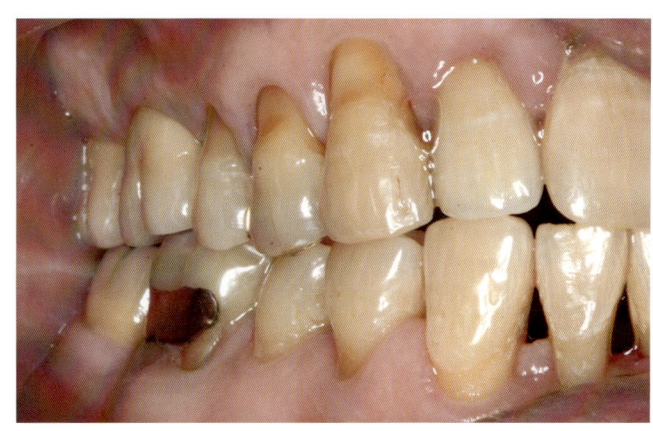

图7.7.14. 正中咬合时左侧颊侧观。

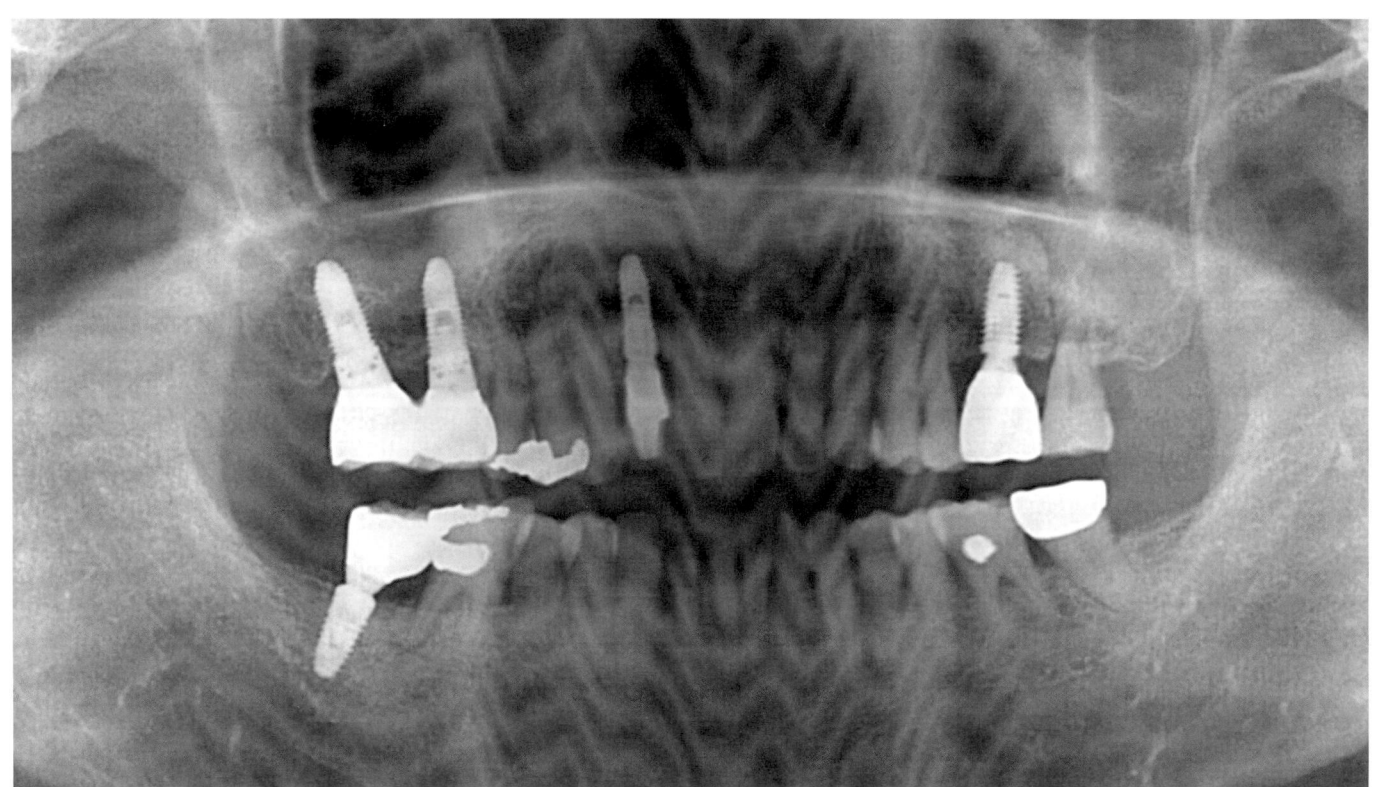

图7.7.15. 术后2年全景片:植骨材料成熟,上颌窦底壁的改建清晰可见。

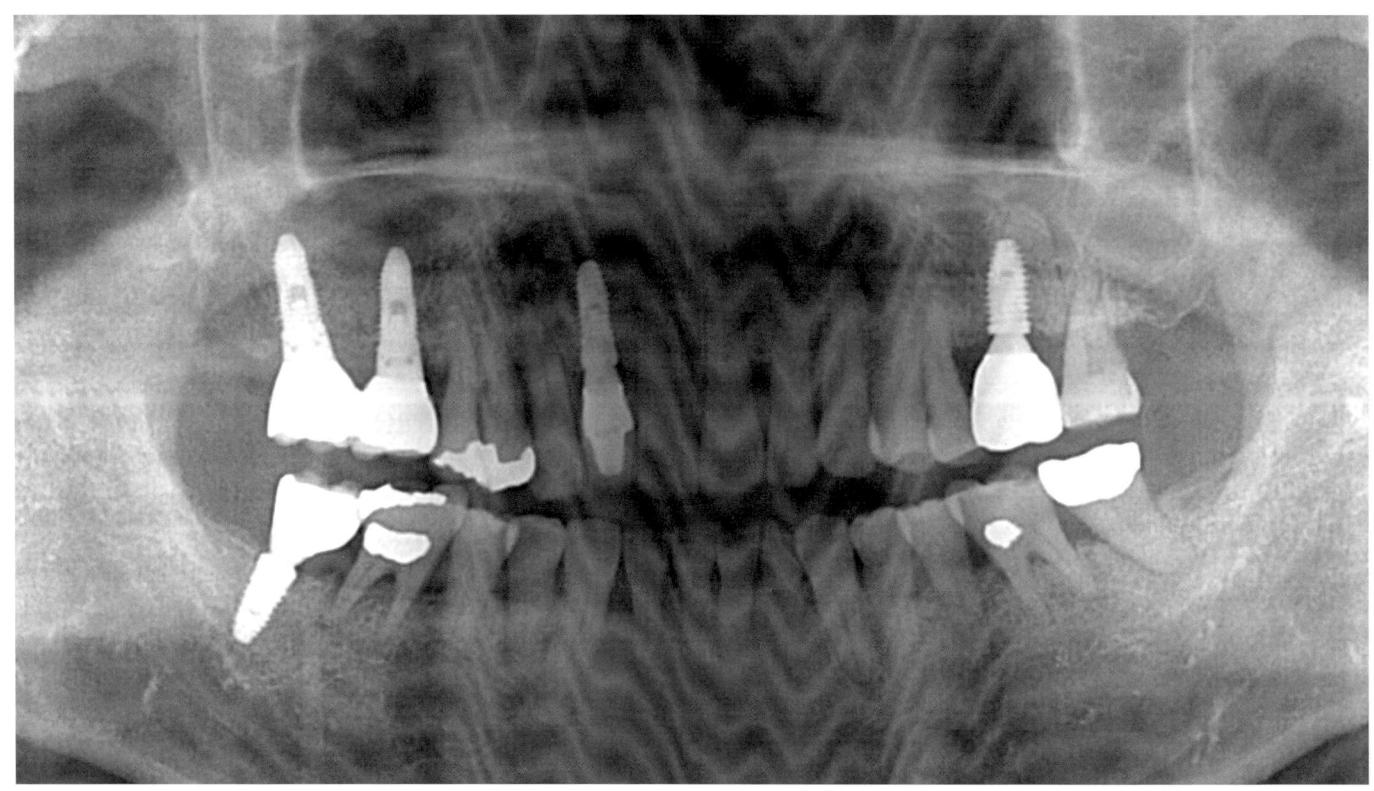

图7.7.16. 术后8年全景片:骨改建改善了上颌窦底壁情况。未见其他特殊改变。

SLA 病例 8

上颌窦提升植骨后行切除性牙槽嵴骨修整术

许永九

患者33岁,4年前曾患猛性龋,此次已拔除大量残根,有些牙经其他牙医修复(图7.8.1-图7.8.4)。

口腔卫生依然很差,前牙牙冠下方有继发龋,需要重新修复。由于右上颌无牙区牙槽嵴降低,颌间距离不足,无法修复缺牙。所以必须去除一些剩余牙槽嵴和牙龈组织(图7.8.3、图7.8.4)。然而由于上颌窦重度气化,这会造成上颌窦底开放,无剩余骨组织(图7.8.5)。

治疗计划如下:

① 左侧经外侧壁上颌窦提升植骨,等待8个月。

② #26、#27上颌窦提升植骨,种植。

③ #22、#35、#37、#45、#46、#47种植。

④ 去除下方剩余骨后植入种植体。

⑤ 修复除#41、#42、#43之外的牙。

种植前行上颌窦提升植骨和牙槽嵴顶骨成形术,为修复创造空间。4枚种植体植入骨移植物中,治疗效果非常好(图7.8.6-图7.8.31)。

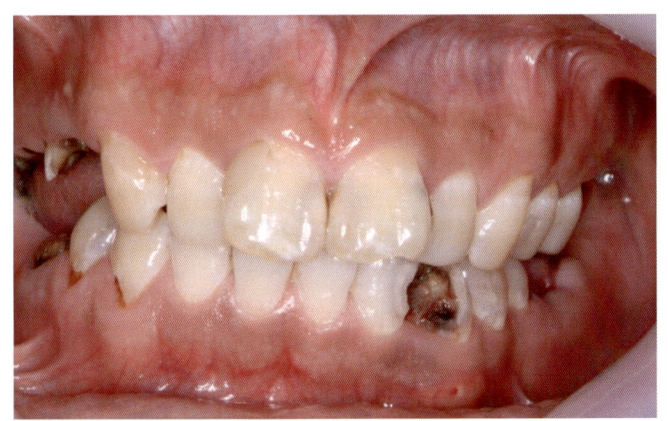

图7.8.1. 初诊正面观(2007)。

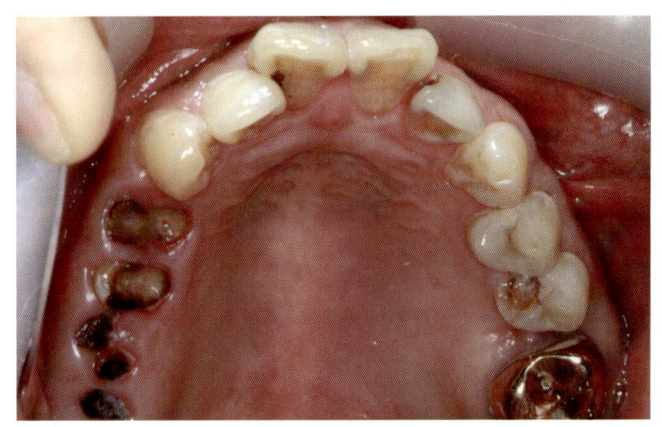

图7.8.2.(颌)面观:可见猛性龋。

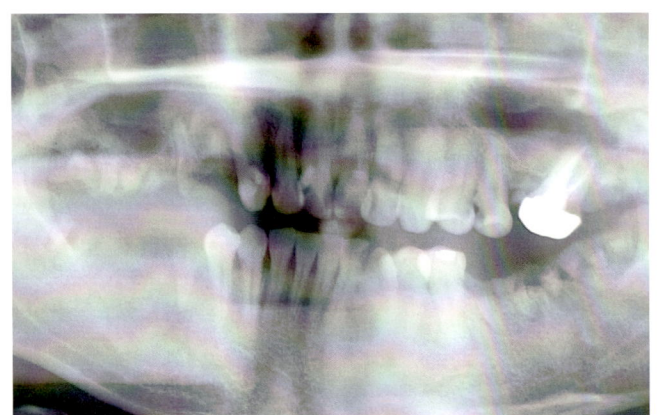

图7.8.3. 治疗开始前4年时的全景片：可见大量残根。

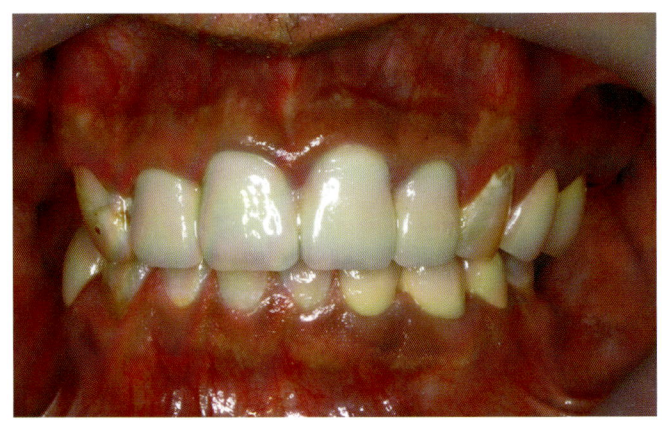

图7.8.4. 4年后的临床照片：由于口腔卫生差，#13、#23龋齿，上颌前牙牙冠下继发龋。

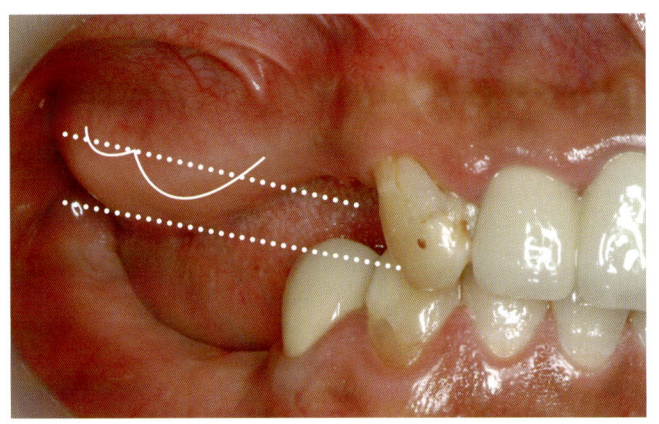

图7.8.5. 咬合时右侧侧面观。由于上颌无牙区牙槽嵴向下生长（主要因上颌窦气化引起）以及下颌后牙无牙区过度生长，颌间距离不足，无法对上颌和下颌行任何方式的修复治疗。上颌窦提升植骨后计划行切除性骨成形术。

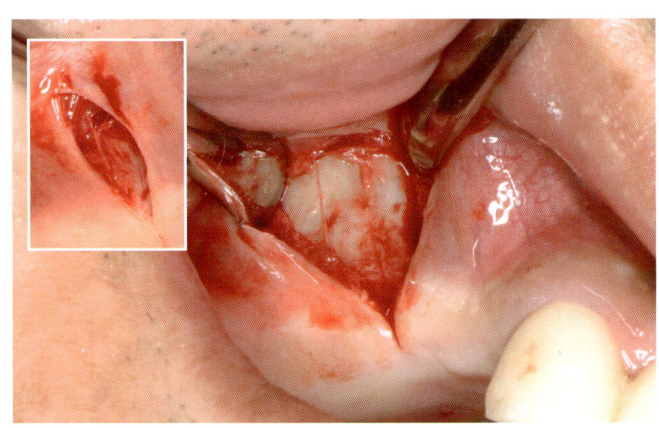

图7.8.6. 行垂直小切口，翻起骨膜，暴露上颌窦外侧壁。

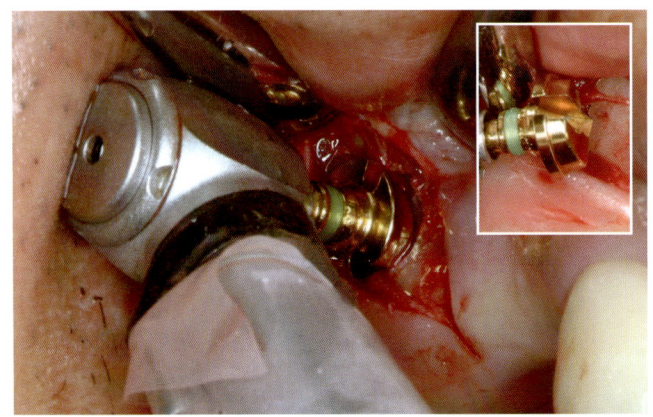

图7.8.7. LS铰刀磨开外侧壁。铰刀应向一侧倾斜，再向另一侧倾斜，以控制进入深度。术者在切骨时要小心观察，一旦接近窦膜，则颜色会变成灰蓝色。

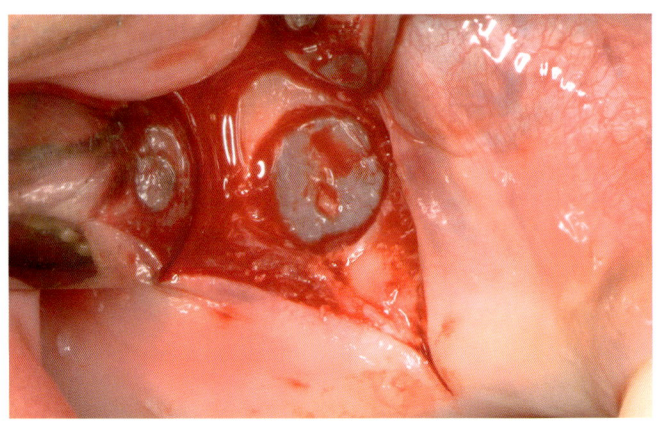

图7.8.8. 开窗在30秒内完成。在此病例中，窦膜直接暴露，表面没有薄层骨盘。如果想要在窦膜上留下薄层骨盘，就应该在钻孔时对铰刀施加一些压力。

第七章 | SLA技术临床病例

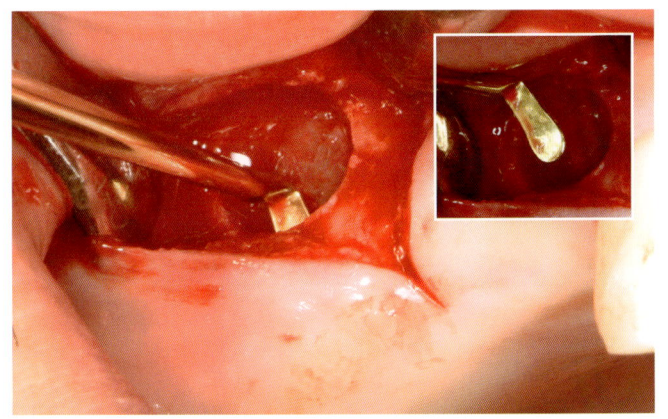

图7.8.9. 使用#02窦膜剥离器的90°工作端剥离外侧壁下方窦膜。

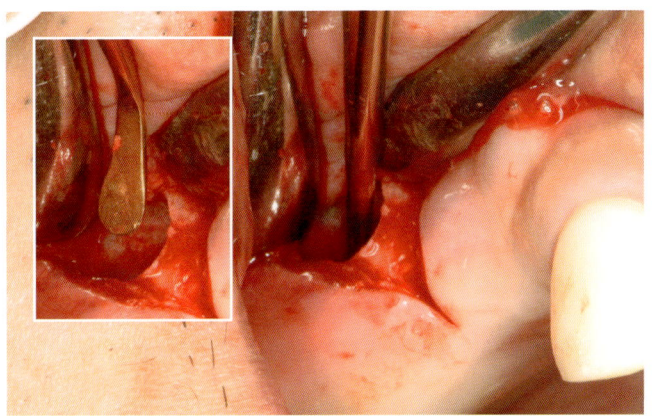

图7.8.10. 上颌窦底壁上的窦膜由#02窦膜剥离器的30°工作端剥离。

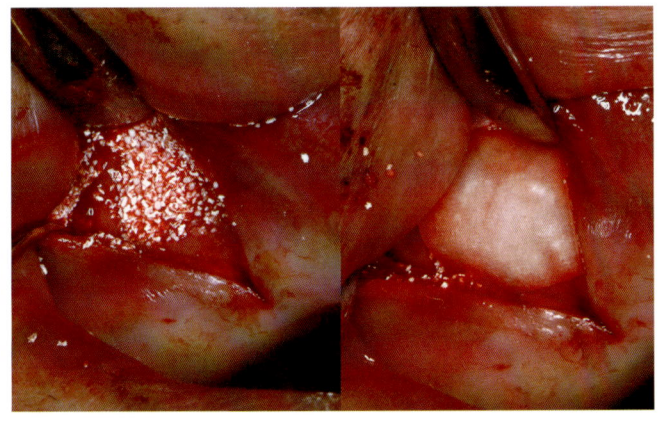

图7.8.11. 使用两种异种骨混合植骨材料（DM骨：2cc珊瑚骨和2cc Calpore）进行上颌窦提升植骨（左）。外侧壁窗口由可吸收性胶原膜（Lyoplant）覆盖（右）。

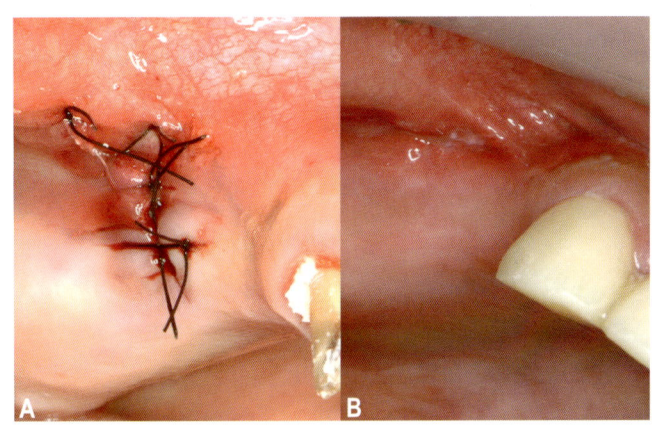

图7.8.12. 垂直切口通过间断缝合关闭（A）。10天后切口完全愈合，无疼痛或肿胀（B）。

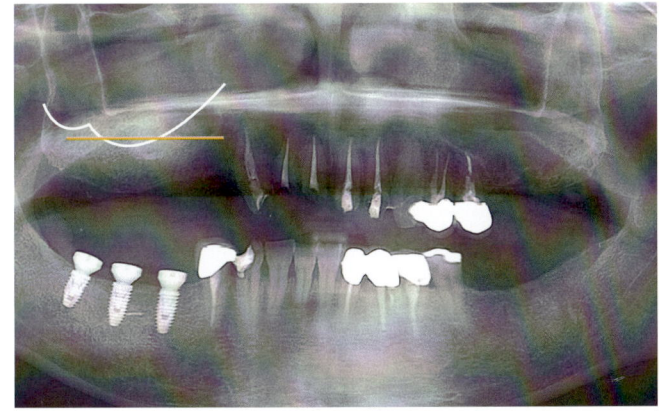

图7.8.13. 上颌窦提升植骨后全景片：剩余骨高度仅有1mm。8~9个月后将切除黄线下方牙槽骨，以创造颌间距离。

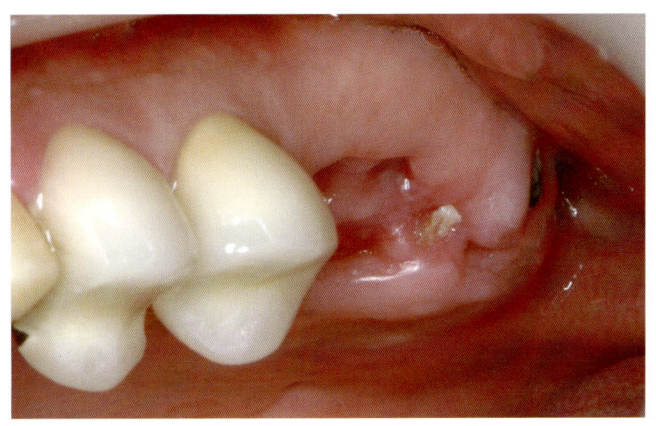

图7.8.14. 左上后牙区 面观。3周前拔除残根。

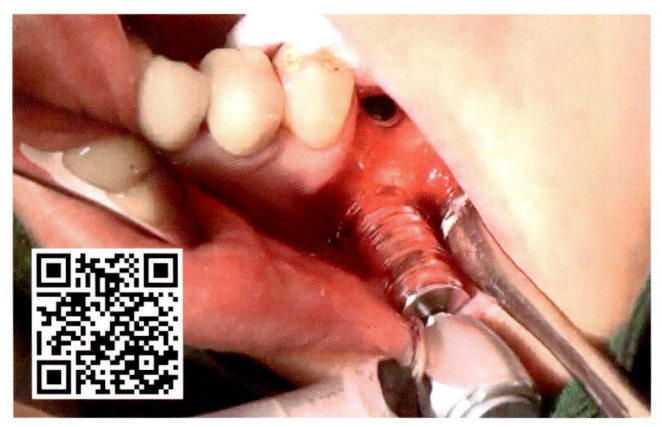

视频7.8.1. 使用SLA工具盒、ACM钻取得的自体骨和Calpore骨粉行上颌窦提升植骨。

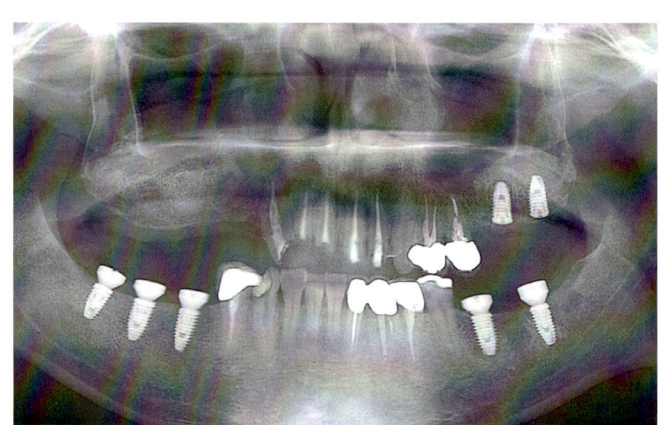

图7.8.15. 上颌窦提升植骨，同期种植后的全景片。剩余骨高度仅有1~2mm，#26和#27的植入扭矩分别为15Ncm和25Ncm。计划等待7~8个月。

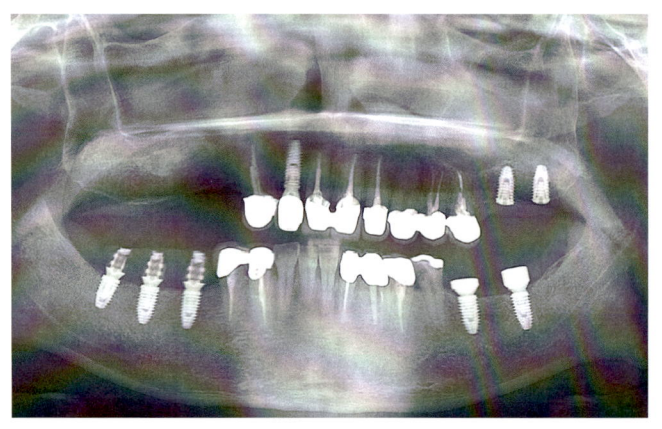

图7.8.16. 左侧上颌窦提升后7个月的全景片。

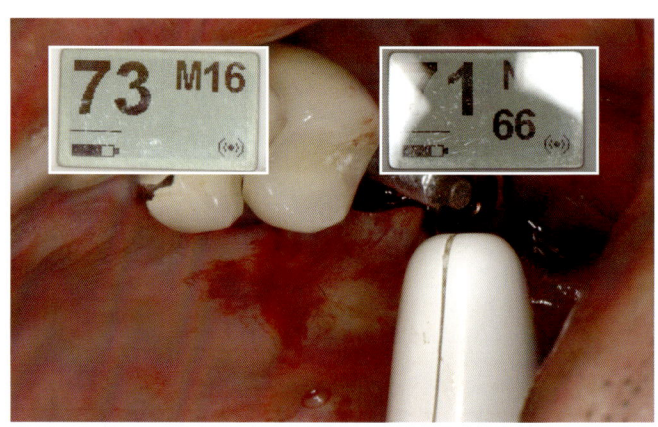

图7.8.17. 术后7个月暴露#26和#27植体。用Ostell Mentor测定种植体稳定性。#26和#27的ISQ值分别为73和71。

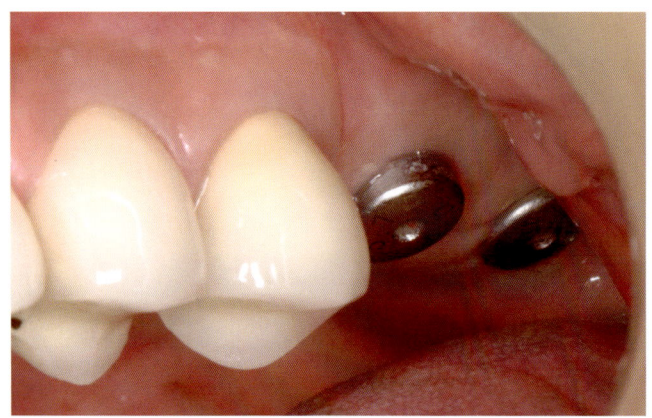

图7.8.18. 二期手术后1个月。

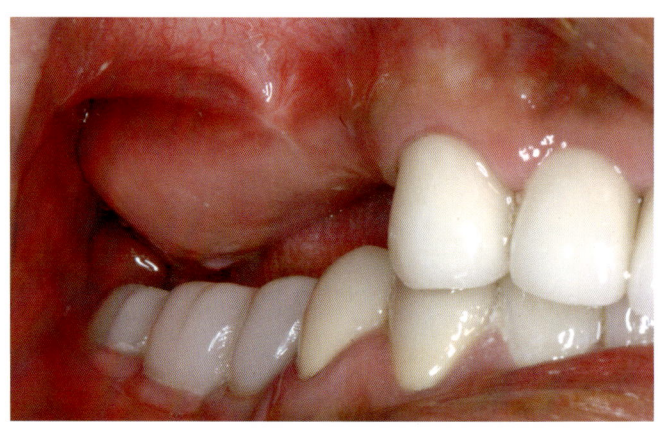

图7.8.19. #45、#46、#47制作3单位临时修复体，观察还需多少颌间距离。

第七章 | SLA技术临床病例

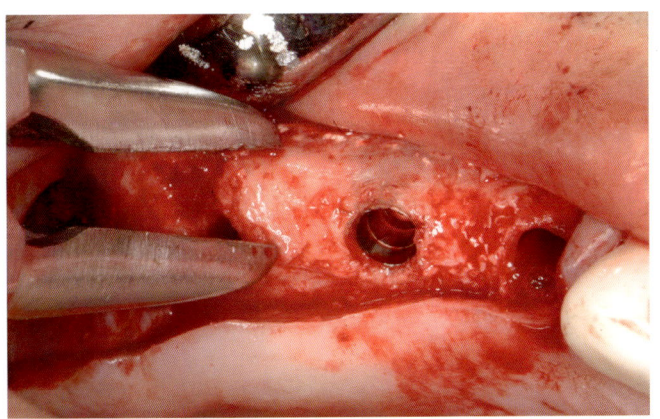

图7.8.20. 右侧上颌窦提升植骨术后9个月。用咬骨钳去除一些牙槽嵴骨组织,创造颌间距离。

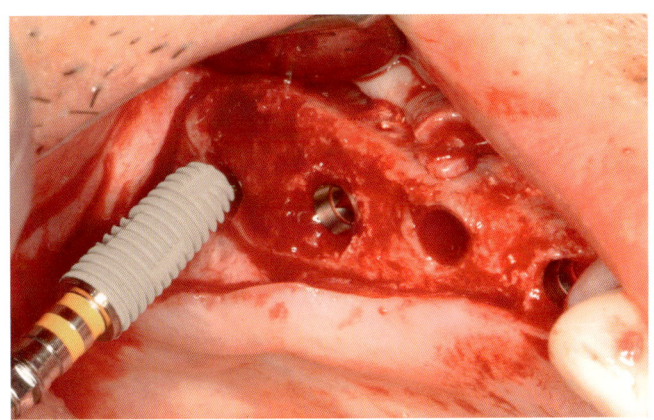

图7.8.21. 在仅有骨移植材料的区域内植入5.0×13mm种植体,此区域无患者自体骨组织剩余。

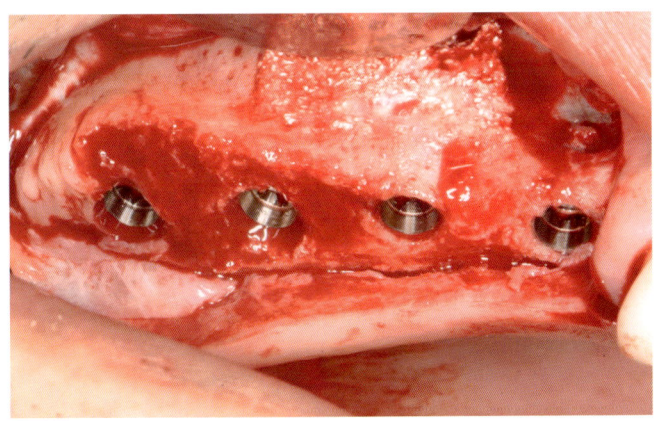

图7.8.22. 共植入4枚种植体。外侧壁完全被新形成的骨样组织填满。由于#14种植体根方有重度凹陷,因而进行二次植骨。

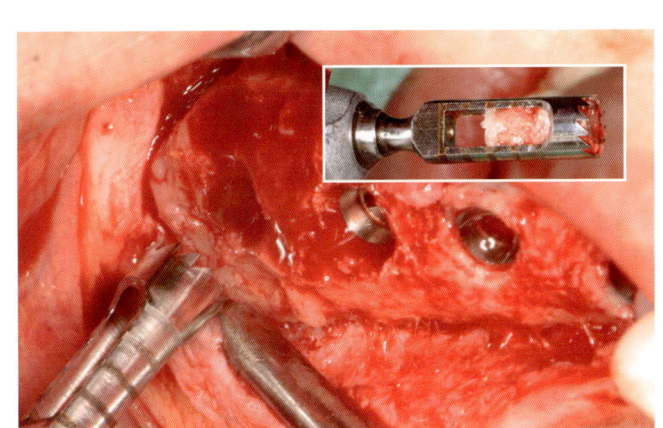

图7.8.23. 用牙龈环切钻在第三磨牙区取自体骨。插入图:牙龈环切钻内取得的自体骨。骨密度为D3~2。

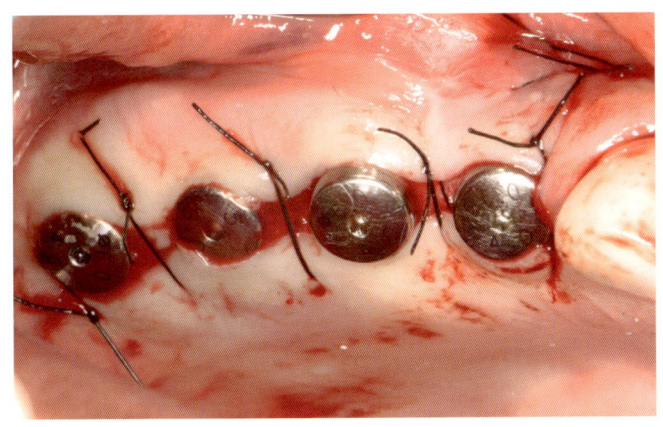

图7.8.24. 采用一段式方法。#14、#15、#16、#17种植固位分别为:D322、40Ncm,D333、25Ncm,D334、25Ncm,D334、25Ncm。

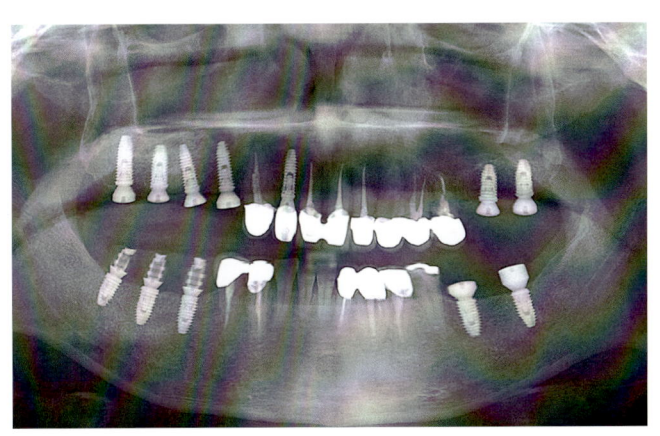

图7.8.25. 植骨术后9个月,右上后牙区植入种植体后的全景片。牙槽嵴骨水平正常,保证了颌间距离。

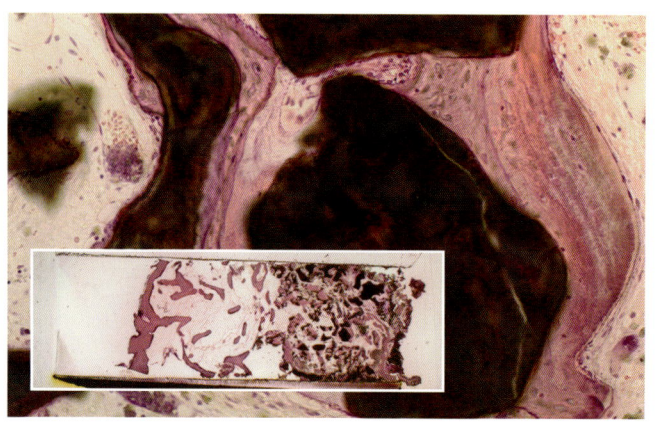

图7.8.26. 组织学切片示:植骨材料周围骨改建良好。

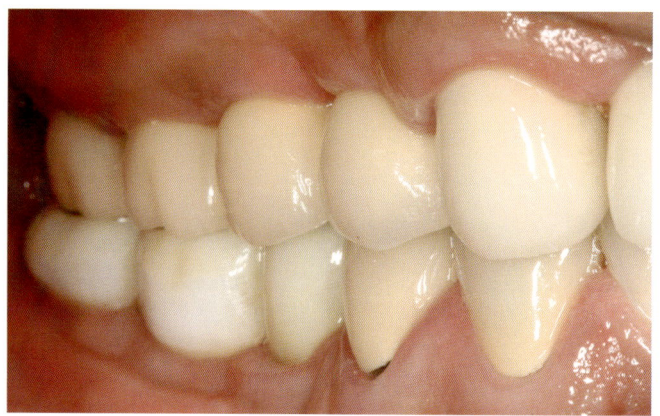

图7.8.27. 右侧颊侧观。咬合平面良好,颌间距离充足。

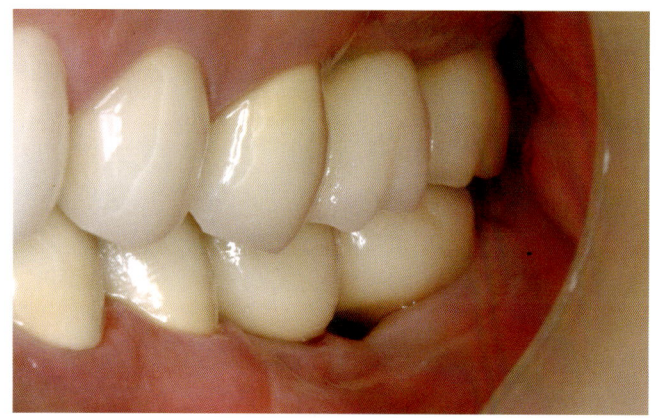

图7.8.28. 左侧后牙颊侧观。

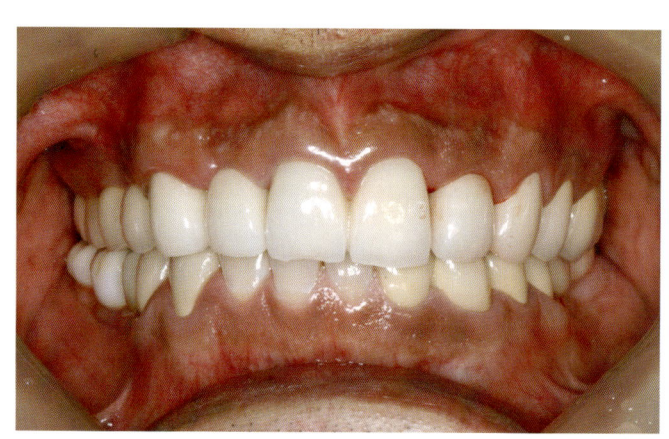

图7.8.29. 最终治疗结果。耗时14个月。

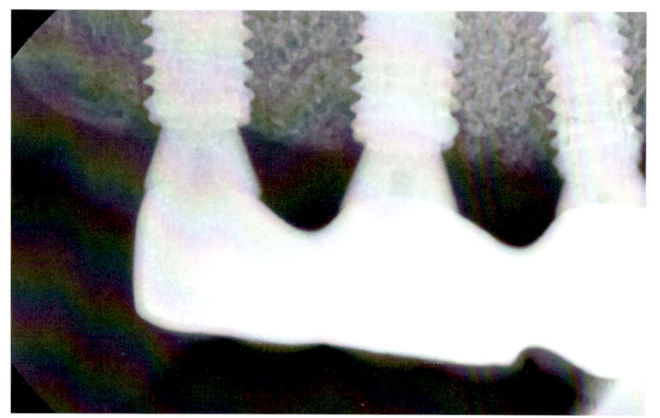
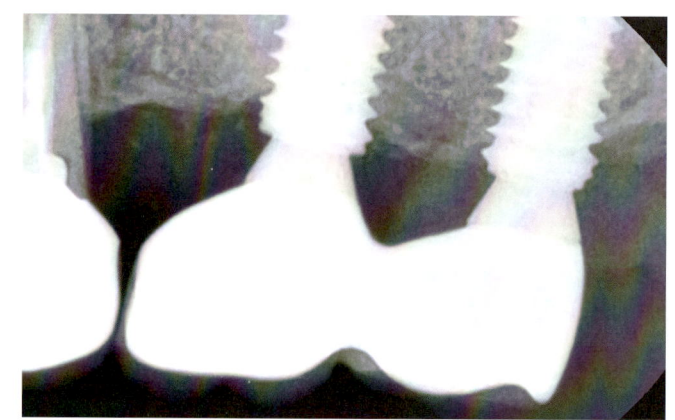

图7.8.30. 修复体完成时的影像学检查。

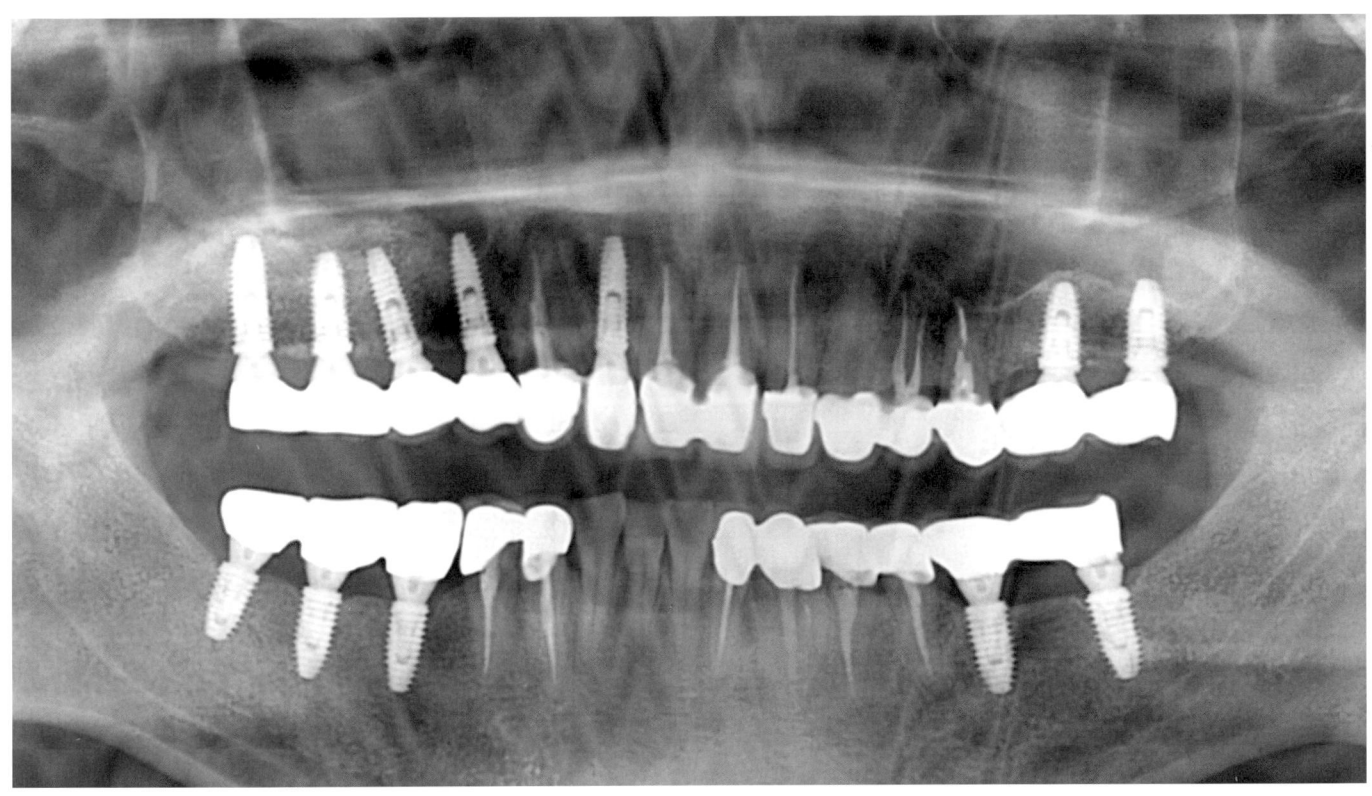

图7.8.31. 2年后复查时的全景片;种植体周围边缘骨稳定。右上后牙区即使只有植入的骨材料,种植体在2年间行使功能也非常良好。

SLA 病例 9

使用SLA技术和钛网行垂直向牙槽骨增量

朴正哲

46岁女性患者,全身情况良好。要求行双侧上颌窦提升植骨和种植治疗。右上后牙由于牙周病于2年前拔除。左上第二前磨牙和第一磨牙由于局部慢性重度牙周炎于6周前拔除。

全景片示:左上颌第二前磨牙和第一磨牙区大面积骨缺损,牙龈和上颌窦底壁间仅有一薄层骨壁(图7.9.1、图7.9.2)。患者诉#24疼痛,检查发现该牙根折。此外,#47远中10mm深牙周袋。计划左上颌无牙区#24拔牙窝用钛网行垂直向牙槽嵴增量、经外侧壁上颌窦提升植骨和即刻植入种植体。

右侧计划行SLA技术Ⅳ类固位,#15、#16、#17植入3枚种植体。5个月后,#25再植入1枚种植体。

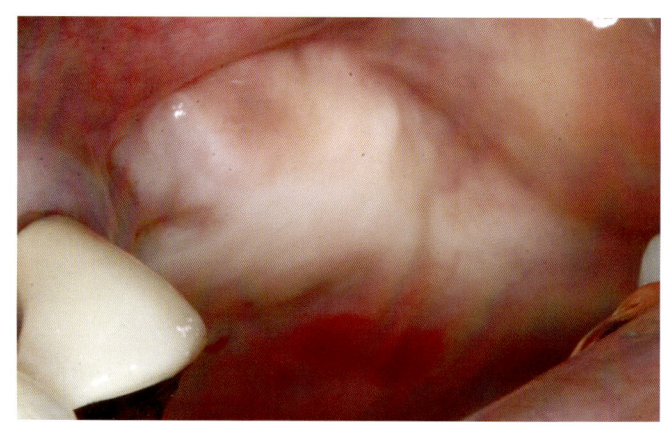

图7.9.1. 左上后牙区术前(颌)面观。#25、#26可见严重骨缺损。

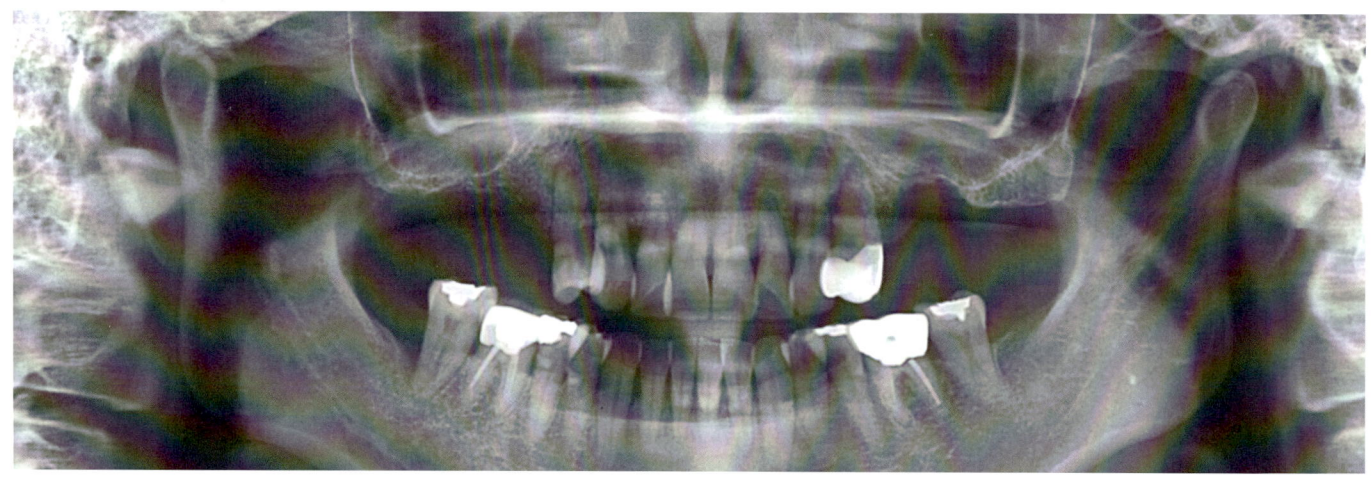

图7.9.2. 基线时全景片。两侧上颌后牙无牙区均可见重度垂直骨缺损和上颌窦气化。

第七章 | SLA技术临床病例

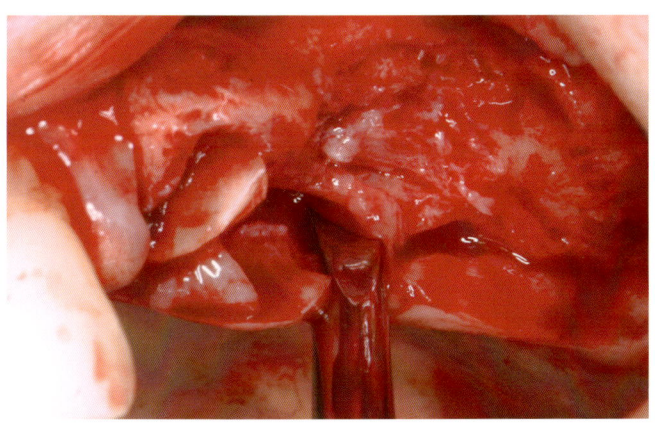

图7.9.3. 翻全厚瓣，#25、#26区大面积骨缺损。#25根折。

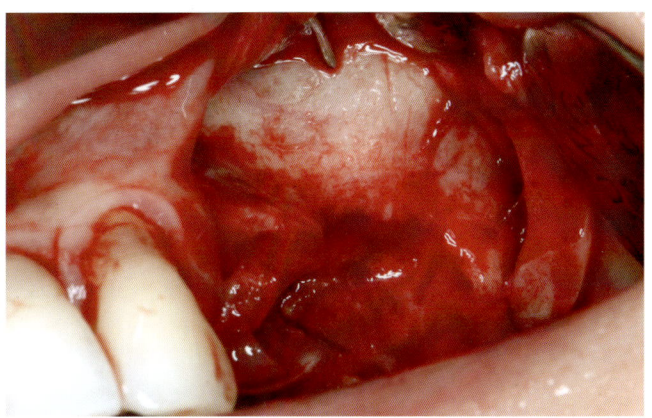

图7.9.4. 重度垂直向骨缺损和上颌窦外侧壁的颊侧观，可见骨质厚且致密。

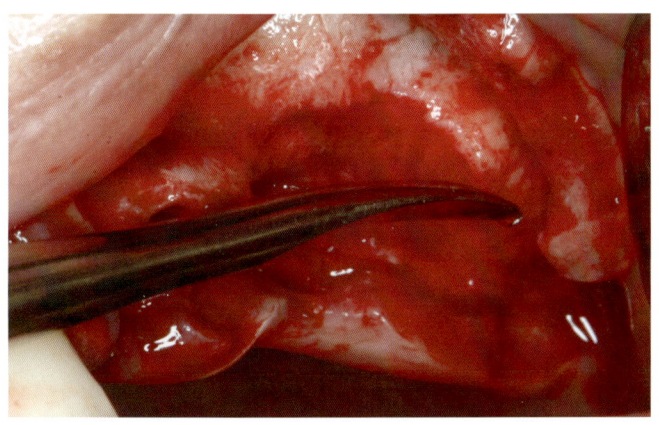

图7.9.5. 颊侧和舌侧骨完全缺失，垂直向骨增量难度非常高。

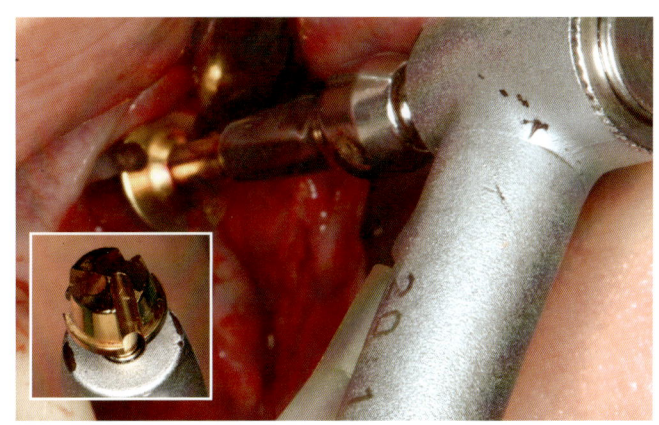

图7.9.6. 由于铰刀长度不够，所以使用了延长杆。

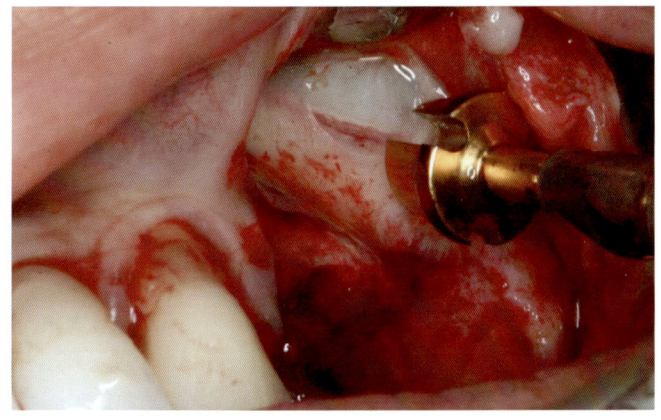

图7.9.7. 钻孔中发现小动脉，未撕裂。显示LS铰刀未损伤软组织，而是将其推进深处。

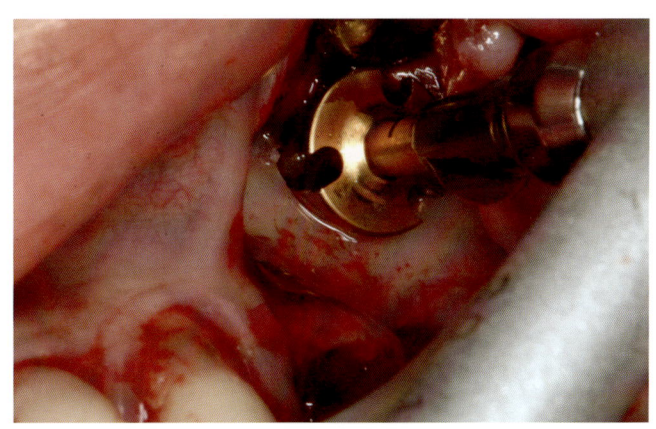

图7.9.8. 继续高速（大于2000rpm）加压钻入。

219

微创上颌窦提升技术

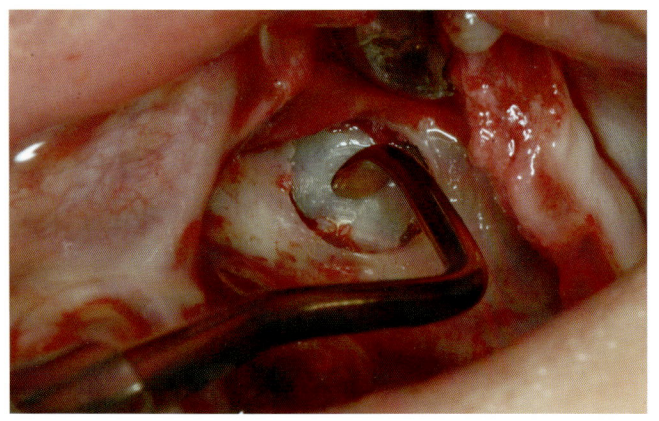

图7.9.9. LS铰刀形成一薄层骨盘，可如图触及并推入。

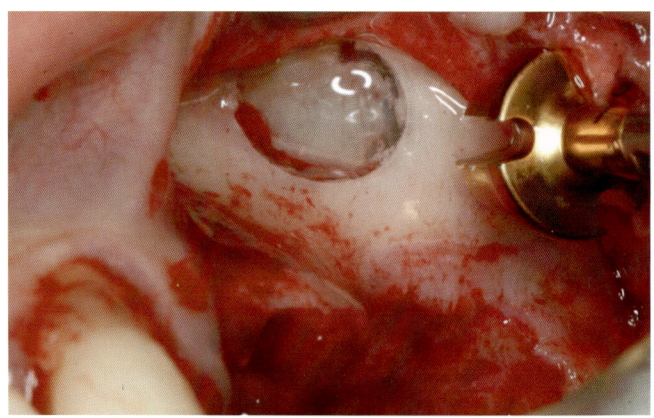

图7.9.10. 薄层骨盘和未撕裂的动脉一起被推进上颌窦内。此时可以剥离窦膜了。

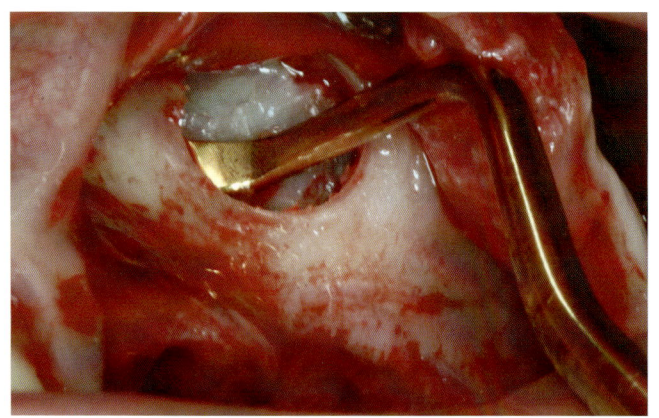

图7.9.11. #01窦膜剥离器用于剥离近中和远中的窦膜。

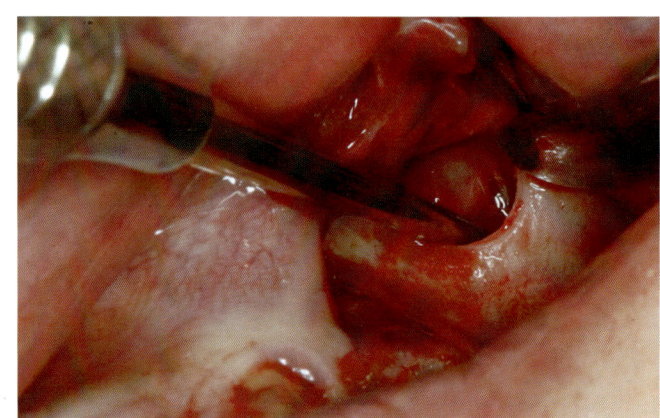

图7.9.12. #02窦膜剥离器30°工作端用于剥离底壁、颊侧和内侧的窦膜。

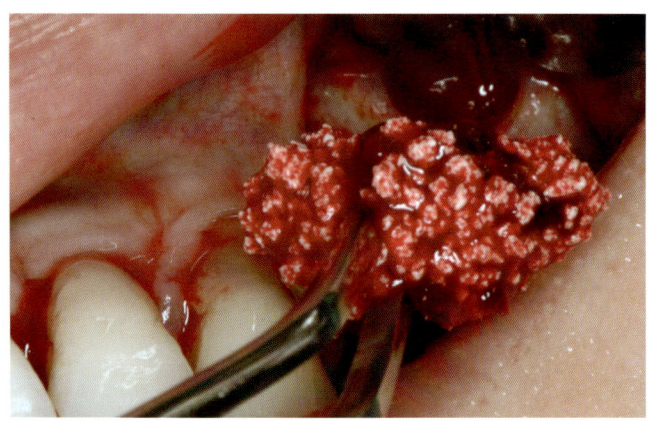

图7.9.13. Calpore（60%β三磷酸钙和40%羟磷灰石）1.5cc和血小板富集纤维蛋白（PRF）混合并植入上颌窦内。

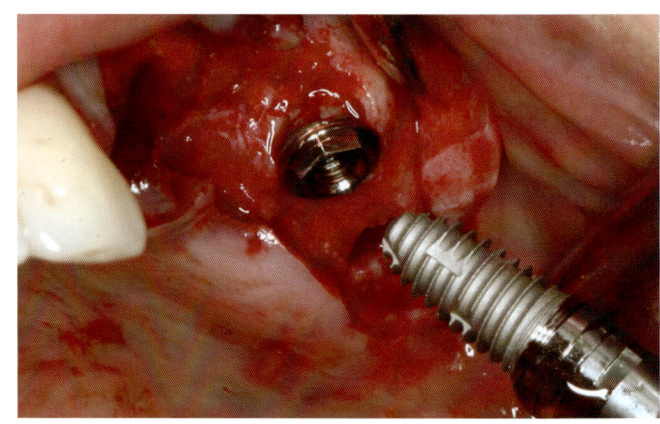

图7.9.14. #26、#27植入CMI EB511，510种植体（纽白特，首尔，韩国）。

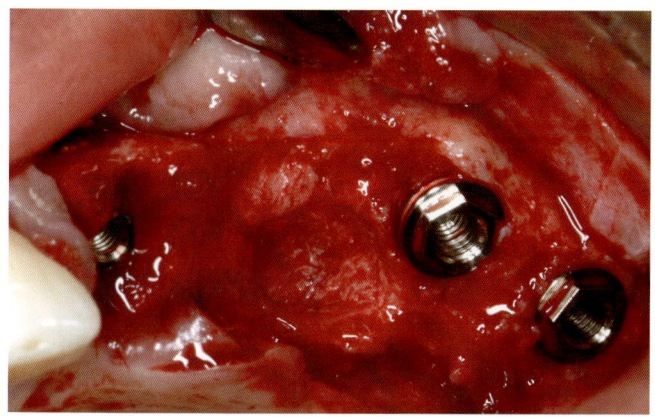

图7.9.15. #24拔牙窝植入CMI EB413种植体。#25、#26可见大面积骨缺损。

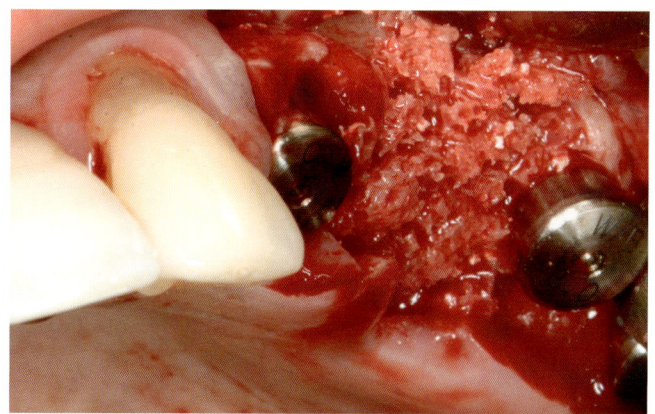

图7.9.16. 在术区靠近#28区域取得自体骨，和异体骨（RegenOss™ 1cc）一起植入#25、#26缺损区域。

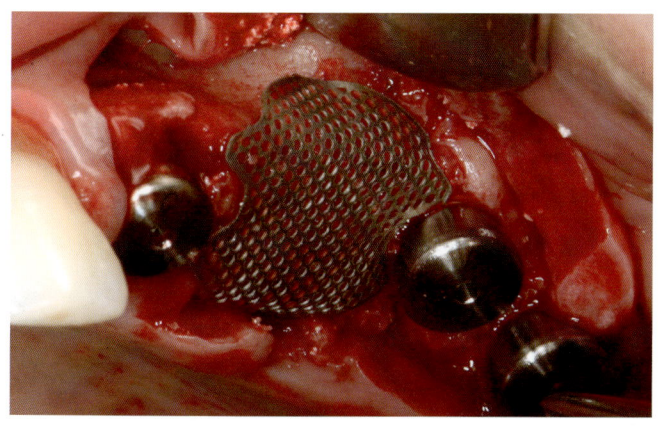

图7.9.17. 将E类个性化钛网（纽白特，首尔，韩国）塑形后覆盖于植骨材料上，用缝线（Lexilon多股尼龙线，韩国）固定。

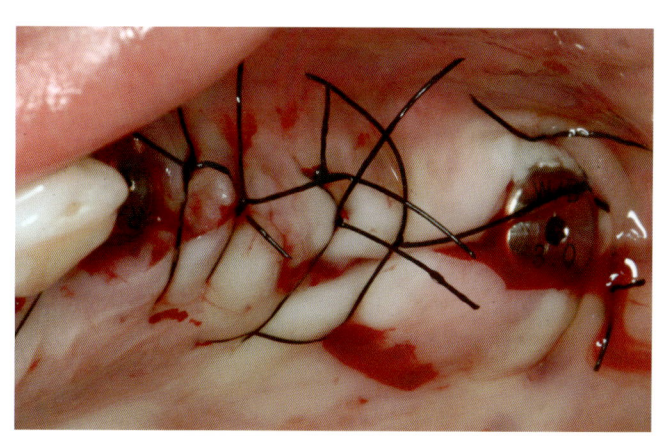

图7.9.18. 运用多种缝合（褥式+间断缝合）法缝合创面，#24、#26连接愈合基台。

图7.9.19. GAO小组在实际种植治疗中使用的表格。D332，D320和D332情况下，所有种植体都达到40Ncm的植入扭矩值。

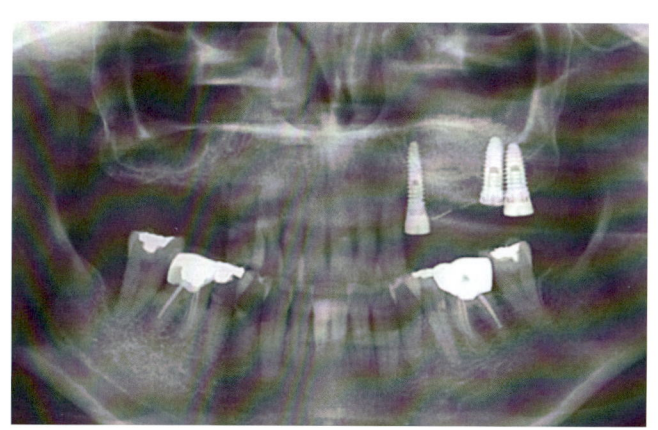

图7.9.20. 术后全景片。

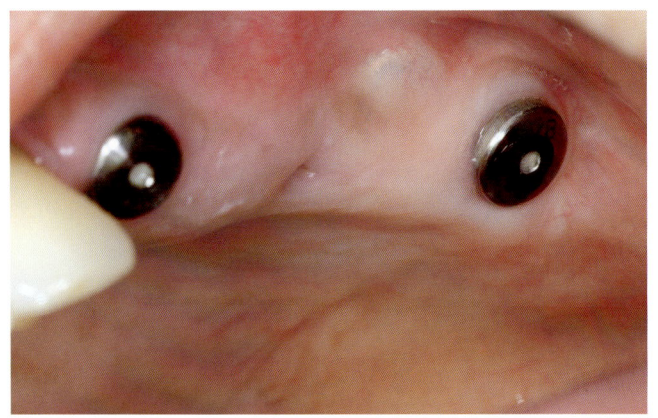

图7.9.21. 术后6个月临床照片。可见愈合良好,无膜暴露。

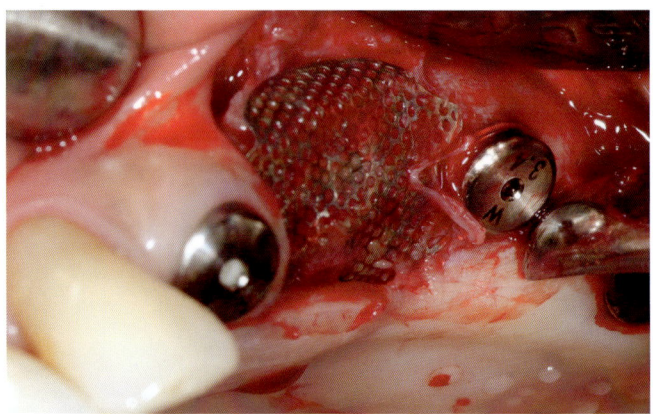

图7.9.22. #25再次手术取出个性化钛网并植入种植体。该产品与普通钛网不同,易于取出。

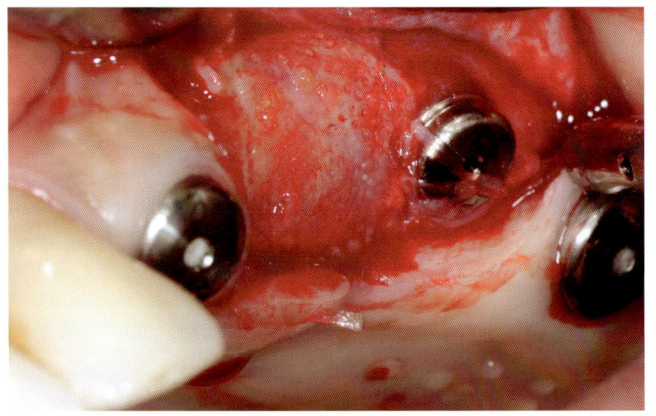

图7.9.23. 薄层软组织下方,可见植骨骨量维持相当好。骨质为D3~2。

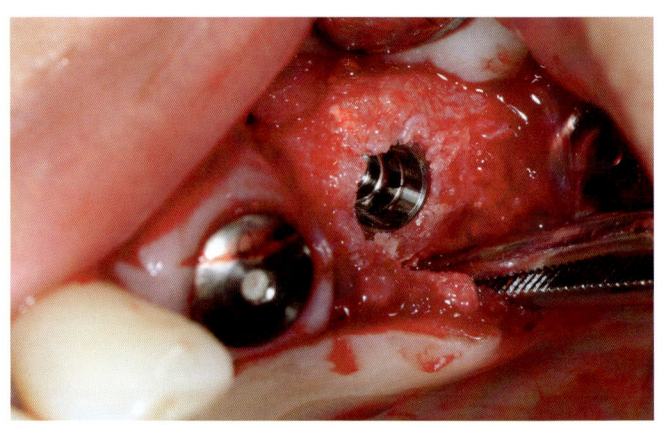

图7.9.24. 在新形成的骨组织中植入CMI内连接种植体,植体位于骨下0.5mm,植入扭矩35Ncm。

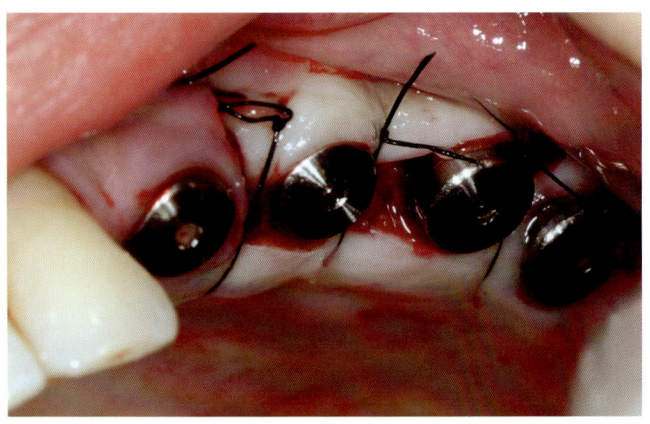

图7.9.25. 放置愈合基台后,创口由间断缝合关闭。

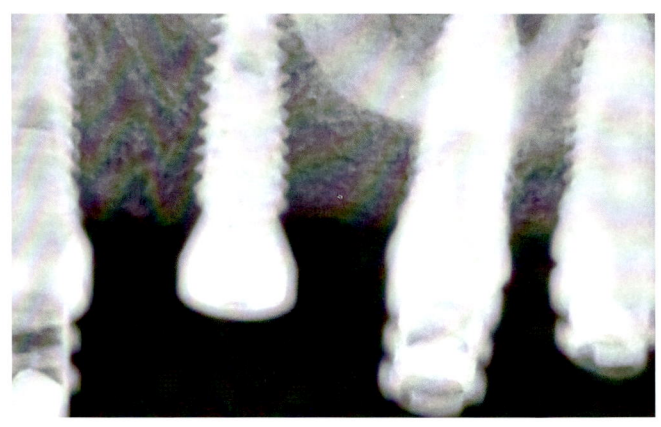

图7.9.26. #25植入种植体后根尖片。种植体远中位于边缘骨骨上水平。这可能是由于该区域缺乏骨矿化所致。

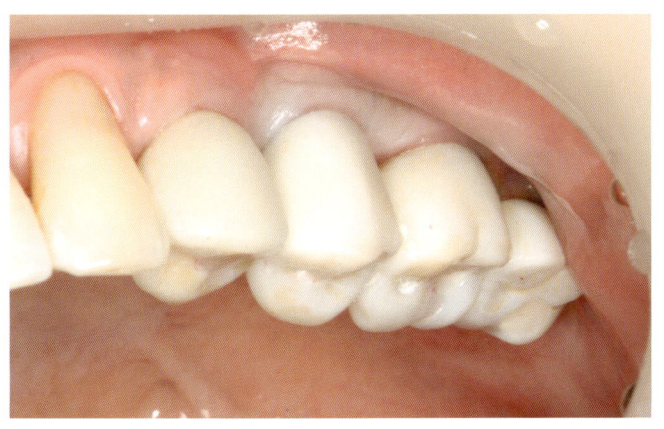

图7.9.27. #25、#26、#27最终修复体为3单位氧化锆FDP(SCRP)。

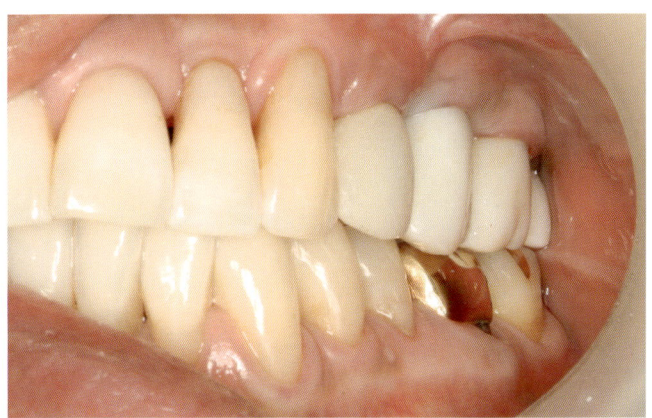

图7.9.28. 咬合时颊侧观。

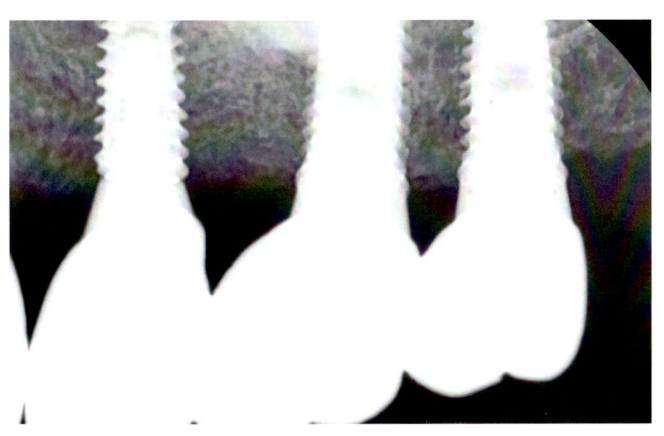

图7.9.29. 完成最终修复体后的影像学检查。

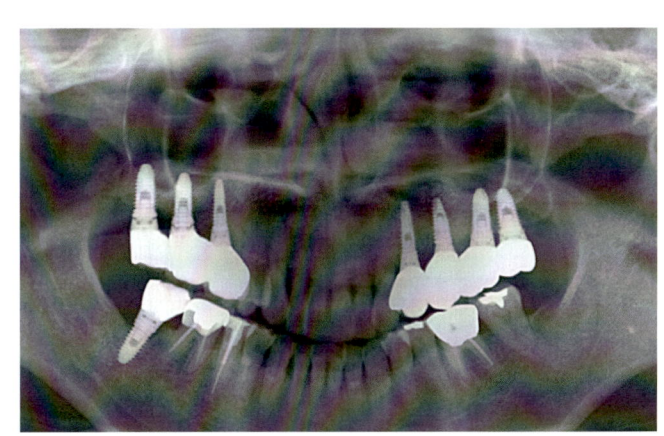

图7.9.30. 完成最终修复体后的全景片。

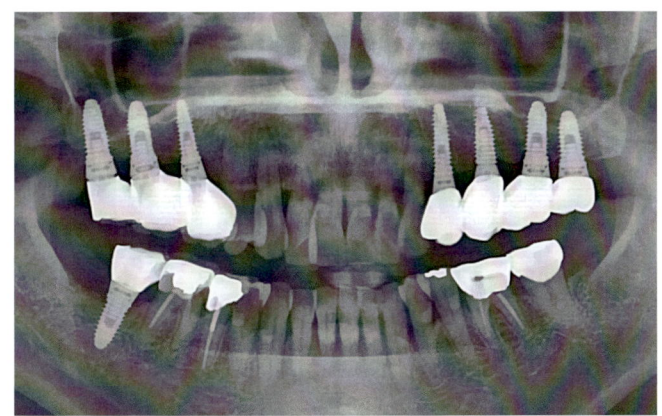

图7.9.31. 4年复查时的全景片示：种植体和植骨区域均维持良好，尤其是植骨区域。

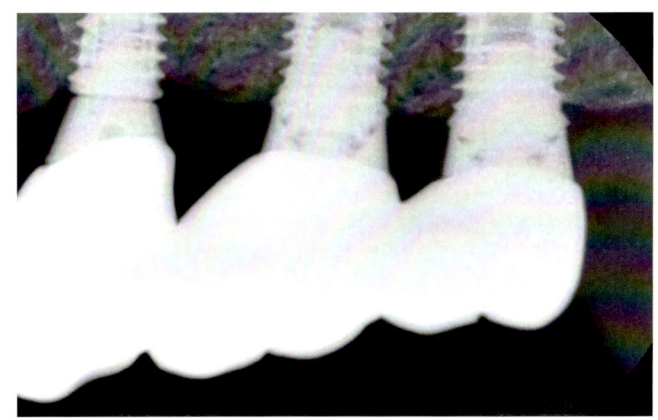

图7.9.32. 4年复查根尖片示：除了#25种植体远中有少量边缘性骨吸收，其余边缘骨均维持稳定。这告诉我们为何植骨区域推荐骨下植入的原因：边缘骨会发生改建。

SLA 病例 10

复杂上颌窦间隔区域的窦膜提升和严重骨缺损区域的垂直向骨增量

金南允

58岁女性患者，除轻微口腔干燥症外，无明显全身病史。临床检查：#25和#27冠边缘严重继发龋，导致#25－X－#27固定桥失败。对#24、#25行根管治疗，拔除#27。治疗计划为#26、#27植入2枚种植体。种植治疗前，等待6周，让软组织覆盖拔牙窝（图7.10.1－图7.10.3）。

第一次手术时，#26植入1枚种植体，III类 CMI/CM固位。使用SCA工具盒行经牙槽嵴顶上颌窦提升植骨，植入异种骨。#27由于无剩余骨量，因此只进行上颌窦提升植骨。除此以外，上颌窦和口腔间存在大面积骨缺损。用胶原膜覆盖软组织，防止植骨时窦膜穿孔和软组织进入植骨区域。钛网塑形以适合牙槽嵴形状，并用缝线固定。

植骨后6个月，去除钛网，并在#27位点植入1枚种植体。制作最终修复体前需等待4个月骨结合的时间。

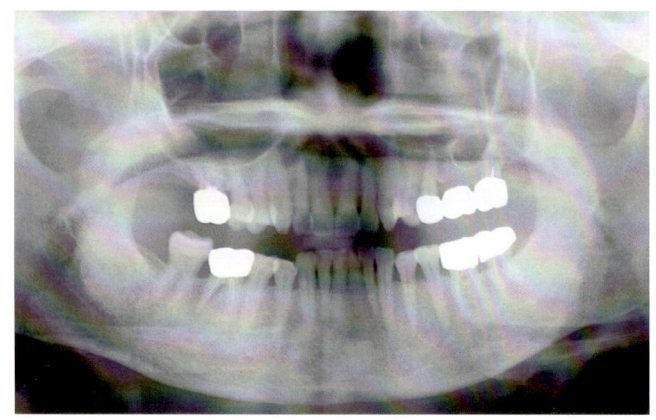

图7.10.1. 初诊时的全景片。#25、#26上颌窦间隔复杂，#26位点剩余骨高度仅2~3mm。#27根尖进入上颌窦腔，仅覆盖薄层皮质骨。

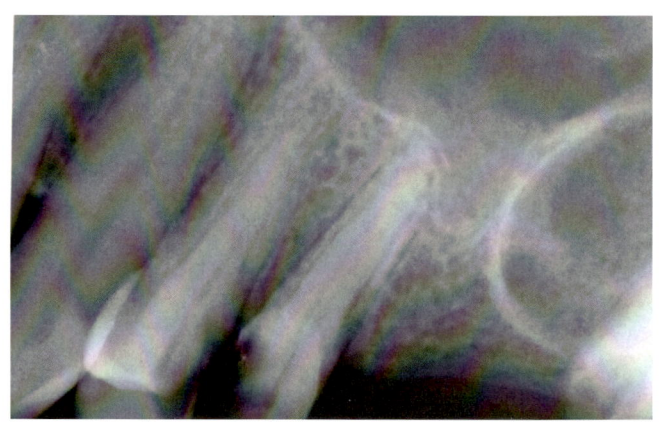

图7.10.2. 拆除旧修复体后根尖片。#27因龋损严重而拔除。近#25根尖区可见上颌窦底壁气化。

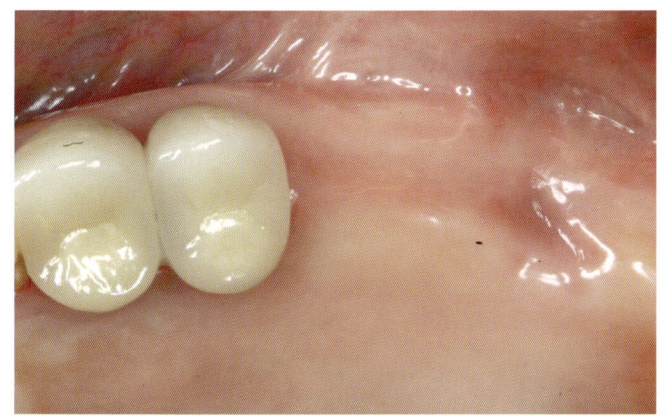

图7.10.3. #26、#27缺失。6周前拔除#27。

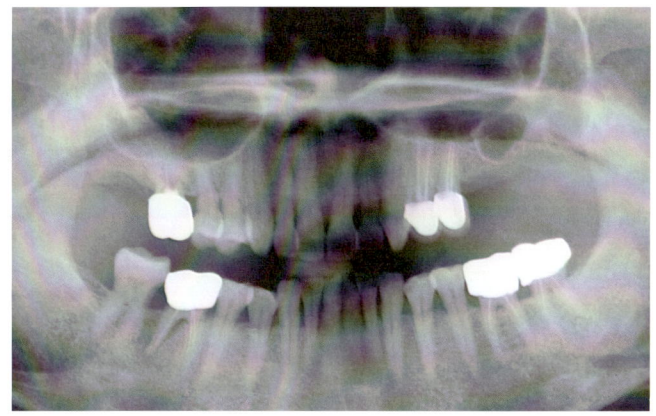

图7.10.4. 拔除#27后6周。#27位点似乎有剩余骨。#26计划使用S铰刀，借上颌窦近中斜面和间隔获得II/III类固位。

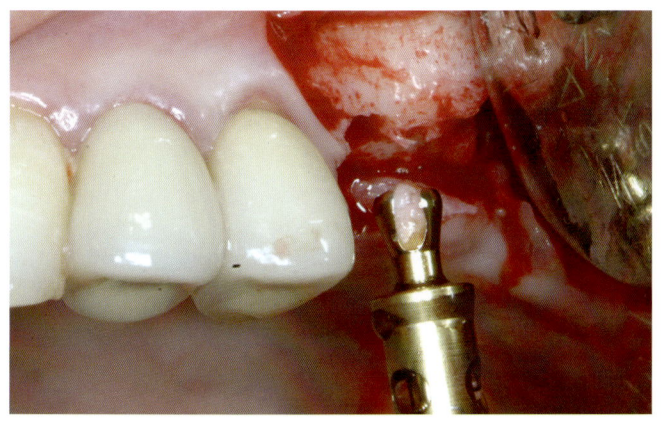

图7.10.5. 使用先锋钻预备到稍短于最终深度，最后钻入上颌窦间隔的预备由S铰刀完成，铰刀直径3.2mm，使用5mm停止环。此过程建议转速为1000~2000rpm，配合大量生理盐水冲洗。

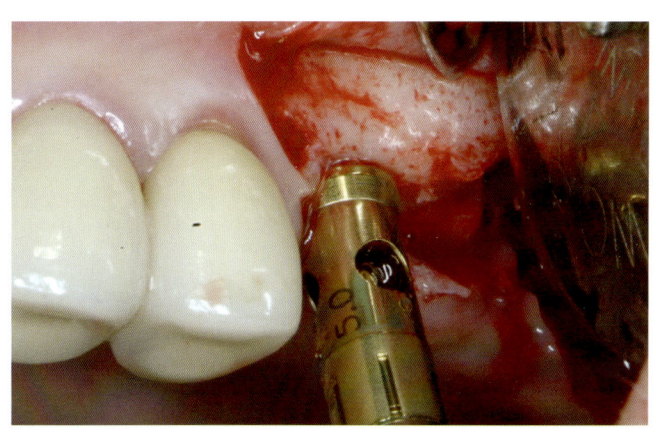

图7.10.6. SCA工具盒的S铰刀钻入上颌窦腔，取得III类CM固位。根据影像学资料分析，剩余骨高度预计为4~5mm。

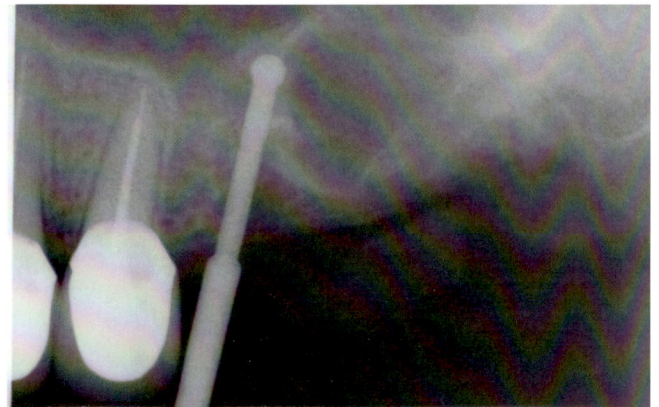

图7.10.7. 根尖片示：插入预备窝洞内的深度测量尺显示预备路径。使用S铰刀时，只要不越过间隔的顶峰，就不会撕裂或打穿窦膜。种植体植入间隔的皮质骨内可以取得良好的初期固位。

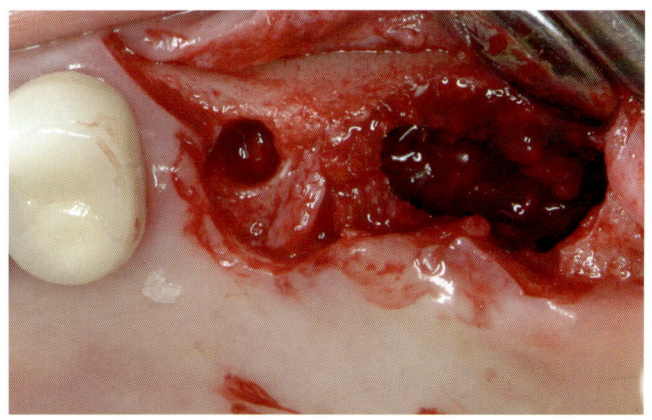

图7.10.8. 进行7mm预备时，最终打开了#26区域上颌窦间隔的皮质骨壁。#27、#28区域可见大面积骨缺损。窦膜和被切除的牙龈软组织融合在一起，将其从上颌窦骨壁上分离下来。

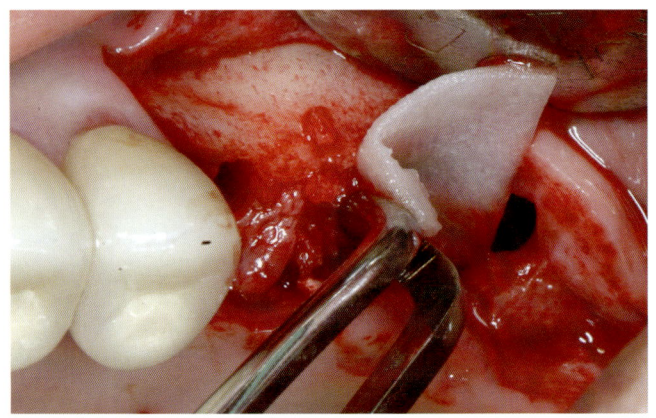

图7.10.9. 用胶原膜（Lyoplant）覆盖软组织、间隔窦膜与植骨材料，防止软组织长入。

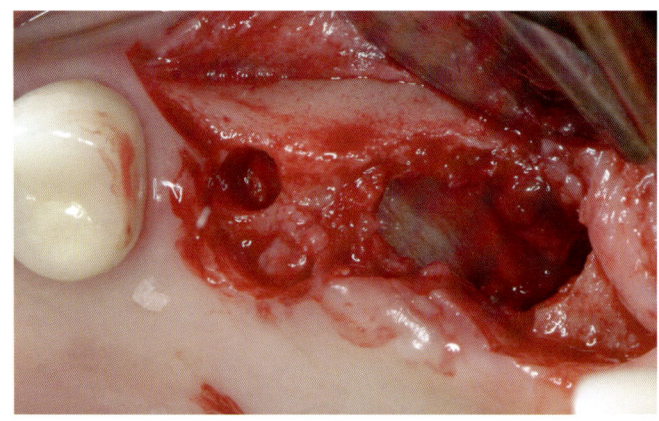

图7.10.10. 可见胶原膜覆盖于下方。间隔近中的上颌窦膜由S铰刀剥离，间隔远中的窦膜由#03窦膜剥离器剥离。

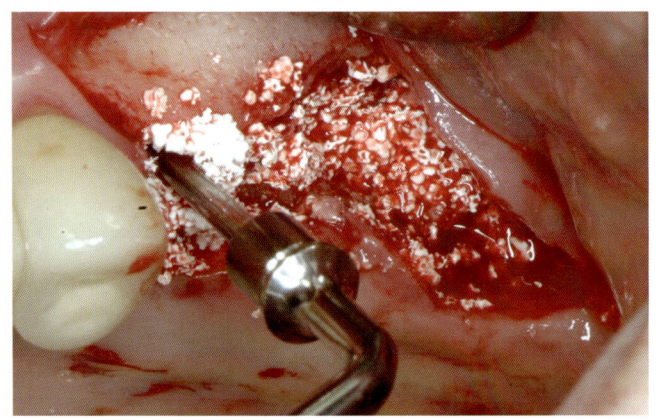

图7.10.11. 异种骨材料（DM骨；Metabiomed）经牙槽嵴植入上颌窦腔。

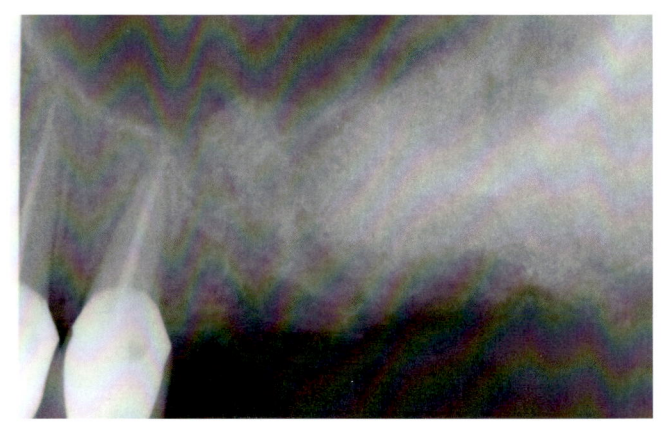

图7.10.12. 间隔近中的上颌窦膜由S铰刀和经牙槽嵴植骨材料提升，其余窦膜由SLA工具盒的微创窦膜剥离器提升，并经牙槽嵴缺损处植骨。

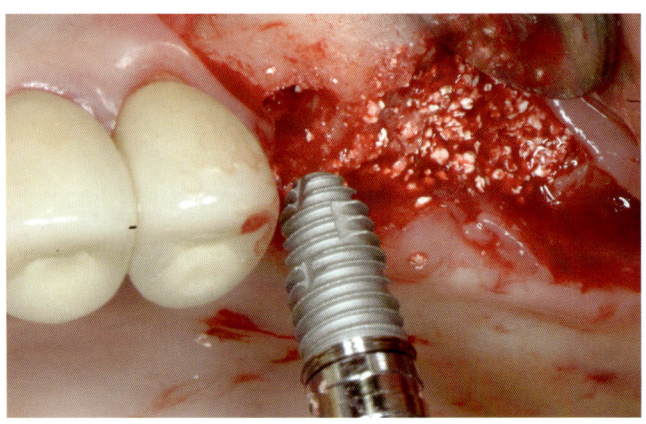

图7.10.13. #16位点植入5.0×10mm的CMI EB种植体。40Ncm的植入扭矩可能是靠底壁厚皮质骨所获得。

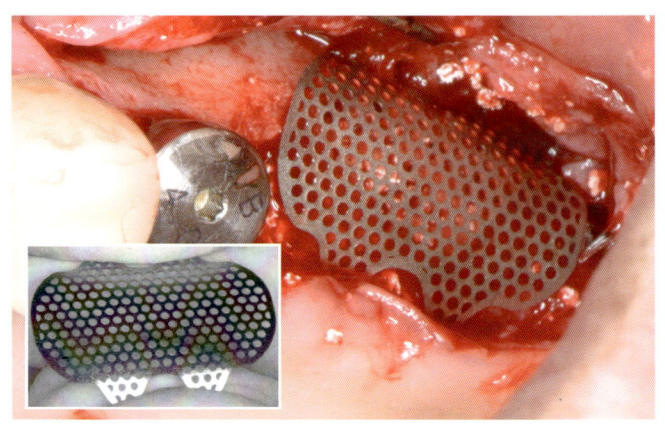

图7.10.14. 个性化钛网（CTi-mem，E3）塑形后置于植骨位点，经缝线固定。用胶原膜覆盖个性化钛网的步骤非常关键，能够降低钛网暴露率。

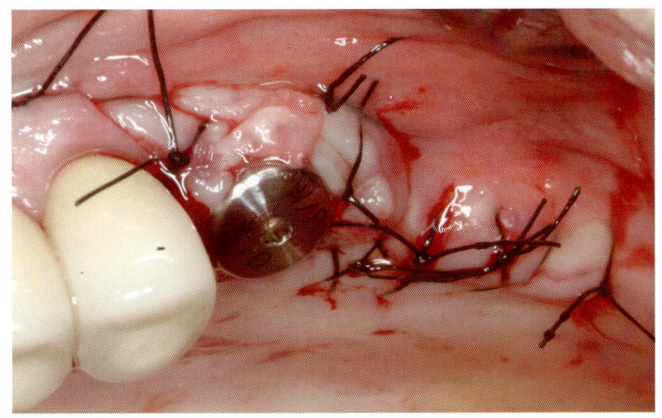

图7.10.15. #16为非埋入式,植入种植体后安装愈合基台。为了瓣的适度外翻,通常推荐使用褥式缝合。该病例由于牙龈较厚,使用了间断缝合和改良褥式缝合。

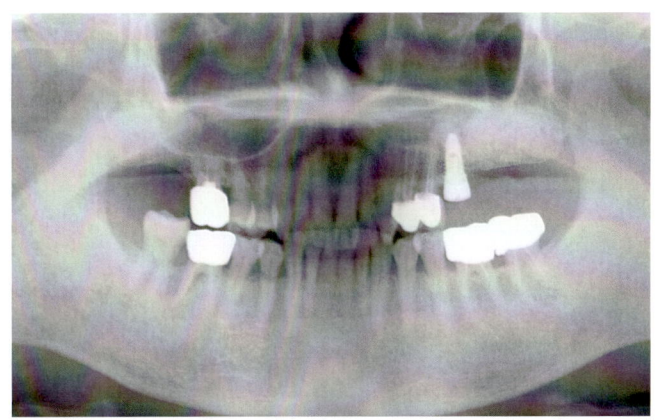

图7.10.16. 术后全景片。植骨材料轮廓清晰可见。#16种植体在3个月后安装临时冠。

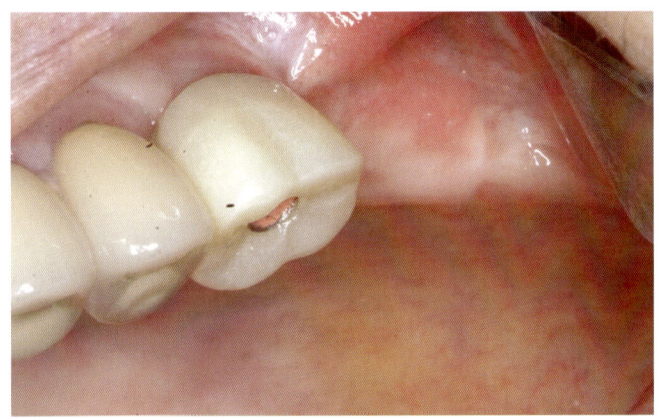

图7.10.17. 术后6个月,软组织愈合,无钛网暴露。

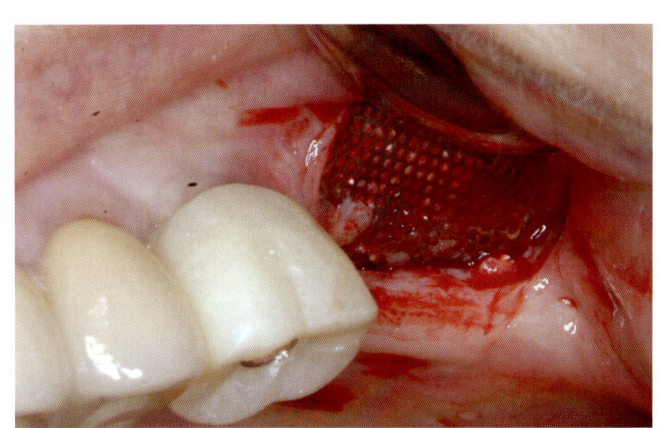

图7.10.18. 去除钛网时,钛网相容性良好、无感染现象。植骨材料的量维持稳定。

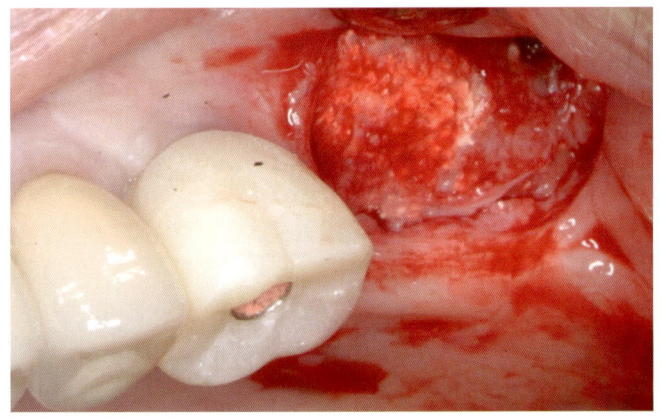

图7.10.19. 去除个性化钛网比去除其他钛网方便。钛网下可见固态骨团块。

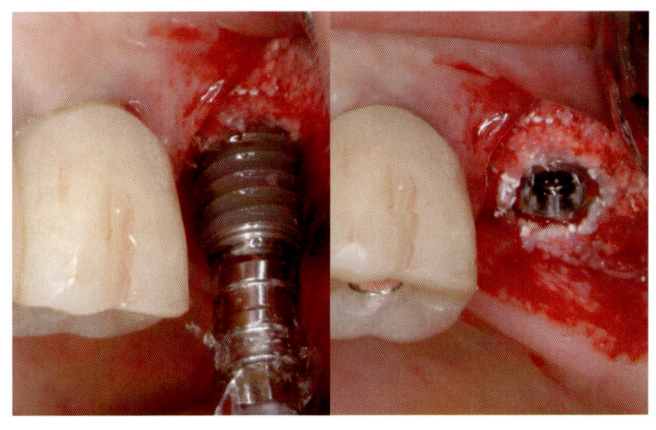

图7.10.20. 在仅含移植骨的骨组织内,将5.0×10mm的CMI IS-II active种植体植入骨下1mm。骨密度和植入扭矩分别为D333和20Ncm。

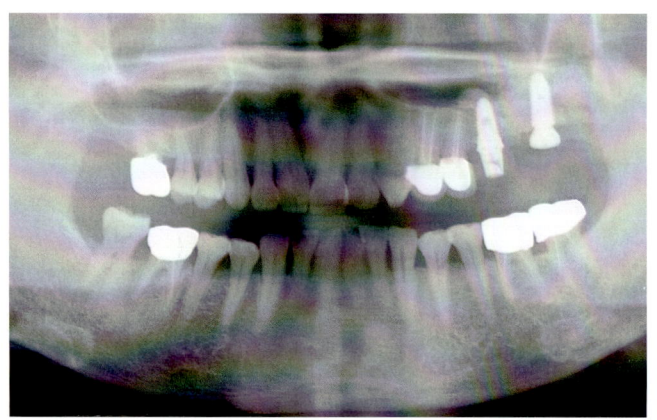

图7.10.21. #27种植后的全景片。计划在植入种植体后4个月完成最终修复。

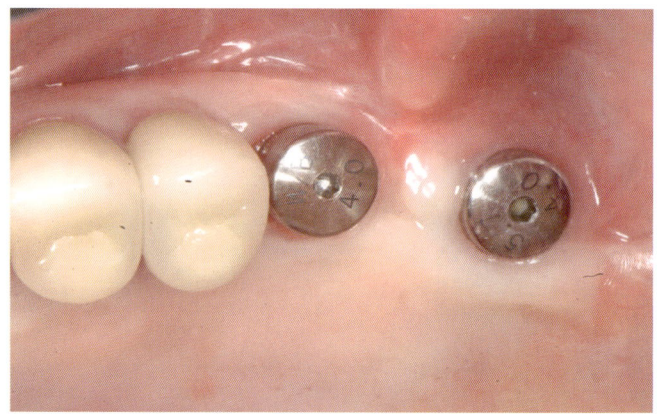

图7.10.22. 面观（术后4个月）：#26周围附着龈充足，但#27颊侧附着龈不足。

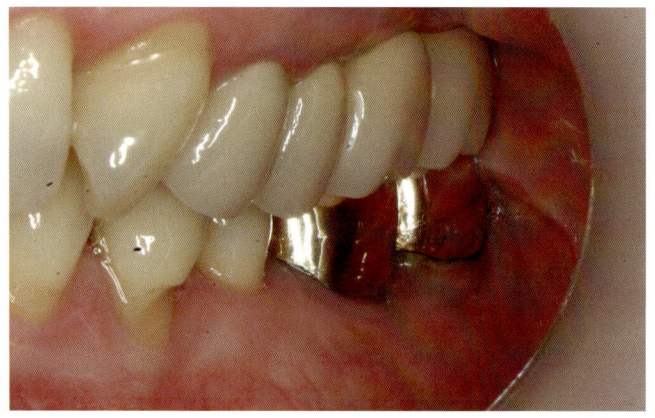

图7.10.23. 轻咬合时，咬合纸应能从两个咬合面间通过。紧咬合时，上下牙应能咬住咬合纸。

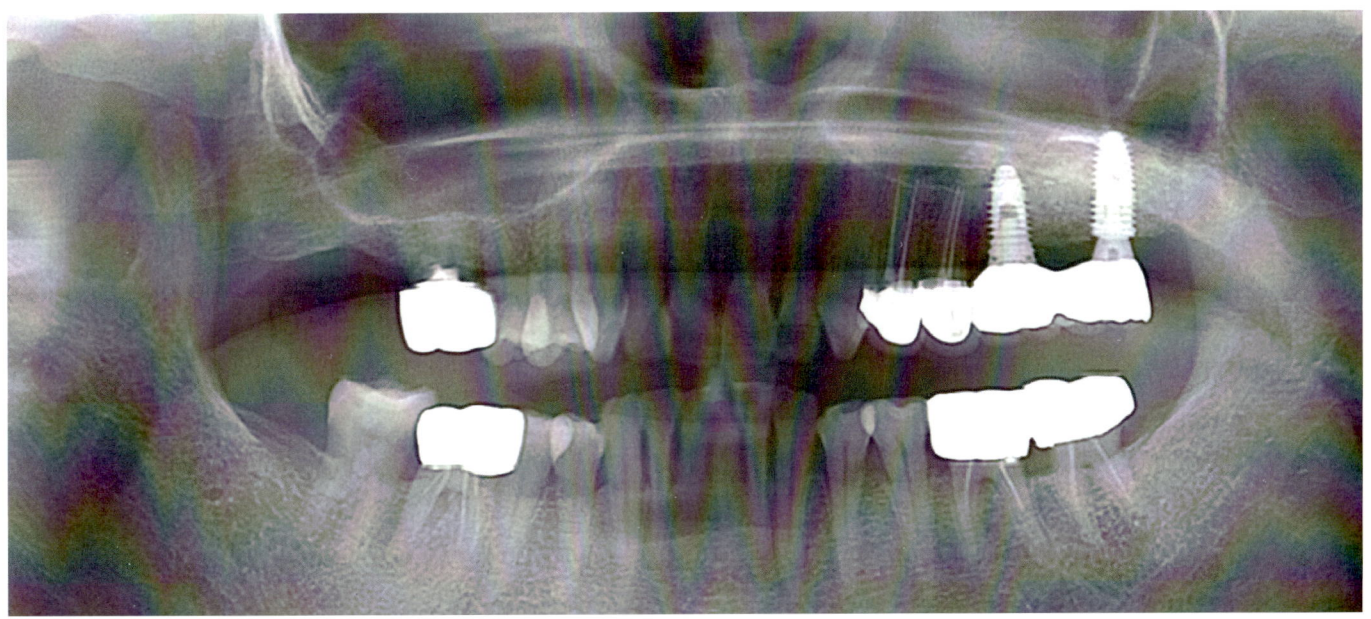

图7.10.24. 完成最终修复体后的全景片。

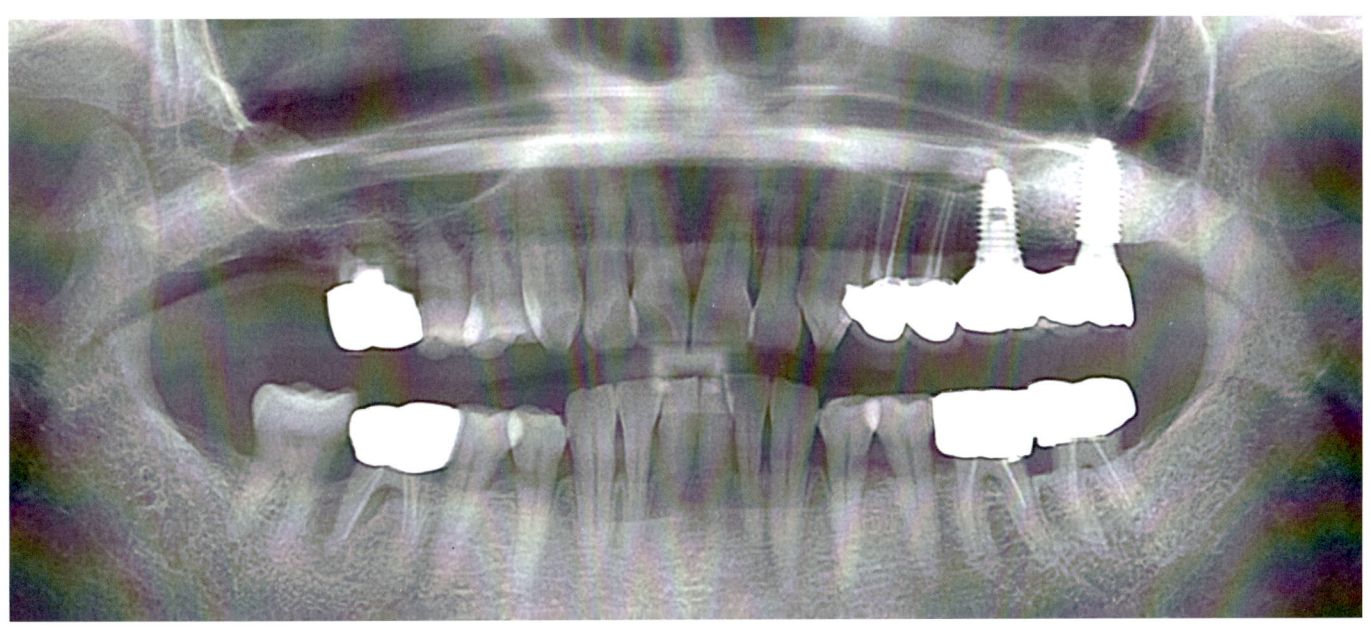

图7.10.25. 全景片（5年随访）：种植体周围无边缘骨吸收，尤其在#27植骨区域未见骨吸收。

第八章

上颌后牙区SCA/SLA技术、CMI固位和负载方案的科学证据

许永九　金南允
金锺晔　金钟华
金重敏

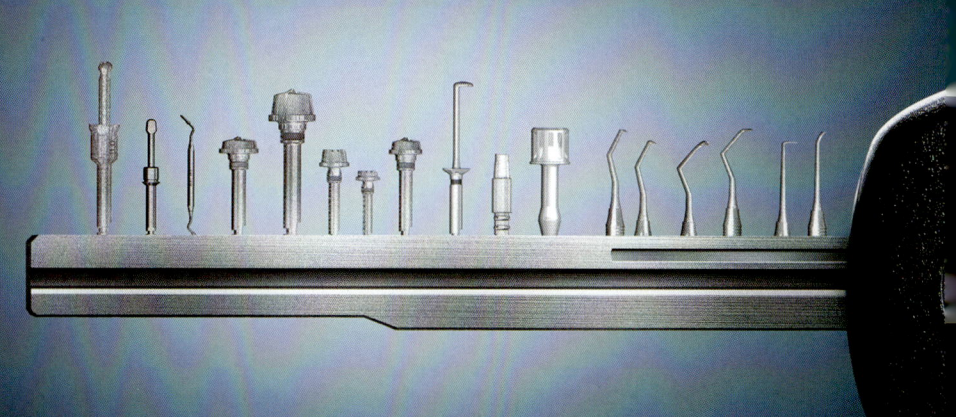

上颌后牙区SCA和SLA技术、上颌窦CMI固位和负载方案的8年回顾性研究

许永九　金南允　金锺晔　金钟华　金钟敏　GAO研究(2016年)

在2008年至2016年8年间,5位GAO的临床医生在上颌后牙缺牙区进行了2000枚以上种植体支持的修复治疗。上颌后牙区结合SCA/SLA技术的CMI固位不仅适用于安全的上颌窦提升和植骨,还有利于为即拔即种、非埋入式种植建立有效的初期稳定性,甚至上颌后牙区的早期或即刻负载。研究观察回顾了上颌后牙区使用该技术和负载方案在8年中累计的临床疗效,如负载方案的成功率、上颌窦膜穿孔和上颌窦炎的发生率以及远期边缘骨吸收和种植体周围炎等。

摘要

目的: 本研究旨在评价SCA和SLA技术的临床效果,确定上颌窦I~IV类CMI固位的成功率,并比较上颌后牙区常规、早期和即刻负载的成功率。

材料和方法: 上颌后牙区共植入2284枚CMI种植体(纽白特)。根据剩余骨高度和上颌窦提升方法,将病例分为4组,即根据Heo's上颌窦CMI固位分类分为I~IV类。SCA技术用于避免膜撕裂的上颌窦底壁固位、上颌窦膜提升和经牙槽嵴植骨;SLA技术用于经外侧壁上颌窦提升。根据剩余骨高度,植入扭矩和骨密度来选择合适的种植体负载方案。观察种植体成功率、上颌窦膜穿孔和上颌窦炎的发生率。

结果: 植入上颌后牙区的2284枚种植体中,390枚为I类固位,797枚II类固位,544枚为III类固位,553枚为IV类固位。其中295枚种植体使用LS/C铰刀行外侧壁开窗,180枚使用LS铰刀,115枚使用C铰刀。8年间植入种植体的累计成功率为98.6%。

I类、II类、III类和IV类的成功率分别为98.7%、98.9%、98.5%和98.0%。I类、II类、III类和IV类之间无显著性统计学差异($P>0.05$)。2284枚种植体根据负载时间区分,398枚为即刻负载,811枚遵循早期负载方案,剩余1075枚为传统负载,即等待3~6个月。传统负载(CL)、早期负载(EL)和即刻负载(IL)的成功率分别为98.2%、98.9%和98.7%。CL、EL和IL组间无显著性统计学差异

（$P=0.5068$）。即刻种植（315枚种植体）和延期即刻种植（136枚种植体）的成功率分别为99.4%和99.3%。2284枚种植体中随机选择1008枚测量边缘骨吸收，平均吸收为$0.3±0.7$mm。

在上颌窦膜穿孔方面：II类病例中，797枚经牙槽嵴提升植入种植体中有9枚出现膜穿孔（1.1%）；III类病例中，545枚种植体中有15枚发生窦膜穿孔（2.8%），其中测量深度时发生穿孔（0.7%）、植骨时发生穿孔（1.3%）、种植后发生穿孔（0.7%）。在295枚IV类种植体中，有18枚发生窦膜穿孔（6.1%），其中使用LS铰刀（0.7%）、使用C铰刀（1.3%）、使用微创窦膜剥离器分离（4.1%）。此外，1636枚行上颌窦提升的种植体中，有5枚发生了种植体周围炎。

结论：在本研究范围内，可以认为对于上颌后牙区微创上颌窦提升和种植体植入，SCA和SLA技术、CMI固位和负载方案是可预期的治疗形式。并且，这些治疗能在上颌后牙区早期或即刻负载时取得可预期的植入扭矩。今后应进行更多的临床随机试验以证实这些结果。

材料和方法

8年间，在上颌后牙区植入了2284枚种植体。剩余骨高度由全景片测得，不同深度的骨密度则根据术者使用先锋钻预备时的手感来确定。临床医生根据剩余骨高度、骨密度和植入扭矩值，来确定上颌窦CMI固位分类（I~IV类）和负载时间。上颌后牙区CMI固位结合SCA/SLA技术的概念不仅可以用于安全的上颌窦提升和植骨；还适用于使同期植入的种植体建立有效的初期稳定性、非埋入种植方式，甚至上颌后牙区的早期或即刻负载。SCA技术用于避免窦膜撕裂的上颌窦底壁固位、上颌窦膜提升和经牙槽嵴植骨术。而SLA技术则适用于微创上颌窦外提升。种植体负载方案需根据剩余骨高度、植入扭矩、骨密度和CMI固位类型来选择。详细步骤、准则和适应症会在下文描述。

SCA技术的应用

在II类和III类CMI固位中，S铰刀高速运作（≥ 1200rpm），在上颌窦底壁安全钻孔而不撕裂上颌窦膜。

确认上颌窦底壁开孔、剩余骨高度和窦膜完整性后，如需要可植骨。在上颌窦膜穿孔的情况下，如果剩余骨高度超过6mm，可通过植入比剩余骨高度长1~1.5mm的种植体来达到II类CMI固位，这样能避免种植体进入上颌窦深度超过1.5mm；如果窦膜穿孔发生在剩余骨高度小于6mm时，则不能达到II类固位，此时手术计划应更改为取得IV类固位，或终止手术，3个月后重试。更多SCA技术的详细步骤和介绍可见本书第四章。

在II类和III类CMI固位中，如果植入扭矩大于30Ncm、剩余骨高度大于6mm时，种植体可以选择EL/IL；如果植入扭矩小于30Ncm、剩余骨高度小于6mm时，种植体则行传统负载。在I~III类固位中，如果植入扭矩大于20Ncm，大多数种植体采取了非埋入式种植。

SLA技术的应用

为取得IV类C/CM固位：需使用LS/C铰刀在上颌窦外侧壁开窗，该窗口应位于种植区最前方、接近上颌窦底的位置（上颌窦最低处），使术者能够更容易地提升上颌窦膜，并避免影响上颌窦外侧骨壁内的血管。当上颌窦腔内有间隔时，需要在外侧壁进行两处预备，以完成两个窦腔内的膜提升。

使用LS铰刀切骨时，转速应大于2000rpm，并对骨壁进行垂直加压。使用C铰刀时，可在植骨后用骨块覆盖骨壁上的窗口。这两种情况，都不需要使用屏障膜覆盖窗口。

如果上颌窦膜撕裂，则需小心地翻起膜，用胶原膜覆盖撕裂部位后再植骨。

大多数情况下，当剩余骨高度大于1mm时，可以在上颌窦提升植骨的同期行种植体植入；且如果植入扭矩大于20Ncm，种植体可不埋入。当剩余骨高度大于5mm时，种植体可以在5个月内负载；而剩余骨高度小于5mm时，则种植体应根据剩余骨高度，等待至少6个月再负载。为了不对非埋入的种植体施加破坏力，应在愈合期内小心重衬和调整可摘义齿。

种植体植入和负载方案

本研究总共在上颌后牙区植入了2284枚种植体（CMI种植体，纽白特，首尔，韩国）。通过术者用先锋钻预备时的手感来确定在不同深度，分别与种植体的冠（C）、中（M）、根（I）接触的剩余骨的密度。临床医生根据剩余骨高度和骨密度来决定分类，确定为上颌窦CMI固位中的哪一类。下文将详述每一类的适应症和植入/负载方案。

I类CMI固位（表8.1）

上颌窦I类CMI固位的情况下：当上颌窦剩余骨密度为D444时，种植窝采用级差预备，种植体植入需依靠自攻性。当骨密度为D333时，种植窝正常标准预备，并利用自攻性使种植体就位。当骨密度为D1~2,33时，种植窝全段标准预备后结合使用颈部成形钻或攻丝钻。种植体植入在愈合后的牙槽嵴时，如果植入扭矩为30~40Ncm，则行即刻或早期负载。

如果拔牙窝内骨密度为D222~3，种植窝需标准预备或仅根据级差预备；负载时间则根据骨密度和植入扭矩来选择常规、早期或即刻负载。但当骨密度为D023~4时，种植体缺乏C固位；此时种植窝应级差预备，种植体依靠自攻性就位；其负载应选择传统负载（表8.5）。

表8.1. I类CMI固位种植体植入和负载方案

骨密度	方案
D444	级差预备/自攻丝
D333	标准预备/自攻丝
D1~2,33	(1) 标准预备/颈部成形 → 传统负载（CL）
	(2) 标准预备/颈部预攻丝 30~40Ncm → 即刻/早期负载（IL/EL）

II类CMI固位（表8.2）

当剩余骨高度为6~13mm时，上颌窦CMI固位为II类。遇到D441~2骨质时，CM区域级差预备至小于剩余骨高度1mm；使用S铰刀在上颌窦底壁皮质骨（I区）开孔，防止窦膜撕裂，并在底壁取得更好固位。上颌窦底壁上开孔的直径和种植体直径相同或略小于种植体直径，这能使种植体狭窄的锥形根尖有效地进入上颌窦底壁皮质骨开孔内约1.5mm。如果是骨密度为D331~2且植入扭矩大于30Ncm的II类CMI固位，应选择IL或EL；但植入扭矩小于30Ncm的情况，则应采取传统负载。

如果拔牙窝内骨密度为D221~2或D021~2，甚至可以通过级差预备和S铰刀切骨，来尝试IL或EL。如果骨密度为D023，由于缺乏C固位，即使植入扭矩大于30Ncm，也应该采取CL（表8.5）。

表8.2. II类CMI固位种植体植入和负载方案

骨密度	方案
D441~2	级差预备/使用S铰刀在上颌窦底壁皮质骨开孔，防止窦膜撕裂，种植体根尖进入上颌窦底壁皮质骨内1~1.5mm，无需植骨 → CL
D331~2	级差预备/S铰刀/种植体根尖进入上颌窦底壁皮质骨内 若>30Ncm → IL/EL，或CL 若<30Ncm → CL

III类CM/C固位（表8.3）

剩余骨高度为3~7mm时，可以取得III类上颌窦CM/C固位。遇到这种情况，需要使用S铰刀经牙槽嵴打开上颌窦壁并植骨、提升上颌窦膜。因此，种植体为CM或C固位。当骨密度为D41~20时，种植窝制备深度小于剩余骨高度1mm，使用S铰刀后植骨，采取传统负载。当骨密度为D3~21~20时，只有剩余骨高度大于5mm或植入扭矩大于30Ncm的情况，才能采取IL或EL。但当剩余骨高度小于5mm或植入扭矩小于30Ncm时，只能采取CL。

拔牙窝骨密度为D21~20时，种植窝标准预备，联合使用S铰刀并植骨；而骨密度为D01~20时，种植体为M固位，种植窝应级差预备，联合使用S铰刀并植骨。如果植入扭矩大于20Ncm，这两种情况都应采取非埋入式种植和传统负载（表8.5）。

表8.3. III类CM/C固位种植体植入和负载方案

骨密度	方案
D41~20	级差预备/S铰刀/植骨 → 传统负载（CL）
D331~2	级差预备/S铰刀 若>30Ncm且剩余骨高度>5mm → 即刻负载或早期负载（IL/EL） 若<30Ncm或剩余骨高度<5mm → 传统负载（CL）

IV类CM/C固位（表8.4）

IV类CM/C固位指上颌后牙区经由外侧壁开窗或开孔的上颌窦提升植骨术后，种植体的CM或C固位。当III类固位遇到以下情况：剩余骨高度小于3mm、上颌窦底凸起或形状不规则、上颌窦膜异常增厚或窦膜撕裂，通常会得到IV类固位而不是III类固位。

当骨密度为D100时，如果剩余骨高度大于2mm，就能同期行上颌窦提升植骨和种植体植入，并且若植入扭矩大于20Ncm，可采取非埋入式。根据剩余骨高度和骨密度的不同,选择采取全段标准预备，以及自攻丝或预攻丝。当骨密度为D2~300、剩余骨高度大于3mm时，如果植入扭矩小于20Ncm，可同期种植并采取埋入式。当骨密度为D2~400且剩余骨高度小于2mm时，则应延期种植。

拔牙后即刻行上颌窦外提升时，只能先行上颌窦提升植骨，等待6~9个月后才行延期种植（表8.5）。

IL时，临时修复体通过临时螺丝固位且通过夹板连接在一起。EL时，临时修复体和永久修复体分别在1~4周和5~8周时负载。CL时，永久修复体为氧化锆SCRP（螺丝&黏接固位修复体）。所有种植体都须固位牢固。

表8.4. Ⅳ类CM/C固位种植体植入和负载方案

骨密度	方案
D100	剩余骨高度（RBH）>2mm → 同期种植、标准预备/自攻丝 或当初期扭矩（ITV）>20Ncm时预攻丝/非埋入式种植
D2~300	剩余骨高度（RBH）>3mm → 当初期扭矩（ITV）<20Ncm且存在自挤压时同期种植/埋入式种植牙时，同期种植/埋入
D2~400	剩余骨高度（RBH）<2mm → 上颌窦外提升及植骨，再延期种植

表8.5. 拔牙窝即刻种植（Immediate placement, IP）的植入和负载方案

骨密度	分类	方案
D222~3	Ⅰ类	标准预备~级差预备 → 传统负载（CL）/早期负载（EL）/即刻负载（IL）
D023~4		级差预备/自攻丝 → 传统负载（CL）
D221~2	Ⅱ类	标准预备~级差预备 → 传统负载（CL）/早期负载（EL）/即刻负载（IL）
D021~2		
D023		级差预备或标准预备/自攻丝 → 传统负载（CL）
D21~20	Ⅲ类	标准预备/若>20Ncm → 非埋入/传统负载（CL）
D01~20		级差预备~标准预备/若>20Ncm → 非埋入/传统负载（CL）
-	Ⅳ类	仅上颌窦提升植骨，延期种植（6~9个月）

根据CMI固位和负载方案、边缘骨吸收、膜穿孔、上颌窦炎、种植体周围炎或其他并发症，评估种植体成功率

本研究回顾分析了8年来上颌后牙区种植体的存活率和成功率，以及其上颌窦CMI分类和负载方案。所有种植体的评估都包括：成功率、边缘骨吸收和种植体周软组织情况。根据Albrektsson的成功标准[1]，种植体开始行使功能后一年内，边缘骨吸收小于1.5mm，此后每年吸收小于0.1mm，则为种植成功。通过拍摄标准平行投照根尖片测量骨水平，参照点为种植体粗糙表面上缘。同时观察 II、III、IV类进行分类时或分类后，窦膜穿孔和上颌窦炎的发生率和原因。

统计学分析

本研究的无效假设是，上颌窦I～IV类之间和不同负载方案之间，种植体成功率存在差异。采用基于R语言的统计学分析[R version 3.3.1 (2016-06-21) Copyright (C) 2016 The R Foundation for Statistical Computing]。通过Fisher精确检验，比较种植体存活率和成功率。当$P \leq 0.05$时，认为具有统计学差异。采用95%可信区间。

结论和讨论

I、II、III和IV类CMI固位的成功率

植入上颌后牙区的2284枚种植体中，390枚为I类固位，797枚为II类固位，544枚为III类固位，553枚为IV类固位。其中295枚种植体使用LS/C铰刀开外侧壁，180枚使用LS铰刀，115枚使用C铰刀。8年间植入种植体的累计成功率为98.6%。I类、II类、III类和IV类的成功率分别为98.7%、98.9%、98.5%和98.0%（表8.6）。I类、II类、III类和IV类之间无显著性统计学差异（$P=0.6208$）。

对上颌窦区即刻负载(IL)、早期负载(EL)和传统负载(CL)的分析

根据负载时间，2284枚种植体中，有398枚遵循IL方案，811枚遵循EL方案。剩余1075枚则为等待3~6个月后的传统负载（表8.7）。

表8.6. 上颌窦Ⅰ~Ⅳ类CMI固位方案GAO临床研究的8年（2008—2016）总结

	Ⅰ类	Ⅱ类	Ⅲ类	Ⅳ类	总计
种植体数量（枚）	390	797	544	553	2284
失败种植体（枚）	5	9	8	11	33
成功率（%）	98.7	98.9	98.5	98.0	98.6
P^*			0.6208		

* 通过Fisher精确检验比较上颌窦Ⅰ~Ⅳ类CMI固位种植体的存活率和成功率，无显著性统计学差异（$P>0.05$）。

表8.7. 上颌窦区即刻负载（IL）、早期负载（EL）和传统负载（CL）

负载时间	种植体数量（枚）
即刻负载（IL）	398
早期负载（EL）	811
传统负载或延迟负载（CL/DL）	1075
总计	2284

通过Fisher精确检验比较上颌窦Ⅰ~Ⅳ类CMI固位种植体的存活率和成功率，无显著性统计学差异（$P>0.05$）。

IL、EL和CL组间无显著性统计学差异（$P=0.5068$）。在即刻种植组中，IL、EL和CL组间也无显著性统计学差异（$P=0.5217$）。同样，在延期即刻种植组中，IL、EL和CL组间也无显著的统计学差异（$P=1$）。

IL/EL的成功率

不考虑上颌窦固位类型，IL和EL总体的成功率分别为98.7%和98.9%（表8.8）。

只有当分类为Ⅰ、Ⅱ和Ⅲ类时，才会采取IL和EL。Ⅱ类中的IL/EL种植体成功率似乎最高，但Ⅰ、Ⅱ和Ⅲ类组间并没有显著性差异（$p>0.05$）。Ⅳ类固位的种植体由于缺少残存骨且骨密度低，即使能取得足够的植入扭矩值，也不能采用IL或EL。IL/EL组与整体间也无显著性差异（$p>0.05$）。

表8.8. 即刻负载，早期负载，传统负载，延迟负载（IL/EL/CL/DL）的成功率

		I类	II类	III类	IV类	总计
IL	即刻负载（IL）数量（枚）	86	205	107	0	398
	失败/成功率	1%/98.8%	2%/99.0%	2%/98.1%	0	98.7%
	P*			0.8396		
EL	早期负载（EL）数量（枚）	253	376	182	0	811
	失败/成功率	3%/98.8%	3%/99.2%	3%/98.4%	0	98.9%
	P*			0.5689		
CL/DL	传统负载或延迟负载（CL/DL）数量（枚）	51	216	255	553 (491/553；同期种植)	1075
	失败/成功率	1%/98.0%	4%/98.1%	3%/98.8%	11%/98.0%	98.2%
	P*			0.8422		
	失败种植体总计（枚）	5	9	8	8	33
	成功率	98.7%	98.9%	98.5%	98.0%	98.6%

* 通过Fisher精确检验比较上颌窦I~IV类CMI固位种植体的存活率和成功率，无显著性统计学差异（$P>0.05$）。

CL的成功率

不考虑固位类型，CL种植体的成功率是98.2%（表8.8）。在1075枚延期负载或CL的种植体中，218枚为拔牙后即刻种植，95枚为拔牙后4~6月种植（延期即刻种植）。

在新鲜拔牙窝内进行即刻种植，通常可以获得大于20Ncm的植入扭矩，平均为30~40Ncm。

但由于缺乏C固位，这类种植体通常遵循传统负载方案，成功率为99.5%（表8.9）。同样的，延期即刻种植通常也获得大于20Ncm的植入扭矩，平均为30~40Ncm；并且遵循CL方案，成功率为99.0%（表8.10）。I、II、III、IV类间无统计学差异（$P=0.8422$）。

负载方案的讨论

总的来说，研究揭示了上颌后牙区种植体在任何负载方案下都能取得成功。8年间，2284枚种植体中有33枚失败，成功率为98.6%。

这些结果指出，早期负载种植体的成功率和传统等待3~6个月后负载种植体的成功率相当，与之前的早期负载方案结果相似。事实上，研究已经证实早期负载的成功率高达98%~99%[2-4]。此外，有前期研究报道，上颌后牙区植入后43天早期负载的36枚种植体，在1年后的成功率为97.2%[6]。在一些临床研究中，早期负载都能取得和延期负载相似的可预期效果[2, 5, 7]。

种植体植入时的初期稳定性是即刻、早期负载方案成功的先决条件[8]。种植体初期稳定性很大程度上取决于骨的质量，以及种植体设计、表面和植入技术。锥形设计和种植体表面改良能够帮助改进种植体初期稳定性，即使是骨质量较差的情况，也能够帮助获得更高的种植体存活率[7, 9]。首次高成功率的即刻负载种植体人体内实验记载于20世纪80年代，那时开始流行一段式种植体方案。Babbush等人[10]研究显示1739枚即刻负载TPS种植体的成功率累计达到88%。许多作者也相继报道即刻负载的可行性[11-28]。研究显示早期负载（3周内）的成功率也有高度可预期性。一个多中心前瞻性研究报道，47名患者共植入53枚种植体，植入12个月后存活率为96.2%[29]。Schnitman等人[30]观察10名患者61枚种植体。61枚种植体中的28枚植入后即刻负载，支持暂时固定桥。即刻负载种植体的成功率为85%，而埋入式不负载的种植体则为100%。

表8.9. 即刻种植的成功率

	IP/CL	IP/IL	IP/EL	IP 总计
即刻种植（I/P）数量（枚）	218	57	40	315
失败种植体（枚）	1	1	0	2
成功率	99.5%	98.2%	100%	99.4%
P^*		0.5217		

* 通过Fisher精确检验比较即刻种植结合IL、EL和CL的种植体存活率和成功率，无显著性统计学差异（$P>0.05$）。

表8.10. 延期即刻种植的成功率

	IP/CL	IP/IL	IP/EL	IP 总计
即刻种植（I/P）数量（枚）	95	13	28	136
失败种植体（枚）	1	0	0	1
成功率	99.0%	100%	100%	99.3%
P^*		1		

* 通过Fisher精确检验比较延期即刻种植结合IL、EL和CL的种植体存活率和成功率，无显著性统计学差异（$P=1$）。

本研究中，I类、II类、III类和IV类的成功率分别为98.7%、98.9%、98.5%和98.0%，组间无显著性统计学差异（$P>0.05$）。关于负载方案，IL、EL和CL组间也无显著性统计学差异（$P>0.05$）。

不考虑固位类型，IL、EL和CL的成功率分别为98.7%、98.9%和98.2%。只有当分类为I类、II类和III类时，才会采取IL和EL。IL/EL组中种植体成功率最高的是II类。但I类、II类和III类组间种植体成功率无显著差异（$P>0.05$）。IV类固位的种植体由于缺少余留骨量且骨密度低，即使能取得足够的植入扭矩，也不能采用IL或EL。在1075枚延期负载或CL的种植体中，218枚为拔牙后即刻种植（I/P），95枚为延期即刻负载。种植体成功率在总的组间也无显著性差异。

上颌后牙区即刻种植体可能获得MI或I固位，但缺少种植体冠部固位。因此，即使植入扭矩大于30Ncm，也不建议使用IL/EL。所有I/P种植体都应等待3~6月再负载。大多数I/P种植体可以获得大于20Ncm的植入扭矩，这样就能采取一段式种植。使骨移植材料填满所有缺损和空间，并且在四壁包容性缺损区植骨后不需用膜。

在新鲜拔牙窝内进行即刻种植，通常可以获得大于20Ncm的植入扭矩，平均为30~40Ncm。IL、EL和CL的成功率分别为98.2%、100%和99.5%（表8.9）。即刻种植后IL、EL和CL组间无显著性统计学差异（$P>0.05$）。

另一方面，延期即刻负载大多用于牙周围存在急性炎症或大量慢性炎症的情况，拔牙减少感染后要等待4周。如有大量缺损、在植骨前需要引导骨再生术，则要等1~2个月，待拔牙窝软组织愈合，然后再植骨种植。与I/P相似，延期即刻负载平均也能取得30~40Ncm的植入扭矩，但并不能选择IL/EL流程。所有延期即刻负载种植体都应等待3~6个月再负载。植入扭矩高于20Ncm的延期即刻负载种植体可以行一段式方案。同样也应使骨移植材料填满所有缺损和空间，并且在四壁包容性缺损区植骨后不需用膜。IL、EL和CL的成功率分别为100%、100%和99%（表8.10）。延期即刻种植的IL、EL和CL组间无显著差异（$P=1$）。

所有组间都无显著性统计学差异。这与早期即刻和早期种植体负载的大多数研究结果相一致，并且其成功率与传统负载方案相似。

本研究使用的种植体外形设计为锥形、深螺纹且具有自攻性，并且为粗糙表面。这些特性可能促使了种植体出色的初期稳定性和良好的临床效果，但这些生物学特性的效果并未得到明确证实[31-34]。需要进一步的研究来观察种植体设计和即刻/早期负载的关系，以及种植体设计的局限。

边缘骨吸收的分析

在植入的2284枚种植体中随机选择1008枚测量边缘骨吸收。参照点为IS-II active种植体粗糙表面

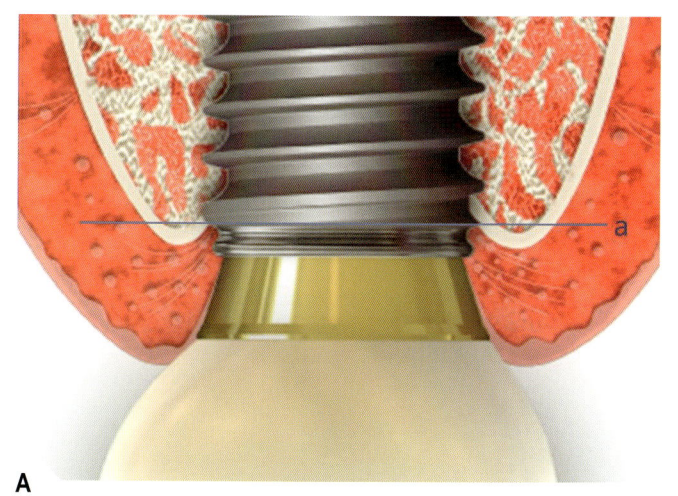 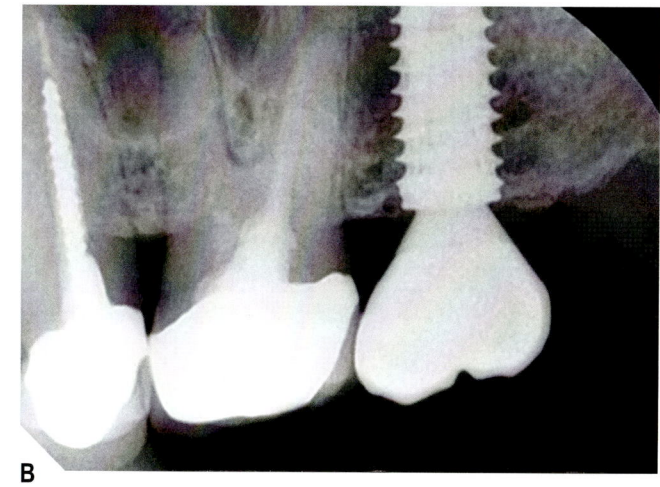

图8.1. IS-II active种植体边缘骨吸收的测量。A：边缘骨水平的参照点："0"。B：平均边缘骨改变，-0.3±0.7mm。

上缘，即生物封闭下缘，将其标记为"0"（图8.1）。骨生长超过参照点标记为"+"，低于参照点标记为"−"。8年间累计边缘骨水平为−0.3±0.7mm。31.8%的种植体骨水平为"0"；42.1%骨水平为"+"，即骨生长越过基线至本该附着软组织的生物封闭区（光滑表面）。过生长现象可以说明基台和内连接之间没有微缝隙。

在发生骨吸收的病例中（26.1%），其中22.7%在8年内的边缘骨吸收小于1mm，3.4%吸收大于1mm。大部分边缘骨吸收超过0.5mm的病例都是种植体种植于牙槽嵴平面或嵴顶上方。此外，有些该类病例进行了引导骨再生术，骨生成较难。在放置于骨下0.5mm或更深的病例中，观察到边缘骨几乎无吸收。我们可以得出结论：CMI种植体放置于骨下（≥0.5mm），对防止骨吸收更有利。

失败和其他并发症的分析

在本GAO研究的8年间内，植入上颌后牙区的种植体共有1.4%（33/2284）失败率。种植体失败的情况有：骨结合失败、种植体周围炎、重度骨吸收、上颌窦炎、引导骨再生术失败，以及种植体断裂。下文会针对种植失败的情况进行讨论。

骨结合失败

2284枚种植体中，有23枚种植体（1%）因骨结合失败而失败。这些失败病例中不仅有IL/EL或I/P，还有CL/DIP/GBR或上颌窦提升植骨。但各组间无显著性差异。因此，如果临床医师严格遵循CMI固位和负载方案，那么无论何时负载，都能取得高成功率。然而还是有极少的病例没有发生骨结合，大都发生在1个月内，负载或未负载的都有。种植窝预备和/或植入种植体时的骨损伤，很可能是导致失败的原因。可能导致这种情况的原因有：骨密度评估不正确；以及种植窝预备技术不恰当，比如级差预备或自攻丝。这些因素会导致周围骨组织受压。

CMI种植体的螺纹和锥形根尖设计，使其在扭力过大时也较易自攻丝、避免打滑（图8.2）；但当扭力大于40~50Ncm时，可能造成过挤压。D1骨过挤压通常会导致周围骨组织大量坏死。尤其是最适合即刻/早期负载以及抵抗侧向力的深螺纹设计，其植入扭矩可大于40Ncm；与其他设计的种植体相比，可能导致螺纹间对骨的压力更大。所以，临床医生需要注意过大扭矩仍可能在未察觉到的情况下发生。

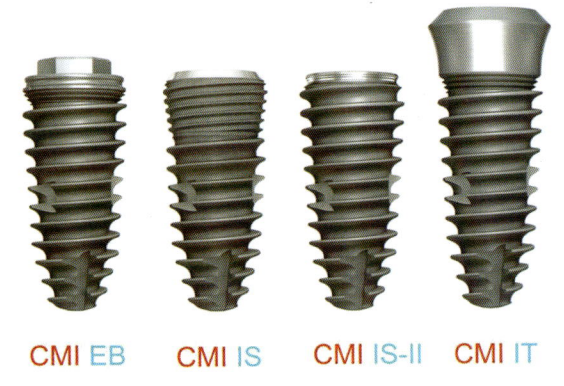

图8.2. CMI种植体设计；EB指外连接生物封闭式，IS指内连接埋入式，IS-II指内连接埋入式II，IT指ITI兼容式。深螺纹和锥形根尖是CMI种植体的关键特征，该设计是为了获得更好的初期稳定性和即刻/早期负载。需要注意的是植入种植体时往往会有过大的扭矩。

因此，在植入CMI这类种植体时，适合D333/D444的方式是自攻丝或自挤压，但D111/D122/D133则建议采用预攻丝或颈部成形的方式。此外，植入此类种植体时，预攻丝不仅能减少过挤压的风险，还使即刻或早期负载成为可能。

窦膜穿孔率

在II类797例使用S铰刀的经牙槽嵴上颌窦提升病例中，有9例发生窦膜穿孔（1.1%）。其中3例发生在使用S铰刀后（0.4%），6例发生在使用深度测量器探查并且提升窦膜之后（0.8%）。所有病例中的种植体都和剩余骨高度一样长或长1~1.5mm，上颌窦都未行植骨，种植体都形成良好骨结合，且未发生上颌窦炎。下述铰刀的原理可以用来解释为何使用S铰刀时的窦膜穿孔率极低。由于已切除较硬的骨，骨屑会自动、持续地填入S铰刀头部刀刃的空隙中。平坦的表面和累积的骨屑形成了一个宽、平、滑的表面；因此S铰刀在高速运转下也能避免切割任何软组织，却能在接触硬组织时仅切割硬组织。由于这个简单的原理，S铰刀仅切割硬组织而不损伤软组织，防止上颌窦膜撕裂。

在III类545例病例中，15例发生了窦膜穿孔（2.8%）。4例穿孔发生于使用深度测量器检查上颌窦底壁时（0.7%），7例发生于植骨时（1.3%），4例发生于种植体植入后（0.7%）。当窦膜穿孔发生于植骨前或植骨时，则延缓种植体植入至3月后，或用IV类（外提升）方案取代III类方案。当窦膜穿孔发生于植骨过程中，但骨材料仍在膜内时，可植入短种植体。如当骨材料扩散上颌窦内时，则采用IV类方案或终止手术。所有穿孔病例都使用7天抗生素，术后2周患者复诊检查是否发生上颌窦炎。

在使用LS/C铰刀外侧壁开孔的295例中发生了18例膜穿孔（6.1%），其中2例在使用LS铰刀外侧壁开孔后发生（0.7%）、4例在使用C铰刀后发生（1.3%）。在这6例穿孔中，有4例窦膜厚度小于0.5mm。另外12例穿孔发生于使用微创窦膜剥离器剥离窦膜时（4.1%）。主要的穿孔原因有：上颌窦有间隔，上颌窦壁异常，开孔位置不恰当（过于远中或离底壁太高），或剥离窦膜时使用器械不小心。

当膜穿孔发生于IV类病例时，需要更加小心地剥离和提升膜，并使用胶原膜置于撕裂的膜下方用以覆盖撕裂区域。同期植骨和植入种植体。仅有2例穿孔病例终止了上颌窦提升术并在4个月后重试。

上颌窦炎

在1636例涉及上颌窦的病例中（II类、III类和IV类）发现了5例上颌窦炎（0.3%）：III类2例，IV类3例。在这些上颌窦炎中，1例III类和2例IV类发生在膜穿孔（18例）病例中。这个结果揭示：只要处理和控制好，膜穿孔并不一定造成上颌窦炎。

发生上颌窦炎时，可以通过脓液抽吸和生理盐水灌洗来治疗。抗生素的注射可经由在上颌窦外侧壁用1mm直径的车针钻孔或去除种植体后的种植体通道。此过程需每天重复，延续3~4天直至脓液消失。所有5例上颌窦炎经此方式治疗后均在5天内治愈（第六章，第164-169页）。

种植体周围炎

1.4%的种植体失败病例中，有0.3%是由于种植体周围炎。当骨吸收大于2mm时就认为发生种植体周围炎，病例失败。由于种植体周围炎引起的失败比例相当低，可以认为CMI EB和IS-II种植体的生物学封闭对预防种植体周围炎有很好的效果。生物学封闭的目的是通过最小的生物学宽度预防可能发生的种植体周围炎。当侧向力持续施加于种植体支持的修复体时，内连接的一侧就会发生磨损，造成种植体基台连接处的微缝隙。机体会把微缝隙当成外表面，并在骨和缝隙间形成结缔组织。这就是所谓的生物学宽度，这个宽度大约为1mm。因此，种植体颈部约1mm的光滑颈部设计是一个可以预防种植体周围炎和骨吸收的安全设计。动物实验[35]显示：相比非光滑表面或直线形表面，S形表面（生物学封闭）可以提供更健康和更致密的软组织封闭。对生物学封闭影响的进一步研究可以证实这个理论。

其他并发症

0.1%的种植体失败是由于种植体断裂。这可能是由于后牙区4.0mm常规种植体的悬臂过大或侧向力过大。牙冠越长，越易受到侧向力的影响，甚至很轻微的侧向力都会对种植体造成很大的旋转力。所以对于单个种植体，需要额外注意悬臂大小或牙尖角度，并减小牙冠和咬合面的大小。

结论

在本回顾性临床研究的8年资料范围内，可以得出SCA和SLA技术是可预期的、安全和微创的一种临床治疗方式。无论是上颌窦区域同期种植和非埋入式种植，还是早期负载甚至即刻负载，使用这些技术可以取得有效的种植体初期稳定性。

同时，种植体设计也是本研究的一个重点。为了取得理想的CMI固位，根据不同深度骨密度采取的植入方案，以及负载方案，都与上颌后牙区远期高成功率有关。目前得到的结果，必须通过以后的随机临床试验来证实。

参考文献

[1]. Albrektsson T, Zarb G, Worthington P, Eriksson AR. The long-term efficacy of currently used dental implants: a review and proposed criteria of success. Int J Oral Maxillofac Implants, 1986. 1:11-25.

[2]. Cochran DL, Buser D, ten Bruggenkate CM, et al. The use of reduced healing times on ITI implants with a sandblasted and acid-etched (SLA) surface: Early results from clinical trials on ITI SLA implants. Clin Oral Implants Res, 2002. 13:144−153.

[3]. Vanden Bogaerde L, Pedretti G, Dellacasa P, Moz zati M, Rangert B, Wendelhag I. Early function of splinted implants in maxillas and posterior mandibles, using Brånemark System Tiunite implants: An 18-month prospective clinical multicenter study. Clin Implant Dent Relat Res, 2004. 6:121−129.

[4]. Ganeles J, Wismeijer D. Early and immediately restored and loaded dental implants for singletooth and partial-arch applications. Int J Oral Maxillofac Implants, 2004. 19(suppl):92−102.

[5]. Testori T, Del Fabbro M, Feldman S, et al. A mul ticenter prospective evaluation of 2-months loaded Osseotite implants placed in the posterior jaws: 3-year follow-up results. Clin Oral Implants Res, 2002. 13: 154−161.

[6]. Roccuzzo M, Wilson TG, Jr. A prospective study of 3 weeks' loading of chemically modified titanium implants in the maxillary molar region: 1-year results. Int J Oral Maxillofac Implants, 2009. 24:65−72.

[7]. Ganeles J, Zollner A, Jackowski J, ten Bruggen kate C, Beagle J, Guerra F. Immediate and early loading of Straumann implants with a chemically modified surface (SLActive) in the posterior mandible and maxilla: 1-year results from a prospective multicenter study. Clin Oral Implants Res, 2008. 19:1119−1128.

[8]. Esposito M, Grusovin MG, Willings M, Coulthard P, Worthington HV. The effectiveness of immediate, early, and conventional loading of dental implants: A Cochrane systematic review of randomized controlled clinical trials. Int J Oral Maxillofac Implants, 2007. 22:893−904.

[9]. Glauser R, Lundgren AK, Gottlow J, Sennerby L, Portmann M, Ruhstaller P, Hämmerle CH. Immediate occlusal loading of Brånemark TiUnite implants placed predominantly in soft bone: 1-year results of a prospective clinical study. Clin Implant Dent Relat Res, 2003. 5(suppl 1):47−56.

[10]. Babbush CA, Kent JN, Misiek DJ. Titanium plasma-sprayed (TPS) screw implants for the reconstruction of the edentulous mandible. Journal of Oral & Maxillofacial Surgery, 1986. 44: 274−282.

[11]. Buser DA, Schroeder A, Sutter F, Lang NP. The new concept of ITI hollow-cylinder and hollow-screw implants: Part 2. Clinical aspects, indications, and early clinical results. International Journal of Oral and Maxillofacial Implants, 1988. 3: 173−181.

[12]. Piattelli A, Ruggeri A, Franchi M, Romasco N. Trisi, P. An histologic and histomorphometric study of bone reactions to unloaded and loaded non-submerged single implants in monkeys: a pilot study. Journal of Oral Implantology, 1993. 19: 314−320.

[13]. Piattelli A, Corigliano M, Scarano A, Costigliola G, Paolantonio M. Immediate loading of titanium plasma-sprayed implants: an histologic analysis in monkeys. Journal of Periodontology, 1998. 69: 321−327.

[14]. Piattelli A, Corigliano M, Scarano A, Quaranta M. Bone reactions to early occlusal loading of two-stage titanium plasma-sprayed implants: a pilot study in monkeys. International Journal of Periodontics and Restorative Dentistry, 1997a. 17: 162−169.

[15]. Piattelli A, Paolantonio M, Corigliano M, Scarano A. Immediate loading of titanium plasma-sprayed screw-shaped implants in man: a clinical and histological report of two cases. Journal of Periodontology, 1997b. 68: 591−597.

[16]. Henry P, Rosenberg I. Single-stage surgery for rehabilitation of the edentulous mandible: preliminary results. Practical Periodontics and Aesthetic Dentistry, 1994. 6: 15−22; quiz 24.

[17]. Bijlani M, Lozada JL. Immediately loaded dental implants − influence of early functional contacts on implant stability, bone level integrity, and soft tissue quality: a retrospective 3- and 6-year clinical analysis. International Journal of Oral & Maxillofacial Implants, 1996. 11: 126−127.

[18]. Tarnow DP, Emtiaz S, Classi A. Immediate loading of threaded implants at stage 1 surgery in edentulous arches: ten consecutive case reports with 1- to 5-year data. International Journal of Oral and Maxillofacial Implants, 1997. 12: 319−324.

[19]. Randow K, Ericsson I, Nilner K, Petersson A, Glantz PO. Immediate functional loading of Brånemark dental implants. An 18-month clinical follow-up study. Clinical Oral Implants Research, 1999. 10: 8−15.

[20]. Scortecci G. Immediate function of cortically anchored disk-design implants without bone augmentation in moderately to severely resorbed completely edentulous maxillae. Journal of Oral Implantology, 1999. 25: 70−79.

[21]. Ericsson I, Randow K, Nilner K, Peterson A. Early functional loading of Brånemark dental implants: 5-year clinical follow-up study. Clinical Implant Dentistry and Related Research, 2000. 2: 70–77.

[22]. Gatti C, Haefliger W, Chiapasco M. Implant-related mandibular overdentures with immediate loading: a prospective study of ITI implants. International Journal of Oral and Maxillofacial Implants, 2000. 15: 383–388.

[23]. Horiuchi K, Uchida H, Yamamoto K, Sugimura M. Immediate loading of Brånemark system implants following placement in edentulous patients: a clinical report. International Journal of Oral & Maxillofacial Implants, 2000. 15: 824–830.

[24]. Chiapasco M, Gatti C, Rossi E, Haefliger W, Markwalder TH. Implant-retained mandibular overdentures with immediate loading. A retrospective multicenter study on 226 consecutive cases. Clinical Oral Implants Research, 1997. 8: 48–57.

[25]. Jaffin RA, Kumar A, Berman CL. Immediate loading of implants in partially and fully edentulous jaws: a series of 27 case reports. Journal of Periodontology, 2000. 71: 833–838.

[26]. Malo P, Rangert B, Dvarsater L. Immediate function of Brånemark implants in the esthetic zone: a retrospective clinical study with 6 months to 4 years of follow-up. Clinical Implant Dentistry and Related Research, 2000. 2: 138–146.

[27]. Colomina LE. Immediate loading of implant-fixed mandibular prostheses: a prospective 18-month follow-up clinical study – preliminary report. Implant Dentistry, 2001. 10: 23–29.

[28]. Ganeles J, Rosenberg MM, Holt RL, Reichman LH. Immediate loading of implants with fixed restorations in the completely edentulous mandible: report of 27 patients from a private practice. International Journal of Oral and Maxillofacial Implants, 2001. 16: 418–426.

[29]. Cooper L, Felton DA, Kugelberg CF, Ellner S, Chaffee N, Molina AL, Moriarty JD, Paquette D, Palmqvist U. A multicenter 12-month evaluation of single-tooth implants restored 3 weeks after 1-stage surgery. International Journal of Oral and Maxillofacial Implants, 2001. 16: 182–192.

[30]. Schnitman PA, Wohrle PS, Rubenstein JE, DaSilva JD, Wang NH. Tenyear results for Brånemark implants immediately loaded with fixed prostheses at implant placement. International Journal of Oral and Maxillofacial Implants, 1997. 12: 495–503.

[31]. Chang JZ, Chen YJ, Tung YY, Chiang YY, Lai EH, Chen WP, Lin CP. Effects of thread depth, taper shape, and taper length on the mechanical properties of miniimplants. Am J Orthod Dentofacial Orthop, 2012. 141:279–288.

[32]. Kim YS, Lim YJ. Primary stability and self-tapping blades: Biomechanical assessment of dental implants in medium-density bone. Clin Oral Implants Res, 2011. 22:1179–1184.

[33]. Neugebauer J, Weinlander M, Lekovic V, von Berg KH, Zoeller JE. Mechanical stability of immediately loaded implants with various surfaces and designs: A pilot study in dogs. Int J Oral Maxillofac Implants, 2009. 24:1083–1092.

[34]. Park JH, Lim YJ, Kim MJ, Kwon HB. The effect of various thread designs on the initial stability of taper implants. J Adv Prosthodont, 2009. 1:19–25.

[35]. Huh JB, Rheu GB, Kim YS, Jeong CM, Lee JY, Shin SW. Influence of implant transmucosal design on early peri-implant tissue responses in beagle dogs Clin. Oral Impl. Res 25, 2014. 962-968. DOI: 10.1111/clr.12179

夹板式种植体支持的上颌后牙区两个单位的局部义齿早期负载：两种不同种植系统的随机对照临床试验随访13个月的结果

Hyo-Sook Ryu, Cheol Namgung, Young-Ku Heo, Jong-Ho Lee, Young-Jun Lim
Clin. Oral Impl. Res. 27, 2016, 1017–1025 doi: 10.1111/clr.12667

本研究的目的是评价种植支持的两个单位的上颌后牙固定修复早期负载的疗效，并比较两种不同种植系统的成功率，种植体稳定系数（Implant Stability Quotient，ISQ）值和种植体周围组织的参数。

材料与方法

本研究纳入上颌后牙单侧连续两颗牙缺失的患者，共30例，随即安排植入2个不同的种植体系统：对照组采用SLActive骨水平种植体（Institut Straumann AG，巴塞尔，瑞士），实验组采用CMI IS-II active 种植体（纽白特，首尔，韩国）（图8.3）。患者分别在术后4周和6个月时进行临时修复和两个单位永久性固定修复。术中记录植入扭矩，植入种植体后2、3、4周和6个、13个月测量ISQ值。此外，实验还须拍摄根尖片及记录各项种植体周组织参数。

结果

128名筛选对象中有76名因不符合纳入标准而排除。在术后6个月内，17名受试者由于无法满足实验标准而被筛除。1名受试者在最终修复完成后撤回了同意书，另有4名受试者由于数据缺失而被剔除（图8.4）。

在实验组和对照组的比较中，植入扭力、ISQ值、边缘骨丧失和种植体周围软组织参数均得到了可比较的结果。所有60枚种植体均获得成功，成功率为100%。对照组和实验组的平均植入扭矩分别为36.83±6.09Ncm和35.33±3.20Ncm。ISQ值至术后4周时保持稳定，然后术后1~13个月间显著上升（图8.5－图8.7）。在愈合早期，两组均未出现稳定性下降。与植入时相比，4周时对照组和实验组的

	对照组：Straumann, SLActive 骨水平种植体	实验组：纽白特，CMI IS-II active种植体
	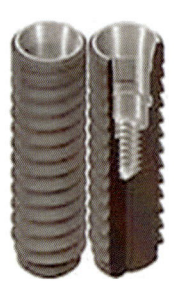	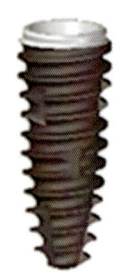
体部形态	柱形	柱形
螺纹形状	V形	反向螺纹
螺纹间距	0.8mm	0.8mm
螺纹高度	0.3mm	0.3mm
种植体-基台界面	内十字锁合连接	内八角连接
螺纹侧面倾斜角	15°	15°
表面处理	SLA表面	SLA表面
微螺纹	无	生物封闭作用

SLA, Sandblasting with Large grit and Acid etching：大颗粒喷砂酸蚀

图8.3. 两种种植系统与螺纹设计和表面处理相关的特点：SLActive骨水平种植体（Institut Straumann AG，对照组）和CMI IS-II active种植体（纽白特，实验组）。

平均边缘骨丧失分别为0.38mm和0.45mm，13个月时对照组和实验组平均边缘骨丧失分别为0.98mm和0.61mm。所有软组织参数均在正常范围内。

结论

本研究结果显示在上颌后牙区实行4周早期负载的理念是一种有效的治疗方案，即使在骨密度较低的区域也可行，只要种植体符合纳入标准：最小植入扭矩为30Ncm，ISQ为65。

在本研究中，要想达到成功的即刻或早期负载，良好的初期稳定性是前提之一，这与之前的文献是一致的。夹板式种植支持的两个单位的固定修复体在骨结合期间，对于治疗的成功可能扮演着重要的角色，它使周围组织承受比较平均的应力。

除了本研究已取得的成功临床结果，还需要更多更大样本、更长随访设计精良的随机对照临床试验来验证上颌后牙区种植体愈合的治疗理念。

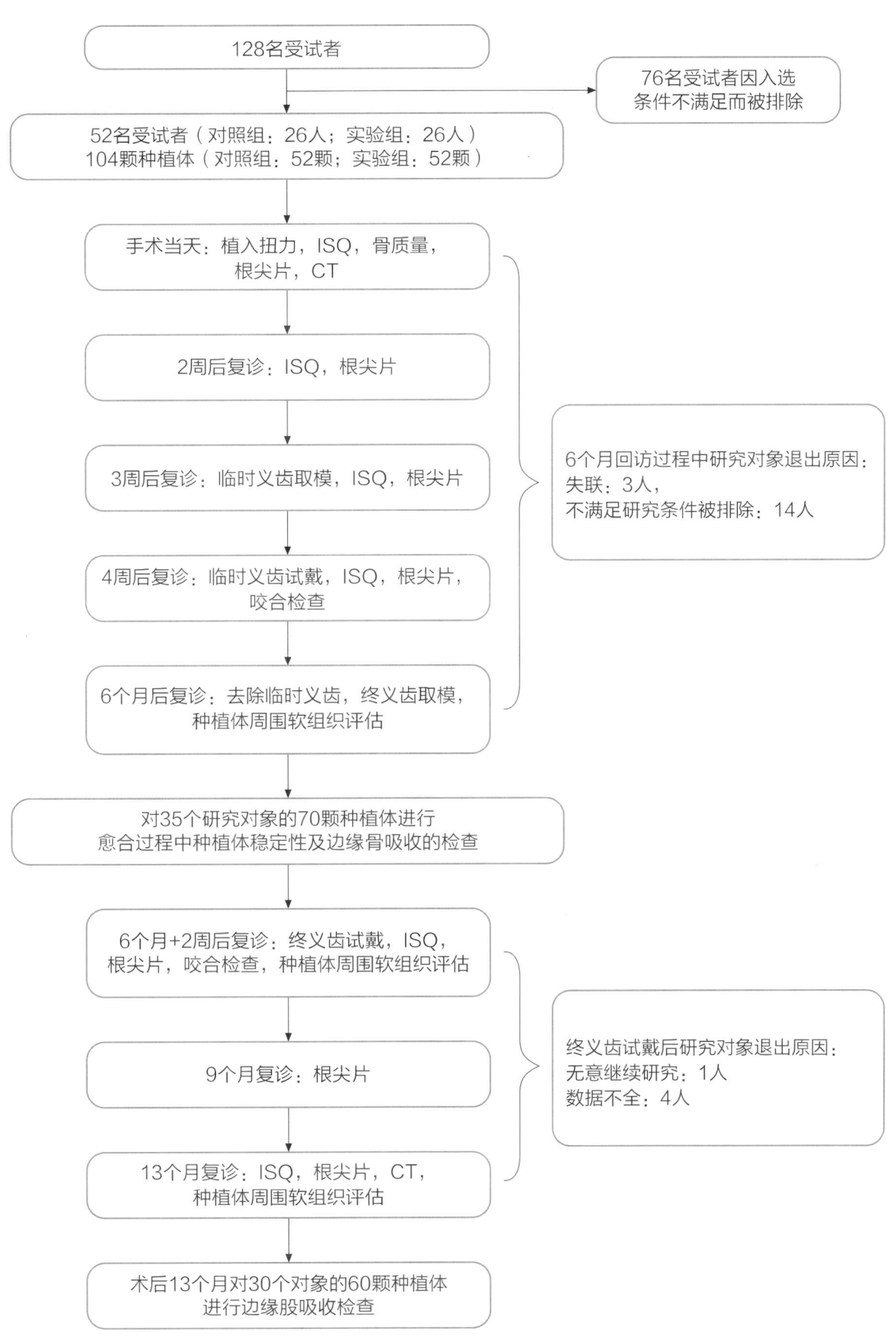

图8.4. 本研究早期负载方案的流程图。

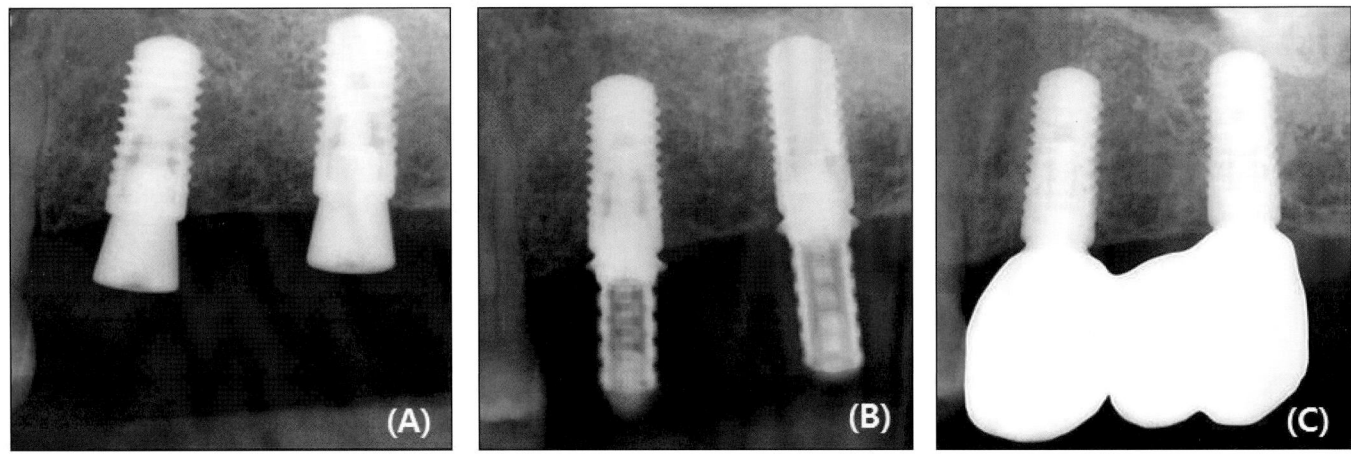

图8.5. 对照组(SLActive骨水平种植体,Institut Straumann AG)一名患者的种植体植入后的标准根尖片:(A)术中,(B)4周,(C)13个月。

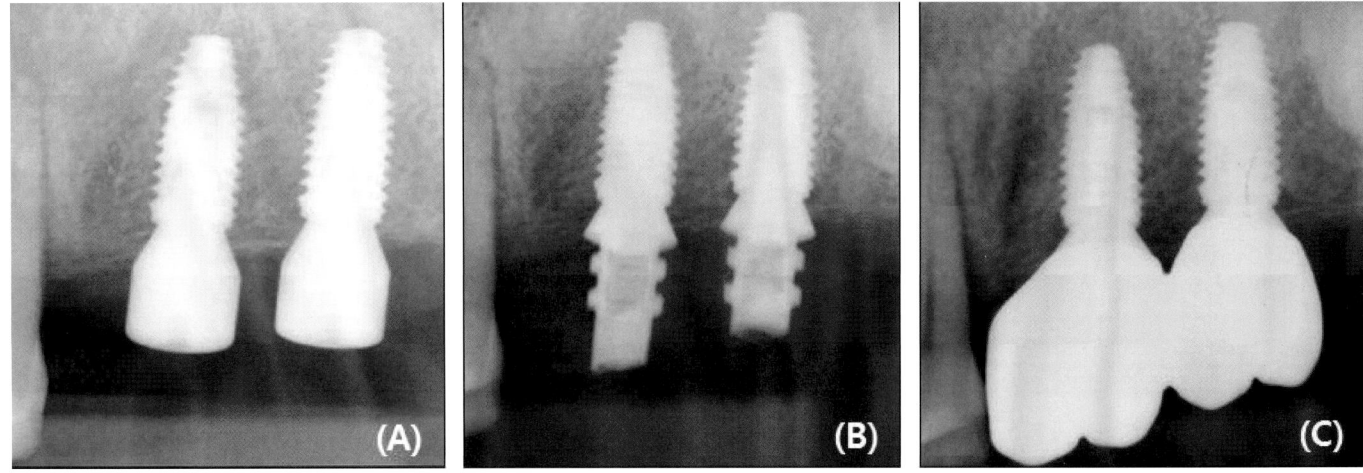

图8.6. 实验组(CMI IS-II active种植体(纽白特)一名患者的种植体植入后的标准根尖片:(A)术中,(B)4周,(C)13个月。

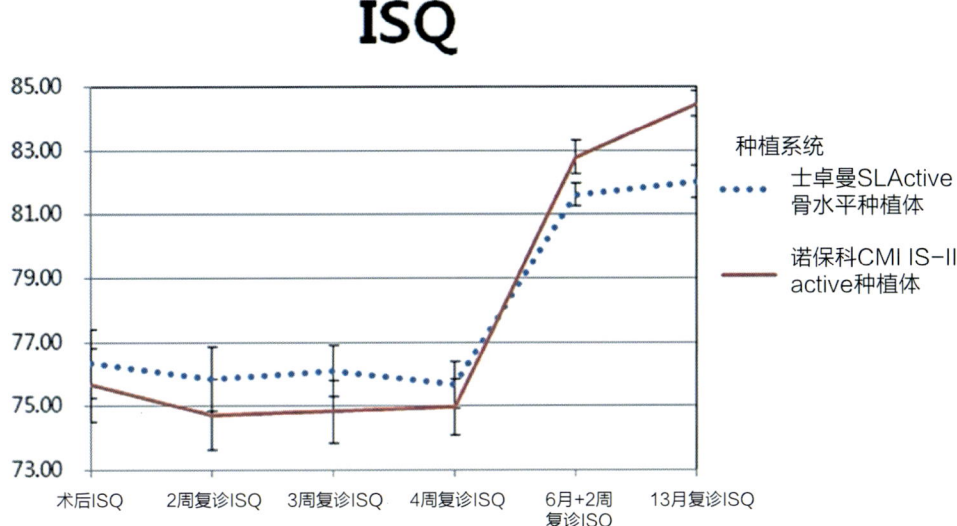

	数量（枚）	术后ISQ	2周复诊ISQ	3周复诊ISQ	4周复诊ISQ	6月+2周复诊ISQ	13月复诊ISQ
士卓曼SLActive骨水平种植体	30	76.34±5.89	75.84±5.52	76.10±4.48	75.66±3.98	81.62±2.00	82.02±2.75
诺保科CMI IS-II active 种植体	30	75.66±6.41	74.73±5.91	74.83±5.38	74.97±4.80	82.80±2.84	84.47±2.14
两次复诊间ISQ比较：P值			0.334	0.716	0.534	0.000*	0.000*
复诊及种植体组间比较：P值			0.775	0.704	0.711	0.053*	0.003*

*P值算法为双向重复方差分析，ISQ：种植体稳定洗漱；SD：标准差。

图8.7. 通过测量术后13个月种植体稳定系数（ISQ）的变化来比较后期稳定性。

后牙区局部缺齿种植治疗早期负载的回顾性研究

Jong-Hwa Kim, Jin-Yong Yang, Young-Kyun Kim, Young-Ku Heo, In-Sung Yeo
Int J Oral Maxillofac Implants 2013;28:1:1293-1299. DOI: 10.11607/jomi.2884

本研究评价了上颌后牙区和下颌无牙区种植体早期负载的生存率、成功率和边缘骨丧失程度。

材料与方法

2个研究中心共纳入了105名患者的299枚种植体。种植体植入后1~8周为患者提供临时固定修复。种植体根据负载时间分成4组（1~2周，2~4周，4~6周和6~8周）。用平行投照技术拍摄根尖片，在根尖片上测量种植体周围边缘骨丧失水平。通过t检验法比较不同种植体长度（短或长）的边缘骨丧失程度。短种植体被定义为10mm或更短，长种植体被定义为长于10mm。Kruskal-Wallis非参数检验用于检测不同负载时间下边缘骨水平变化间的差异。

表8.11. 短期及长期的成功率

	成功数量（枚）	失败数量（枚）	成功率	IP 总计
短种植体	120	4	96.8%	
长种植体	170	5	97.1%	0.854
总数	290	9	97.0%	

* 费希尔精确检测。

结果

多数种植体失败是在1个月内脱落的，1枚种植体在负载后36天被取出（图8.8）。种植体累积生存率为97%（表8.11）。植入后1~2周负载的种植体，其生存率显著低于其他组（$P = 0.013$）。不同负载时间下的边缘骨水平无显著差异（图8.9）。

Fisher的精确检验用于比较短种植体和长种植体的生存率和成功率。在所有的检验中，P值小于0.05被认为有统计学意义。

结论

在后牙局部无牙区进行种植体早期负载可获取成功。

上颌后牙区，术后1~2周进行早期负载的生存率较低。这提示我们上颌后牙区种植体在2周内进行早期负载须进行严密观察。相反，种植体长度在7.0mm及以上（至13.0mm）对种植体早期负载的失败无显著影响。

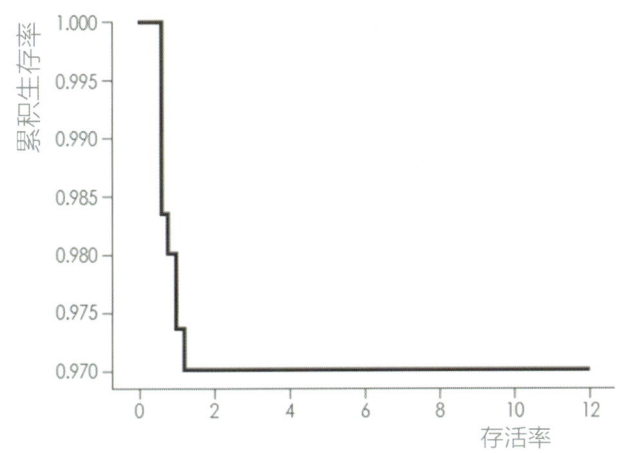

图8.8. 种植体的累积生存率。生存分析由生命表法来计算，12月后生存率无变化（数据未显示）。大多数失败种植体是在负载后1月内脱落的。只有1枚种植体在负载36天时被取出。

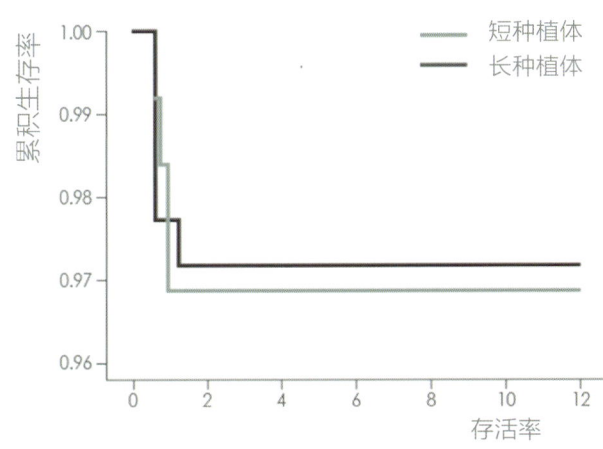

图8.9. 短种植体和长种植体生存率的比较。生存分析由生存表法来计算。长、短种植体间存活率无显著差异。短种植体的累积存活率为96.8%，长种植体的累积存活率为97.1%。

经牙槽嵴上颌窦提升术中窦膜厚度对于膜穿孔的影响

Shih-Cheng Wen, Yen-Hua Lin, Yeuh-Chao Yang, Hom-Lay Wang
Clin. Oral Impl. Res. Vol 26, Issue 10, October, 2015, 1158–1164 doi: 10.1111/clr.12429

目的

施耐德氏膜穿孔是上颌窦骨增量术中最主要的并发症之一。穿孔的原因主要有手术技巧、间隔、剩余牙槽骨高度不足以及上颌窦膜厚度的差异性等。但是，运用CBCT测量上颌窦膜厚度的文献报道有限。本篇回顾性研究的目的是，研究经牙槽嵴上颌窦提升术中，窦膜厚度与膜穿孔的相关性，提出了一种基于CBCT数据的上颌窦膜厚度分类系统。

材料与方法

本研究共入组了2010—2013年间122名上颌后牙种植修复患者，一共185个位点，进行了经牙槽嵴上颌窦提升术。每个受试者均需要在初诊及术后即刻行CBCT扫描。上颌窦膜的厚度、穿孔率、剩余牙槽骨高度以及骨提升高度均被记录下来，进行统计学分析。

结果

施耐德氏膜的平均厚度为1.78mm+1.99mm。窦膜厚度与穿孔率有明显相关性（$P<0.05$），窦膜比较厚（$\geq 3mm$）以及薄（$\leq 0.5mm$）的患者，穿孔率更高。在窦膜厚型组中，B型（$\geq 1mm$ 且 $<2mm$）的患者，穿孔率最低。穿孔率与窦膜的形态没有明显相关性。剩余牙槽骨高度与窦膜的厚度呈负相关。从趋势看剩余牙槽骨高度较厚或较薄，穿孔率均会增加。

结论

窦膜厚度与膜穿孔率有明显相关性。当膜的厚度为1.5~2mm时，穿孔率最低。

材料与方法

患者入组

本研究是一项针对某私人牙科诊所(S.-H. W.)2010—2013年间上颌后牙区经上颌窦提升术后行种植修复治疗患者所进行的回顾性研究。只有经牙槽嵴行上颌窦提升的患者才可以入组本研究。每个入组的患者在初诊及术后即刻均需要行CBCT扫描。牙周炎进展期，上颌窦病变、骨疾病或服用药物影响骨代谢的患者均被排除。所有的患者均使用逐级扩孔的方法[上颌窦内提升工具盒（SCA-Kit）；纽白特，首尔，韩国]经牙槽嵴入路行上颌窦提升，同期植入骨材料（PUROUS；Zimmer），植入1~2枚长度大于等于11.5mm的种植体（TSV；Zimmer，卡斯巴德，加州，美国）。

图像处理

使用柯达-9000-3D-CBCT（Carestream Health，Inc，多伦多，加拿大）。曝光参数设置为10mA，70kV，32.4s。所有CBCT图像，选用5cm×3cm视野。以200μm间隔扫描后进行图像重建。

图像的测量

使用专业软件分析图像（柯达牙科成像软件3D模块V2.4.10），在分辨率为1440×900像素的显示器（奇美集团，台南市，中国台湾）上进行线性测量，精确到0.1mm。在冠状位截面上，沿植入部位的中心位置，进行膜的厚度、剩余骨高度、提升骨高度的测量。剩余骨高度是从牙槽嵴顶的位置至上颌窦底的位置（图8.10）。窦膜厚度是从窦膜的顶部至上颌窦底壁表面（图8.11）。骨提升量是指术后牙槽骨高度减去最初的牙槽骨高度（图8.12）。每个经牙槽嵴顶入路行上颌窦提升术的位点均被认为是独立的，因为施耐德氏膜在不同的区域，它的厚度均是不同的，即使在同一个窦腔内，它的厚度也会各不相同(Janner等，2011)。窦膜的形态分为三种形状（图8.13）:平坦型、息肉型以及不规则型（皱褶状）。术中通过直接观察法、瓦式呼吸法检查窦膜是否穿孔。术后即刻行CBCT检查植骨区域是否形成圆顶状提升影像（图8.14）。

统计分析

使用卡方检验比较不同窦膜厚度组以及不同窦膜形态组穿孔发生率。线性回归分析确定窦膜厚度、穿孔率、剩余牙槽骨高度以及骨提升高度之间的相关性。采用专门的分析软件进行统计分析（微软Excel 2010，西雅图，华盛顿州，美国），$P \leqslant 0.05$被认为有显著的统计学差异。

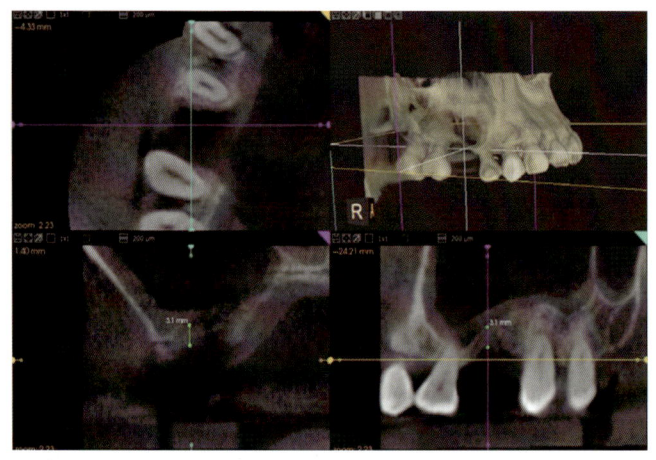

图8.10. 沿种植体长轴从牙槽嵴顶位置至上颌窦底壁位置测量剩余牙槽骨高度。绿线显示剩余牙槽骨高度为3.1mm。

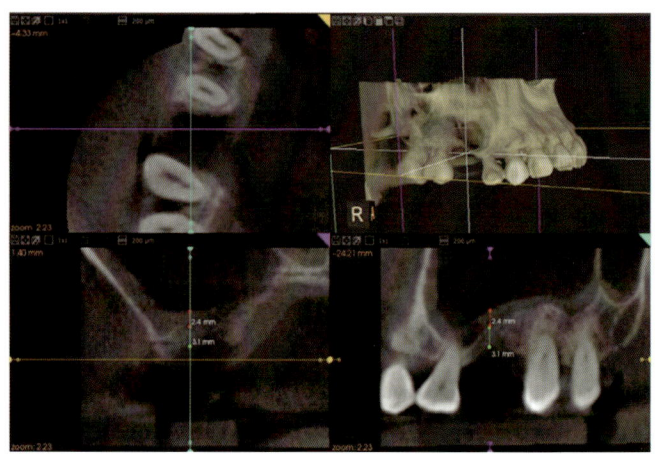

图8.11. 沿种植体长轴从膜的顶部至底壁位置测量窦膜的厚度。如红色线所示,厚度为2.4mm。

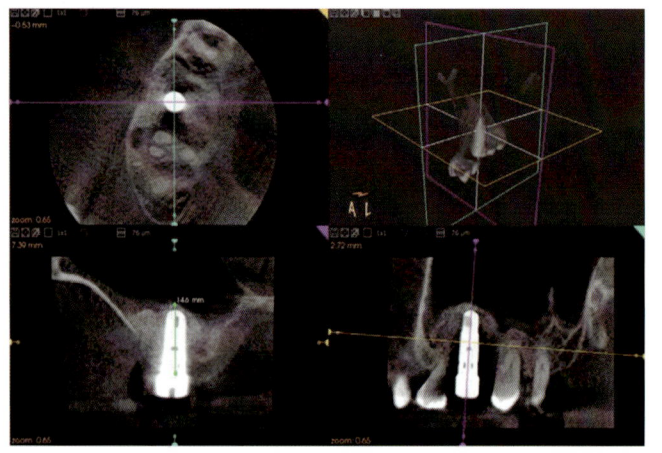

图8.12. 经牙槽嵴上颌窦提升同时植入种植体,测量牙槽骨高度。术后牙槽骨高度为14.6mm,如绿线所示。术后牙槽骨高度减去最初的牙槽骨高度,等于提升的牙槽骨高度。

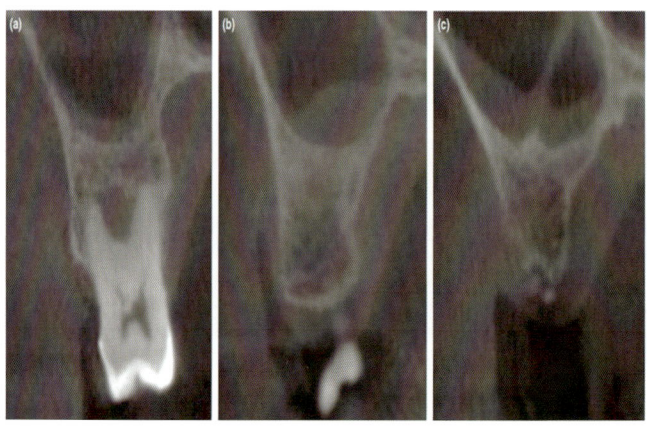

图8.13. 冠状位观察施耐德氏膜的形态。(a)平坦型。(b)息肉型。(c)不规则型。

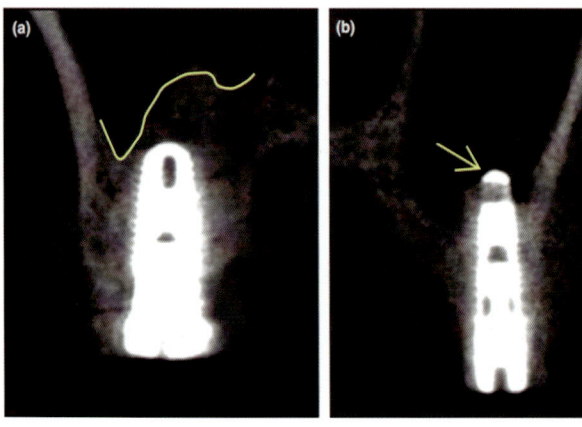

图8.14. 术后即刻CBCT扫描手术区域。(a)骨移植材料形成圆顶状外形(黄色线所示)提示施耐德氏膜完整。(b)种植体根尖区骨移植材料缺失(箭头所示)提示施耐德氏膜穿孔。术后即刻CBCT检查骨移植区域是否存在圆顶状外形,以此判断窦膜是否穿孔。

结果

一共有122名患者（43名男性，79名女性）被纳入本研究。平均年龄为52.28+12.40岁。有4名为吸烟患者（3.28%）。在185个位点行经牙槽嵴入路上颌窦提升术，剩余牙槽骨的平均高度为6.88+2.98mm。逐级扩孔预备后植入骨移植材料，平均骨提升高度为6.75+3.59mm。施耐德氏膜的平均厚度为1.78±1.99mm，中位数为1.2mm，位点特异性较大，范围为0.2~11.8mm。根据作者所了解的情况，目前没有研究是根据施耐德氏膜的厚度进行分类。因此本研究提出了一个新的分类系统，将窦膜根据厚度分为三类（表8.12）：厚度小于1mm(A)，厚度大于等于1mm但小于2mm(B),以及大于等于2mm(C)。大多数位点厚度小于等于2mm(75.14%)。除此以外，超过半数的窦膜外形为平坦型（58.92%；表8.13）。平均穿孔率为17.30%。窦膜的厚度与穿孔率呈明显相关（校正R^2=0.8416，P=0.011）。当窦膜厚度为1.5~2mm，B型（表8.12）时，窦膜穿孔率最低。然而，窦膜厚度小于0.5mm或大于3mm时，穿孔率显著增加（图8.15）。尽管数据显示膜穿孔率与膜的外形没有明显相关性，在窦膜不规则组穿孔率最高（28.95%），平坦组穿孔率最低（13.76%；表8.13）。剩余牙槽骨高度与窦膜厚度呈现负相关，但是没有显著的统计学差异（P=0.113：图8.16）。在大多数的研究组中，相关性较弱。然而，与红色虚线的趋势有很强相关性。剩余牙槽骨与窦膜穿孔率之间没有显著统

表8.12. 窦膜厚度分类与穿孔率（卡方检验P值：0.610）

分组	窦膜厚度	平均值+标准差(mm)	最大值	最小值	百分比	穿孔率
A	<1mm	0.64±0.19	0.9	0.2	38.92	18.06%
B	1 to<2mm	1.36±0.27	1.9	1.0	35.14	13.85%
C	≥2mm	4.07±2.77	11.8	2.0	25.95	20.83%

* SD,标准差。

表8.13. 窦膜形态分类与穿孔率（卡方检验P值：0.099）

分组	百分比	窦膜厚度 平均值+标准差(mm)	穿孔率
平坦型	58.92	1.62±1.71	13.76%
息肉型	20.54	1.81±1.99	15.79%
不规则型	20.54	2.21±2.60	28.95%

* SD,标准差。

计学差异（$P=0.996$），但是在骨高度大于等于11mm或小于2mm时，穿孔发生率增加（图8.17）。比较骨提升高度与穿孔率的关系，发现在非穿孔组中骨提升效果更好，有统计学差异（$P=0.002$）。非穿孔组相对于穿孔组，平均骨提升多获得2mm（表8.14）。

表8.14. 穿孔VS骨提升高度

	例数	平均值+标准差(mm)	P值（双样本t检验）
穿孔	32	5.69±4.08	0.002
非穿孔	153	6.97±3.44	

* SD,标准差。

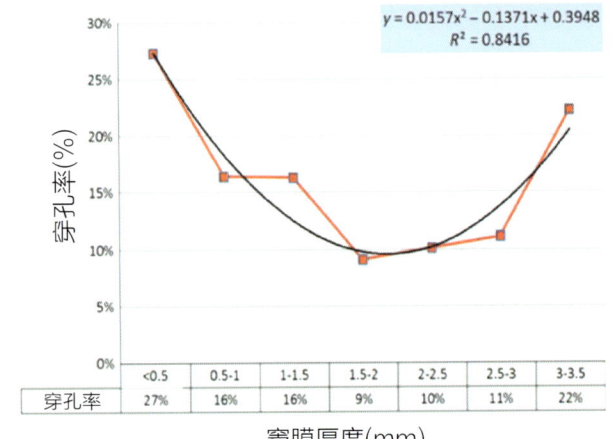

图8.15. 窦膜厚度与穿孔率之间的相关性（校正R^2：0.8416，$P=0.011$）。

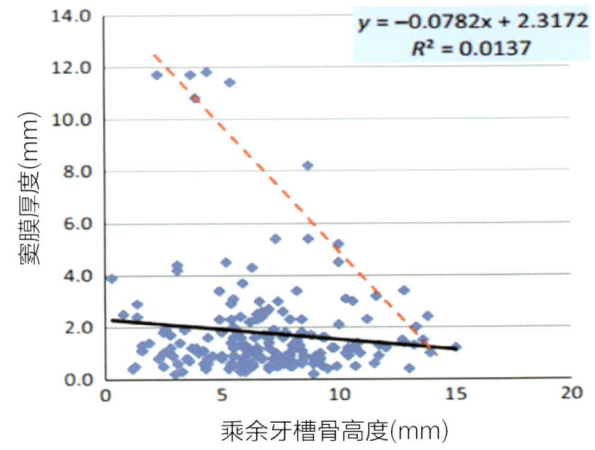

图8.16. 剩余牙槽骨高度与窦膜厚度的关系（$P=0.113$）。红色虚线是一条假想线。

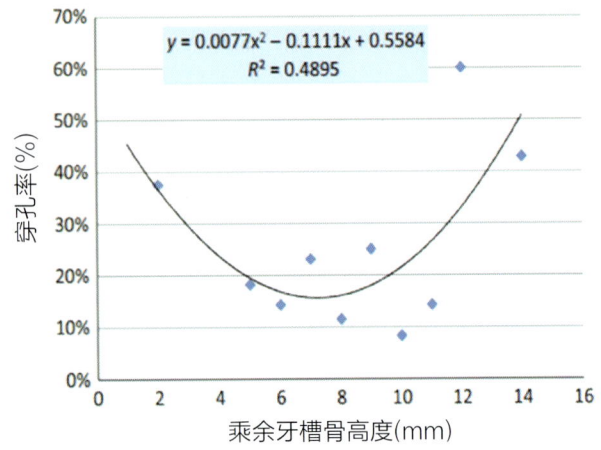

图8.17. 剩余牙槽骨高度与穿孔率的关系。

讨论

之前的研究提示上颌窦膜厚度是穿孔的影响因素之一（Janneret等，2011；Shanbhag等，2014）。Shanbhag等人检测了上颌后牙区种植位点的窦膜厚度。他们使用CBCT检测了128名患者，199个上颌窦。由于作者认为窦膜厚度大于2mm是病理性的，所以将窦膜根据厚度分为2~5mm、5~10mm、大于10mm。此外，根据窦膜外观可分为正常、平坦样增厚以及息肉样增厚。他们发现上颌后牙缺牙区的患者上颌窦膜普遍增厚（>2mm），发生率为53.6%（Shanbhag等，2014）。在另一项运用CBCT测量的研究中（Janner等，2011），入组了143名患者、168张图像，分析了施耐德氏膜的厚度。结果显示，施耐德氏膜的厚度差异大（0.16~34.61mm），平均为1.68mm。根据Soikkoneny和Ainamo（1995）提出的分类系统，将增厚的上颌窦膜分为平坦型、半-非球面型、黏液囊肿样以及平坦与半-非球面混合型以及其他，大多数患者属于平坦增厚型（37%）。本研究发现施耐德氏膜的平均厚度为1.78+1.99mm，数据差异大（0.2~11.8mm）；平坦状外形的上颌窦膜常见。以上的发现与Janner等人的研究结果类似。然而，本研究中75.14%的窦膜厚度小于等于2mm。该结果与Shanbhag的研究结果有所不同，Shanbhag发现窦膜厚度大于2mm更常见。造成这种差异性的原因可能是研究人群不同（印度人VS中国人）。目前普遍认为CBCT图像在毫米水平不太精确。但是CBCT被广泛用于测量上颌窦膜的厚度（Janner等，2011；Shanbhag等，2014；Quirynen等，2014）。为了尽可能减少可能的不足，增加测量的精确度，我们的CBCT数据是根据200μm间隔扫描后重建所得，再使用特殊软件测量，精确到0.1mm。同时使用2.239倍放大镜测量膜的厚度。结果显示窦膜的厚度与穿孔率有明显相关性。窦膜过厚、过薄均会导致穿孔率增加。尸体研究检测了施耐德氏膜的机械性能。更厚的窦膜具有更高的负载限值(Pommer等，2009)。因此，可以推测较薄的窦膜没有足够的机械性能抵抗窦膜提升的力量以及骨移植材料的植入。然而，本研究结果同时显示窦膜厚度超过平均值的2倍（>3mm）时，窦膜穿孔率也增加。这可能是由于厚的窦膜不存在假复层纤毛柱状上皮、固有层以及骨膜样结缔组织等结构，无法达到健康窦膜所具备的强度。根据临床经验，我们发现一个有趣的现象，厚的窦膜穿孔往往发生于骨移植材料植入时，而不是切骨或者窦膜提升过程中。尽管一项动物研究显示施耐德氏膜对于上颌窦提升同期种植体植入根尖区的新骨形成无影响(Scala等，2012)，大多数学者仍相信上颌窦膜具有成骨潜能(Srouji等，2009)。经牙槽嵴提升术后，新骨的形成不仅取决于上颌窦底壁原有的天然骨表面(Tadjoedin等，2003；Avila-Ortiz等，2012)，还取决于施耐德氏膜(Lundgren等，2004)。窦膜的穿孔会影响到骨移植材料的完全覆盖，因此在手术过程中应该尽可能保证膜的完整性。文献显示严重的牙周骨吸收与上颌窦膜的厚度呈明显相关性(Phothikhun等，2012)。这个发现与我们的研究结果相符，剩余牙槽骨高度越低，上颌窦膜就越厚。同时窦膜越厚，穿孔的发生率越高(van den Bergh等，2000)。2006年Ardekian等人发现剩余骨高度3mm，窦膜穿孔率为85%，剩余骨高度

6mm，窦膜穿孔率仅仅为25%。剩余牙槽骨高度与窦膜穿孔呈明显的统计学相关性（$P<0.01$）。

这可能是由于操作难度增加导致，剩余牙槽骨高度越低，从外侧壁需要剥离的窦膜区域就会增加（Ardekian等，2006）。这个结果与我们的研究结果相一致。大多数临床研究报告通过牙槽嵴顶入路的窦膜提升为2~4mm（Ferrigno等，2006; Nedir等，2006; Pjetursson等，2009）。然而，一项内窥镜研究显示，上颌窦提升可达5mm也不会导致膜穿孔（Engelke & Deckwer，1997）。尸体解剖研究显示，当上颌窦膜的提升超过6mm时，窦膜穿孔的比率就会增加(Reise等，2001)。随着手术技术的不断发展，骨凿逐渐被取代，这显著减少了由于敲击引起的并发症。铰刀技术可以防止切骨术中窦膜穿孔的发生率。除此以外，该技术还可以用于有间隔的病例。一项尸体研究发现，使用铰刀技术获得的平均骨提升量为8.1mm（Chan等，2013）。有研究显示使用铰刀经牙槽嵴的窦底提升量为6.2mm（4~10mm内）（Ahn等，2012）。我们的数据也支持这些结果。一篇系统性综述介绍了窦膜穿孔率为0%~21.4%，经牙槽嵴上颌窦提升的平均穿孔率为3.8%（Tanet等，2008）。然而，大多数研究仅仅是根据术中通过临床观察以及瓦式呼吸法判断穿孔情况。我们在术后拍摄CBCT进一步确认在植骨区域是否形成了圆顶外形。即使在开窗过程中，窦膜是完整的，当提升幅度过大时，还是有可能发生窦膜的穿孔，同时这种穿孔可能被骨移植材料所掩盖，穿孔率会被低估。因此，通过术后CBCT检查可以降低这种情况的发生率。这就解释了为什么本研究中膜的穿孔率要高于其他使用铰刀进行逐级开窗预备（17.30%VS4.6%）（Ahn等，2012）。

结论

窦膜穿孔是上颌窦提升术中最常见的并发症。通过我们的研究，可以发现窦膜厚度是一个重要的提示指标。它与穿孔率呈明显相关性。当窦膜厚度是1.5~2.0mm时，膜的穿孔率最低。当窦膜厚度不在此范围内时，穿孔率会增加2~3倍。未来我们需要收集更多的临床数据来验证这一临床分类，以此来帮助我们最大限度地降低术中穿孔的发生率。

采用铰刀钻孔行上颌窦提升术时窦膜穿孔的发生率及其相关因素：双中心病例系列

Alberto Monje, Florencio Monje-Gil, Miguel Burgueno, Raul Gonzalez-Garcia, Pablo Galindo-Moreno, Hom-Lay Wang
Int J Periodontics Restorative Dent. 2016 Jul-Aug;36(4):549-56. doi: 10.11607/prd.2525.

窦膜穿孔是上颌窦提升过程中最常见的术中并发症，可导致术后的感染、移植材料的丧失，甚至是种植失败。

现已证实，窦膜的撕裂与众多解剖因素相关。然而，选择适当的工具并小心使用，例如铰刀，在最小化此类并发症发生率方面，可能发挥了重要的作用。因此，本研究的目的在于：（1）探讨铰刀用于外侧壁开窗的可靠性。（2）调查窦膜穿孔的发生率。（3）研究可能影响窦膜穿孔的因素。研究结果显示，在上颌窦提升术中，采用铰刀行外侧壁开窗是安全有效的。窦膜穿孔的发生率为12.5%。在上颌窦外侧壁较薄时（<1.25mm），穿孔发生率略高。当上颌窦外侧壁厚度大于等于1.25mm时，采用铰刀钻孔行外侧壁开窗是一种安全有效的替代技术。

引言

对临床医生而言，上颌后牙区的垂直向骨吸收，是获得种植体初期稳定性的难点所在。为防止此类植骨手术后潜在并发症的发生，现已提出了多种替代方案[1-6]。

上颌窦提升术，无论是否植骨[7]，依然是重建严重骨吸收的上颌骨的黄金标准，其可使种植体植入到适宜的位置，从而实现更好的咬合力负载[8]。

现今采用的两种上颌窦提升的主要方式为，外侧壁开窗[9]和嵴顶入路[10]。两者均可获得良好的效果[11]；然而，就效果和准确性而言，外侧壁开窗仍被认为具有更高的可预期性，尤其对于严重垂直向骨吸收的病例而言[12]。尽管其可预期性较高，但仍存在发生并发症的可能，主要与上颌窦的解剖因素相关[13]。这些并发症的发生与使用的工具有关[14, 15]。虽然使用超声骨刀可将窦膜穿孔的发生率降低至7%，但有一项研究显示，其会延长手术时间[16]。相反，手用旋转器械虽然操作迅速，但会增加窦膜穿孔的风险（30%）[16, 17]。窦膜穿孔被公认为上颌窦提升术中最常见的并发症（19.8%）[18]。部分学者认为，窦膜穿孔与术后并发症的高发[19]及种植失败[20]均相关。为避免这些问题，术前通过影像学检查，尤其是借助锥形束计算机断层扫描来评估解剖变异是十分必要的[13]。此外，使用传统旋转器械切骨行外侧壁开窗，可能撕裂窦膜[21]。窦膜的完整有利于移植材料的愈合，这可能与其具有较高的修复潜力有关[22]。事实上，窦膜穿孔增加了并发症发生的风险，例如术后细菌逆行性感染引起的上颌窦炎、移植材料进入上颌窦内，或种植体移位至窦腔内[23, 24]，均可影响上颌窦提升的成功及种植体的存活[21]。

鉴于窦膜处理的重要性，近期研发了一款新型高速旋转式钻头，来弥补超声骨刀的局限性，并将传统旋转器械所导致的窦膜穿孔的风险最小化。在钻孔时，骨屑充填于铰刀内，从而保护窦膜免于撕裂[26]。迄今为止，就作者所知，仅一项对照试验报道了该器械的有效性及准确性（使用纽白特上颌窦外提升工具盒）[14]。

在本研究中，因铰刀钻孔造成窦膜撕裂的发生率仅8%，而传统旋转器械为32%。此外，有报道显示，使用铰刀钻孔，可缩短手术时间，减少术后疼痛[14]。尽管如此，支持该器械的证据仍然较弱。可能影响该方法效果的因素尚未得到充分的分析；这些因素包括外在因素（如：性别、年龄）以及解剖因素(如：剩余骨高度、外侧壁厚度)，但并不仅限于此。

因此，本回顾性研究旨在：（1）探讨使用铰刀行上颌窦外侧壁开窗时窦膜穿孔的发生率。（2）评估使用铰刀过程中，可能影响窦膜穿孔的相关因素。

材料与方法

受试者招募

本回顾性病例系列研究，从两所口腔种植中心（巴达霍斯及马德里，西班牙）共招募了需行单侧上颌窦提升术的连续40名患者。研究遵从赫尔辛基宣言的原则[27]。由于研究为回顾性研究，所纳入的患者均为定期随访的患者，并根据其自身临床情况给予常规维护，无需通过伦理委员会的批准。

纳入标准为：年龄为18~80岁；非吸烟或轻度吸烟者（每天≤10支）；种植时无全身感染性疾病；无已知的影响骨代谢的严重疾病或病症，如骨质疏松症、肾脏疾病、肿瘤或钙代谢障碍；以及口腔卫生良好。排除标准为：怀孕，重度吸烟者（每天＞10支），服用已知的改变骨代谢的药物，以及在术前3个月内服用抗生素2周以上者。患者在手术时，存在任何类型的上颌窦病变者也被排除。

图像分析

图像分析的方法，本研究小组在已发表的文章中进行了报道[28]。简而言之，在选取的矢状面上利用内置的数字化尺进行测量，精确到毫米：剩余骨高度（牙槽嵴顶至上颌窦底最低点间的距离）和外侧壁厚度（上颌窦底最低点垂线上距离该点3mm、5mm、7mm、10mm、13mm和15mm水平处）（图8.18）。选择15mm水平作为外侧壁开窗骨增量的止点水平[29]。计算外侧壁厚度的平均值，研究其与窦膜穿孔间的关系。

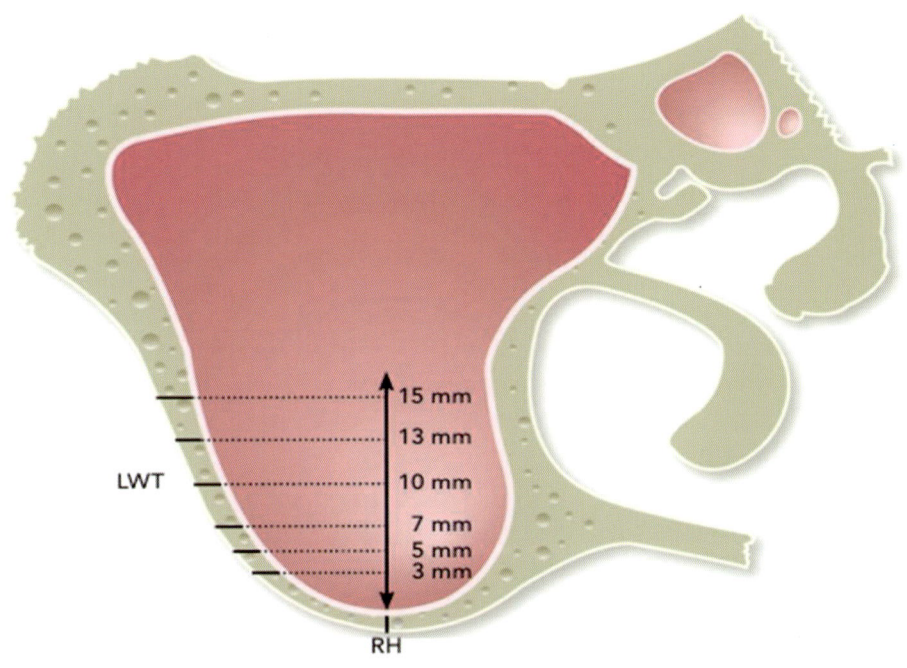

图8.18. 不同水平外侧壁厚度（LWT）及剩余骨高度（RH）的测量。剩余骨高度指牙槽嵴顶至上颌窦底最低点间的距离，剩余骨高度的测量位点为，上颌窦底最低点垂线上距离该点3mm、5mm、7mm、10mm、13mm和15mm水平处。计算剩余骨高度的平均值，研究其与窦膜穿孔间的关系。

手术步骤

在局麻及静脉镇静下，作嵴顶切口。随后，翻全厚瓣暴露上颌窦外侧壁。用上颌窦外提升工具盒中的LS铰刀（纽白特）行外侧壁钻孔。根据开窗范围所需考虑的因素（如：上颌窦宽度，垂直向骨吸收程度，邻牙是否存在，种植体位置）选择铰刀的长度和宽度。

使用圆顶状的钻头，以1200rpm速率进行钻孔，钻孔过程中，使用外置及内置装置大量冲水进行冷却，直至磨开上颌骨壁，形成可达上颌窦内的通路（图8.19）。在将窦膜完全与周围骨壁剥离后，使用刮治器小心地抬起窦膜。

为防止窦膜穿孔，使用北卡罗来纳大学牙周探针（或牛骨）来确定其延伸范围。随后抬起窦膜，植入矿化的同种异体骨（图8.19）。生物材料的选择完全取决于术者的意愿。植骨后，将一张可吸收胶原膜置于窦膜底部，另一张置于侧方开窗处以覆盖内部的移植材料。患者在术后服用7天的阿莫西

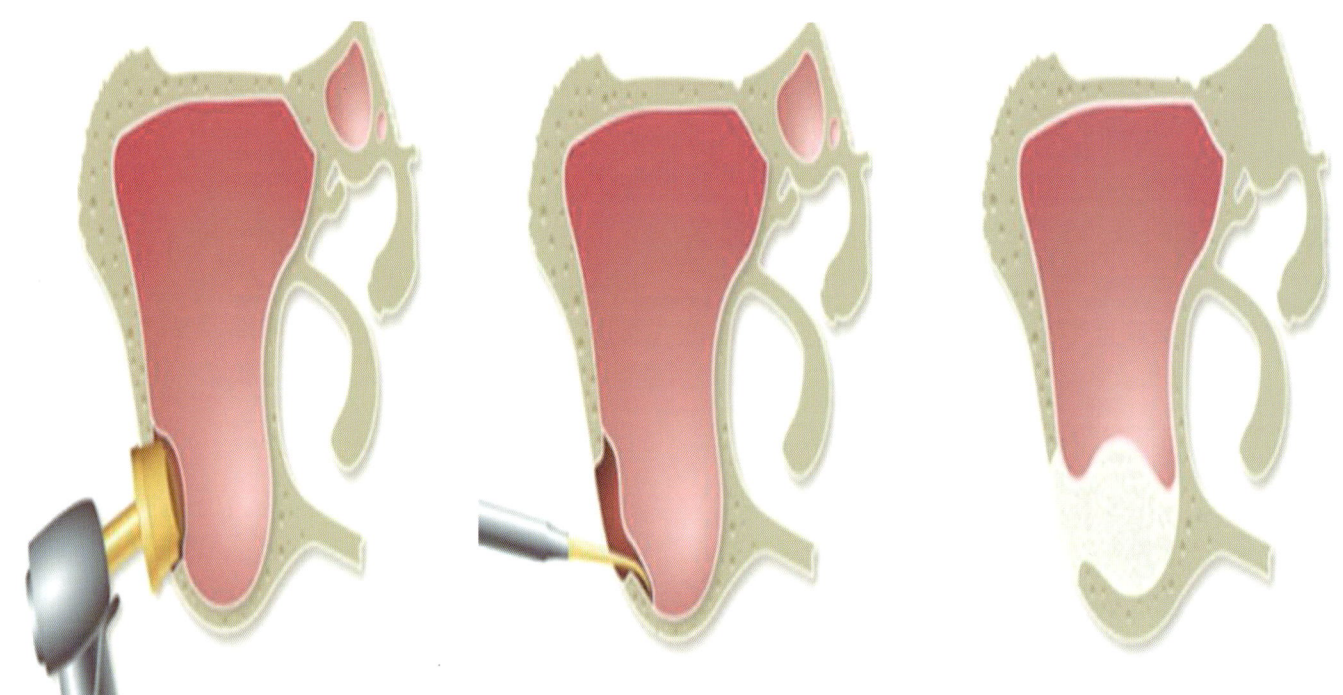

图8.19. 外侧壁开窗窦底提升术中使用铰刀钻孔的模式图。

林/克拉维酸片（875/125mg TID）。需要时服用抗炎药物（布洛芬600mg片剂），每日最大服用剂量为3200mg。上颌窦提升术后2周拆线。

术后随访6个月，随访间隔为6~8周。术后6个月，在该区域植入种植体，种植体无法在上颌窦提升时同期植入，是因为那时的机械稳定性不足。

统计学分析

使用SPSS 21.0软件（SPSS）进行统计学分析。对年龄、性别、吸烟习惯、外侧壁厚度（mm）、剩余骨高度（mm）、窦膜穿孔与否以及穿孔范围（mm）进行描述性统计。采用Shapiro-Wilk检验对正常分布的人群进行正态性检验。采用Student-t检验分析定量变量（外侧壁厚度和剩余骨高度）与窦膜穿孔间的关系。为此，斯皮尔曼秩相关系数用于非参数据的分析。

$P \leq 0.01$被认为具有统计学意义。相关性分析采用95%置信区间。

结果

研究数据

本研究共招募了40名需行上颌窦提升术的健康患者（平均年龄=50.78±8.25岁；男女比=1∶2）。仅15%为轻度吸烟者。关于解剖特征，外侧壁厚度和剩余骨高度分别为1.80±1.02mm和4.75±2.02mm。

所有患者中，有15%的患者发生窦膜穿孔。40名患者中，5例（12.5%）窦膜穿孔（范围=3.4±2.07mm）在钻孔时发生（表8.15），2例在剥离窦膜时发生。无论穿孔与否，均在植骨前放置胶原膜以保护窦膜。术后6个月，仅报道了1例（2.5%）严重并发症（急性感染）。其余行骨增量后的上颌窦处，种植体均按计划位置植入。

表8.15. 所纳入病例上颌窦解剖的描述性数据

测量指标	平均值(mm)	标准差(mm)	患者数(n)
外侧壁厚度（mm）	1.80	1.02	40
剩余骨高度（mm）	4.75	2.02	40
穿孔范围（mm）	3.40	2.07	5

窦膜穿孔的相关因素

年龄、吸烟及性别与窦膜穿孔均无相关性。反之，外侧壁厚度与窦膜穿孔呈负相关（$P<.001$）。研究显示，外侧壁厚度越薄，窦膜穿孔的风险越高。发生窦膜穿孔的平均外侧壁厚度为 $0.93±0.27$mm。研究发现，外侧壁厚度与剩余骨高度呈正相关（$P<.01$；$r=0.447$）。即外侧壁厚度越薄，相对的剩余骨高度越低。此外，剩余骨高度与窦膜穿孔的发生呈负相关（$P<.001$）。

因此，剩余骨高度越低，窦膜穿孔的风险越高。窦膜穿孔的范围与已研究的参数间均无相关性。在上颌窦提升术中，使用铰刀钻孔行外侧壁开窗是一种安全有效的替代技术；然而，当外侧壁厚度小于1.25mm时，不推荐使用该器械。

讨论

虽然上颌窦提升术仍是增加萎缩的上颌后牙区垂直骨高度的选择，但其也存在并发症[30]。据报道，窦膜穿孔是最常见的术中并发症，并可引起某些术后并发症，如感染[30, 31]。研究发现61.4%的上颌窦提升病例发生感染，成为萎缩的上颌后牙区种植失败的主要原因[32]。为提高该技术的可预期性，必须将窦膜穿孔的可能性最小化。事实上，手术技术的改进（如声波和超声器械）已显著降低了经外侧壁上颌窦提升术中窦膜穿孔的发生率[19]。近期的一项贝叶斯网络研究证实，采用微创的超声骨刀可将窦膜穿孔的发生率降低至6%[33]。同样的，气动声波仪已被证实，可将窦膜穿孔的发生率降低至7.5%[34]。这些发现并不令人惊讶，因为这些器械的主要优势便是对软组织的保护，通过避免动脉穿孔而减少过度出血，提供更清晰的视野[14]。尽管如此，与传统旋转器械相比，现在使用的钻头已能显著缩短手术时间（11.1∶15.1min），并能最小化窦膜穿孔的发生率（8%∶32%）。

本研究证实在外侧壁开窗时使用铰刀，可减少窦膜穿孔的概率。结果显示，仅12.5%的窦膜穿孔是由器械所造成的。

更有趣的是，当外侧壁厚度大于1.25mm时，使用铰刀，并未发生窦膜穿孔。然而，当外侧壁厚度小于1.25mm时，41.66%的病例发生窦膜穿孔。

因此，外侧壁厚度与窦膜穿孔呈负相关（$P<.01$；$r=0.443$）。虽然铰刀行外侧壁开窗是安全有效的，但当外侧壁厚度小于1.25mm时，需小心使用。在此情况下，可能更适合使用其他器械，例如声波/超声器械或骨刮刀。

无论使用何种器械行上颌窦开窗植骨，都可能发生窦膜穿孔。研究显示，多种因素都可能与窦膜穿孔的发生有关，包括上颌窦间隔[35]、腭鼻凹[13]以及窦膜提升不足等[21]。

出于该原因，术前行CBCT或其他先进的成像技术评估上颌窦解剖是至关重要的[36]。例如，上颌窦间隔在人群中的发生率是28.3%，多发生于磨牙区（54.6%）[37]。现已提出了一项新的上颌窦间隔分类方法，指导临床医生了解此解剖结构[35]。

其他解剖特征，例如牙龈生物型、剩余骨高度以及窦膜厚度，均与窦膜穿孔有关（虽然相关性不强）[38]。本研究结果与上述观点部分一致，本研究已证实，当使用铰刀钻孔行上颌窦提升时，剩余骨高度越低，窦膜穿孔的可能性越高。

本研究中有关剩余骨高度与外侧壁厚度间相关性分析的结果显示，两者存在显著相关性（$P<.01$；$r=0.447$），与早前的研究结果一致[28]。研究显示，上颌窦区域骨组织的密度/质量受其剩余骨高度影响，较薄的外侧壁厚度通常伴有较低的骨密度[39]。

这可能表明，在严重萎缩的上颌骨，经外侧壁入路行上颌窦提升术时，若外侧壁厚度较薄，应更加谨慎，避免窦膜穿孔的风险。基于现有的结果，术者应在掌握上颌窦解剖标志的前提下，选择更谨慎的方法行外侧壁开窗上颌窦底提升术。

结论

在本研究的局限性范围内，铰刀是上颌窦提升术中，用以行外侧壁开窗的一种安全有效的工具。然而，当外侧壁厚度小于1.25mm时，使用该工具务必谨慎。将来需要更多的随机对照试验，比较铰刀与其他器械的差异，来检验本研究的结果。

经外侧壁上颌窦提升术的微创新技术：一例病例报告

Xiu Lian HU, Xian ZHOU, Jian Hui LI, Ye LIN
Chin J Dent Res 2015;18(4):241-245; doi: 10.3290/j.cjdr.a35149

引言

本文旨在描述一项微创技术，即使用特殊设计的钻头安全地磨开外侧壁骨组织，并用先进的窦膜剥离器抬起窦膜。将富血小板纤维蛋白（PRF）以及脱钙同种异体骨作为移植材料，以促进骨愈合。这种新的上颌窦外侧壁骨切开术，可最小化术中及术后并发症的发生率，而将PRF与脱矿同种异体骨混合使用也获得了满意的疗效。

病例报告

患者为74岁男性，主诉为因右上后牙缺失致右侧咀嚼困难。口内检查发现，右上第一磨牙及第二磨牙缺失。影像学检查示，磨牙区剩余骨高度为3.8mm（图8.20）。在此病例中需考虑众多条件，例如种植体位置、缺失牙原先的形态及位置、缺失牙与对（颌）的关系、软组织解剖特征、上颌窦解剖特征以及剩余骨组织量。在全面的口内及影像学检查后，计划行两阶段手术。决定使用特殊设计的钻头经外侧壁抬起窦膜，并同期植入种植体。植入2枚长11.5mm、直径4mm的Nobel Biocare Replace种植体（Nobel-Biocare，哥德堡，瑞典）。术前向患者详细解释治疗方案，并签署知情同意书。治疗步骤如下所示：手术于局麻下进行，局麻药物为含1∶100000肾上腺素的盐酸阿替卡因（Merignac Cedex，梅里纳克，法国）。作牙槽嵴顶切口，延伸至缺牙区的近中，翻黏骨膜瓣，暴露术区。

使用一款先进的钻头（SLA工具盒，纽白特，首尔，韩国）行外侧壁开窗，以避免窦膜穿孔。窦膜上保留一层较薄的骨组织，可保护窦膜，防止其撕裂，钻头呈圆锥形，以控制钻孔深度（图8.21、图8.22）。

使用三把不同角度的小头剥离器（SLA工具盒，纽白特，首尔，韩国）行窦膜的微创剥离（图8.23－图8.25）。窦膜被小心地从上颌窦底抬起，为骨替代材料创造足够的空间。若未观察到窦膜穿孔，则用自体PRF和有机小牛骨（Bio-Oss，Ø1mm~Ø2mm，Geistlich Pharma AG，沃尔湖森，瑞士)的混合物充填该空间,并将PRF制成膜,用以覆盖骨窗与抬起的窦膜,以促进骨愈合并保护施耐德氏膜免于撕裂(图8.26、图8.27)。将瓣复位,使用4/0可吸收缝合线(Vicryl 4-0,Johnson & Johnson Medical,美国)缝合。

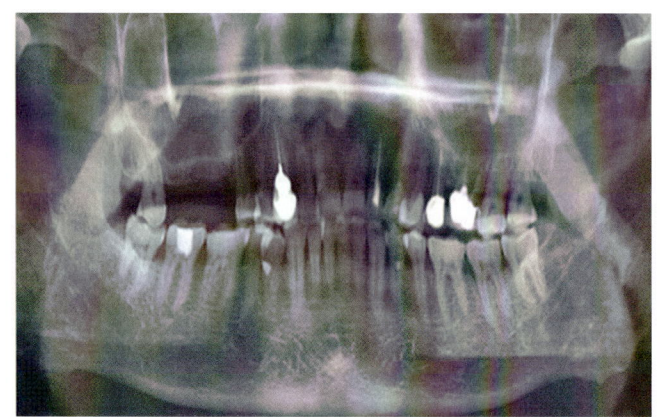

图8.20. 全颌曲面断层片显示,磨牙区剩余骨高度为3.8mm。

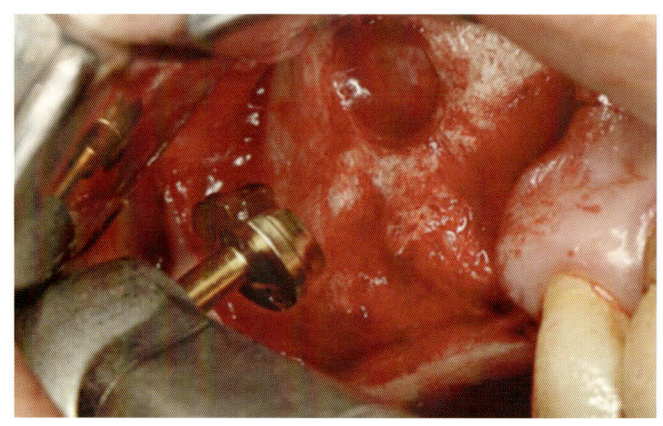

图8.21. 使用一款先进的钻头行外侧壁开窗,以避免窦膜穿孔。钻头呈圆锥形,以控制钻孔深度并可安全地磨除骨组织。

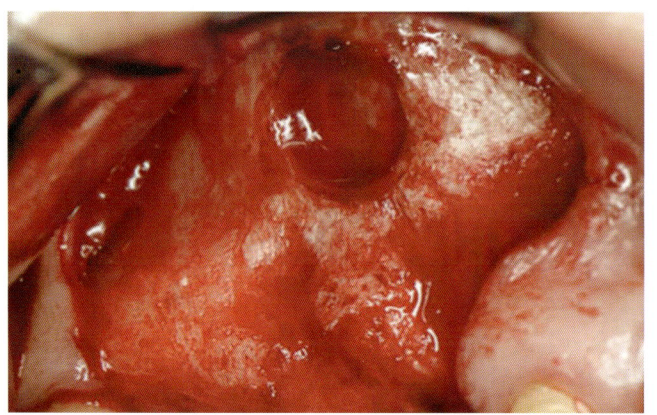

图8.22. 开窗后,窦膜上保留一层较薄的骨组织,保护窦膜,防止其撕裂。

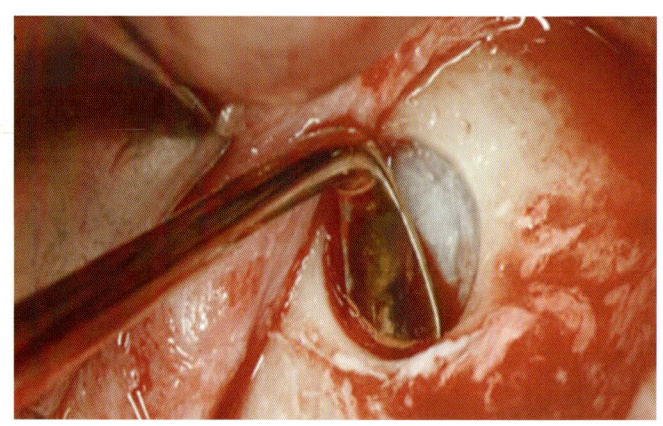

图8.23. 使用"L"形的剥离器将窦膜从上颌窦外侧壁下方剥离。

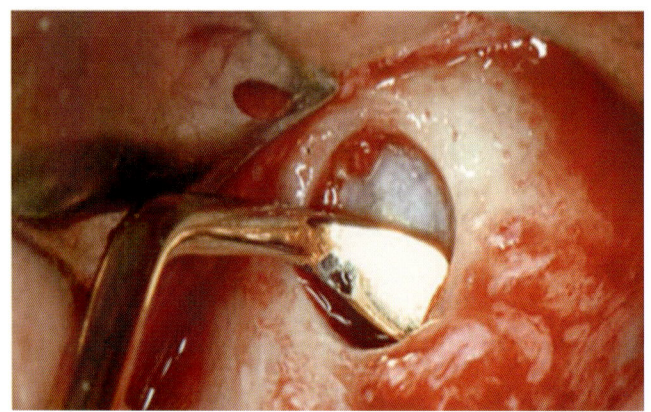

图8.24. 使用小头剥离器将窦膜从上颌窦外侧壁的近中剥离。

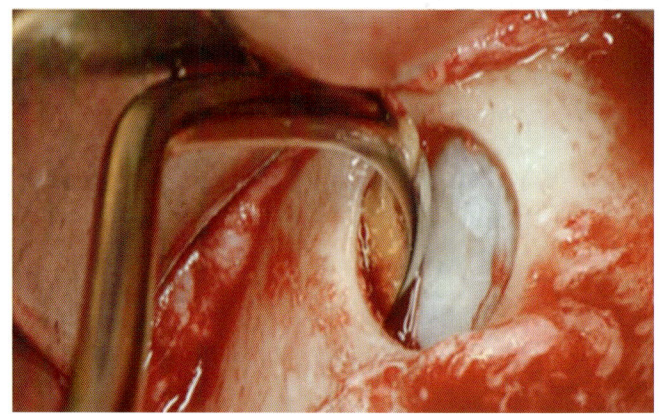

图8.25. 使用"大弯"形的剥离器将窦膜从上颌窦外侧壁的远中及深部剥离。

术后6个月，行二期手术，采用全瓷冠修复种植体（Procera, Nobel Biocare，哥德堡，瑞典）（图8.28）。指导患者如何使用牙线、牙间隙刷以及漱口水维护口腔卫生。患者每年复查一次。随访43个月，情况稳定（图8.29－图8.31）。

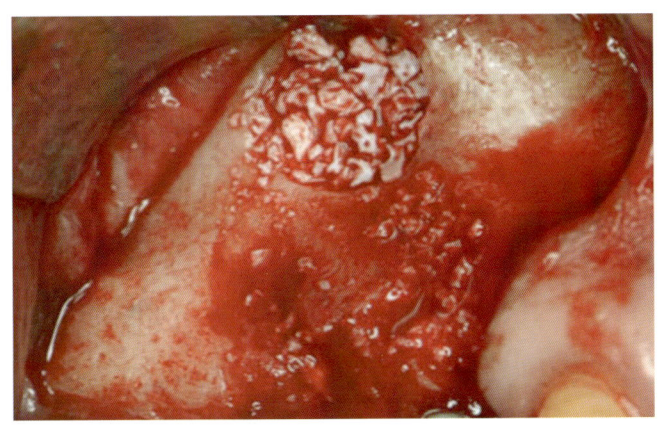

图8.26. 植入自体PRF和有机小牛骨的混合物。同时在颊侧骨缺损处行骨增量术。

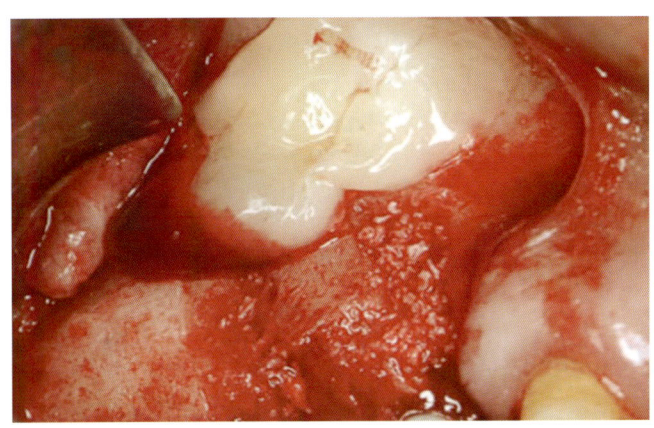

图8.27. 将PRF制成膜，用以覆盖骨窗，以促进骨愈合。

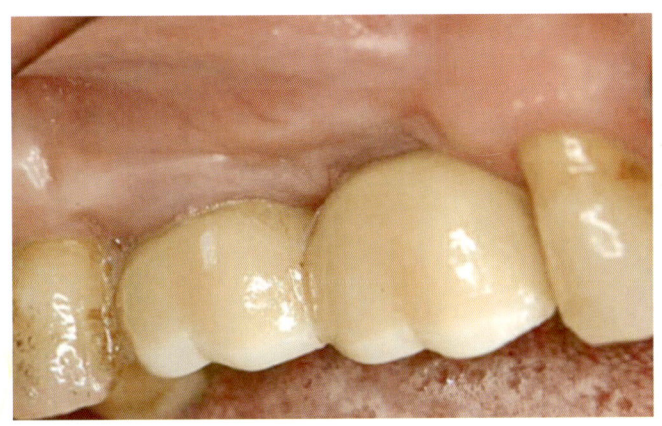

图8.28. 行Procera全瓷冠修复，随访43个月时，种植体周围软组织健康。

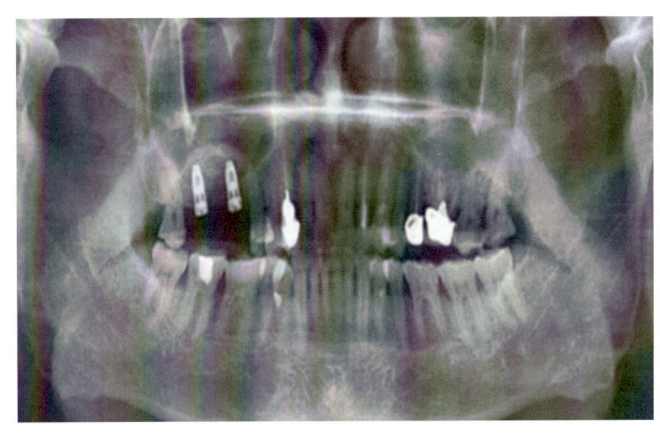

图8.29. 术后即刻全颌曲面断层片显示，窦膜被抬起呈拱形，种植体被骨移植材料包绕。

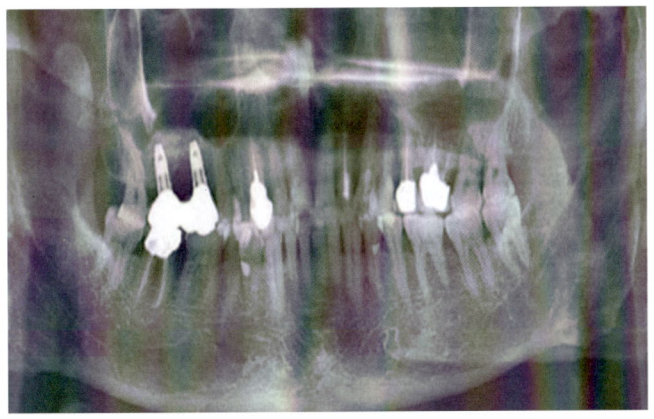

图8.30. 修复1年后，种植体周围边缘骨稳定，骨移植材料处密度增高。

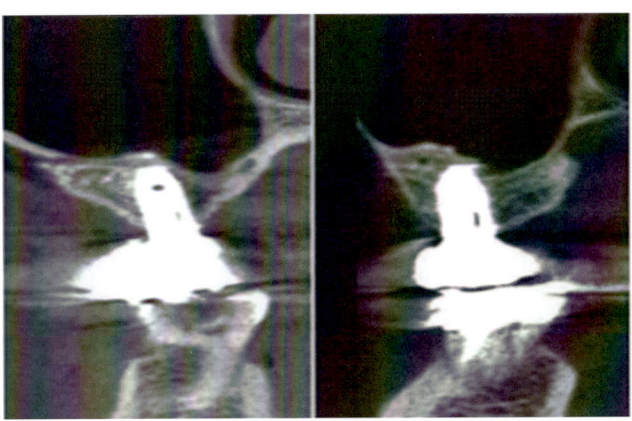

图8.31. 随访43个月时，CBCT示种植体周围边缘骨及窦内骨移植均稳定。

使用特殊铰刀及微创窦膜剥离器行上颌窦提升植骨的技术

Young-Kyun Kim, Su-Gwan Kim
Implant Dent. 2012 Oct;21(5):387-9. DOI: 10.1097/ID. 0b013e31826a56c3.

引言

上颌窦提升植骨术常用于上颌磨牙区骨量不足时，并具有良好的临床效果。然而，窦膜穿孔是上颌窦提升植骨术术中最常见的并发症，可发生于外侧壁开窗时。在此，将介绍一种可成功行上颌窦提升植骨的特殊技术，该技术通过使用特殊的铰刀和微创剥离器使上颌窦膜损伤风险最小化。

材料与方法

用上颌窦外提升工具盒（SLA）（纽白特，首尔，韩国）对一名62岁男性患者行上颌窦提升植骨术。拔除右上第二磨牙，翻瓣暴露上颌骨。使用C铰刀（直径6.5mm，长3.0mm）于第一及第二磨牙区外侧壁开一圆形骨窗，移除骨片并保存。第二前磨牙区外侧壁使用相同方法开窗。但其骨壁较厚，因此另外使用LS铰刀进行骨窗预备。使用微创剥离器抬起窦膜，填充骨材料，将之前移除的骨片复位。操作过程中，未发生窦膜穿孔，并获得了成功的上颌窦提升植骨效果（图8.32－图8.36）。

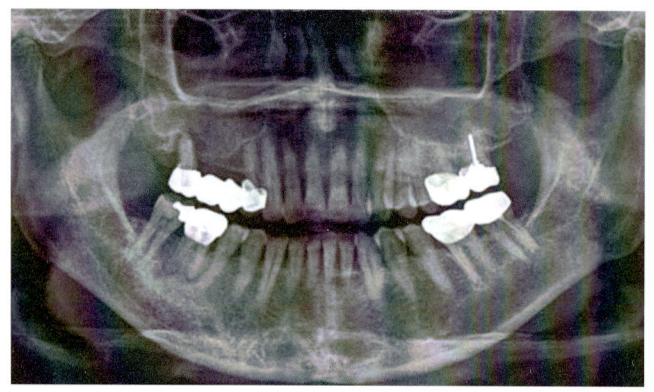

图8.32. 全颌曲面断层片初步诊断。拔除右上第二磨牙后计划行上颌窦提升植骨术，4个月后植入种植体。

第八章 | 上颌后牙区SCA/SLA技术、CMI固位和负载方案的科学证据

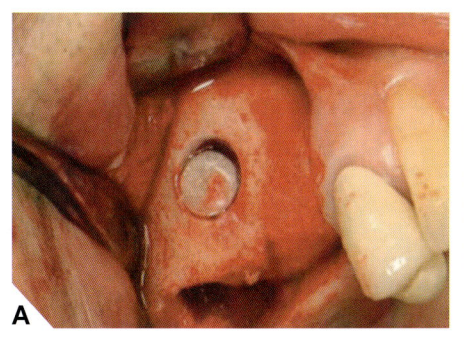 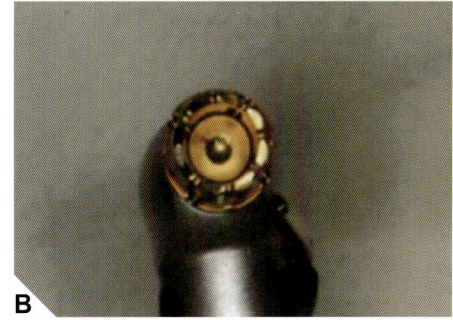 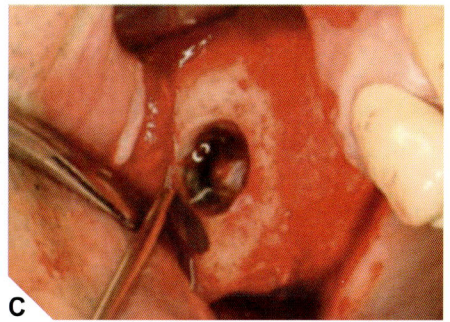

图8.33. 使用C铰刀预备外侧壁骨窗。A：用C铰刀于第二磨牙区预备外侧壁孔洞。B：直径6.5mm、长3mm的C铰刀。C：移除外侧壁骨片，使用微创剥离器抬起窦膜。

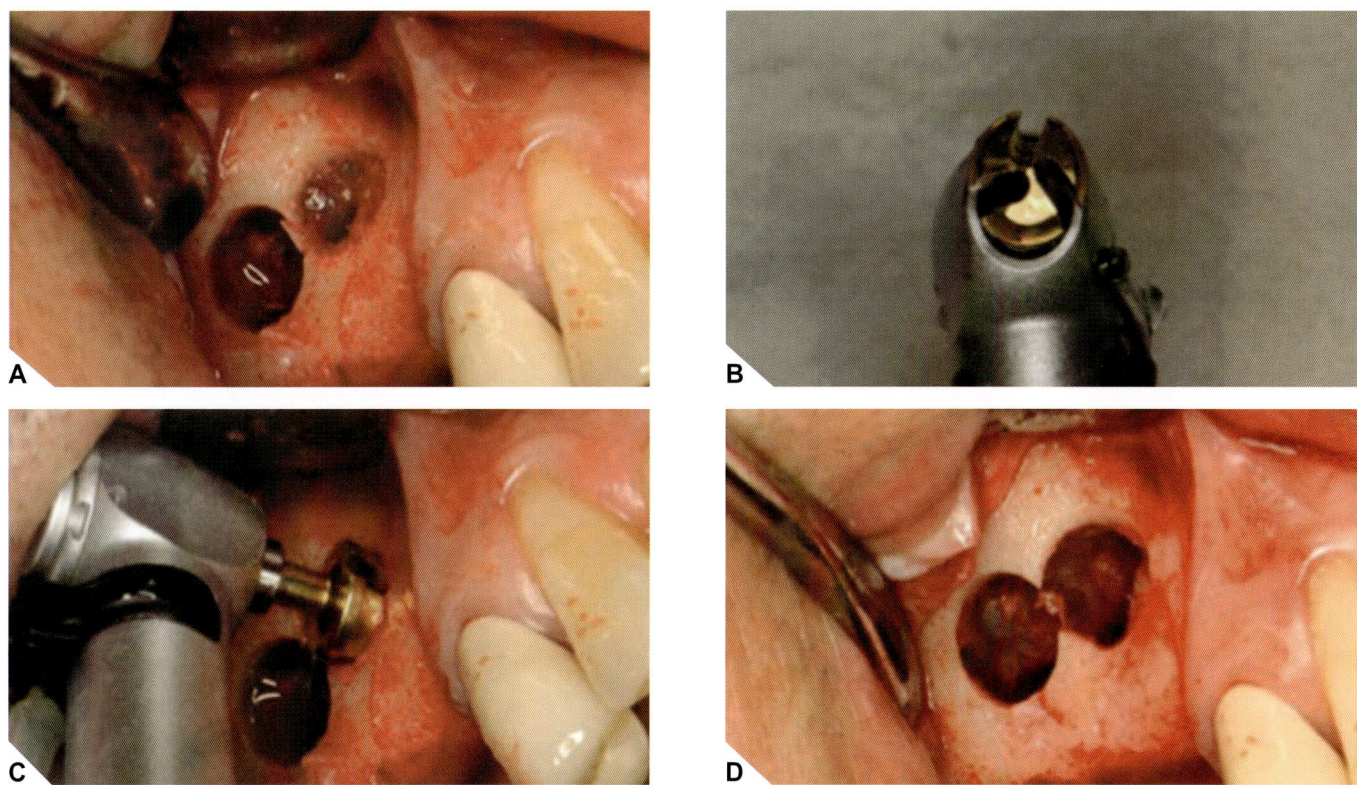

图8.34. 使用LS铰刀预备外侧壁骨窗。A：使用C铰刀预备外侧壁孔洞，但其骨壁太厚，因此无法完全移除。B：直径6.5mm，长3.5mm的LS铰刀。C：使用LS铰刀充分预备外侧壁骨窗。D：预备2个外侧壁孔洞，使用微创剥离器抬起窦膜。

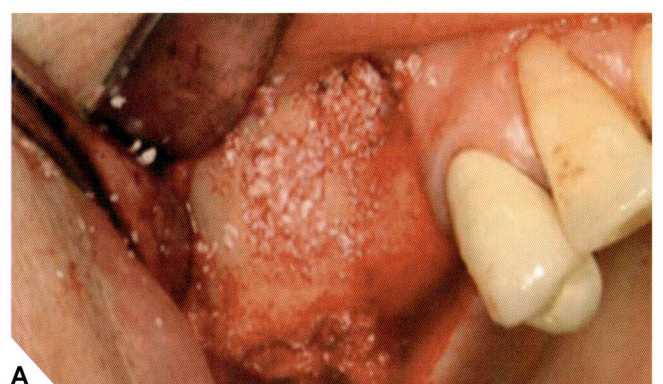 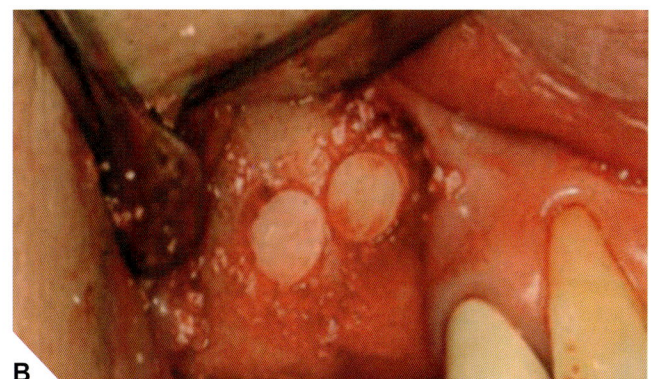

图8.35. A：充填骨移植材料。B：将先前移除的外侧壁骨片复位。

273

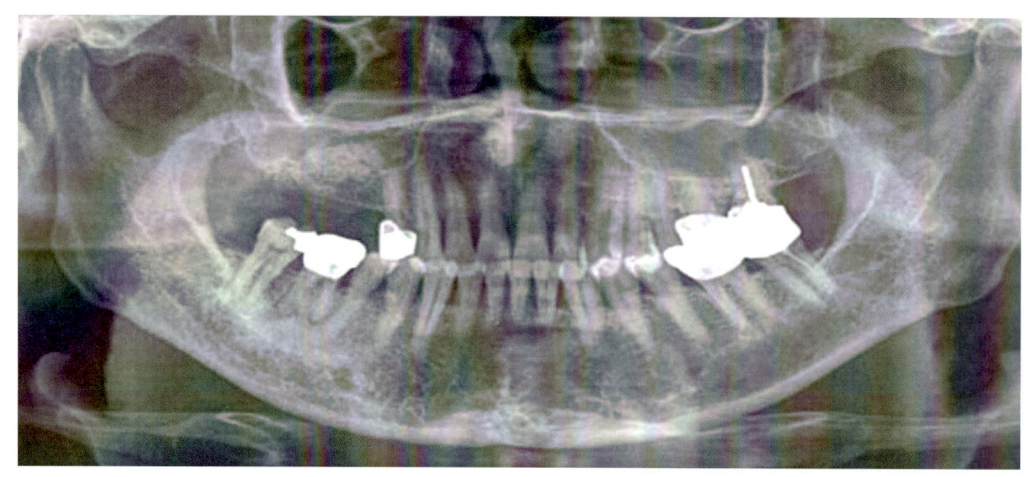

图8.36. 术后全颌曲面断层片。获得成功的骨移植效果且未撕裂窦膜。

结果

使用SLA工具盒中的C铰刀和LS铰刀行外侧壁开窗的优势在于:

① 由于所形成的骨窗较小,可行小范围翻瓣,动脉出血风险最小化,且可减少术后出血、肿胀。

② 可在不损伤窦膜的情况下,轻松预备直径不同(4~6mm)的多个孔洞,同时缩短手术时间。

③ 使用角度最合适的微创窦膜剥离器,可轻松、安全地抬起窦膜。

C铰刀的工作原理与牙龈环切钻相似,可安全地预备出骨片,以达到外侧壁开窗的目的。然而,其窦膜穿孔的风险高于LS铰刀,必须谨慎选择长度合适的铰刀,小心预备骨窗。若骨壁较厚或存在间隔,联合使用LS铰刀更为安全。使用LS铰刀在外侧壁预备出所需大小的孔洞,在穿通外侧壁的过程中,可通过在铰刀与窦膜间保留一薄层骨片,来保护窦膜。微创剥离器是一类外形特殊的工具,可经外侧壁较小的孔洞自如地抬起窦膜(自右和自左,自上和自下)。

结论

使用特殊的铰刀与微创剥离器行上颌窦提升植骨术,被认为是一种有效降低窦膜穿孔风险的手术方式,在预估手术注意事项的前提下,其操作简便。

不同种植体窝制备方法的种植体稳定性差异：体外实验

SJ Ahn, R Leesungbok, SW Lee, YK Heo, KL Kang
J Prosthet Dent. 2012 Jun;107(6): 366-72. DOI: 10.1016/S0022-3913(12)60092-4.

引言

上颌后牙区由于皮质骨薄，骨小梁密度低，存在上颌窦而骨高度不足，因此很难获取即刻种植后良好的初期稳定性。

材料与方法

将60枚螺钉样种植体（4.0mm×10mm）植入固体硬质聚氨酯块（图8.37）。种植体被分为6组（$n=10$）用于检测2个参数：固位位置（单层皮质骨块或双层皮质骨块）和预备方法（标准预备，级差预备或骨挤压技术）（图8.38）。测量植入扭矩和移除扭矩，并进行共振频率分析（RFA）以决定每枚种植体的初期稳定性。植入扭矩和移除扭矩的数据由双因素方差分析以及两两比较(post hoc Tukey HSD)多重比较检验来分析。共振频率分析数据由双因素和单因素方差分析和Tukey HSD多重比较检验来分析（$\alpha=.05$）。Pearson相关性分析同时也用于数值间的相关性检验。

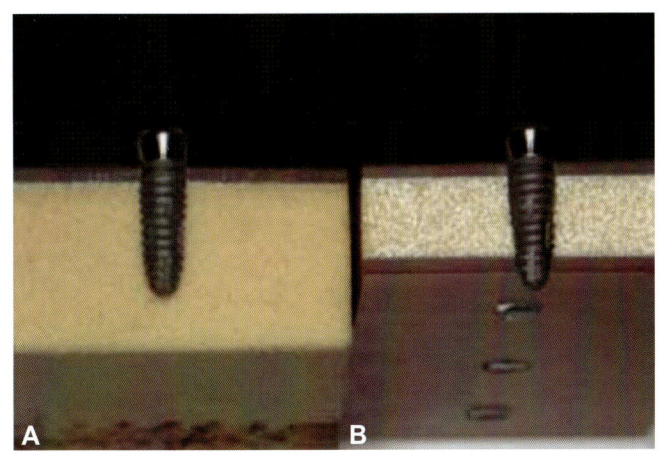

图8.37. 聚氨酯合成的骨块和种植体标本。A：单层皮质骨块。B：双层皮质骨块。

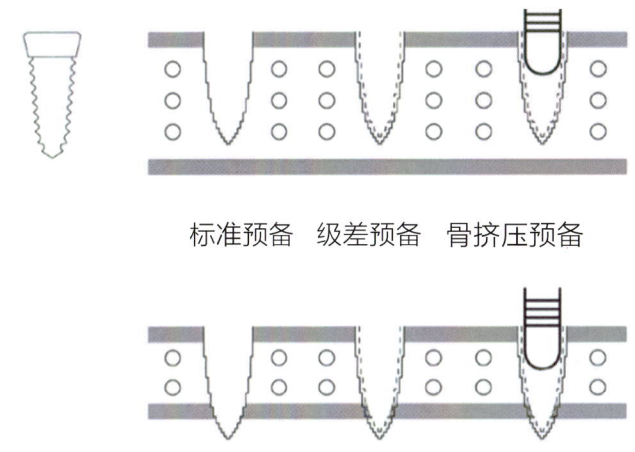

图8.38. 示意图表示了单层与双层皮质骨骨块不同的预备方法。

结果

预备方法对植入扭矩、共振频率分析和移除扭矩有显著影响；然而，固位位置只对植入扭矩有显著影响（$P<.001$）。固位位置和预备方法与共振频率分析值都有显著相互作用（$P=.045$），不同固位位置的标准预备方法有显著差异（$P=.039$）；而级差预备（$P=1.00$）和骨挤压技术（$P=1.00$）无显著差异。植入扭矩和共振频率分析值有显著相关性（$r=0.529, P<.001$），植入扭矩和移除扭矩有显著相关性（$r=0.517, P<.001$），移除扭矩和共振频率分析值有显著相关性（$r=0.481, P<.001$）（表8.16－表8.18）。

结论

预备方法和固位位置对模拟上颌后牙区合成的骨模型种植体稳定性有显著影响。

级差预备和双层皮质骨固位法与标准预备和单层皮质骨固位相比显著增加种植体稳定性。

骨凿使用组中植入扭矩、共振频率分析和移除扭矩均减小，说明应用骨凿会降低聚氨酯块中种植体的稳定性。

植入扭矩，共振频率分析值与移除扭矩间有显著相关性。

表8.16. 植入扭矩（Ncm）的平均值（SD）

	标准预备法	级差预备法	骨挤压预备法
单层皮质骨固定	89.45(10.03)[a]	104.57(18.16)[b]	58.92(9.53)[c]
双层皮质骨固定	76.98(15.84)[a]	104.62(18.58)[b]	60.58(15.49)[c]

* 表中同列下不同角标数值代表显著性差异（P<.05）。

表8.17. 共振频率分析值（ISQ）的平均值（SD）

	标准预备法	级差预备法	骨挤压预备法
单层皮质骨固定	63.30(2.5)[a]	66.50(2.59)[b]	58.90(3.63)[d]
双层皮质骨固定	68.40(5.87)[a]	66.30(2.54)[b]	58.8(4.08)[d]

* 表中同列下不同角标数值代表显著性差异（P<.05）。

表8.18. 移除扭矩（Ncm）的平均值（SD）

	标准预备法	级差预备法	骨挤压预备法
单层皮质骨固定	40.53(12.17)[aa]	38.32(7.60)[aa]	17.02(7.48)[ba]
双层皮质骨固定	54.64(12.04)[ab]	53.28(11.86)[ab]	26.23(9.88)[bb]

* 表中同列下不同角标数值代表显著性差异（P<.05）。

比较不同手术技术在嵴顶薄层皮质骨和低密度骨中增强初期稳定性的作用

D Heo, YK Heo, JH Lee, JJ Lee, BJ Kim
Neobiotech study, July 5 2016, Seoul, Korea

引言

近期研究指出，即使是骨质量很差的情况下，只要有嵴顶皮质骨层的存在，就有更大增加初期稳定性的可能。然而，即使我们通过高密度的皮质骨取得好的初期稳定性，皮质骨固位最终是否能保持依然存疑；因为种植时的过挤压或升高的压力可能造成早期种植体周围骨吸收，也可能造成种植失败。目前尚无文献提供指导，告诉我们如何在皮质骨内获得理想稳定性且避免植入时扭矩过大或过挤压。本项体外研究旨在观察种植体在低密度嵴顶皮质骨层内的初期稳定性。

方法

本研究使用两种不同的聚氨酯骨模型，有或没有1mm致密皮质骨。采取三种种植窝预备技术：①级差预备（undersized-drilling，UD）；②级差预备并用颈部成型钻（cortical-drill，CD）扩宽颈部（UD+CD）；③级差预备并用攻丝钻（cortical tap，CT）颈部攻丝（UD+CT）（图8.39、图8.40）。共植入60枚颈部深螺纹锥形种植体（IS-III active® 4.0×10mm；纽白特，首尔，韩国）。

结果

图8.41记录了每个骨模型植入扭矩随深度的变化。表8.19显示存在皮质骨时三种手术技术的植入扭矩峰值。不论有无嵴顶皮质骨，三种不同手术技术间均存在显著统计学差异（图8.42）。当存在嵴顶皮质骨时，UD的平均植入扭矩峰值最高，UD+CT次之，UD+CD最低。每种技术观察到植入扭矩峰值的植入深度稍有不同，大多在骨下0.13~0.40mm，无统计学差异（$P=0.057$）。

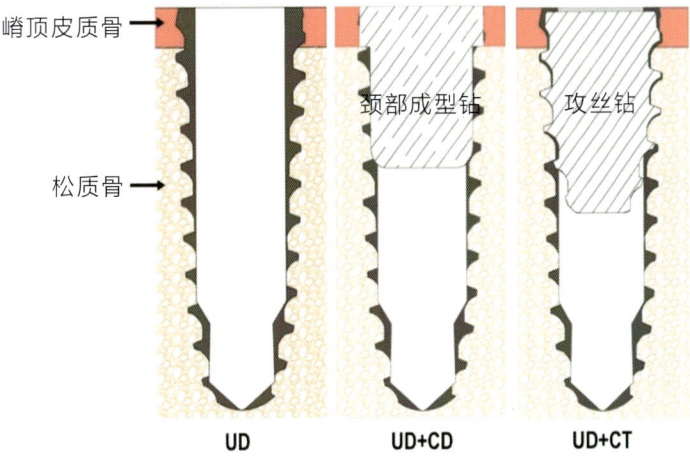

图8.39. 存在1mm嵴顶皮质骨时三种不同手术技术在骨水平上的比较。

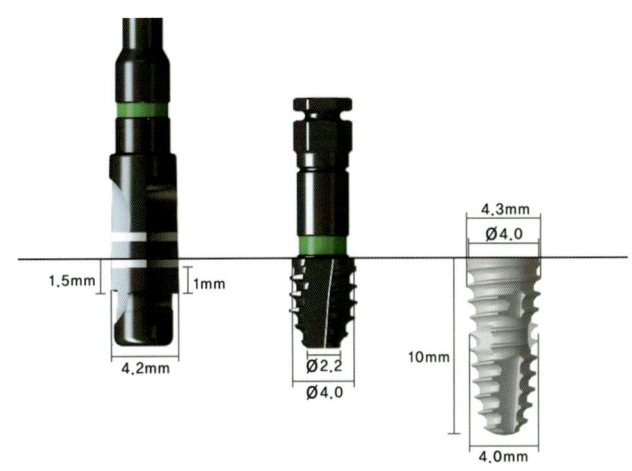

图8.40. 颈部成型钻、攻丝钻和IS-III active种植体在骨内的尺寸图解（纽白特，首尔，韩国）。

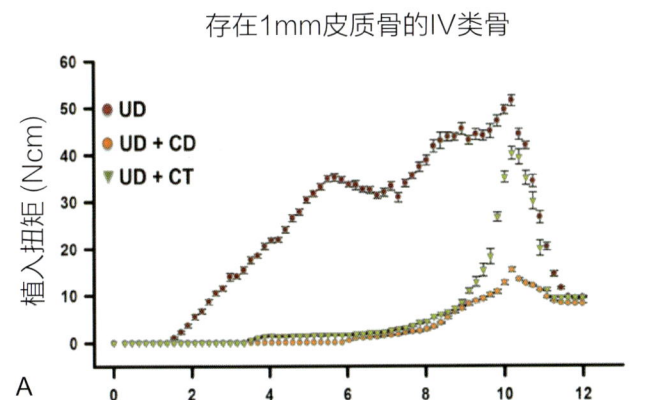

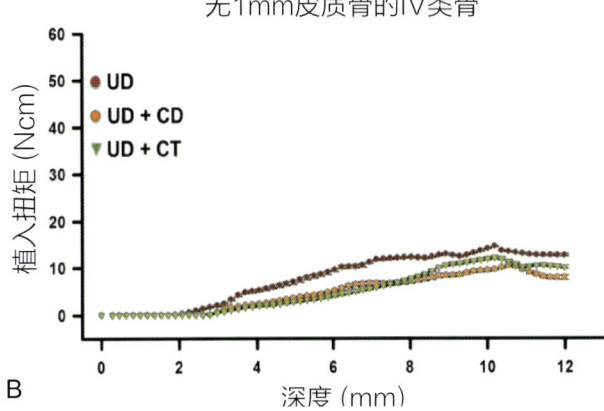

图8.41. 在4类骨中植入扭矩随深度的改变。A：存在皮质骨。B：皮质骨缺失。

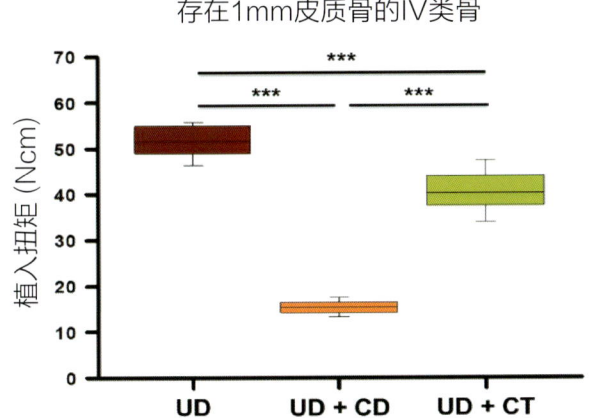

图8.42. 存在1mm皮质骨的4类骨中，不同技术植入扭矩峰值。

表8.19. 不同手术技术在两个骨模型上的植入扭矩均值和标准差

技术	4类骨,有皮质骨			4类骨,有/无皮质骨		
	样本量(例)	均值(mm)	标准差(mm)	样本量(例)	均值(mm)	标准差(mm)
级差预备	10	50.151	3.107	10	14.097	0.492
级差预备+颈部扩宽	10	12.620	1.472	10	9.562	0.874
级差预备+颈部攻丝	10	35.173	3.783	10	12.026	0.912

结论

① 存在嵴顶皮质骨时,只采取级差预备会使扭矩过大,其植入扭矩平均值超过50Ncm,这可能导致嵴顶骨吸收或骨坏死。

② 在嵴顶行皮质骨预备或颈部成形能够预防过挤压,但有损颈部固位,最终初期稳定性会快速下降。

③ 短攻丝钻行皮质骨攻丝能使种植体在被动就位的同时保持初期稳定性在35Ncm,较适合即刻或早期负载。

④ 如果种植体与皮质骨攻丝形成的螺纹形状完全匹配,就会取得最大的种植体—致密皮质骨接触面积,所以这种方式更能成功承受咬合负载。

⑤ 当骨密度低且嵴顶皮质骨薄时,取得即刻或早期负载理想初期稳定性的最有效手术方式是:松质骨内级差预备结合嵴顶皮质骨攻丝。